中西医结合
心血管疾病临床诊疗实践

ZHONGXIYI JIEHE
XINXUEGUAN JIBING LINCHUANG ZHENLIAO SHIJIAN

主编　董占领　宋来宝　刘功来　吴吉峰
张金强　张　慧　王　姮　朱光辉

上海科学技术文献出版社
Shanghai Scientific and Technological Literature Press

图书在版编目（CIP）数据

中西医结合心血管疾病临床诊疗实践 / 董占领等主编. -- 上海：上海科学技术文献出版社，2024.
ISBN 978-7-5439-9152-1
Ⅰ. R54
中国国家版本馆CIP数据核字第2024ZU1666号

组稿编辑：张　树
责任编辑：苏密娅
封面设计：宗　宁

中西医结合心血管疾病临床诊疗实践
ZHONGXIYI JIEHE XINXUEGUAN JIBING LINCHUANG ZHENLIAO SHIJIAN
主　　编：董占领　宋来宝　刘功来　吴吉峰
张金强　张　慧　王　姮　朱光辉
出版发行：上海科学技术文献出版社
地　　址：上海市长乐路746号
邮政编码：200040
经　　销：全国新华书店
印　　刷：山东麦德森文化传媒有限公司
开　　本：787mm×1092mm 1/16
印　　张：21.75
字　　数：557 千字
版　　次：2024年7月第1版　2024年7月第1次印刷
书　　号：ISBN 978-7-5439-9152-1
定　　价：200.00 元

编/委/会

◎ 主　编

董占领　宋来宝　刘功来　吴吉峰

张金强　张　慧　王　姮　朱光辉

◎ 副主编

李　媛　张　咪　王　敏　程美丽

安　兴　李　晓　张国瑞　袁雨春

◎ 编　委（按姓氏笔画排序）

王　姮　山东省滨州市惠民县魏集镇卫生院

王　敏　淄博市中心医院

朱光辉　临邑县人民医院

刘功来　聊城市传染病医院

安　兴　泗水县中医医院

李　晓　淄博市淄川区中医院

李　媛　山东中医药大学

吴吉峰　单县中医医院

宋来宝　博兴县人民医院

张　咪　冠县人民医院

张　慧　聊城市茌平区人民医院

张国瑞　石家庄市第三医院

张金强　临邑县中医院

周旭嘉　荥阳市豫龙镇宁山（牡丹路）社区卫生服务站

袁雨春　青岛市市南区中西医结合医院/青岛市市南区人民医院

董占领　邹城市中医院

程美丽　聊城市人民医院脑科医院

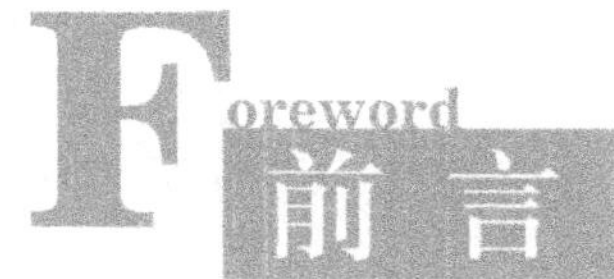

前言

心血管疾病是一类由多种原因引起的常见疾病，具有高发病率和致残率的特点。近年来，随着生活方式的改变和人口老龄化趋势的加剧，心血管疾病的发病率和死亡率不断上升，给全球公共卫生带来了巨大挑战。在此背景下，中西医结合的诊疗方法逐渐受到关注。中西医结合旨在将传统中医的理论和实践与现代西医的先进技术相结合，以提供更加全面、个性化的诊疗方案。在心血管疾病领域，中西医结合的诊疗方法已经取得了一定的研究成果，并展现出独特的优势和潜力。为了指导临床实践活动，提高心血管疾病救治的成功率，最大限度地降低疾病和损伤给患者带来的痛苦，我们特组织相关专家编写了《中西医结合心血管疾病临床诊疗实践》一书，希望为心血管内科学的发展与进步贡献一份力量。

本书不仅阐述了心血管疾病诊疗的基础理论知识，还将近年临床心血管疾病领域的新技术巧妙地渗透到对临床各类常见心血管疾病的诊疗方案阐述上，体现了理论与实际相结合的重要性，且指出了治疗过程中需要注意的关键点。另外，本书在疾病的诊断和治疗方面引用了大量循证医学的结果，力求完善医师的疾病诊疗思维框架，提高他们对新知识的应用和临床决策能力。本书既突出了中医的特色和优势，又体现了现代医学的先进性和实用性，对于推动中西医结合心血管疾病诊疗的发展和创新具有重要意义，适合中医、西医及中西医结合领域的医师、学者和研究人员参考使用。

由于本书编写时间仓促，且各编者的专业水平有限，书中难免存在不足和纰漏之处。为了进一步提高书稿的质量，我们真诚地期待各位读者提供宝贵的意见。

《中西医结合心血管疾病临床诊疗实践》编委会

2024 年 4 月

Contents 目录

第一章

心血管疾病的风险评估与危险因素干预

第一节 风险评估

一、心血管疾病总体风险

心血管疾病总体风险是指根据多个心血管疾病危险因素的水平和组合来评估个体在未来一段时间内发生心血管疾病的概率，可分为短期风险和长期风险。短期风险一般指 10 年风险，长期风险一般指 15～30 年或终身风险。通过评估心血管疾病总体风险，进行风险分层，进而针对不同风险水平的对象，制订相应的综合治疗或心血管疾病危险因素管理方案，降低心血管疾病总体风险。

目前，心血管疾病总体风险评估和分层已被广泛采用，指导临床实践和人群防治工作。我国学者利用中国动脉粥样硬化性心血管疾病风险预测研究随访的大样本队列数据，建立了用于心血管疾病 10 年风险和终身风险评估的 China-PAR 模型，并提出了适合国人的风险分层标准。

二、评估流程

(一)指标采集

China-PAR 风险评估模型，需纳入性别、年龄、现居住地、地域、腰围、总胆固醇、高密度脂蛋白胆固醇、当前血压水平、是否服用降压药、是否患有糖尿病、现在是否吸烟，以及是否有心血管疾病家族史等信息。

China-PAR 风险评估模型中没有纳入体质指数(body mass index，BMI)是因为腰围指标对心血管疾病发生的预测效果更好。在体重管理中，保持 BMI 和腰围在正常范围，均是体重管理的重要目标。

(二)风险评估

心血管疾病总体风险评估分为心血管疾病 10 年风险和终身风险评估 2 个部分。心血管疾病 10 年风险指个体在 10 年内首次发生心血管疾病的风险，心血管疾病终身风险指个体终身首次发生心血管疾病的风险。

首先，对 20 岁及以上没有心血管疾病的个体进行心血管疾病 10 年风险评估，并进行 10 年风险分层。心血管疾病 10 年风险≥10.0％视为心血管疾病高危，5.0％～9.9％视为中危，

<5.0%为低危。对于高危个体，应强化不良生活方式的干预，如戒烟、控制体重、增加身体活动等，同时对需要起始药物治疗的危险因素，在临床医师指导下进行药物治疗，必要时进行心脏超声、颈动脉超声等影像学检查，进一步评估心血管疾病的风险；对于中危个体，应积极改变不良生活方式，如有必要可以在临床医师指导下进行相关治疗；对于低危个体，需提供健康生活方式指导以保持低危水平。

然后，对于年龄在20～59岁且10年风险为低危、中危的个体，还应进行心血管疾病终身风险评估。终身风险<32.8%，视为终身风险低危；终身风险≥32.8%，视为终身风险高危。对于终身风险高危个体，还需加强警惕，积极改善生活方式，以早期预防心血管疾病。合并心血管疾病的患者已属于极高危个体，需进行临床治疗和管理，不再进行风险评估。

三、10年风险评估

个体心血管疾病发病风险的量化评估，需要以长期前瞻性随访的队列人群研究为基础。通过基线调查获得的心血管疾病危险因素信息和随访获得的发病和死亡数据资料，建立用于个体未来10年心血管疾病发病风险预测的数学模型，并在此基础上计算不同危险因素水平及其组合的平均发病风险。

China-PAR研究整合了覆盖我国南北方、城乡地区最新的中国人群前瞻性队列研究随访数据，总样本超过12.7万人，最长随访超过23年。在参考既往心血管疾病风险预测模型的基础上，借助数学模型可以分性别预测个体心血管疾病的10年发病风险。该模型不仅纳入了年龄、收缩压及是否降压治疗、总胆固醇、高密度脂蛋白胆固醇、吸烟、糖尿病等传统危险因素，并将腰围、南北方、城乡、心血管疾病家族史以及相关危险因素的交互作用纳入了10年风险预测模型，进行内部验证和独立样本的外部验证。另外，有学者在北方农村居民中对China-PAR模型进行独立验证，进一步证明该模型对中国人群具有更好的风险预测效能，体现了该模型在国人风险评估和预防实践中的应用价值。

应用China-PAR模型定量评估个体心血管疾病10年发病风险，有助于在人群中具体地识别高、中、低风险对象，并采取相应的个体干预措施，促进预防心血管疾病的“高危人群策略”的实施。

四、终身风险评估

在心血管疾病短期风险评估中，年龄是最重要的危险因素。年轻个体或者危险因素水平轻度升高的个体，心血管疾病10年风险通常处于低危、中危水平。仅评估10年风险不足以指导长期或者终身心血管疾病预防和管理，心血管疾病终身风险评估已成为10年风险评估的重要补充。

尽管目前终身风险评估并不能直接用于指导药物治疗和临床决策，但是对于指导生活方式干预、促进生活方式改善以及维持健康的生活方式具有重要作用，进而有利于心血管疾病的早期预防和危险因素的长期管理，尤其有利于10年风险低危、中危人群心血管疾病的早期预防。

五、等级划分

（一）10年风险分层

通过心血管疾病风险评估、继而进行心血管疾病风险分层，是确定高血压、血脂异常以及糖代谢异常等心血管疾病危险因素治疗策略的前提。根据个体的心血管疾病总体风险分层可决定治疗的起始值和目标水平。

个体心血管疾病风险分层的划分不是绝对的，风险分层的切点在不同国家和地区、不同评估模型中也不相同。在China-PAR模型10年风险评估中，结合我国既往心血管疾病领域相关指南中关于风险分层的划分，以及风险预测的实用性和简便性，10年心血管疾病发病风险≥10.0%可视为心血管疾病高危个体，发病风险为5.0%～9.9%可视为中危个体，低于5.0%可视为低危个体。

人群中心血管疾病的风险值是连续分布的，并没有绝对的切点值，不能简单地认为超过切点值就符合用药指征或应该启动某种治疗措施。当低于此切点值时，也不能认为某些生活方式指导就没有必要。从心血管健康管理或临床治疗的角度，定义适当的切点值或进行风险分层，主要是便于发现心血管疾病高风险的个体，使个体相对准确而及时的获知心血管疾病风险，对不同风险的个体推荐不同强度的生活方式干预或药物治疗，合理利用公共卫生资源，使干预的获益最大。

(二)终身风险分层

对于一级预防而言，个体80岁前(自50岁起)发生心血管疾病的危险水平可被分为高危(≥45%)、较高危(30%～44%)、中危(15%～29%)和低危(<15%)。终身风险评估对于患者或者有危险因素的中年、青年进行健康宣教、开展生活方式干预仍然具有十分重要的意义。

China-PAR模型可以通过与同年龄且危险因素处于理想水平的个体对比，评价其终身风险的高低。利用该队列人群终身风险的第90%分位数作为终身风险是否高危的划分标准，即终身风险≥32.8%为高危，否则为低危。

(吴吉峰)

第二节　危险因素干预

一、生活方式干预

(一)膳食营养

平衡膳食能够满足人体正常生理活动的营养需要而且可以促进健康、预防疾病。如果膳食结构不合理，会通过对心血管疾病危险因素的作用，影响心血管疾病的发生和发展。

1.食物多样和能量平衡

食物多样是平衡膳食模式的基本原则，每天的膳食应包括谷薯类、蔬菜水果类、畜禽鱼蛋奶类、大豆坚果类等食物。同时，注意每餐食不过量，控制总能量摄入，通过饮食和运动保持能量平衡。

2.限制钠盐摄入

通过低盐、高盐和高盐补钾阶段各7天的干预研究表明，老年人、女性、血压偏高者、代谢综合征患者对膳食中钠盐的摄入量更为敏感。减少膳食钠盐的摄入不仅可预防高血压，而且是降低心血管疾病发病和死亡风险的重要手段。我国居民食盐摄入量的70%～80%来源于家庭烹制食物，约20%来自市场上销售的含盐加工食品。日常生活中应注意烹饪时少放盐，控制烹调时和餐桌上的用盐量。另外，我国成年人膳食钾摄入不足、钠钾比偏高。可食用富含钾的食物以增加钾的摄入量，尤其是新鲜的蔬菜和水果，如菌类、山药、马铃薯等。还可以选择“低钠盐”饮食，以达到限盐补钾的双重作用。

3.蔬菜水果

许多研究提示蔬菜水果摄入对心血管有保护作用，每天摄入200 g蔬菜和水果可以降低心血管疾病、癌症的发生风险和全因死亡概率。膳食指南推荐应保证每天摄入300～500 g蔬菜，深色蔬菜应占1/2，每天摄入200～350 g新鲜水果，果汁不能代替鲜果。

4.鱼类

鱼类对心血管的保护作用主要归因于Ω-3脂肪酸的含量，鱼肉还富含优质蛋白质，且饱和脂肪含量较低。一项荟萃分析显示，与最低鱼类摄取量相比，每周吃鱼1次、2～4次和超过5次者的冠心病死亡风险分别下降16%、21%和17%。因此，建议心血管疾病高危人群适量食用鱼肉。

5.豆类和豆制品

豆类中含有丰富的蛋白质、纤维素、钾、钙等，大豆蛋白有降低血压的作用。因此，食用大豆或豆制品有助于降低冠心病、脑卒中的发病风险。

6.脂肪和脂肪酸

血液中的脂肪酸主要来源于膳食脂肪的消化吸收，主要分为饱和脂肪酸、单不饱和脂肪酸和多不饱和脂肪酸。

饱和脂肪酸被认为与动脉粥样硬化形成呈正相关，猪肉、牛肉、羊肉相对于禽类和鱼肉的脂肪含量高，且多为饱和脂肪酸。

不饱和脂肪酸包括单不饱和脂肪酸和多不饱和脂肪酸。单不饱和脂肪酸有油酸等，多存在于茶油、橄榄油、菜籽油中。多不饱和脂肪酸有亚油酸、亚麻酸、花生四烯酸等，主要包括Ω-6系列和Ω-3系列。Ω-6多不饱和脂肪酸多存在于葵花籽油、玉米油和豆油中。Ω-3多不饱和脂肪酸在人体不能合成，可由鱼肉和鱼油直接供给。增加Ω-3多不饱和脂肪酸摄入对死亡率或心血管健康几乎没有影响，但研究显示，鱼油重要组分之一的二十碳五烯酸制剂能够降低心血管事件风险。

7.膳食胆固醇

膳食胆固醇主要来源于肥肉、鸡蛋、内脏等动物性食物，血液中总胆固醇水平和低密度脂蛋白胆固醇水平升高是心血管疾病发病和死亡的重要危险因素。尽管血液中胆固醇来自外源性食物中胆固醇吸收和体内胆固醇合成2条途径，但是研究表明膳食胆固醇摄入的增加与血液总胆固醇水平的升高存在关联。为预防心血管疾病，对一般人群每天膳食胆固醇摄入不宜过多，对高胆固醇血症和心血管疾病高危人群，建议每天膳食胆固醇摄入低于300 mg。

（二）控制体重

超重与肥胖，包括以腹部脂肪堆积为特征的中心性肥胖，是心血管疾病和代谢性疾病的潜在危险因素。

1.超重与肥胖的界定

$$\text{BMI}=\text{体重(kg)}\div\text{身高}^2\text{(m)}$$

BMI通常反映全身肥胖程度，$18.5\ \text{kg/m}^2 \leqslant \text{BMI} < 24.0\ \text{kg/m}^2$为正常，$24.0\ \text{kg/m}^2 \leqslant \text{BMI}$

$<28.0\ kg/m^2$为超重，$BMI \geq 28.0\ kg/m^2$为肥胖。

腰围是指水平站立位时，脐上1 cm处水平面腹部周径的大小。体脂储藏在腹部比皮下脂肪带来的心血管疾病风险更高，测量腰围是反映腹部脂肪堆积的简便方法。我国成人腰围的分类：男性正常范围<85 cm、女性正常范围<80 cm。85 cm≤男性腰围<90 cm、80 cm≤女性腰围<85 cm为中心性肥胖前期，男性腰围≥90 cm、女性腰围≥85 cm为中心性肥胖。

2.减重目标和方法

减重可明显降低超重或肥胖者心血管疾病危险因素水平，使其罹患心血管疾病的风险降低。研究表明，保持$BMI<25.0\ kg/m^2$可减少成年人5.0%的心血管疾病发病，但BMI水平并非降得越低越好，体重过轻的成年人全因死亡率也显著升高，提示体重保持在正常范围为宜。

对于超重或肥胖个体，首次筛查应该明确有无内分泌疾病和可能引起继发性肥胖的因素，如下丘脑/垂体感染、肿瘤、创伤、皮质醇增多症、甲状腺或性腺功能减退、胰岛素瘤等。明确是否存在其他临床风险，如糖尿病、心血管疾病、睡眠呼吸暂停综合征等。如合并以上情况请咨询专科医师，并积极治疗原发病及相应危险因素。

对于超重肥胖个体，应考虑个体化的干预和治疗措施，一般干预原则包括饮食控制、增加运动、健康教育及心理治疗等。对于采取上述原则干预6个月无效的肥胖者，可以考虑给予药物辅助治疗。对于$BMI \geq 35.0\ kg/m^2$、存在危险因素或严重并发症的个体，可考虑手术治疗。

（三）增加身体活动

1.增加身体活动的获益

增加身体活动在短期内就可以获得明显的健康收益，如减轻焦虑情绪、改善睡眠、降低血压等。坚持规律的身体活动可以改善心肺功能、增加肌肉强度，并可在各年龄组人群中减少20%～30%的全因死亡和心血管疾病死亡。心血管健康与身体活动的强度、频度、持续时间和活动总量之间存在显著关联，研究表明，保持每周≥150分钟的中等强度身体活动或每周≥75分钟的高强度身体活动可减少成年人1.4%的心血管疾病发病。同时，增加运动、减少久坐几乎对所有人都适用，即使少量增加身体活动也能带来健康获益。

2.增加身体活动的目标和方法

成年人身体活动的基本目标是增加运动、减少久坐。对习惯久坐的成年人来说，即使少量的中度或高强度身体活动也能带来健康获益。医护人员或运动专家可以指导个人根据自身情况设置合适的身体活动水平，告知不活动的危害，推荐适宜的活动类型，最好能与日常生活方式相结合，以便能坚持长期进行。

推荐成年人每天进行至少30分钟中等强度的身体活动，每周进行5天；或每天进行15分钟，每周5天高强度的身体活动；或两者的组合，每阶段的运动至少持续10分钟。65岁及以上老年人，如因健康状况不能达到所推荐的身体活动水平，应尽可能在身体条件允许的情况下适度进行身体活动，仍能带来健康获益。老年人的身体活动方式，除有氧运动和力量锻炼外还应注意平衡性训练，预防跌倒的发生。另外，对于慢性病患者或残疾人，应在医护人员或运动专家指导下，根据身体状况坚持进行身体活动，避免久坐不动。

（四）控制吸烟

研究表明，吸烟可增加冠心病、脑卒中等心血管疾病发病和死亡风险，呈剂量反应关系，并且被动吸烟也可增加心血管疾病风险。电子烟同样危害公共健康，不得向非吸烟者和青少年推广，应最大程度减少电子烟的使用所致的健康危害，并避免被动吸入电子烟的烟雾。

戒烟可使冠心病、脑卒中的发病风险及男性全因死亡风险降低，不吸烟或戒烟可在成年人中减少3.6%的心血管疾病发病。戒烟时间越长获益越多，即使50岁以后开始戒烟仍然降低吸烟者38%的烟草相关疾病的死亡风险。

控烟是人群慢性病防治的有效措施之一。首先，应从预防青少年吸烟做起，大力开展宣传教育，使其深刻认识烟草对健康的危害；其次，发挥医疗服务机构的主导作用，督导吸烟者戒烟，提高其戒烟意愿，强化戒烟信心和决心，掌握戒烟方法，必要时进行药物治疗和随访，同时还需要获得吸烟者家属及朋友的配合，防止复吸；最后，政府应制定有效的控烟法规，加大宣传和执法力度，全面控烟，减少被动吸烟，为公众创造良好的无烟环境。

(五)限制饮酒

饮酒与心血管疾病之间的关系复杂，适量饮酒可使体内高密度脂蛋白胆固醇、载脂蛋白A1，以及脂联素水平升高，并可降低纤维蛋白原水平，减轻动脉粥样硬化和心血管事件的发生。饮酒过多可使血压升高、增加脑卒中发病和死亡风险。

世界卫生组织提出安全饮酒限度为男性每天不超过40 g，女性每天不超过20 g。中国营养学会根据中国人的饮酒习惯和体质特点提出每天饮酒的摄入量是成年男性不超过25 g，成年女性不超过15 g。饮酒还与多种健康风险相关，如神经精神障碍疾病、肝硬化、急慢性胰腺炎、癌症、糖尿病等。同时，饮酒可能带来自控力下降、成瘾性和相关社会问题，可能引发的危害远超潜在的心血管健康获益。

二、血压的管理

(一)血压测量

规范测量血压是评估血压水平、诊断高血压以及观察降压疗效的主要手段，成年人应定期测量血压，以提高高血压的知晓率和达标率。鼓励进行家庭自测血压，结合诊室血压、家庭自测血压以及动态血压监测，有助于识别人群中的白大衣高血压及隐匿性高血压，以便正确诊断，防止误诊漏诊。

(二)互联网+血压管理

随着可穿戴式医疗设备开发应用，利用互联网技术，可将所测血压值随时随地上传至医师手机或电脑中，可明显提高对血压监测和管理效果。

(三)治疗目标

一般高血压患者如无其他伴发或并发症，其血压应控制在＜18.7/12.0 kPa(140/90 mmHg)。糖尿病患者血压控制在＜17.3/10.7 kPa(130/80 mmHg)，65～79岁高血压患者如可耐受血压应控制在＜18.7/12.0 kPa(140/90 mmHg)，80岁以上者血压应控制在＜20.0/12.0 kPa(150/90 mmHg)。

(四)药物治疗原则

药物治疗原则主要包括小剂量起始、尽量选择长效药物、联合使用不同作用机制的药物和个体化治疗。常用的降压药物包括钙通道阻滞剂、血管紧张素转换酶抑制剂、血管紧张素Ⅱ受体阻滞剂、利尿剂及β受体阻滞剂。降压治疗的获益主要来自血压下降本身，所以血压下降优先于药物种类的选择。因此，以上五大类降压药及复方制剂均可作为高血压初始或维持治疗的选择。联合用药是高血压药物治疗的基本原则，优选的联合治疗方案包括肾素-血管紧张素系统抑制剂与利尿剂、肾素-血管紧张素系统抑制剂与钙通道阻滞剂、利尿剂与钙通道阻滞剂、β受体阻滞剂与钙通道阻滞剂等。

(五)生活方式干预

生活方式干预是预防成年人血压升高和治疗成人轻度高血压的有效手段。对于血压水平高于 17.3/10.7 kPa(130/80 mmHg)的个体,建议进行生活方式干预。生活方式干预包括减少钠盐摄入,食盐摄入量应＜6 g/d;控制体重、增加身体活动,通过规律运动和限制总热量摄入,以控制腰围男性＜90 cm、女性＜85 cm,或 BMI＜24.0 kg/m²;戒烟限酒;保持心理平衡,减轻精神压力。高血压伴同型半胱氨酸水平升高者多吃新鲜蔬菜水果,必要时补充叶酸。

三、血脂的管理

(一)血脂控制目标

血脂异常的主要危害是增加心血管疾病的发病风险,血脂紊乱与多个危险因素交互作用决定了个体的心血管疾病总体风险。在心血管疾病的一级预防中,根据个体心血管疾病发病危险程度决定治疗措施及血脂的干预目标,制订出个体化的综合治疗决策,从而最大程度降低患者心血管疾病总体危险。总胆固醇和低密度脂蛋白胆固醇与心血管疾病风险呈正相关,降低低密度脂蛋白胆固醇水平可显著降低心血管疾病的风险,并具有剂量反应关系。因此,降低低密度脂蛋白胆固醇水平是调脂治疗的首要干预靶标。

(二)血脂异常防治措施

降胆固醇治疗的获益取决于初始风险水平,风险越高,绝对风险降低的获益越大。

1.生活方式干预

血脂异常明显受饮食、生活方式的影响,因此控制饮食和改善生活方式是治疗血脂异常的基础措施,并应长期坚持才能获得良好的临床获益。主要干预措施包括改善生活方式、合理膳食、控制总能量摄入、合理选择各种营养素、控制体重、戒烟限酒,以及坚持运动等。

2.药物治疗原则

一般情况下应根据个体心血管疾病风险程度决定是否启动药物调脂治疗。在个体风险程度不明时,进行冠状动脉 CT 检查评价冠状动脉钙化积分有助于确定个体调脂治疗需求。

(1)调脂药物种类:调脂药物包括降低胆固醇的药物、降低甘油三酯的药物和新型调脂药。①降低胆固醇的药物:主要包括他汀类、胆固醇吸收抑制剂、普罗布考等。他汀类药物是目前调脂治疗的首选药物,适用于高胆固醇血症、混合性高脂血症和心血管疾病患者;胆固醇吸收抑制剂能有效抑制肠道内胆固醇的吸收,安全性和耐受性良好;普罗布考主要适用于高胆固醇血症,尤其是与他汀联合用于纯合子型家族性高胆固醇血症及黄色瘤患者,有减轻皮肤黄色瘤的作用,常见不良反应为胃肠道反应,极为少见的严重不良反应为 QT 间期延长。②降低甘油三酯的药物:如贝特类药物,主要降低血清甘油三酯水平和升高高密度脂蛋白胆固醇水平。③新型调脂药物:如依洛尤单抗,是我国首个获批上市的前蛋白转化酶枯草溶菌素 9 抑制剂,其特点为作用持续时间长,1 次用药疗效可持续 2～4 周,用于治疗成年人或 12 岁以上青少年,主要不良反应为鼻咽炎、头痛等;载脂蛋白 B100 合成抑制剂能够降低低密度脂蛋白胆固醇水平,可单独或与其他调脂药联合用于治疗纯合子型家族性高胆固醇血症,最常见的不良反应为注射部位反应,包括局部红疹、肿胀、瘙痒、疼痛;微粒体甘油三酯转移蛋白抑制剂主要用于治疗纯合子型家族性高胆固醇血症,可使低密度脂蛋白胆固醇水平降低约 40%,该药不良反应发生率较高,主要表现为转氨酶水平升高或脂肪肝。

(2)调脂药物应用原则。①适量、联合:中等强度的他汀类药物可作为血脂异常人群的常用药物，根据患者治疗疗效和耐受情况，适当调整剂量。他汀类药物不耐受或低密度脂蛋白胆固醇水平不达标者或严重混合型高脂血症者应考虑联合应用不同作用机制的调脂药。他汀类药物与胆固醇吸收抑制剂联合应用，将分别影响胆固醇的合成和吸收，可产生良好协同作用。患者经过最大耐受剂量他汀治疗后低密度脂蛋白胆固醇水平仍不达标，可加用胆固醇吸收抑制剂。高危个体经过最大耐受量他汀与胆固醇吸收抑制剂联合治疗后低密度脂蛋白胆固醇水平仍不达标，可加用前蛋白转化酶枯草溶菌素 9 抑制剂。但是，目前前蛋白转化酶枯草溶菌素 9 抑制剂存在长期安全性尚不明确以及成本-效益比低的问题。②定期监测：服用调脂药物者，需要进行更严密的血脂、转氨酶和肌酸激酶水平定期监测。③长期坚持：按照医嘱长期服用调脂药物才能具有良好的效果。

3.血脂和酶类监测

尽早检出血脂异常患者并监测血脂水平的变化，规律的血脂监测可促进患者改变生活方式或提高药物治疗的依从性。开始调脂药物治疗前，应进行肝转氨酶和肌酸激酶基线值的检测，以识别少数有治疗禁忌证的个体。首次服用调脂药者，应在用药 6 周内复查血脂、肝转氨酶和肌酸激酶。如血脂未达标且无药物不良反应者，每 3 个月检测 1 次；如血脂达标且无药物不良反应，逐步改为每6～12 个月复查 1 次；如治疗 3～6 个月后血脂未达标，则需调整调脂药物剂量、种类或联用不同作用机制的调脂药治疗。每当调整调脂药物种类或剂量时，都应在治疗 6 周内进行复查。由于他汀类药物治疗期间糖尿病的发生率增高，对于糖尿病发病风险高的个体，如肥胖、老年人、代谢综合征等，应当定期监测血糖或糖化血红蛋白水平，并进一步强化生活方式干预。

四、血糖的管理

(一)血糖管理目标

对大多数非妊娠成年 2 型糖尿病患者，糖化血红蛋白≥7%是启动临床治疗或需要调整治疗方案的重要判断标准。血糖控制目标应分层管理，对于新诊断、年轻、无并发症或未合并心血管疾病的 2 型糖尿病患者，建议及早采用强化血糖控制措施，在无低血糖或其他不良反应情况下糖化血红蛋白控制目标<6.5%或尽可能接近正常，以降低糖尿病并发症的发生风险；对于病程较长、老年、有严重低血糖史、有显著的微血管或大血管并发症的 2 型糖尿病患者，应采取相对宽松的糖化血红蛋白目标，并要注意预防低血糖，充分评估强化血糖控制的利弊得失。

在处于糖尿病早期阶段的患者中，严格控制糖化血红蛋白<7%可以显著降低糖尿病微血管病变的发生风险，且强化血糖控制可以降低已经发生的早期糖尿病微血管病变进一步发展的风险，并在长期随访中发现能够降低心肌梗死发病及死亡风险。

(二)糖尿病防治措施

1.生活方式干预

糖尿病是一种长期慢性疾病，持续的饮食控制和运动是预防和控制 2 型糖尿病的基本措施，应贯穿糖尿病治疗的始终。饮食控制包括对患者进行个体化营养评估、制订相应营养干预计划，并在一定时期内实施及监测；运动锻炼在2 型糖尿病患者的综合管理中占重要地位，有助于控制血糖，减少心血管疾病危险因素，减轻体重；戒烟有助于改善代谢指标、降低血压和清蛋白尿，对糖尿病高危人群一级预防效果显著。

患者日常生活方式和自我管理能力是糖尿病控制与否的关键之一。每位糖尿病患者一旦确诊即应接受糖尿病教育，教育的目标是使患者充分认识糖尿病，并掌握糖尿病的自我管理技能。

2.药物治疗原则

在生活方式干预措施不能使血糖控制达标时，应及时采用药物治疗，降糖药物包括口服降糖药和注射降糖药。口服降糖药又分为以促进胰岛素分泌为主要作用的药物和通过其他机制降低血糖的药物，注射降糖药包括胰岛素和胰高血糖素样肽-1受体激动剂。

3.血糖及糖化血红蛋白监测

血糖监测有助于评估糖尿病患者糖代谢紊乱的程度，制订合理的降糖方案，反映降糖治疗的效果并指导治疗方案的调整。糖化血红蛋白已作为评估长期血糖控制状况的金标准，也是临床决定是否需要调整治疗方案的重要依据。

在开始治疗阶段建议每3个月检测1次，一旦达到治疗目标可每6个月检查1次。在血红蛋白变异、糖化血红蛋白水平测定受到干扰以及红细胞更新速度发生变化时，糖化血红蛋白检测具有潜在的局限性。世界卫生组织推荐在条件具备的国家和地区采用糖化血红蛋白诊断糖尿病，诊断切点为糖化血红蛋白≥6.5%。在我国成年人中糖化血红蛋白诊断糖尿病的最佳切点为6.2%～6.4%，以6.3%的依据为多。

4.综合防控

如果空腹血糖≥6.1 mmol/L或任意点血糖≥7.8 mmol/L，建议行口服葡萄糖耐量试验明确诊断。对糖尿病前期患者予以强化行为生活方式干预。糖尿病确诊后，至少应每年评估心血管疾病危险因素，评估的内容包括心血管疾病现病史及既往史、年龄、有无心血管危险因素、肾脏功能以及是否有心律失常等。

五、抗血小板治疗

将阿司匹林作为心血管疾病一级预防措施最重要的原则是权衡获益和风险，主要取决于下列4个方面：出血风险、阿司匹林治疗依从性、基础心血管疾病发病风险，以及年龄。年龄≥70岁的无心血管疾病的老年个体服用小剂量阿司匹林并未显著降低心血管疾病风险，但是显著增加大出血风险。对于没有心血管疾病的个体，由于增加大出血的风险，不建议抗血小板治疗用于低危人群的一级预防。

(一)阿司匹林与心血管疾病一级预防

研究显示，在无心血管疾病的个体中，阿司匹林尽管能够使心血管事件的发病风险降低10%，但并没有减少心血管疾病的死亡和恶性肿瘤的死亡风险，并显著增加出血风险。因此，阿司匹林用于心血管疾病的一级预防不适用于所有人群。

针对无冠心病或脑卒中病史的成年人群，低剂量阿司匹林用于心血管疾病的一级预防应综合评估个体的获益及风险，然后决定是否将阿司匹林用于一级预防。

(二)阿司匹林预防心血管疾病的剂量选择

研究显示，每天75 mg的治疗有效性与大剂量的疗效一致且出血风险低于大剂量治疗。在心血管疾病一级预防中低剂量阿司匹林仅在体重低于70 kg的人群中获益，在体重70 kg以上的人群中300～325 mg或者500 mg的大剂量阿司匹林可以获益。

医师和患者需要综合多方面的因素才能做出启用或继续阿司匹林治疗预防心血管疾病的决定，建议下列人群服用阿司匹林进行心血管疾病的一级预防。

(1)心血管疾病10年风险≥10.0%。

(2)糖尿病患者:年龄≥50 岁,伴有以下至少 1 项主要危险因素,早发心血管疾病家族史、高血压、吸烟、血脂异常或蛋白尿。

(3)高血压患者:血压<20.0/12.0 kPa(150/90 mmHg),伴有以下 3 项危险因素中的至少 2 项,吸烟、低高密度脂蛋白胆固醇、男性≥45 岁或女性≥55 岁。

(4)不符合以上条件者,同时具备以下 5 项危险因素中的至少 4 项,吸烟、男性≥45 岁或女性≥55 岁、早发心血管疾病家族史、肥胖、血脂异常。

(袁雨春)

第二章 心血管疾病的常见症状

第一节 胸　痛

胸痛主要由胸部疾病引起，少数由其他部位的病变所致，心血管系统疾病是胸痛的常见原因，但其他部位的疾病亦可引起胸痛症状，如肝脓肿等。因痛阈个体差异性大，胸痛的程度与原发病的病情轻重并不完全一致。

一、病因

(一)胸壁疾病

肋软骨炎、带状疱疹、肌炎、颈胸椎疾病、胸部外伤、肋间神经痛和肋骨转移瘤等。

(二)呼吸系统疾病

胸膜炎、肺炎、支气管肺癌和气胸等。

(三)纵隔疾病

急性纵隔炎、纵隔肿瘤、纵隔气肿等。

(四)心血管疾病

心绞痛、心肌梗死、心包炎、胸主动脉瘤、肺栓塞和夹层动脉瘤等。

(五)消化系统疾病

食管炎、胃十二指肠溃疡、胆囊炎、胰腺炎等。

(六)膈肌疾病

膈疝、膈下脓肿等。

(七)其他

骨髓瘤、白血病胸骨浸润、心脏神经症等。

二、临床表现

(一)发病年龄

青壮年胸痛，应注意结核性胸膜炎、自发性气胸、心肌炎、心肌病、风湿性心脏瓣膜病；年龄在 40 岁以上患者还应注意心绞痛、心肌梗死与肺癌。

(二)胸痛部位

(1)炎症性疾病局部有压痛，并伴有红、肿、热、痛表现。

(2)带状疱疹是成簇水疱沿一侧肋间神经分布伴剧痛,疱疹不越过体表中线。

(3)非化脓性肋骨软骨炎多侵犯第1～2肋软骨,对称或非对称性,呈单个或多个肿胀隆起,局部皮色正常,有压痛,咳嗽、深呼吸或上肢大幅度活动时疼痛加重。

(4)食管及纵隔病变,胸痛多位于胸骨后,进食或吞咽时加重。

(5)心绞痛和心肌梗死的疼痛多在心前区与胸骨后或剑突下,疼痛常放射至左肩、左臂内侧,达环指与小指,亦可放射于左颈与面颊部,患者误认为牙痛。

(6)夹层动脉瘤疼痛位于胸背部,向下放射至下腹、腰部及两侧腹股沟和下肢。

(7)自发性气胸、胸膜炎和肺梗死的胸痛多位于患侧腋前线与腋中线附近,后二者如累及肺底、膈胸膜,则疼痛也可放射于同侧肩部。肺尖部肺癌(肺上沟癌、Pancoast癌)以肩部、腋下痛为主,疼痛向上肢内侧放射。

(三)胸痛性质

(1)带状疱疹呈刀割样痛或灼痛,剧烈难忍。

(2)食管炎则为烧灼痛。

(3)心绞痛呈绞窄性并有重压窒息感。

(4)心肌梗死则疼痛更为剧烈并有恐惧、濒死感。

(5)纤维素性胸膜炎常呈尖锐刺痛或撕裂痛。

(6)肺癌常为胸部闷痛,而Pancoast癌则呈火灼样痛,夜间尤甚。

(7)夹层动脉瘤为突然发生胸背部难忍撕裂样剧痛。

(8)肺梗死亦为突然剧烈刺痛或绞痛。常伴呼吸困难及发绀。

(四)持续时间

(1)平滑肌痉挛或血管狭窄缺血所致疼痛为阵发性。

(2)炎症、肿瘤、栓塞或梗死所致疼痛呈持续性。如心绞痛发作时间短暂,而心肌梗死疼痛持续时间很长且不易缓解。

(五)影响胸痛因素

影响胸痛因素包括诱因、加重与缓解因素。劳累、体力活动、精神紧张,可诱发心绞痛发作,休息、含服硝酸甘油或硝酸异山梨酯,可使心绞痛缓解,而对心肌梗死疼痛则无效。胸膜炎和心包炎的胸痛则可因深呼吸和咳嗽而加剧。反流性食管炎的胸骨后灼痛,饱餐后出现,仰卧或俯卧位加重,服用抗酸剂和促动力药多潘立酮或西沙必利后可减轻或消失。

三、胸痛伴随症状

(1)胸痛伴吞咽困难或咽下痛者,提示食管疾病,如反流性食管炎。

(2)胸痛伴呼吸困难者,提示较大范围病变,如大叶性肺炎、自发性气胸、渗出性胸膜炎和肺栓塞等。

(3)胸痛伴面色苍白、大汗、血压下降或休克表现时,多考虑心肌梗死、夹层动脉瘤、主动脉窦瘤破裂和大块肺栓塞等。

(张　慧)

第二节 心 悸

心悸是患者自觉心慌、心跳的一种症状。当心率加快时多伴有心前区不适感，心率缓慢时则感搏动有力。心悸时心率可快、可慢，也可有心律失常、心搏增强，部分患者心率和心律也可正常。

一、发生机制

心悸发生机制尚未完全清楚，一般认为心脏活动过度是心悸发生的基础，常与心率及心每搏输出量改变有关。

在心动过速时，舒张期缩短、心室充盈不足，当心室收缩时心室肌与心瓣膜的紧张度突然增加，可引起心搏增强而感心悸。

心律失常如期前收缩，在一个较长的代偿期之后的心室收缩，往往强而有力，这时患者可出现心悸。心悸出现与心律失常出现及存在时间长短有关，如突然发生的阵发性心动过速，心悸往往较明显，而在慢性心律失常，如心房颤动，患者可因逐渐适应而无明显心悸。

心悸的发生常与精神因素及注意力有关，焦虑、紧张及注意力集中时易于出现。心悸可见于心脏病者，但与心脏病不能完全等同，心悸患者不一定患有心脏病，反之心脏病患者也可不发生心悸。

二、病因

(一)心脏搏动增强

心脏收缩力增强引起的心悸，可分为生理性心悸或病理性心悸。

1.生理性心悸

生理性心悸见于下列情况。

(1)健康人在剧烈运动或精神过度紧张时。

(2)饮酒、进食浓茶或咖啡后。

(3)应用某些药物：如肾上腺素、麻黄碱、咖啡因、阿托品和甲状腺片等。

2.病理性心悸

病理性心悸见于下列情况。

(1)心室肥大：高血压心脏病、各种原因所致的主动脉瓣关闭不全、风湿性二尖瓣关闭不全等引起的左心室肥大，心脏收缩力增强，可引起心悸；动脉导管未闭、室间隔缺损回流量增多，增加心脏的工作量，导致心室增大，也可引起心悸；此外脚气性心脏病，因微小动脉扩张，阻力降低，回心血流增多，心脏工作量增加，也可出现心悸。

(2)其他引起心排血量增加的疾病。甲状腺功能亢进：由于基础代谢与交感神经兴奋性增高，导致心率加快；贫血：以急性失血时心悸为明显，贫血时血液携氧量减少，器官及组织缺氧，机体为保证氧的供应，通过增加心率，提高心排血量来代偿，于是心率加快导致心悸；发热时基础代谢率增高，心率加快，心排血量增加，也可引起心悸；低血糖症、嗜铬细胞瘤引起的肾上腺素释放增多，心率加快，也可发生心悸。

(二)心律失常

心动过速、过缓或心律不齐时，均可出现心悸。

1.心动过速

各种原因引起的窦性心动过速、阵发性室上性或室性心动过速等，均可发生心悸。

2.心动过缓

高度房室传导阻滞(二、三度房室传导阻滞)、窦性心动过缓或病态窦房结综合征，由于心率缓慢，舒张期延长，心室充盈度增加，心搏强而有力，引起心悸。

3.心律失常

房性或室性的期前收缩、心房颤动，由于心脏跳动不规则或有一段间歇，使患者感到心悸甚至有停跳感觉。

(三)心脏神经症

由自主神经功能紊乱所引起，心脏本身并无器质性病变，多见于青年女性。临床表现除心悸外尚有心率加快、心前区或心尖部隐隐作痛以及疲乏、失眠、头晕、头痛、耳鸣、记忆力减退等神经衰弱表现，且在焦虑、情绪激动等情况下更易发生。肾上腺素能受体反应亢进综合征也与自主神经功能紊乱有关，易在紧张时发生，其表现除心悸、心动过速、胸闷、头晕外尚可有心电图的一些改变，如出现窦性心动过速，轻度 ST 段下移及 T 波平坦或倒置，其易与心脏器质性病变相混淆。

三、伴随症状

(一)伴心前区痛

心前区痛见于冠状动脉硬化性心脏病(如心绞痛、心肌梗死)、心肌炎、心包炎，亦可见于心脏神经症等。

(二)伴发热

发热见于急性传染病、风湿热、心肌炎、心包炎和感染性心内膜炎等。

(三)伴晕厥或抽搐

晕厥或抽搐见于高度房室传导阻滞、心室颤动或阵发性室性心动过速、病态窦房结综合征等。

(四)伴贫血

贫血见于各种原因引起的急性失血，此时常有虚汗、脉搏微弱、血压下降或休克，慢性贫血则心悸多在劳累后较明显。

(五)伴呼吸困难

呼吸困难见于急性心肌梗死、心包炎、心肌炎、心力衰竭和重症贫血等。

(六)伴消瘦及出汗

消瘦及出汗见于甲状腺功能亢进。

(张　慧)

第三节　呼吸困难

呼吸困难是指患者主观上感到氧气不足、呼吸费力；客观上表现为用力呼吸，重者鼻翼翕动、张口耸肩，甚至出现发绀，并伴有呼吸频率、深度与节律的异常。

一、病因

引起呼吸困难的原因主要是呼吸系统和心血管系统疾病。

（一）肺源性呼吸困难

1.气道阻塞

咽后壁脓肿、喉头水肿、支气管哮喘、慢性阻塞性肺疾病及喉、气管与支气管的炎症、水肿、肿瘤或异物所致狭窄或阻塞，主动脉瘤压迫等。

2.肺疾病

如大叶性或支气管肺炎、肺脓肿、肺气肿、肺栓塞、肺淤血、肺水肿、肺泡炎、弥漫性肺间质纤维化、肺不张及细支气管肺泡癌等。

3.胸膜疾病

胸腔积液、气胸、胸膜肿瘤、胸膜肥厚粘连和脓胸等。

4.胸廓疾病

如严重胸廓脊柱畸形、气胸、大量胸腔积液和胸廓外伤等。

5.神经肌肉疾病

如脊髓灰质炎病变累及颈髓、急性多发性神经根神经炎和重症肌无力累及呼吸肌，药物（肌松药、氨基糖苷类药等）导致呼吸肌麻痹等。

6.膈运动障碍

纵隔气肿、纵隔肿瘤、急性纵隔炎、膈麻痹、高度鼓肠、大量腹水、腹腔巨大肿瘤、胃扩张和妊娠末期等。

（二）心源性呼吸困难

风湿性心脏病、缩窄性心包炎、心肌炎、心肌病、急性心肌梗死和肺源性心脏病等所致心力衰竭、心脏压塞、原发性肺动脉高压和肺栓塞等。

（三）血液和内分泌系统疾病

重度贫血、高铁血红蛋白血症、硫化血红蛋白血症、甲状腺功能亢进或减退和原发性肾上腺功能减退症等。

（四）神经精神因素

脑血管意外、脑水肿、颅内感染、颅脑肿瘤和脑膜炎等致呼吸中枢功能障碍；精神因素所致呼吸困难，如癔症等。

（五）中毒性呼吸困难

酸中毒、一氧化碳中毒、氰化物中毒、亚硝酸盐中毒、吗啡类药物中毒、农药中毒和尿毒症糖尿病酮症酸中毒等。

二、发生机制及临床表现

从发生机制及症状表现分析，将呼吸困难分为如下几种类型。

(一)肺源性呼吸困难

肺源性呼吸困难是由呼吸系统疾病引起通气、换气功能障碍，导致缺氧和(或)二氧化碳潴留所引起的。临床上分为3种类型。

1.吸气性呼吸困难

特点是吸气费力，重者由于呼吸肌极度用力，胸腔负压增大，吸气时胸骨上窝、锁骨上窝和肋间隙明显凹陷，称“三凹征”，常伴有干咳及高调吸气性喉鸣。吸气性呼吸困难见于各种原因引起的喉、气管、大支气管的狭窄与阻塞：①喉部疾病，如急性喉炎、喉水肿、喉痉挛、喉癌、白喉会厌炎等；②气管疾病，如气管肿瘤、气管异物或气管受压(甲状腺肿大、淋巴结肿大或主动脉瘤压迫等)。

2.呼气性呼吸困难

特点是呼气费力，呼气时间明显延长，常伴有干啰音。这主要是由肺泡弹性减弱和(或)小支气管狭窄阻塞(痉挛或炎症)所致；当有支气管痉挛时，可听到哮鸣音。呼气性呼吸困难常见于支气管哮喘、喘息型慢性支气管炎、弥漫性细支气管炎和慢性阻塞性肺气肿合并感染等。此外，后者由于肺泡通气或血流比例失调和弥散膜面积减少，严重时导致缺氧、发绀、呼吸增快。

3.混合性呼吸困难

特点是吸气与呼气均感费力，呼吸频率增快、变浅，常伴有呼吸音异常(减弱或消失)，可有病理性呼吸音。其原因是由肺部病变广泛或胸腔病变压迫，致呼吸面积减少，影响换气功能所致。混合性呼吸困难常见于重症肺结核、大面积肺不张、大块肺栓塞、肺尘埃沉着症、肺泡炎、弥漫性肺间质纤维化、肺泡蛋白沉着症、大量胸腔积液、气胸、膈肌麻痹和广泛显著胸膜增厚等。后者发生呼吸困难主要与胸壁顺应性降低，呼吸运动受限，肺通气明显减少，肺泡氧分压降低引起缺氧有关。

(二)心源性呼吸困难

主要由左心衰竭和右心衰竭引起，两者发生机制不同，左心衰竭所致呼吸困难较为严重。

1.左心衰竭

左心衰竭引发呼吸困难的主要原因是肺淤血和肺泡弹性降低。其机制如下：①肺淤血，使气体弥散功能降低；②肺泡张力增高，刺激牵张感受器，通过迷走神经反射兴奋呼吸中枢；③肺泡弹性减退，其扩张与收缩能力降低，肺活量减少；④肺循环压力升高对呼吸中枢的反射性刺激。

急性左心衰竭时，常出现阵发性呼吸困难，多在夜间睡眠中发生，称为夜间阵发性呼吸困难。其发生机制如下：①睡眠时迷走神经兴奋性增高，冠状动脉收缩，心肌供血减少，心功能降低；②小支气管收缩，肺泡通气减少；③仰卧位时肺活量减少，下半身静脉回心血量增多，致肺淤血加重；④呼吸中枢敏感性降低，对肺淤血引起的轻度缺氧反应迟钝，当淤血程度加重、缺氧明显时，才刺激呼吸中枢做出应答反应。

发作时，患者常于熟睡中突感胸闷憋气惊醒，被迫坐起，惊恐不安，伴有咳嗽，轻者数分钟至数十分钟后症状逐渐减轻、缓解；重者高度气喘、面色发绀、大汗，呼吸有哮鸣声，咳浆液性粉红色泡沫样痰，两肺底部有较多湿性啰音，心率增快，可有奔马律。此种呼吸困难，又称“心源性哮喘”，常见于高血压性心脏病、冠状动脉性心脏病、风湿性心脏瓣膜病、心肌炎和心肌病等。

2.右心衰竭

右心衰竭引发呼吸困难的原因主要是体循环淤血所致。其发生机制如下：①右心房与上腔静脉压升高，刺激压力感受器反射性地兴奋呼吸中枢；②血氧含量减少以及乳酸、丙酮酸等酸性代谢产物增多，刺激呼吸中枢；③淤血性肝大、腹水和胸腔积液，使呼吸运动受限，肺受压气体交换面积减少。

（三）中毒性呼吸困难

在急、慢性肾衰竭，糖尿病酮症酸中毒和肾小管性酸中毒时，血中酸性代谢产物增多，强烈刺激颈动脉窦-主动脉体化学感受器或直接兴奋、强烈刺激呼吸中枢，从而导致出现深长、规则的呼吸，可伴有鼾声，称为酸中毒大呼吸（Kussmaul 呼吸）。

急性感染和急性传染病时，由于体温升高和毒性代谢产物的影响，兴奋呼吸中枢，使呼吸频率增快。

某些药物和化学物质如吗啡类、巴比妥类、苯二氮䓬类药物和有机磷杀虫药中毒时，呼吸中枢受抑制，致呼吸变缓慢、变浅，且常有呼吸节律异常如 Cheyne-Stokes 呼吸或 Biots 呼吸。

某些毒物可作用于血红蛋白，如一氧化碳中毒时，一氧化碳与血红蛋白结合成碳氧血红蛋白；亚硝酸盐和苯胺类中毒时，可使血红蛋白转变为高铁血红蛋白，失去携氧功能致组织缺氧。氰化物和含氰化物较多的苦杏仁、木薯中毒时，氰离子抑制细胞色素氧化酶的活性，影响细胞的呼吸作用，导致组织缺氧，可引起呼吸困难，严重时可引起脑水肿抑制呼吸中枢。

（四）神经精神性呼吸困难

重症颅脑疾病如颅脑外伤、脑出血、脑炎、脑膜炎、脑脓肿及脑肿瘤等，呼吸中枢因受增高的颅内压和供血减少的刺激，使呼吸变慢变深，并常伴呼吸节律的异常，如呼吸遏制（吸气突然终止）、双吸气（抽泣样呼吸）等。

癔症患者由于精神或心理因素的影响可有呼吸困难发作，其特点是呼吸浅表而频繁，1 分钟至 60～100 次，并常因通气过度而发生呼吸性碱中毒，出现口周、肢体麻木和手足搐搦，严重时可有意识障碍。

有叹息样呼吸的患者自述呼吸困难，但并无呼吸困难的客观表现，偶然出现一次深大吸气，伴有叹息样呼气，在叹息之后自觉轻快，这实际上是一种神经症的表现。

（五）血液病

重度贫血、高铁血红蛋白血症或硫化血红蛋白血症等，因红细胞携氧减少，血氧含量降低，致呼吸加速，同时心率加快。大出血或休克时，因缺血与血压下降刺激呼吸中枢，也可使呼吸加速。

三、伴随症状

（一）发作性呼吸困难伴有哮鸣音

发作性呼吸困难伴有哮鸣音见于支气管哮喘、心源性哮喘；骤然发生的严重呼吸困难，见于急性喉水肿、气管异物、大块肺栓塞、自发性气胸等。

（二）呼吸困难伴一侧胸痛

呼吸困难伴一侧胸痛见于大叶性肺炎、急性渗出性胸膜炎、肺梗死、自发性气胸、急性心肌梗死、支气管癌等。

（三）呼吸困难伴发热

呼吸困难伴发热见于肺炎、肺脓肿、胸膜炎、急性心包炎和咽后壁脓肿等。

(四)呼吸困难伴咳嗽、咳脓痰

呼吸困难伴咳嗽、咳脓痰见于慢性支气管炎、阻塞性肺气肿并发感染、化脓性肺炎肺脓肿、支气管扩张症并发感染等,后两者脓痰量较多;呼吸困难伴大量浆液性泡沫样痰,见于急性左心衰竭和有机磷杀虫药中毒。

(五)呼吸困难伴昏迷

呼吸困难伴昏迷见于脑出血、脑膜炎、尿毒症、糖尿病酮症酸中毒、肺性脑病和急性中毒等。

(张　慧)

第四节　水　肿

人体组织间隙有过多的液体积聚使组织肿胀称为水肿。水肿可分为全身性水肿与局部性水肿。当液体在体内组织间隙呈弥漫性分布时呈全身性水肿(常为凹陷性);液体积聚在局部组织间隙时呈局部性水肿;发生于体腔内称为积液,如胸腔积液、腹水、心包积液。一般情况下,水肿这一术语,不包括内脏器官局部的水肿,如脑水肿、肺水肿等。

一、发生机制

在正常人体中,一方面血管内液体不断地从毛细血管小动脉端滤出,至组织间隙成为组织液,另一方面组织液又不断地从毛细血管小静脉端回吸入血管中。两者经常保持动态平衡,因而组织间隙无过多液体积聚。

保持这种平衡的主要因素:①毛细血管内静水压;②血浆胶体渗透压;③组织间隙机械压力(组织压);④组织液的胶体渗透压。当维持体液平衡的因素发生障碍出现组织间液的生成大于回吸收时,则可产生水肿。

产生水肿的主要因素:①钠与水的潴留,如继发性醛固酮增多症;②毛细血管滤过压升高,如右心衰竭;③毛细血管通透性增高,如急性肾炎;④血浆胶体渗透压降低,如血浆清蛋白减少;⑤淋巴回流受阻,如丝虫病。

二、病因与临床表现

(一)全身性水肿

1.心源性水肿

风湿性心脏病、冠心病、肺源性心脏病等各种心脏病引起右心衰竭时出现。

心源性水肿主要由有效循环血量减少,肾血流量减少,继发性醛固酮增多引起水、钠潴留以及静脉淤血,毛细血管滤过压增高,组织液回吸收减少所致。前者决定水肿程度,后者决定水肿的部位。水肿程度可由于心力衰竭程度而有不同,可自轻度的踝部水肿以至严重的全身性水肿。

心源性水肿的特点是水肿首先出现于身体下垂部位(下垂部位流体静水压较高)。能起床活动者,水肿最早出现于踝内侧,行走活动后明显,休息后减轻或消失;经常卧床者以腰骶部水肿最为明显。水肿为对称性、凹陷性。此外通常有颈静脉曲张、肝大、静脉压升高,严重时还出现胸、腹水等右心衰竭的其他表现。

2.肾源性水肿

见于急慢性肾炎、肾盂肾炎、急慢性肾衰竭等，发生机制主要是由多种因素引起肾排泄水、钠减少，导致水、钠潴留，细胞外液增多，毛细血管静水压升高，引起水肿。水、钠潴留是肾性水肿的基本机制。导致水、钠潴留的因素如下。

(1)肾小球超滤系数及滤过率下降，而肾小管回吸收钠增加(球-管失衡)，导致水、钠潴留。

(2)大量蛋白尿致低蛋白血症，血浆胶体渗透压下降致使水分外渗。

(3)肾实质缺血，刺激肾素-血管紧张素-醛固酮系统，醛固酮活性增高，导致水、钠潴留。

(4)肾内前列腺素产生减少，致使肾排钠减少。

肾源性水肿特点是疾病早期晨间起床时有眼睑与颜面水肿，以后发展为全身水肿(肾病综合征时为重度水肿)。常有尿改变、高血压、肾功能损害的表现。

3.肝源性水肿

任何肝脏疾病引起血浆清蛋白明显下降时均可引起水肿。

失代偿期肝硬化主要表现为腹水，也可首先出现踝部水肿，逐渐向上蔓延，而头、面部及上肢常无水肿。

门静脉高压症、低蛋白血症、肝淋巴液回流障碍、继发醛固酮增多等因素是水肿与腹水形成的主要机制。肝硬化在临床上主要有肝功能减退和门静脉高压两方面表现。

4.营养不良性水肿

慢性消耗性疾病长期营养缺乏、神经性厌食、胃肠疾病、妊娠呕吐、消化吸收障碍、重度烧伤、排泄或丢失过多、蛋白质合成障碍等所致低蛋白血症或B族维生素缺乏均可产生水肿。

营养不良性水肿特点是水肿发生前常有消瘦、体重减轻等表现。皮下脂肪减少所致组织松弛，组织压降低，加重了水肿液的潴留。水肿常从足部开始逐渐蔓延至全身。

5.其他原因的全身水肿

(1)黏液性水肿时产生非凹陷性水肿(由于组织液所含蛋白量较高)，颜面及下肢水肿较明显。

(2)特发性水肿为一种原因不明或原因尚未确定的综合征，多见于妇女，特点为月经前7～14天出现眼睑、踝部及手部轻度水肿，可伴乳房胀痛及盆腔沉重感，月经后水肿逐渐消退。

(3)药物性水肿，可见于糖皮质激素、雄激素、雌激素、胰岛素、萝芙木制剂和甘草制剂等治疗程中。

(4)内分泌性水肿，腺垂体功能减退症、黏液性水肿、皮质醇增多症和原发性醛固酮增多症等。

(5)其他可见于妊娠中毒症、硬皮病、血管神经性水肿等。

(二)局部性水肿

(1)局部炎症所致水肿为最常见的局部水肿，见于丹毒、疖肿、蛇毒中毒等。

(2)淋巴回流障碍性水肿多见于丝虫病、非特发性淋巴管炎、肿瘤等。

(3)静脉阻塞性水肿常见于肿瘤压迫或肿瘤转移、静脉血栓形成、血栓性静脉炎、上腔或下腔静脉阻塞综合征等。

(4)变态反应性水肿见于荨麻疹、血清病以及食物、药物等引起的变态反应等。

(5)血管神经性水肿属变态反应或神经源性病变，部分病例与遗传有关。

三、伴随症状

(1)水肿伴肝大可为心源性、肝源性与营养不良性水肿,而同时有颈静脉曲张者则为心源性水肿。

(2)水肿伴重度蛋白尿常为肾源性水肿,而轻度蛋白尿也可见于心源性水肿。

(3)水肿伴呼吸困难与发绀常提示由心脏病、上腔静脉阻塞综合征等所致。

(4)水肿与月经周期有明显关系可见于特发性水肿。

(5)水肿伴失眠、烦躁、思想不集中等见于经前期紧张综合征。

(张 慧)

第五节 发 绀

发绀是指血液中还原血红蛋白增多,使皮肤、黏膜呈青紫色的表现。广义的发绀还包括少数由异常血红蛋白衍化物(高铁血红蛋白、硫化血红蛋白)所致皮肤黏膜青紫现象。发绀在皮肤较薄、色素较少和毛细血管丰富的部位,如口唇、鼻尖、颊部与甲床等处较为明显,易于观察。

一、发生机制

发绀是由血液中还原血红蛋白绝对含量增多所致。还原血红蛋白浓度可用血氧的未饱和度表示。正常动脉血氧未饱和度为5%,静脉内血氧未饱和度为30%,毛细血管中血氧未饱和度为前二者的平均数。每1 g血红蛋白约与1.34 mL氧结合。当毛细血管血液的还原血红蛋白量超过50 g/L时,皮肤黏膜即可出现发绀。

临床实践表明,此学说不完全可靠,因为以正常血红蛋白浓度150 g/L计算,50 g/L为还原血红蛋白时,提示已有1/3血红蛋白不饱和。当动脉血氧饱和度为66%时,相应动脉血氧分压已降低至4.5 kPa(34 mmHg)的危险水平。

二、病因与临床表现

由于病因不同,发绀可分为血液中还原血红蛋白增多和血液中存在异常血红蛋白衍化物两大类。

(一)血液中还原血红蛋白增多

1.中心性发绀

此类发绀是由心、肺疾病导致动脉血氧饱和度降低引起。发绀的特点是全身性的,除四肢与面颊外,也见于黏膜(包括舌及口腔黏膜)与躯干的皮肤,但皮肤温暖。中心性发绀又可分为以下两种。

(1)肺性发绀:见于各种严重呼吸系统疾病,如呼吸道(喉、气管、支气管)阻塞、肺部疾病(肺炎、阻塞性肺气肿、弥漫性肺间质纤维化、肺淤血、肺水肿、急性呼吸窘迫综合征)和肺血管疾病(肺栓塞、原发性肺动脉高压、肺动静脉瘘)等,其发生机制是由于呼吸功能衰竭,通气或换气(通气或血流比例、弥散)功能障碍,肺氧合作用不足,致体循环血管中还原血红蛋白含量增多而出现发绀。

(2)心性混血性发绀：见于发绀型先天性心脏病，如法洛四联症、艾森门格综合征等，其发绀机制是由于心与大血管之间存在异常通道，部分静脉血未通过肺进行氧合作用，即经异通道分流混入体循环动脉血中，如分流量超过心排血量的 1/3 时，即可引起发绀。

2.周围性发绀

此类发绀是由周围循环血流障碍所致，发绀特点是发绀常见于肢体末梢与下垂部位，如肢端、耳垂与鼻尖，这些部位的皮肤温度低、发凉，若按摩或加温耳垂与肢端，使其温暖，发绀即可消失。此点有助于与中心性发绀相鉴别，后者即使按摩或加温发绀也不消失。周围性发绀又可分为两种。

(1)淤血性周围性发绀：如右心衰竭、渗出性心包炎、心脏压塞、缩窄性心包炎和局部静脉病变(血栓性静脉炎、上腔静脉综合征、下肢静脉曲张)等，其发生机制是因体循环淤血、周围血流缓慢，氧在组织中被过多摄取所致。

(2)缺血性周围性发绀：常见于重症休克，由于周围血管痉挛收缩及心排血量减少，循环血容量不足，血流缓慢，周围组织血流灌注不足、缺氧，致皮肤黏膜呈青紫、苍白。

局部血液循环障碍，如血栓闭塞性脉管炎、雷诺现象、肢端发绀症、冷球蛋白血症、网状青斑和严重受寒等，由于肢体动脉阻塞或末梢小动脉强烈痉挛、收缩，可引起局部冰冷、苍白与发绀。真性红细胞增多症所致发绀也属周围性，除肢端外口唇也可发绀。其发生机制是由红细胞过多，血液黏稠，致血流缓慢，周围组织摄氧过多，还原血红蛋白含量增高所致。

3.混合性发绀

中心性发绀与周围性发绀并存，可见于心力衰竭(左心衰竭、右心衰竭和全心衰竭)，因肺淤血或支气管、肺病变，致肺内氧合不足以及周围血流缓慢，毛细血管内血液脱氧过多所致。

(二)血液中存在异常血红蛋白衍化物

1.药物或化学物质中毒所致的高铁血红蛋白血症

由于血红蛋白分子的二价铁被三价铁所取代，致失去与氧结合的能力，当血中高铁血红蛋白含量达 30 g/L 时，即可出现发绀。此种情况通常由伯氨喹、亚硝酸盐、氯酸钾、碱式硝酸铋、磺胺类、苯丙砜、硝基苯及苯胺等中毒引起。其发绀特点是急骤出现，暂时性，病情严重，经过氧疗发绀不减，抽出的静脉血呈深棕色，暴露于空气中也不能转变成鲜红色，若静脉注射亚甲蓝溶液、硫代硫酸钠或大剂量维生素 C，均可使发绀消退。分光镜检查可证明血中高铁血红蛋白的存在。由于大量进食含有亚硝酸盐的变质蔬菜，而引起的中毒性高铁血红蛋白血症，也可出现发绀，称“肠源性发绀症”。

2.先天性高铁血红蛋白血症

患者自幼即有发绀，有家族史，而无心肺疾病及引起异常血红蛋白的其他原因，身体一般健康状况较好。此外，有所谓特发性阵发性高铁血红蛋白血症，见于女性，发绀与月经周期有关，机制未明。

3.硫化血红蛋白血症

硫化血红蛋白并不存在于正常红细胞中。凡能引起高铁血红蛋白血症的药物或化学物质也能引起硫化血红蛋白血症，但须患者同时有便秘或服用硫化物(主要为含硫的氨基酸)，在肠内形成大量硫化氢为先决条件。所服用的含氮化合物或芳香族氨基酸则起触媒作用，使硫化氢作用于血红蛋白，而生成硫化血红蛋白，当血中含量达 5 g/L 时，即可出现发绀。发绀的特点是持续时间长，可达几个月或更长时间，因硫化血红蛋白一经形成，不论在体内或体外均不能恢复为血红蛋白，而红细胞寿命仍正常；患者血液呈蓝褐色，分光镜检查可确定硫化血红蛋白的存在。

三、伴随症状

(一)伴呼吸困难

常见于重症心、肺疾病和急性呼吸道阻塞、气胸等；先天性高铁血红蛋白血症和硫化血红蛋白血症虽有明显发绀，但一般无呼吸困难。

(二)伴杵状指(趾)

病程较长，主要见于发绀型先天性心脏病及某些慢性肺部疾病。

(三)急性起病伴意识障碍和衰竭表现

见于某些药物或化学物质急性中毒、休克、急性肺部感染等。

(张　慧)

第三章

心血管疾病的心电图检查

第一节　窦性心律失常

一、窦性心动过速

(一)窦性心动过速的诊断标准

心电图符合窦性心律的诊断标准，而频率大于 100 次/分者，诊为窦性心动过速(图 3-1)，简称窦速。在年轻人心率可达 180 次/分，在儿童可达 230 次/分。

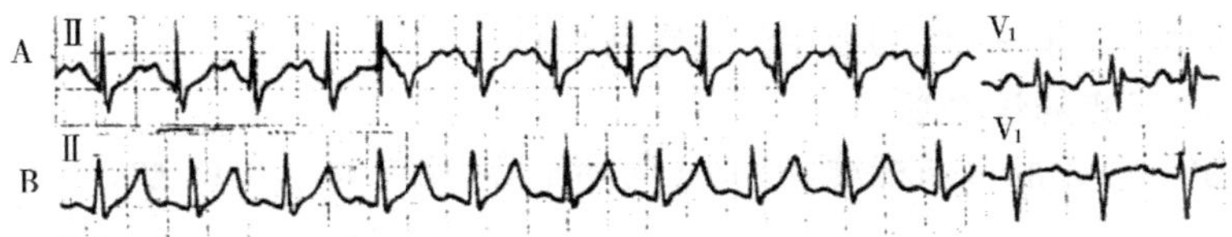

图 3-1　窦性心动过速

(二)窦性心动过速的鉴别诊断

当窦性心动过速的频率达到 160 次/分左右，仅靠心电图不一定能与阵发性室上性心动过速鉴别开来。此时需结合临床考虑是属于哪一种心动过速。以下几点可供鉴别时参考。

(1)窦性心动过速见于发热、结核病、甲亢、心肌炎、贫血、血容量不足时，而使用引起心率加快的某些药物(如肾上腺素、阿托品等)之后，通常也可使心率加快。而室上速与上述原因无必然联系。

(2)窦性心动过速是逐渐发生的，室上速的特点是突发突止。

(3)窦性心动过速的 P 波若能辨认，在 aVR 导联是倒置的，且 P-R 间期≥0.12 秒。阵发性房性心动过速的 P 波虽然在 aVR 导联也可以是倒置的，但常比正常窦性 P 波小。阵发性交界性心动过速的 P 波在 aVR 导联是朝上的，P-R 间期小于 0.12 秒。

(4)机械刺激副交感神经，如压迫双侧眼球、刺激咽部黏膜、压迫颈动脉窦等，有时可使部分室上速突然停止；而对窦性心动过速则是使心率逐渐减慢，刺激停止后窦速复原。

(5)窦性心动过速的频率常小于 160 次/分，而室上速的频率常≥160 次/分。

(6)窦性心动过速可随运动稍有增加，而室上速的频率与运动无关。

图 3-1 来自脑肿瘤患者。图 A 中 $P_{Ⅱ}$↑，P-R 间期 0.12 秒，P-P 间距 0.40 秒，心率 150 次/分，为

窦性心动过速。Ⅱ导联的 QRS 波形态呈 qRs 型，S_{II}增宽，V_1 呈 M 型，QRS 波时间 0.08 秒，为不完全性右束支传导阻滞表现，是频率依赖性右束支传导阻滞(或 3 相阻滞)。图 B 是心率减慢时的Ⅱ导联和 V_1 导联心电图。P_{II}↑，P-R 间期 0.12 秒，P-P 间距为 0.46 秒，心率 130 次/分，仍为窦性心动过速。但因比图 A 心率减慢，V_1 的 QRS 波形态由 M 型恢复为 rS 型，S_{II}不再增宽，说明右束支的 3 相阻滞随心率减慢而消失。

二、窦性心动过缓

窦性心动过缓的诊断标准：心电图符合窦性心律的诊断标准，而频率小于 60 次/分者诊为窦性心动过缓(图 3-2)。正常时常见于喜爱运动者，病理情况下常见于病态窦房结综合征。

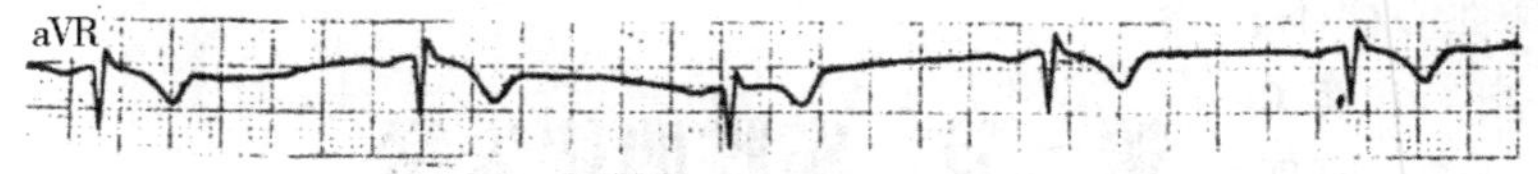

图 3-2　窦性心动过缓

P_{aVR}↓，P-R 间期 0.18 秒，P-P(R-R)间距 1.24～1.28 秒，基本整齐，窦性心律，心率 48 次/分，小于 60 次/分，诊为窦性心动过缓

三、窦性心律不齐

窦性心律不齐是由于窦房结发放冲动的节律紊乱所致。此时，心室和心房的节律也同样不规则。每个 QRS 波群之前均有 P 波存在，且 P-R 间期正常。窦性心律不齐最常见于儿童和青年人，到成年人则倾向于消失，但到老年却又重新出现。

(一)窦性心律不齐的诊断标准

心电图符合窦性心律的诊断标准，但 P-P 间期不等，相差大于 0.12 秒(图 3-3)。

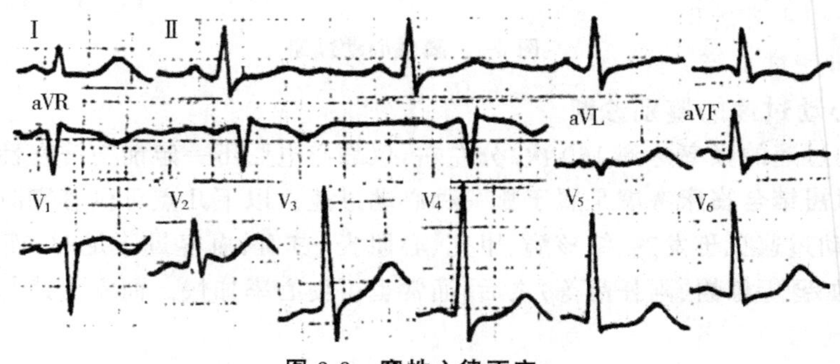

图 3-3　窦性心律不齐

图中 P_{aVR}↓、P_{II}↑，为窦性心律。由 aVR 导联测知，P-P(R-R)间距 0.86～1.03 秒，相差 0.17 秒，大于 0.12 秒，为窦性心律不齐

(二)窦性心律不齐的分类

1.原发性窦性心律不齐

(1)呼吸周期性窦性心律不齐：最常见，在儿童中尤为明显。特点是：P-P 时间随吸、呼气呈周期性逐渐缩短及延长，深呼吸时上述变化更明显，甚至最长的 P-P 间距可为最短的 P-P 间距的两倍以上，屏气后窦性心律不齐即消失。

呼吸周期性窦性心律不齐的产生原理：①呼吸时肺泡受到刺激，通过神经反射，使交感神经与迷走神经张力发生周期性改变。吸气时肺循环或体循环（主动脉根部和颈动脉窦等）中的末梢感受器受刺激，而下视丘和延髓中的心脏-呼吸神经中枢波动，引起交感神经兴奋，使心率加快；呼气时迷走神经兴奋，使心率减慢。②呼吸中枢本身周期性地传出激动，通过神经作用，使窦房结的自律性强度呈周期性增减。

（2）非呼吸周期性窦性心律不齐：P-P 间距长短与呼吸周期无关，屏气后窦性心律不齐并不消失。

（3）病理性呼吸性窦性心律不齐：见于潮式呼吸，于呼吸幅度增大时心率减慢，呼吸幅度减小时心率加快。

2.继发性窦性心律不齐

（1）室相性窦性心律不齐：多见于二度、高度或完全性房室传导阻滞时，也可见于某些室性期前收缩或交界早中。含有 QRS 波的两个窦性 P 波之间的时距短于两个不含有 QRS 波的窦性 P 波之间的时距。产生原理是：①心室的机械性收缩使窦房结的血供增加，窦房结自律性增强，频率加快，P-P 时距缩短。②心室收缩使心房内压力升高，通过明氏反射抑制迷走神经，增强了窦房结的自律性，使 P-P 时距缩短。③心室收缩牵动窦房结，使其自律性增强。④当窦性激动被阻滞时，心室血液充盈增多，窦房结动脉压减低，血供减少，则窦房结自律性减低，P-P 时距延长。

（2）窦性节律重整或抑制后窦性心律不齐：在某些室上性期前收缩或伴有逆 P 的室性期前收缩后，最初数个窦 P 的节律不齐，大多先慢后快，期前收缩后的第一、第二个窦性 P-P 间距较期前收缩前的窦性 P-P 间距为长。这是因为期前收缩逆行激动了窦房结，引起了窦房结的节律顺延，并对窦房结产生了抑制作用，使其自律性暂时降低，以致期前收缩后的窦性 P-P 间距延长，以后又逐渐恢复为正常的窦性周期，这是一种抑制后起步现象。

（3）神经性窦性心律不齐：例如压迫颈动脉窦或眼球后，或某些疾病导致颈动脉窦神经反射而产生的窦性心律不齐。

各种窦性心律不齐的程度可以较为明显，P-P 时间的差别一般不超过一个最短的 P-P 时间的1 倍，但少数可超过 1 倍。此时需与窦性停搏及二度窦房传导阻滞相鉴别。

四、游走性起搏点

窦性起搏点可以从窦房结的上部移到窦房结的下部（尾部），或者从窦房结移到房室交界区，起搏点的这种位移现象，称为“游走性起搏点”。

（一）游走性起搏点的原因

（1）迷走神经兴奋和各种拟迷走神经药物均可使起搏点移位。这种拟迷走神经作用在窦房结和房室交界区的细胞中比在心肌传导纤维中更明显，所以心房传导径路可能是异位起搏点出现的部位。尽管两侧迷走神经都支配窦房结和房室交界区，但窦房结主要还是受右侧迷走神经支配，而房室交界区则主要受左侧迷走神经支配。刺激两侧迷走神经能引起心搏显著变慢，单独刺激左侧迷走神经，则易引起 P-R 间期恒定型（Ⅱ型）二度房室传导阻滞。

（2）随呼吸周期所引起的迷走神经紧张性变化，也可使起搏点发生规律性位移。在吸气时自律性纤维过度伸展，自律性增强。

（3）异位性期搏动（如窦房结周围的房性期前收缩）可暂时地抑制窦房结，形成游走性起搏点。

（4）在窦房传导阻滞时，潜在起搏点不定期地夺获了心房，并发放和传播可使窦房结除极化的冲动，即抑制了窦房结。

(二)游走性起搏点的分类诊断

1.窦房结内的游走性节律

必须同时具备以下两条：①窦性 P 波，P_{aVR} 倒置。②在同一导联中随着心率快(即 P-P 间期短)、慢(即 P-P 间期长)的变化 P 波振幅由高变低，P-R 间期由长变短(但 P-R 间期必须 >0.12 秒)。较高 P 波和长 P-R 间期见于起自窦房结头部较快的激动；较低 P 波和短 P-R 间期见于起自窦房结尾部的激动。

2.自窦房结到房室交界区的游走性节律

诊断条件：①必备条件。在同一导联中，随着心率快慢的变化，P 波大小、形态及方向逐渐发生变化，从窦性 P 波(P_{aVR} 倒置，P_{II} 直立)逐渐演变成房室交界性 P 波(P_{aVR} 直立，P_{II} 倒置)。②P-R间期由≥0.12 秒逐渐演变成<0.12 秒(图 3-4、图 3-5)。

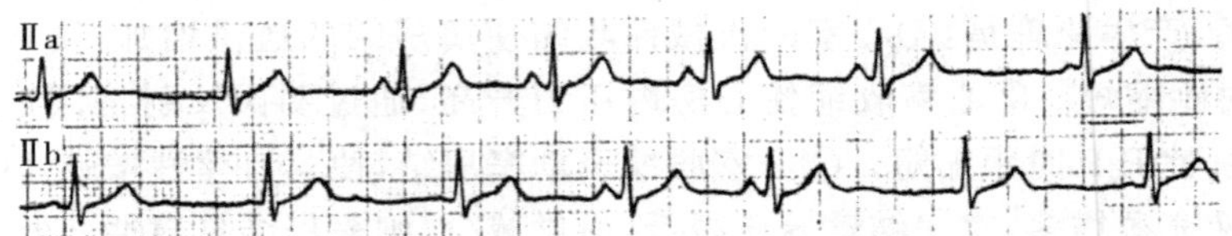

图 3-4　窦房结至房室交界区的游走节律

图中，Ⅱa 和Ⅱb 是Ⅱ导联连续记录，Ⅱa 和Ⅱb 两行中间部分的搏动 P 波高大，两端 P 波低小，所有 P 波后面均继以室上性 QRS 波。P-P 间距不等，由 0.80 秒至 1.12 秒，P-P 间距长者P 波低小，P-R 间期短(最短者 0.07 秒)；P-P 间距短者 P 波高大，P-R 间期长(最长者 0.14 秒)。心电图诊断：窦房结至房室交界区的游走节律

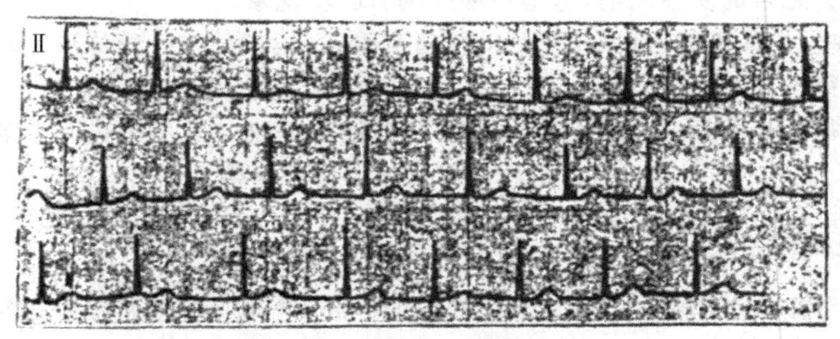

图 3-5　窦房结至房室交界区的游走节律

图为Ⅱ导联连续记录。P 波形态随着心率由快变慢而从直立(第 1 行的第 1 个 P 波，第 3 行倒数第 2 个 P 波)逐渐变成倒置(第 1 行第 2 个 P 波，第 3 行倒数第 1 个 P 波)，P-R 间期由大于 0.12 秒逐渐变为小于 0.12 秒

因呼吸影响心脏位置，P 波的大小和方向在同一导联中可能有变化，但仅见于Ⅱ、aVL、aVF 导联中，且 P-R 间期无变化。

五、窦性停搏

窦房结在较长时间不能产生和发出激动，致使心房和心室未被激动而暂时停搏，称窦性停搏。

(一)窦性停搏的心电图特征

若心电图上出现一个长短不一的无窦 P 的长间歇，不是窦性周期的整数倍数，这种无窦 P

的长间歇被诊为短暂性或较久性窦性停搏。若全部心电图上均不见窦性P波，即诊为持久性或永久性窦性停搏。短暂性及较久性窦性停搏，可继发或不继发逸搏；持久性或永久性原发性窦性停搏，必然继发逸搏心律或过缓的逸搏心律，否则将导致全心停搏，心电图表现为等电位线。

窦性停搏后的继发性心律有：①交界性逸搏或逸搏心律，最常见（图3-6）。②室性逸搏或逸搏心律。③房性逸搏或逸搏心律。④全心停搏（即交界性停搏、室性停搏或房性停搏同时发生），可以是短暂的，也可以是永久性的。

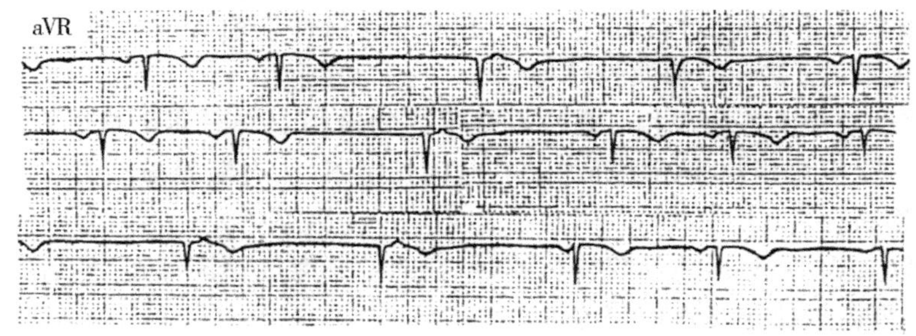

图3-6　窦性停搏伴交界性逸搏

本图是aVR导联的连续记录。基本心律为窦性，$P_{aVR}\downarrow$、P-R间期0.16秒，P-P间距0.92～1.20秒，为窦性心律不齐，平均窦性心动周期1.01秒。第1行的第2个搏动（为窦性搏动）和第5个搏动（为窦性搏动）之间未见窦性P波，第3个搏动为交界性，R-P′间期0.08秒。第4个搏动与第3个搏动的间距为1.40秒，和第3个搏动至第2个搏动的间距相等，为交界性逸搏的固有周期。第4个（交界性）QRS波之后的0.08秒本应有一个向上的逆P，但却没有，是因在逆P位置有一个窦P与交界性逆P共同形成房性融合波。由于自窦房结向下除极心房的向量和自房室交界区向上除极心房的向量基本相等，故房性融合波的振幅为0。自第2个窦P至房性融合波的距离为3.12秒，不是窦性搏动周期（1.01秒）的整数倍数，故3.12秒的长间歇为窦性停搏伴交界性逸搏。同理，自第2行的第2个搏动之前的窦性P波至第4个搏动之前的窦性P波的长P-P间距为2.73秒，自第2行的最后一个搏动的窦P至第3行的第3个搏动（其QRS波为交界性，其前的P波为窦性）之前的窦P间距为4.28秒，均不是窦性搏动周期的整数倍数，故为窦性停搏伴交界性逸搏。但由于存在窦性心律不齐，二度Ⅱ型窦房传导阻滞或高度窦房传导阻滞伴交界性逸搏的诊断不完全排除

（二）窦性停搏的鉴别诊断

1.持久性或永久性窦性停搏须与下列心律失常鉴别

（1）明显的窦性心动过缓频率低于合并的房性逸搏心律或伴有室房传导的交界性或室性逸搏心律。若在同一次或其他次心电图上，窦性心动过缓的频率超过了逸搏心律的频率，呈现为单纯窦性心动过缓（或窦缓与逸搏心律形成干扰性脱节），则有助于窦缓的诊断。

（2）完全性窦房传导阻滞。当其他次心电图上曾有二度窦房传导阻滞时，有利于完全性窦房传导阻滞的诊断。由于单凭体表心电图不能鉴别持久性窦性停搏和完全性窦房传导阻滞，故遇此情况，可以诊为窦性停搏。

（3）伴有室房传导的交界性逸搏心律逆P埋在QRS波中。此时，交界性激动的室房传导侵入窦房结，引起一系列的窦性节律顺延。当交界区内的起搏点发生转移，埋在QRS波中的逆行P波显露出来时，方可确诊。若采用食道内导联因逆P振幅增大，有助于诊断。

（4）窦室传导。因弥漫性完全性心房肌传导阻滞，窦性激动只能沿房内束下传至房室交界区及心室肌，形成QRS波，但不能激动丧失了兴奋性和传导性的心房肌，故P波缺如。有助于诊断窦室传导的要点是：高血钾，临床上有导致高血钾的病因；QRS波宽大畸形；T波尖耸如篷状。

（5）窦性心律伴心房肌电麻痹。如在心电图动态观察中，看到P波消失之前有波幅的逐渐

减低(反映心房肌的兴奋性逐渐丧失),却不伴有P波频率的逐渐减慢,或P波宽度逐渐增加(反映心房肌传导性逐渐减退),则可诊为心房肌兴奋性丧失。此时P波缺如,但可有宽大畸形的室性逸搏心律或交界性逸搏心律伴室内差异传导。心房肌的电麻痹与窦室传导的区别是:前者宽大畸形的QRS波频率比窦P消失前的P波频率慢,是交界区以下部位的逸搏频率;而后者宽大畸形的QRS波频率与窦P消失前的P波频率一致。

2.短暂性或较久性窦性停搏须与下列心律失常鉴别

(1)埋在T波中未下传的房性期前收缩。由于这种房性期前收缩的代偿间歇是不完全的,长间歇不是窦性周期的2倍而好像窦性停搏。

(2)明显的窦性心律不齐的慢相。窦性心律不齐的慢相P-P时间不是快相P-P时间的整倍数,而貌似窦性停搏,但快相与慢相之间的P-P时间长短不一,有渐慢与渐快的过渡阶段,有利于窦性心律不齐的诊断。

(3)二度Ⅰ型(文氏型)窦房传导阻滞。此时,长的P-P时间逐渐缩短,然后突然延长,P-P时间呈周期性变化,可以借此与窦性停搏鉴别。

(4)二度Ⅱ型窦房传导阻滞。此时,无窦P的长间歇是窦性周期的整数倍,但若在窦性心律不齐基础上发生的二度Ⅱ型窦房传导阻滞,就很难与窦性停搏鉴别。

(三)窦性停搏的病因

原发性窦性停搏可见于:①冠心病、急性心肌梗死、心肌炎和心肌病等心肌损害时。②药物(如洋地黄、奎尼丁等)过量或中毒时。③迷走神经张力亢进的正常人也可发生短暂的窦性停搏。继发性窦性停搏只发生在各种快速心律失常(如期前收缩性房速、房扑、房颤及交界性心动过速等)突然停止后,是窦房结起搏点的自律性受到心动过速的超速抑制而发生的一种短暂的窦性停搏。

六、病态窦房结综合征

病态窦房结综合征又称窦房结功能障碍综合征,是由于窦房结及其周围组织的器质性病变造成起搏和传导功能异常,以致产生一系列心律失常和血流动力学障碍,从而造成心、肾、脑供血不足表现的一组综合征,严重者可发生阿-斯综合征或猝死。

病态窦房结综合征的病理改变,包括缺血、炎症、退行性变、纤维化、窦房结动脉闭塞等。病变范围除窦房结之外,尚可波及心房或房室交界区,如波及束支及浦氏纤维,称为“全传导系统缺陷”。病因包括冠心病(占50%)、心肌病(占15%)、心肌炎(占5%),其他还有风心病、克山病、家族性窦房结病、结缔组织病、代谢病、退行性变等,而原因不明者占20%。

病态窦房结综合征的心电图表现如下。

(一)主要的心电图表现

窦房结功能衰竭:①明显的呈间歇性或持续性出现的长时间的窦性心动过缓(图3-7),窦性心律多数时间频率≤50次/分;同时阿托品试验阳性(即注射阿托品后窦性心律频率<90次/分)。②窦房传导阻滞(图3-7)。③窦性停搏(持续2秒以上)。

(二)次要的心电图表现

(1)在窦房结功能衰竭(表现为心率缓慢)的基础上发生短阵的快速的室上性心律失常如房性期前收缩(图3-7)、房性心动过速、心房扑动、心房颤动及交界性心动过速等。发作终止时出现一较长时间的窦性停搏(≥2秒),然后再恢复缓慢的窦性心律。此即所谓心动过速-心动过缓综合征(快-慢综合征)。快速房性心律失常的原因主要是心房肌本身病变所致,此外,心动过缓对心房肌的电生理产生了不良影响。

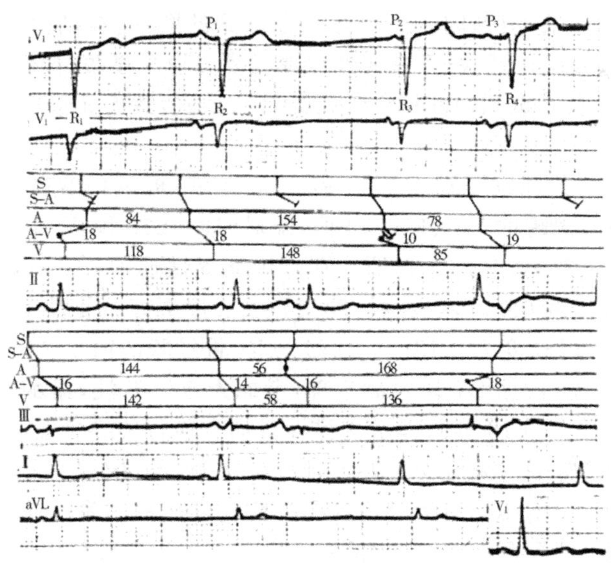

图 3-7　病态窦房结综合征

窦房结功能衰竭的基础上发生短阵的快速的室上性心律失常

(2)房室交界区功能障碍:由于窦房结功能衰竭,常出现异位被动心律-逸搏心律。这是对窦房结功能衰竭的代偿,对保持有效血液循环(即保障生命)有重要意义。逸搏的类型包括:①交界性逸搏心律(频率 40～60 次/分),最常见,反映交界区自律功能良好。②过缓的交界性逸搏心律(频率＜35 次/分或逸搏周期＞2 秒),反映交界区自律功能减退,是"双结病变"的证据之一。③室性逸搏心律(频率 25～40 次/分)或过缓的室性逸搏心律(频率＜25 次/分),提示有交界区自律功能衰竭(交界性停搏),是"双结病变"的证据之二。除了过缓的交界性逸搏心律、交界性停搏(或室性逸搏心律)之外,亦可出现二度、三度房室传导阻滞。当窦房结功能衰竭合并房室结自律功能减退或丧失,或合并房室传导阻滞时,即称为"双结病变"。

(3)心室停搏:心电图表现为未见任何波形的等电位线(持续时间达 2 秒以上),是昏厥、阿-斯综合征和猝死的直接原因。全心停搏反映在"双结病变"基础上,出现房性和室性起搏点自律功能的暂时或持久丧失。

为了明确诊断,可进行电生理检查,测定窦房结恢复时间(正常值＜1 400 毫秒)和校正的窦房结恢复时间(正常值＜550 毫秒)。也可做 24 小时动态心电图(Holter)检查,查明患者 24～48 小时内最快和最慢的心律,是否有短阵室上速或房颤,最重要的是查明 24～48 小时内最长的 R-R 间隔,若 R-R 间隔长达 2.5～3.0 秒,可确诊"病窦"。此外,在基层卫生单位可做阿托品试验(在青光眼患者中禁用,在前列腺肥大患者中慎用)。方法是:1 mg 阿托品加入 20 mL 生理盐水内稀释后以中速静脉注射,在注射后 20 分钟内心电图监测心率＜90 次/分判断为阳性,诊为病态窦房结综合征。该病患者应及时安装永久性人工起搏器治疗。

图 3-7 来自一 60 岁男性患者。V_1 和 V_2 的第 1 至第 3 个 P 波为窦性 P 波,Pv_1 正负双相,第 1 个窦性搏动的 P-R 间期(P_1-R_2)0.18 秒,第 3 个搏动(R_3)为交界性逸搏,与其前的窦 P(P_2)的间期 0.10 秒无固定关系,P_2 与 R_3 在房室交界区发生干扰性脱节。第 4 个搏动为窦性,P-R 间

期(P_3-R_4)0.19 秒。从梯形图可见,长间歇(P_1-P_2)的时间(1.54 秒)是短间期(P_2-P_3)时间(0.78 秒)的 2 倍,提示在长间歇中有一个窦性激动受阻于窦房连接处而形成一次心房漏搏。虽然 V_1、V_2 导联不是连续记录,但系同一次心电图记录到的图形,在两个导联中均存在长 P-P 间歇是短 P-P 间期的2 倍,因此,长间歇不是窦性停搏而是二度Ⅱ型窦房传导阻滞。此外本图窦性搏动的间期只有两种,即长间歇和短间期,前者的时间总是后者的 2 倍,不呈渐长渐短现象,因此不考虑窦性心律不齐。

在Ⅱ、Ⅲ导联中,长 P-P′间歇分别为 1.44 秒和 1.48 秒,提示稍有窦性心律不齐。在第 2 个窦性搏动之后有一个提前出现的 P′-QRST 波群,配对时间 0.56 秒,P′-R 间期 0.16 秒,为房性期前收缩。在期前收缩后 1.36 秒和 1.38 秒处分别出现交界性逸搏,与Ⅰ及 aVL 导联的逸搏周期(1.44 秒)分别相差 0.08 秒和 0.06 秒,提示轻度交界性心律不齐。Ⅱ及 V_2 导联的 Q-T 间期比较清晰易测,为 0.42 秒,ST 段长度为 0.18～0.24 秒。Ⅱ、Ⅲ导联的第 4 个搏动为交界性逸搏,T 波负正双相,负相波十分尖锐,占据 ST 段的后半部,考虑为逆行 P 波,提示交界性起搏点在交界区下部,R-P″间期 0.18 秒(大于 0.16 秒),提示交界性激动有逆行传导延缓。在 V_1R_1 的 ST 段的后半部,可见一个向上的 P″波,为逆行 P 波,R-P″间期 0.18 秒,与其他导联交界性逸搏的 R-P″间期相等。aVL 导联的 R_1-R_2＝R_2-R_3＝1.44 秒,这是窦房传导阻滞引发的交界性逸搏心律的逸搏周期,与窦性搏动的长间歇(Ⅱ导联的 P_1-P_2)相等。由于窦性心律与交界性心律均有轻度不齐,当含有心房漏搏的长 P-P 间歇较逸搏周期短时,则窦性激动抢先除极心房和心室,形成窦性搏动;当含有心房漏搏的长 P-P 间歇长于一个逸搏周期时,则出现交界性搏动。此外,Ⅰ、aVL 及 V_5 导联的 T 波低平,提示左室侧壁供血不足。V_1 导联的 QRS 波群呈 QS 型,左侧导联 V_5、Ⅰ、Ⅱ及aVL 呈 R 型,V_5 无 q 波等特点是左束支传导阻滞表现。从 V_2 测得 QRS 波时间(最宽)为 0.09 秒,未超出正常,故左束支传导阻滞为不完全性。

心电图诊断:①窦性心律。②二度Ⅱ型窦房传导阻滞。③房性期前收缩。④交界性逸搏心律。⑤病态窦房结综合征。⑥慢性冠状动脉供血不足。⑦不完全性左束支传导阻滞。

(三)心房调搏测定窦房结功能

1.心内间接法测定窦房传导时间($SACT_Ⅰ$)

心内间接法测定窦房传导时间可分心房单次刺激法测定窦房传导时间($SACT_P$)和心房连续刺激法测定窦房传导时间($SACT_C$)两种。心内心房连续刺激法测定窦房传导时间的方法是:将电极导管经股静脉穿刺送入右心房内,导管远端贴近右心房上部的侧壁。每例先描记自然窦性心律至少 10 个心动周期,取 A-A(P-P)间期的平均值作为基础窦性心律的周期(A_1-A_1)。然后用远端的 2 个电极,进行短暂、连续、低速率的双极心房起搏,起搏电压 3V。起搏频率较基础窦性频率高 5 次/分或 10 次/分,连续刺激 8～10 次以夺获心房,然后突然停止起搏,待心房恢复自然窦性心律。设起搏前的窦性 P 波为 A_1,最后一个起搏心房波为 A_2,恢复窦性心律的第一个心房波(P 波)为 A_3,其后顺次为 A_4、A_5……。A_2-A_3 间期为窦性恢复周期,则:①Strauss 法 $SACT_C$＝[(A_2-A_3)－(A_1-A_1)]÷2(毫秒);②Breithardt 法 $SACT_C$＝[(A_2-A_3)－(A_3-A_4)]÷2(毫秒)。

有人把从心内窦房结电图(SNE)上直接测量的窦房传导时间($SACT_d$)与心内间接法测定的窦房传导时间($SACT_Ⅰ$)包括心房单次刺激法测定的 SACTP 和心房连续刺激法测定的 $SACT_C$ 进行对照,并分别以[(A_2-A_3)－(A_3-A_4)]÷2 和[(A_2-A_3)－(A_1-A_1)]÷2 计算,结果发现以心内 SNE 测出的 $SACT_d$20 例均值为 69.1 毫秒±16.8 毫秒,短于 $SACT_Ⅰ$。但各种间接法

测定值与 $SACT_d$ 都有直线相关性，而以[(A_2-A_3)－(A_3-A_4)]÷2 比[(A_2-A_3)－(A_1-A_1)]÷2 所测值相关性更高，提示以 A_3-A_4 代替 A_1-A_1 计算为优，有利于排除期外刺激对窦房结抑制作用所造成的测定误差。

有人经直接法从窦房结电图上测得 10 例非病窦患者的 $SACT_d$ 平均为 77.6 毫秒±6.1 毫秒，1 例病窦患者的 $SACT_d$ 为 199 毫秒。用心房连续起搏法测得 7 例非病窦患者的 $SACT_C$ 平均为 78.4 毫秒±10.1 毫秒；2 例病窦患者的 $SACT_C$ 分别为 242.5 毫秒和 120 毫秒。这说明直接法测得的 $SACT_d$ 比间接法 $SACT_C$ 短。部分病例 A_3-A_4 比 A_1-A_1 长，甚至 A_4-A_5 仍然稍长于 A_1-A_1，说明心内心房连续起搏法能抑制部分患者的窦房结自律性或延长 SACT，因而间接法的测值可能与实际的数值不同。一般说来，间接法测定的窦房传导时间比直接法测得的窦房传导时间长，但两者在统计学上无显著性差异。

2.食道心房调搏法测定窦房传导时间(SACT)

将 7F 双极起搏导管(电极间距 3 cm)自鼻腔插入食道，插入深度 30～40 cm，以记录到最大振幅的双向心房波为准。

食道心房调搏法测定窦房传导时间分连续起搏法和心房单次刺激法 2 种。心房连续刺激法是连续起搏心房 8～10 次停止起搏，测定最后一次起搏脉冲信号(S)至下一个窦性激动 A_3(即 P 波)的间期。如此，$SACT_C$＝[(S-A_3)－(A_1-A_1)]÷2 或者 $SACT_C$＝[(S-A_3)－(A_3-A_4)]÷2，其中，A_1-A_1 为基本窦性心律。SACT 正常值＜160 毫秒。SACT 与年龄有关，如文献报道，50 例19～64 岁的正常人测得 SACT 为 113.3 毫秒±22.1 毫秒；52 例 65 岁以上老年人非病窦者测得 SACT 132.7 毫秒±25.1 毫秒。

经食道心房调搏测定窦房结功能的方法已逐渐成熟。鉴于经食道心房调搏与经右房内调搏法测定窦房结功能的结果对比无显著性差异，而前者属无创性检查、特异性强、重复性好、不良反应小，故认为食道心房调搏法是一种较实用的电生理学检查方法，适合于临床广泛应用。有人为了确定经食道心房调搏测定 SACT 的可靠性，选择 8 例非病窦患者直接行右房内调搏，测得 $SACT_I$ 83.1 毫秒±23.7 毫秒；同时经食道心房调搏测得 SACT 100 毫秒±22.5 毫秒。可见经食道心房调搏测得的 SACT 较长，可能与房内传导时间有关。右房调搏时，脉冲刺激靠近窦房结，而经食道左房调搏时脉冲刺激远离窦房结，激动在心房内的传导顺序和时间各异，这或多或少会影响到 S-A_3 的时距，因此，必然影响到 SACT 的测值。所以，不同测量方法的 SACT 正常值应该有所不同。一般而言，从 SNE 上直接测得的 $SACT_d$ 短于右房内调搏间接测得的 $SACT_I$，右房内调搏测得的 $SACT_I$ 短于经食道内左房调搏测得的 SACT。正因为如此，经食道心房调搏的 SACT 正常值不能引起心内右房调搏的 $SACT_I$ 正常值。

3.食道心房调搏测定窦房结恢复时间(SNRT)

心房调搏拟订以高于窦性频率 10 次/分开始，每次递增 10 次/分，起搏至 130 次/分或 150 次/分，每次刺激 30～60 秒，停止刺激时，计算最后一个起搏脉冲至第 1 个恢复的窦性 P 波(即 A_3)开始的间期(S-A_3)，即为 SNRT。正常值＜1 500 毫秒。SNRT 减去原来的窦性周期(A_1-A_1)，即为校正的窦房结恢复时间(SNRTC)，正常值＜525 毫秒。SNRT 与(A_1-A_1)的比值称为窦房结恢复时间指数(SNRTI)。SNRTI＝SNRT/A_1A_1×100%，正常值＜150%。

4.食道心房调搏法测定窦房结有效不应期(SNERP)

应用电脑程控心脏电生理诊疗仪。基本起搏周期长度(PCL)从短于窦房结自身周期 100 毫秒开始，每系列刺激由 10 个基本刺激(S_1)及 1 个期前收缩刺激(S_2)组成。期前收缩后的窦性 P 波为 A_3。S_2-A_3 为窦性恢复周期。期前收缩刺激从短于基本 PCL20 毫秒开始，以 10 毫秒为单位递减。当 S_1-S_2＞SNERP 时，因 S_2 的窦房结抑制，A_3 比预期的推迟出现，则 S_2-A_3＞A_3-A_4。当 S_1-S_2＜SNERP 时，S_2 不能重整窦房结，进入 SNERP 的 S_2 呈完全性或不完全性插入，使 S_2-A_3 间期突然缩短，此时最长的 S_2-A_3 间期为 SNERP，正常值≤600 毫秒。在联合应用普萘洛尔及阿托品阻滞自主神经后，SNERP 缩短，对于严重窦性心律不齐者，可考虑在自主神经联合阻滞下进行 SNERP 测定。窦房传导阻滞、窦性静止是造成恢复周期（S_2-A_3）紊乱的原因之一，此时 SNERP 无法检测。

测定 SNERP 的适应证：主要是心律规则的可疑病窦患者及原因不明持续而显著的窦缓（小于50 次/分）患者。刺激迷走神经后，窦性周期延长，但 SNERP 与迷走神经刺激前的差异不显著，表明单纯的窦缓患者不会造成 SNERP 延长。

与食道心房调搏法测定 SNERP 相似，经食道左房起搏时，不引起 A_2 的最长 S_1-S_2 间期，即为心房有效不应期（AERP）。

5.自主神经联合阻滞及固有心率的测定

实测固有心率（IHR_0）：在静脉注射普萘洛尔 5 mg、阿托品 2 mg 后取联合用药 5～10 分钟最快的窦性心律频率即为 IHR_0。IHR_0 与年龄有关，随年龄增长而减慢。其预计值（IHR_P）按 Jose 公式计算：IHR_P＝118.1－（0.57×年龄）。45 岁以上者正常范围±18%，45 岁以下者正常范围±14%。如 IHR_0≤IHR_P 的最低值提示窦房结功能不良。

药物阻滞前安静心率（RHR）和药物阻滞后固有心率（IHR）的比值，对了解自主神经张力有一定价值。有报告显示，155 例正常人 IHR 均大于 RHR，提示安静时正常人的迷走神经占优势。而 51 例病窦患者 33%IHR＜RHR，提示约 1/3 的病窦患者表现为代偿性交感神经亢进，在休息状态下依赖儿茶酚胺的过度释放维持起码的心率和心排血量。

有人通过各种窦房结功能试验将病窦分为三型。①固有自律性低下型：表现为 SNRT 延长，SACT 正常。②窦房传导阻滞型：表现为 SACT 延长，SNRT 正常或延长。③迷走神经高敏型：SNRT 可变，SACT 延长，药物阻滞后恢复正常。

有的学者认为，一部分病窦患者可能就是由于原发性自主神经功能不全引起。电生理研究证明，有的单纯窦缓患者，自主神经药物阻滞前 SNRT 和 SACT 均正常，阻滞后明显延长，SNRT＞1 500 毫秒，SACT＞150 毫秒，IHR_0 为 60 次/分，明显低于预计值，符合病窦的电生理诊断标准。这种窦缓患者，可能原有窦房结功能不全，而平时被代偿性交感神经兴奋所掩盖，休息状态下借助儿茶酚胺的过度释放维持起码心率和心排血量，药物去神经作用后，则暴露出窦房结功能低下。

（四）窦房结电图

1977 年 Cramer 等于兔离体右心房标本同步记录窦房结自律细胞内的跨膜动作电位（TAP）和细胞外窦房结电图，发现细胞外记录导联在 A 波前存在 1 个与 TAP 起点一致的低频、低振幅波，考虑是窦房结电位。经快钠通道阻滞剂 TTX 灌注前后观察证实，在离体实验条件下可记录到细胞外窦房结电图（sinus node electrogram，SNE）。该 SNE 由 2 个斜坡组成：第 1 个斜坡被命名为舒张期斜坡（diastolic slope，DS），与窦房结细胞动作电位的（4）相一致，是窦房结细胞自动除极形成；第 2 个斜坡被称为陡升斜坡（upstroke slope，US），与窦房结细胞的动作电位（O）相一致，由窦房结细胞除极形成。后来在犬的心表记录到与离体兔右房标本细胞外 SNE 相似的图形，谓心表 SNE。后经观察，从心内膜记录的窦房结电图与从心外膜记录到的图形特征一致，称心内 SNE。1986 年郑昶等经食道测定窦房结电图的研究获得成功。这样，使 SNE 的记录方法发展到三种：心表法、心内法和食道法。

1.窦房结电图的特征

窦房结电图是描记窦房结电位的工具，从窦房结电图上记录到的窦房结电活动称窦房结电位。窦房结电图的特征是在于体表心电图和（或）心房内电图同步记录时，在 T 波或 u 波后的等电位线之后，心房内电图的 A 波（或体表心电图的 P 波）之前低振幅缓慢上升的斜坡，其后部与高大而陡峭多向的 A 波融合（图 3-8）。

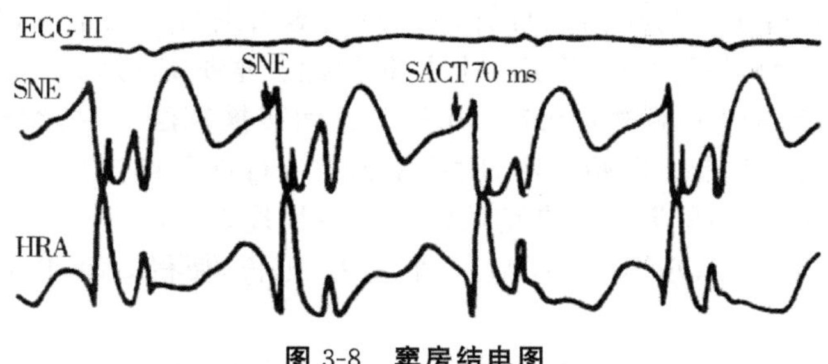

图 3-8　窦房结电图

2.窦房结电图的记录方法

（1）心内记录法：一般经右股静脉经皮穿刺插入一条 6 号 4 极导管，导管上的电极间距1 cm，在 X 线荧光屏监视下插到上腔静脉与右心房连接处的外侧壁，相当于窦房结的部位，调整导管直到 A 波前面出现平坦上斜的窦房结电位。电极导管远端的 2 个电极作为双极导管记录 SNE，近端的 2 个电极记录右心房高位或中位的心房内电图。

（2）心表记录法：用于心脏手术时确定窦房结的精确位置，以防止损伤窦房结。①双极记录法：用一个包含 3 对电极的探头，每对电极的距离分别为 6 mm、7 mm、8 mm。将一横列 3 个电极端置于临近界沟的窦房结预计部位，另外 3 个电极置于右心房的心外膜面。②单极记录法：用记录希氏束电图的探查电极，共有 3 个电极端，呈三角形排列，各电极相隔 1 mm。记录单极 SNE 只用其中的一个电极端，置于预计窦房结区域，但需另外配 1 个无关电极，置于靠近上腔静脉和主动脉的心包上。探头的另外 2 个电极构成一对双极电极，在窦房结附近记录高位右房电图。

（3）食道内记录法：用 7F 四极电极导管经鼻腔进入食道，远端第 1 极定位于左房中部，以食道电极上的心房波正负双向为准。然后将电极与前置放大仪相连，用双极记录，适当调整电极位置，直到记录到理想的窦房结电位。

由于窦房结电位很小，且在记录过程中存在噪声干扰，因此，必须经过前置放大仪和滤波器等技术处理，才能在记录仪上显示出较清晰的窦房结电位。

3.窦房结电图的临床应用

（1）了解窦房结功能：窦房结功能失常分为起搏异常和传导异常两种。在常规心电图上，窦性停搏和三度窦房传导阻滞不能鉴别。一度窦房传导阻滞一般也无法诊断，但通过 SNE 可以做出鉴别和诊断。在 SNE 上窦性停搏时窦房结电位不复存在。一度窦房传导阻滞时，窦房传导时间（SACT）显著延长，窦房结电位呈半圆形；在二度Ⅰ型窦房传导阻滞时，SACT 逐渐延长，直至窦房结电位后无A 波；二度Ⅱ型窦房传导阻滞时，未阻滞的 SACT 正常，阻滞发生时窦房结电位后有心房漏搏现象。三度窦房传导阻滞时，窦房结的激动均不能下传，窦房结电位后均无相关心房波（A 波）。但是在窦性周期短的患者，窦房结电位可能与 u 波重叠，甚至 u 波与 A 波重叠，使窦房结电位不能显示。在显著窦性心律不齐时，每次心搏的窦房结电位形态和时限各异，可影响 SACT 测量的精确度，这些都是 SNE 的局限性。在体表心电图上 P 波频率 35 次/分的患者，可能是起搏功能低下的严重窦性心动过缓，也可能是 2∶1 窦房传导阻滞引起的“假”窦性心动过缓，这种情况只能借助 SNE 才能鉴别。窦性心动过缓时，在 SNE 上窦房结电位后均有 A 波；而在 2∶1 窦房传导阻滞时，SNE 上窦房结电位与其后的 A 波比例为 2∶1。在病窦与非病窦患者之间直接测得的 SACT 有一定的重叠，反映了一部分病窦患者主要是起搏功能障碍，其传导功能是正常的。

窦房传导时间(SACT)：从 SNE 上直接测定窦房传导时间($SACT_d$)是从窦房结电位起点到心房激动起点的时间。非病窦患者的窦房传导时间一般在 70～110 毫秒，而病窦患者一般超过 120 毫秒。虽然 SACT 可用心房调搏或食管(心房)调搏法进行间接推算，但其方法是假定 S-A 和 A-S 传导时间相等为前提条件的，而事实上并非如此。根据窦房结电图的研究，直接测定与间接推算的 SACT 两者的相关系数为 0.78～0.88。在间接推算法中，持续起搏法优于期前刺激法。前者的相关系数大于后者。实验证明，用程序刺激仪行期前刺激(A_2)可使窦性节律受到抑制，表现为期前收缩后的窦性周期长于期前收缩前的窦性周期，即 A_3-A_4＞A_1-A_1 以及 A_3 后延。由于间接测定的 SACT＝1/2(A_2A_3－A_1A_1)，因 A_2A_3 延长，使得 SACT 也变长，而实际的窦房传导未必延迟。

房窦传导时间(ASCT)的测量：显性房窦传导时，可以从 SNE 上直接测量窦房结电位的持续时间，从心房激动波的起点至窦房结超射斜坡起点的距离；在无显性房窦传导时，ASCT＝A_2A_3－A_1A_1－$SACT_d$。

(2)研究和诊断窦性及窦房连接处性心律失常：通过对窦房传入阻滞者做 SNE 检查，发现有的 SACT 是正常的，这说明有传入阻滞者，外出传导可以正常，这为窦性并行心律的存在提供了直接证据。窦房结内阻滞的表现是在心房静止时，SNE 上的窦性周期进行性缩短，直至突然延长，突然延长的周期短于其前周期的 2 倍。

(3)研究和诊断自律性房性异位心律：有人用心内记录 SNE 的方法将导管置于冠状窦口(冠状窦电图)，在每一个 A 波之前可记录到心房异位灶的除极电位，为一舒张期斜坡，对于确定心房异位起搏点的位置和异-房传导时间等提供了临床资料。

(4)研究药物对窦房结功能的影响：当给患者静脉注射地高辛 0.75 mg，45 分钟之后直接和间接测定的 SACT 均延长。

(5)防止心脏手术时损伤窦房结：心表法记录 SNE 可以辨明窦房结的确切位置，防止手术损伤窦房结。

图 3-8 中，从上至下分别为Ⅱ导联体表心电图(ECG)、窦房结电图(SNE)及高位右心房电图(HRA)。箭头所指为窦房结电图的部位及窦房传导时间(SACT，本例为 70 毫秒)。

(刘功来)

第二节　窄型 QRS 波心动过速

一、伴有快速心室率的心房颤动

如心室率不很快，则大多数心房颤动完全不规则的心律容易在床边被识别，也容易在心电图上看到 f 波(图 3-9)。

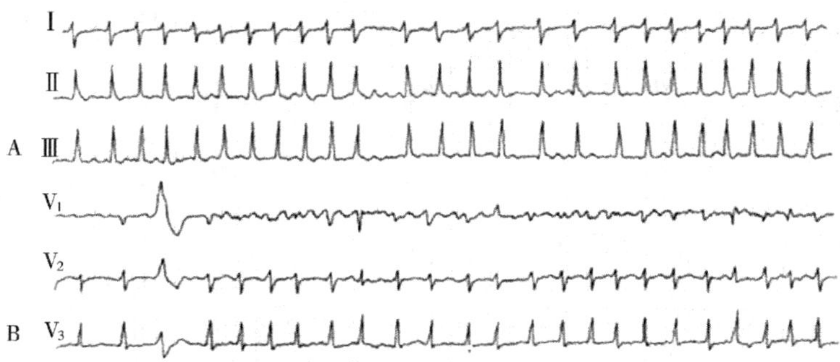

图 3-9　两例具有快速心室率的心房颤动

两例心房颤动，具有快速心室率（160 次/分左右）。f 波在 A 图 II 导联最清楚，在 B 图 V_1 导联最清楚。B 图中的第三个 QRS 波群为左室源性期前收缩

但是如果心室率极快，则可能不容易识别其心律的不规则性和心电图上的 f 波（图 3-10）。

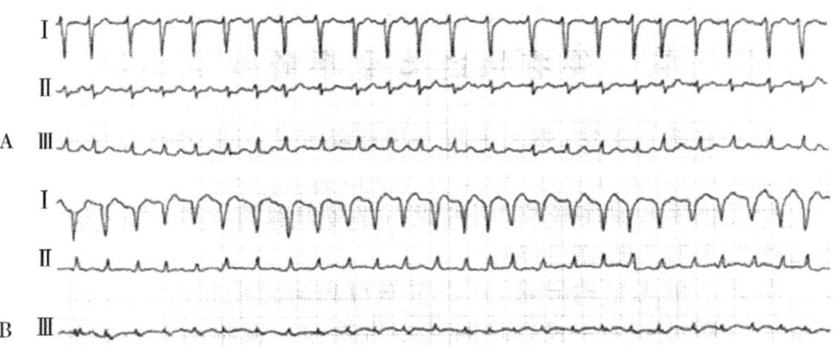

图 3-10　另两例房颤患者心电图（房颤波不明显）

两例心房颤动，具有快速心室率（图 A 心室率约 150 次/分，图 B 心室率约 170 次/分）。各导联看不到 f 波，心律完全不规整为诊断心房颤动的依据。此两例说明，f 波不是诊断心房颤动的必需心电图表现，各导联无 P 波，RR 间期完全不等是诊断心房颤动的可靠依据

如果心脏无结构异常，且心室率得到满意控制，慢性心房颤动患者有时可数十年良好地耐受心房颤动。但快速型心房颤动（平均心室率＞100 次/分），尤其发生于严重器质性心脏病的患者，如严重二尖瓣狭窄、心力衰竭或不稳定型心绞痛等患者，则可导致严重后果，甚或危及患者的生命。

二、心房扑动

1∶1 房室传导的心房扑动少见（常见于有房室旁道或药物治疗不当时），但一旦发生可导致 250～300 次/分的心室率，而引起严重症状。当临床上遇到心室率≥250 次/分的室上性心动过速时，应首先想到 1∶1 房室传导的心房扑动，其次应考虑为逆向性房室折返性心动过速。

2∶1 房室传导的心房扑动临床常见，有时诊断也较困难。容易诊断的情况如图 3-11，较难诊断的病例如图 3-12。有人认为不典型 2∶1 房室传导的心房扑动的被识别靠的是医师经验与感觉，而不是“视觉”。当见到心室率在 150 次/分左右（135～165 次/分）的窄 QRS 波心动过速时应首先排除心房扑动的可能；心室率 150 次/分左右的宽型 QRS 波心动过速亦应排除 2∶1 房室传导的心房扑动，如图 3-11、图 3-12。

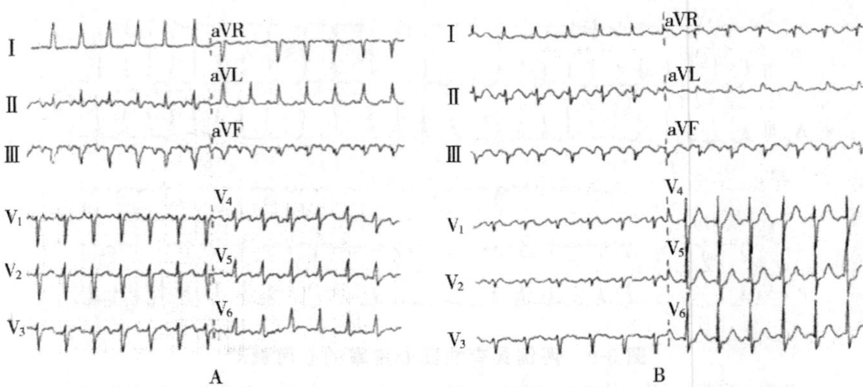

图 3-11　2∶1 房室传导的心房扑动

①图 A：心房扑动波（F 波）在 V_1 导联最为清楚，在其他各个导联上也可见到或高度怀疑有 F 波，但在Ⅰ导联很难肯定有无 F 波。②图 B：锯齿状扑动波（F 波）在Ⅱ、Ⅲ、aVF 和 V_1 导联最清楚（与 A 图是两例不同患者）

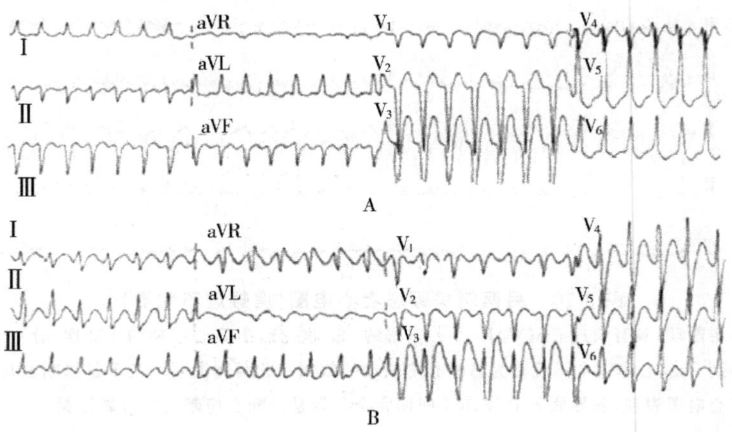

图 3-12　心房扑动波不明显的 2∶1 房室传导之心房扑动

两例 2∶1 房室传导的心房扑动。A 图的心室率为 160 次/分，B 图的心室率为 155 次/分。对在此范围的心室率的窄 QRS 波心动过速，应高度警惕心房扑动的可能性。这两例患者的 12 导联心电图的任一导联都不易清楚分辨出 F 波

诊断 2∶1 心房扑动的主要困难在于扑动波（F 波）常重叠或埋藏于 QRS 波或 T 波中，而不易识别。尽管 F 波常在Ⅱ、Ⅲ、aVF 和 V_1 导联最清楚，但有时并非如此，可能 F 波仅在某一导联清晰可见，而在所有其他导联却难以识别，因此，同步记录与全面分析 12 导联心电图十分重要。

Bix 规则（Bix Rule）可能有助于 2∶1 心房扑动的诊断，即只要见到心动过速的"P"波恰巧在两个 QRS 波群之间，就应高度警惕另一"P"波埋藏于 QRS 波群之内[注："P"代表心房扑动波（F 波）]。

三、顺向性房室折返性心动过速

顺向性房室折返性心动过速（O-AVRT）时的折返环路是经正常房室交界区下传心室，经房

室旁路逆传心房。此为 W-P-W 综合征或有隐匿性房室旁路患者最常见的窄 QRS 波心动过速类型。它需与房室结折返性心动过速鉴别(图 3-13、图 3-14)。识别房室折返性心动过速的要点是 P 波位于ST 段上,与 QRS 波是分离的。如果心动过速时Ⅰ与 aVL 导联的 P 波倒置,可判断房室旁路位于左侧。房室折返性心动过速的频率大多比房室结折返性心动过速频率要快些,前者快于 200 次/分者要多些,但两种心动过速的心率范围有很大重叠性,故心率快慢对鉴别二者的意义不大。QRS 波群的电压交替现象亦更常见于房室折返性心动过速,但电压交替是一种心率相关现象(心率越快,越易发生),并不是房室折返性心动过速特有的心电图表现。

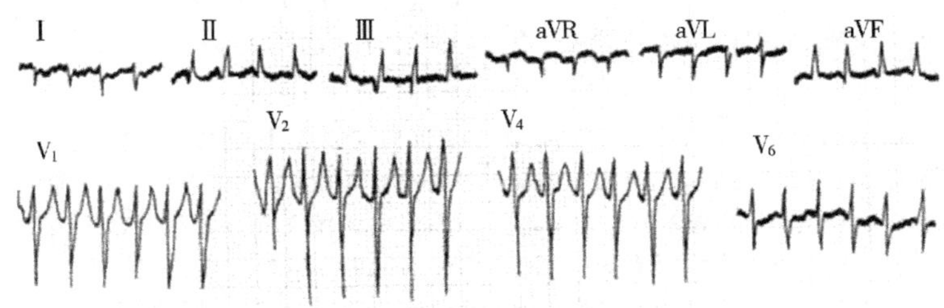

图 3-13　顺向性房室折返性心动过速

顺向性房室折返性心动过速。图示心室率 255 次/分。逆传的 P′波与 QRS 波群明显分开,位于 ST 段上,在肢体导联最为清楚。Ⅰ与 aVL 导联之 P′波倒置,表明房室旁路位于左侧

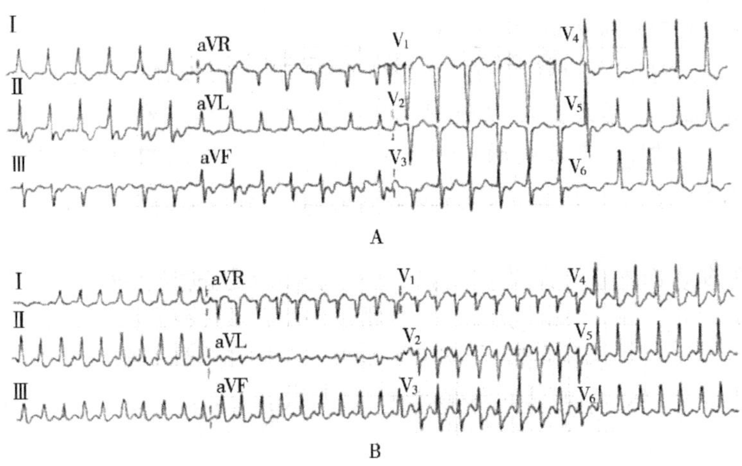

图 3-14　两例房室折返性心动过速的不同特征

两例顺向性房室折返性心动过速。①图 A:心室率 152 次/分,逆传的 P′波在Ⅱ、Ⅲ和 aVF 导联最清楚,与 QRS 波群间有明显距离。②图 B:心室率 230 次/分,可见 QRS 波群呈电压交替,在胸前导联,尤其 V_3 最为清楚

顺向性房室折返性心动过速的心电图相对特征是在发生室内差异性传导时心率可能减慢,即慢于无室内差异传导时的心率(图 3-15)。若房室旁路的位置与出现的束支传导阻滞图形在同一侧,例如出现左束支传导阻滞型的室内差异性传导时心率减慢,则说明房室旁路位于左侧。但上述表现仅出现在右或左侧游离壁旁道的患者中,而不会出现在间隔部旁道的患者中。

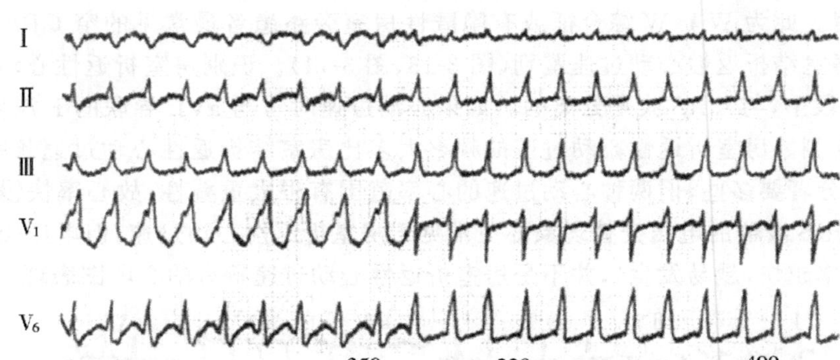

图 3-15　顺向性房室折返性心动过速出现右束支传导阻滞时心动过速频率变慢的机制

顺向性房室折返性心动过速由右束支传导阻滞型转为无束支传导阻滞型，前者周长为 350 毫秒，后者缩短为 320 毫秒，此提示右侧游离壁旁道参与的折返激动。在出现功能性右束支传导阻滞时，室上性激动需先循对侧束支传导，再经室间隔，最后才传至右侧，从而折返环扩大，故传导时间延长，致心动周期延长

四、房性心动过速

(一)心电图特点

1.自律性心动过速和折返性心动过速的鉴别

鉴别自律性心动过速和折返性心动过速的要点包括：①自律性心动过速发作时有心率逐渐加快的过程，即温醒现象。折返性心动过速则无温醒现象。②自律性房性心动过速起始时的P′波与之后的P′波形态相同，期前刺激可使自律性房性心动过速的节律重建，而对折返性心动过速而言则可使其终止。

2.房性心动过速

房性心动过速的P′波大多容易分辨，因它位于QRS波群的前方，即大多在R-R间期的后半部，如图 3-16 至图 3-18。

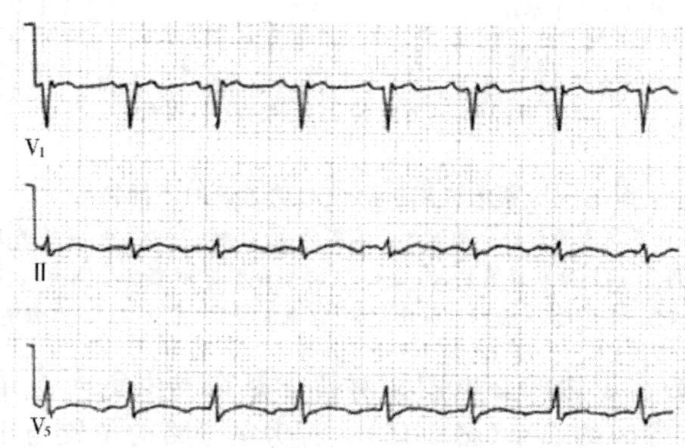

图 3-16　房性异位性心动过速

本图为房性异位心动过速。V_1 导联 P 波直立，Ⅱ与 V_5 导联 P 波倒置，故为左房起源性房速。注意房室呈 2∶1 传导，心房率 214 次/分

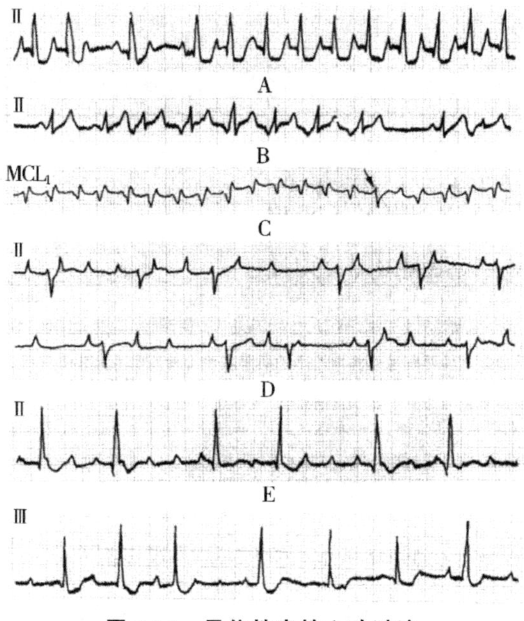

图 3-17　异位性房性心动过速

异位性房性心动过速心电图表现：A：心动过速伴有房室传导阻滞，此可除外顺向性房室折返性心动过速，且房室结折返性心动过速的可能性亦很小。并且 P 波显然不是逆传的，因Ⅱ导联 P 波直立。B：所有 P 波形态相同，并有温醒现象(心率逐渐增快)。C：心动过速中间插有未下传的心房期前搏动(箭头所示)，它使节律重建。D：多源性房性心动过速。E 和 F：两例洋地黄中毒患者的房性心动过速伴房室传导阻滞。F：为多源性房性心动过速，ST 段斜形下降呈现典型的洋地黄效应图形

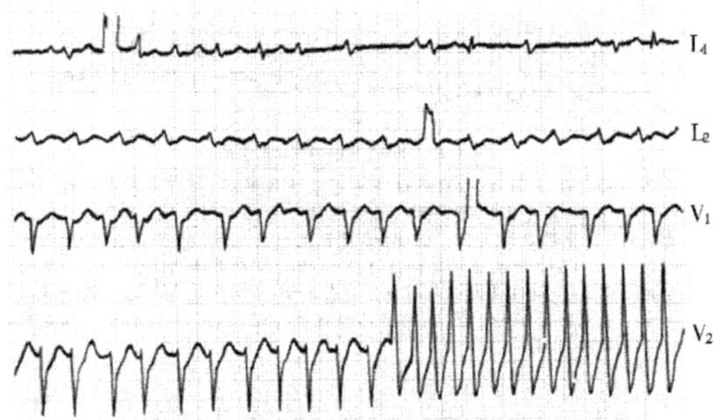

图 3-18　房性期前收缩转化为房性心动过速、心房颤动、心房扑动

本图示房性期前收缩演变为 2∶1 房速传导的房扑(第二条)与房颤(第三条)，继之又转变为房室 1∶1 传导之房扑(第四条)，此时心室率达 300 次/分

房性心动过速的 P′波可呈单一形态或多形性；如果 P′波呈多形性，则应诊断为多形性房性心动过速，它多见于慢性阻塞性肺疾病患者，也可见于洋地黄中毒患者。洋地黄中毒所致的房性心动过速常伴有不同程度的房室传导阻滞，如图 3-19。

3.交界性异位性心动过速

交界性异位性心动过速(Junctional Ectopic Tachycardia，JET)在心动过速发作时 QRS 波为窄型，为一种特殊型的室上性心动过速。心率多在 110～250 次/分(图 3-20)。本类心动过速心电图有以下特点。

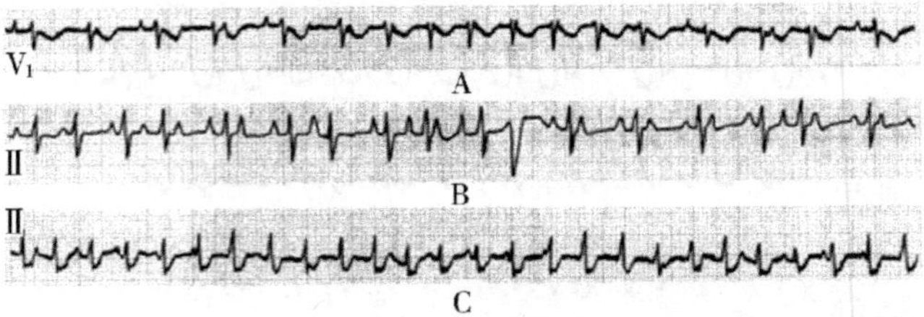

图 3-19 伴房室传导阻滞的房性心动过速

A:伴有房室传导阻滞的房性心动过速。房室传导阻滞的存在可除外顺向性房室折返性心动过速,也极少可能是房室结折返性心动过速。B:多源性房性心动过速。C:异位交界区心动过速。与房性心动过速的不同之处在于偶有房性起搏点发出的冲动夺获心室

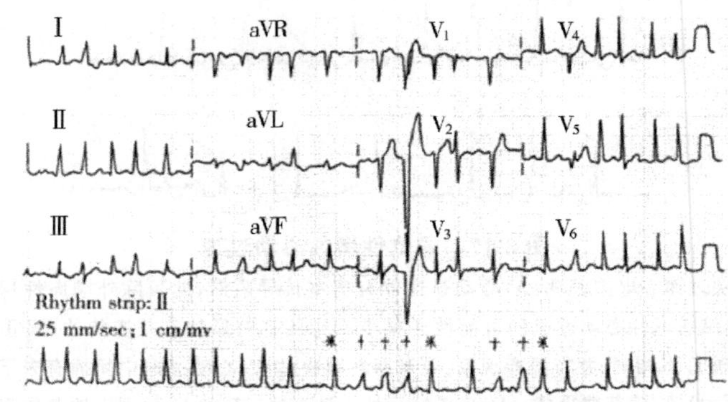

图 3-20 交界性异位性心动过速

一例交界性异位性心动过速发作时的心电图记录。注意心律不规则,且偶有窦性夺获心搏(*)与室内差异性传导(+)。最下一条心电图为Ⅱ导联长联记录

(1)QRS 波呈正常窄型,心动过速发作时有温醒现象。

(2)常伴间歇性室房逆传导。即心动过速 QRS 波后间歇出现逆传 P′波。少数有持续性室房逆传者心电图表现酷似房室结折返性心动过速。

(3)大多数病例呈无休止性发作,即间歇性反复发作心动过速,但每阵发作之间可出现几个正常窦性心搏。

(4)有时心动过速发作时心室率极不规则又无明显 P 波,故会误诊为心房颤动或多源性房速。此时,应记录长联心电图以识别偶发性窦性夺获。

(二)临床意义

自律性房性心动过速患者尤其儿童大多有器质性心脏病,如先天性心脏病尤其是手术治疗后的先心病或心肌病等,但成人患者可能心脏无结构异常,故称为特发性交界性自律性心动过速。但必须指出,由于本型心动过速呈无休止型反复发作的特点,故可诱发心脏扩大与心力衰竭甚或发生晕厥,故一旦诊断后应积极治疗。药物中以胺碘酮联合普罗帕酮治疗较为有效,但因药物之毒性作用常难坚持长期应用。

近年,开展导管射频消融术治疗可使大部分此类患者之心动过速获得根治。Hamdan 等报道11 例患者中 9 例在导管消融治疗后获得根治,另一例术后并发三度房室传导阻滞而需使用永久性起搏器以维持一定的心率。

五、房室结折返性心动过速

房室结折返性心动过速为最常见的窄型QRS波心动过速类型之一，本型心动过速发作有自限性，即部分患者在年长后可自行消失的特点。其心电图特征为发作时看不到P′波，或P′波紧靠在QRS波群终末部分，类似于QRS波群的一部分，在V_1导联P′波貌似r′波，形成假性rSr′而与不完全性右束支传导阻滞图形酷似；在Ⅱ、Ⅲ和aVF导联则可产生假性“S”波（图3-21至图3-23）。在比较患者窦性心律与室上速发作时的心电图记录时容易揭示上述表现。

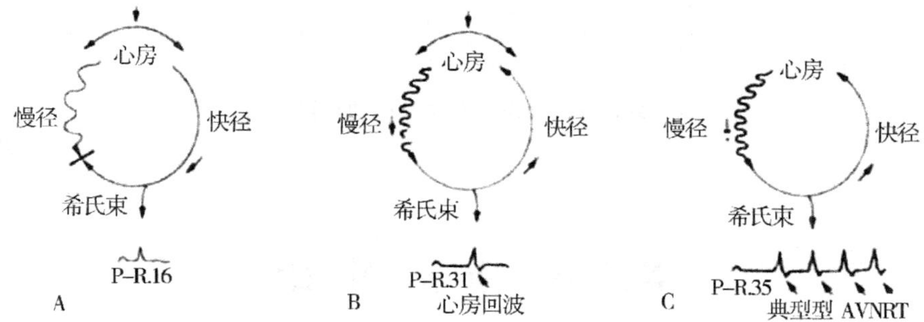

图3-21　常见型房室结折返性心动过速（AVNRT）的电生理机制

A：窦性节律的冲动前向同时传导至快径和慢径。由于希氏束经由快径而激动，因此P-R间期正常。冲动下传到快径远端后又逆向激动慢径，与慢径的前向冲动相撞而抵消。B：由于快径的前向不应期比慢径长，一个适时的房性期前收缩受阻于快径，只能沿慢径下传激动希氏束，因此P-R间期延长。冲动下传至慢径远端时快径已获得足够的时间恢复其兴奋性，因此冲动再次逆向沿快径传导至心房，产生典型的心房回波。心房回波再次兴奋慢径，但慢径此时尚未恢复兴奋性，因而冲动在此处前向受阻。C：配对间期更短的房性期前收缩受阻于快径而沿慢径下传，同时产生心房回波，心房回波能再次前向兴奋慢径，如此周而复始构成持续性AVNRT

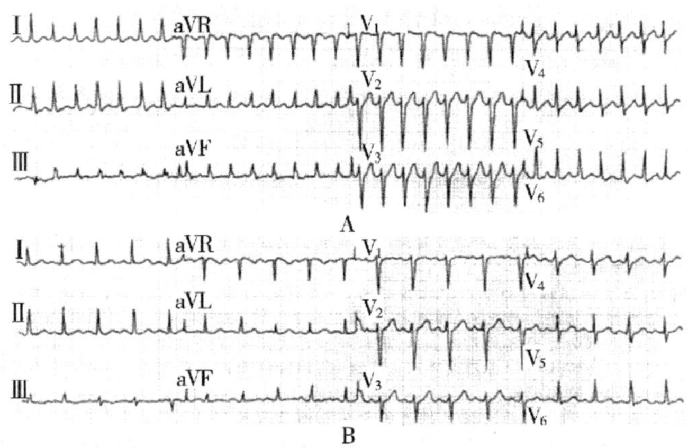

图3-22　房室结折返性心动过速

A：房室结折返性心动过速，心率192次/分。逆传的P′波紧靠在QRS波群，在Ⅱ、Ⅲ和avF导联形成伪S波，在V_1导联产生假r波，使QRS波图形类似于不完全性右束支传导阻滞。B：推注维拉帕米5 mg后，恢复窦性心律，伪S波和假r波均消失

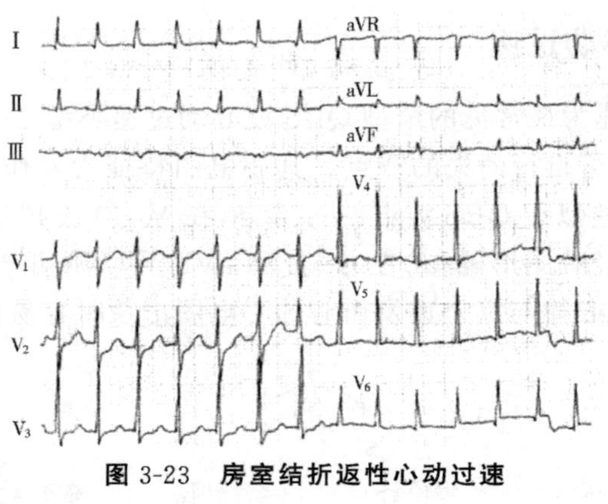

图 3-23 房室结折返性心动过速

（刘功来）

第三节 心房扑动

一、历史与定义

1887 年，苏格兰著名生理学家 Mac William 在动物模型发现：电刺激心房后，心房壁呈现一种快速规律的收缩活动，当时称为“房扑”。1911 年，爱丁堡医师 Jolly 和 Ritchie 首次描述了房扑的心电图表现。1912 年，著名电生理学家 Tomas Lewis 描述了 16 例房扑的心电图特点，认为房扑是一种奇怪的并不少见的心律失常。

房扑是一种心房肌连续不断快速除极和复极的快速规律的房性心律失常。未经治疗时，心房率范围 240～340 次/分，房扑通常表现为 2∶1 房室传导，导致心室率为 120～160 次/分(大多为150 次/分)。常为阵发性，少数病例可持续数年，甚至引起致心律失常型心肌病，导致心脏扩大，心力衰竭。患者的症状及其严重程度不仅取决于心室率的快慢，也取决于心脏本身的病变程度。

二、流行病学与病因

有关房扑的流行病学研究发现，大约 60％的房扑患者第一次发作都有某种特定的诱发因素，如外科手术、肺炎或急性心肌梗死等。其余患者房扑的发生与慢性疾病有关，如心力衰竭、高血压和慢性肺部疾病，只有 1.7％的患者没有器质性心脏病或诱发因素。MESA(Marshfield Epidemiologic Study Area)研究显示，房扑的总发病率是 0.088％，其中 58％的患者也伴有房颤。房扑的发病率随年龄增大而明显增高，从 50 岁的 5/100 000 增加到 80 岁的 587/100 000。房扑患者男性是女性的2.5 倍。

房扑多见于有器质性心脏病的患者，最常伴发的疾病是冠状动脉硬化性心脏病(冠心病)、风湿性心脏病、心肌病、高血压等，房扑还见于心力衰竭、慢性肺病、脑卒中、心包疾病、先天性心脏病、房颤转复过程中(服用钠通道阻滞剂)、预激综合征、开胸心脏手术(瘢痕性房扑)等。房扑也与某些中毒或代谢异常有关，如酒精中毒和甲状腺功能亢进也可出现短暂性房扑。目前的研究显示房颤可能也存在遗传基因因素，但不像肥厚型心肌病等表现得那么明显。

三、电生理机制与解剖基础

房扑自1911年首次被Jolly等发现以来，关于它的电生理机制便受到电生理学家的广泛关注。随后的50年里，通过动物模型和临床研究，学者们认为房扑可能的机制有折返激动和局灶性自律性增高。目前更多的实验与临床证据表明房内折返是房扑发生的主要机制。自20世纪60年代后，随着心内电生理研究的发展，特别是通过心房激动标测、起搏拖带技术以及局部心房电位的分析，对房扑的发生机制的认识取得了重大突破。1966年Rytand用食管电极和右心房内电极对房扑患者进行标测，并结合心电图分析，提出了心房折返激动的运行方向，在左心房为尾头方向，在右心房为头尾方向。1970年，Puech等通过导管标测研究提出了扑动的整个周期只在右心房内进行，为右心房内折返所致。1977年，Waldo等发现用心房快速起搏可终止扑动，并首次观察到短暂拖带现象。随着心内标测和导管消融技术的发展，目前已明确，房扑的电生理机制是心房内的大折返，折返环位于右心房或左心房，围绕解剖或功能性的传导障碍区而形成。

（一）折返激动

折返激动是快速心律失常的主要机制。折返激动有两个类型，大折返和微折返。

大折返又称为解剖折返。它的特点是：①激动环绕着心脏结构上某一解剖障碍进行，如大血管开口或房室瓣环等，因此折返途径固定。②传导途径中有一单向阻滞区（缓慢传导区）。心内电图发现，程序起搏诱发出心动过速后，前期收缩的联律间期与心动过速的第一个周期成反比，即联律间期越短，第一个周期也就越长，说明激动形成折返需要在部分组织中有传导延迟或单向阻滞，使期前收缩激动传导缓慢，有足够时间等待其他部分不应期的恢复，使激动得以折返传导。③折返环的头端与尾端间存在可应激间隙。④由于存在可应激间隙，期前收缩刺激可能通过间隙进入折返环径，改变组织电生理性能，拖带至终止激动折返。

微折返是功能折返，它的特点是：①折返环的部位和大小都不固定，时刻变化，环径的长度决定于环组织的电生理性质。②组织不应期决定折返激动波长，不应期越短，波长越短，折返就越快。③环的首尾之间没有可应激间隙，因此期前收缩刺激难于侵入折返环径，也就不能终止折返。

现认为常见的典型房扑机制是心房内大折返和微折返综合的结果。

（二）解剖基础

右心房和左心房存在许多生理性解剖障碍，如二尖瓣环、三尖瓣环，冠状静脉窦口，肺静脉和上、下腔静脉入口以及其他部位，如界嵴和欧氏嵴等，心脏手术后的切口瘢痕形成的病理性解剖障碍以及心房肌纤维的退行性改变等都可作为折返形成的解剖基础，这种折返环一般较大，有相对恒定的折返路径，心动过速的频率取决于折返环的长短及冲动的传导速度。如果该组织不应期比冲动的循环运动周期短，在折返环路上存在可激动间隙，程序刺激可进入此间隙干扰折返运动的进行而使房扑终止。

通过起搏拖带、标测等电生理技术的应用，认识比较清楚的房扑是右心房内围绕三尖瓣环逆时针或顺时针方向的大折返。引发折返的关键基质为缓慢传导区域，一般位于右心房的下腔静脉口至三尖瓣环之间的峡部（cavo-tricuspid isthmus，CTI），故越来越普遍地被称为峡部依赖性房扑或典型房扑。峡部依赖性房扑也可出现双环或低环折返。双环折返型房扑是指两种房扑同时共用典型房扑的折返路径的一部分。低环折返是指折返环通过界嵴绕下腔静脉折返。但这种房扑仍然依赖于CTI的传导，因此消融峡部有效。Waldo认为，稳定的房扑必须有一定长度的阻滞线，阻滞线通常位于界嵴处，平均长度(24±4) mm。三尖瓣环是心房激动向前传导的阻滞线(即折返环的前缘)，终末嵴和欧氏嵴是心房激动向后的阻滞线(即折返环的后缘)。

而其他折返环不经过“峡部”的房扑，统称为“非峡部依赖性房扑”。折返环可围绕右心房内的瘢痕组织、房间隔膜部、手术切口或位于左心房，体表心电图绝大多数为非典型房扑的特点。另外，还有折返环在低位右心房、高位右心房、右心房游离壁以及与二尖瓣环、肺静脉、冠状静脉窦有关的房扑，一少部分房扑在右心房内存在两个折返环，或在右心房与左心房同时存在独立的折返环。

不仅是具体的解剖结构可以形成激动传导障碍，而心房肌的病变、肌束的厚薄不一等都是造成激动传导缓慢或不均匀的条件。房扑的形成并非必须有异常的解剖折返环，围绕功能性传导障碍区也能够形成的折返，称为主导环机制。其折返路径往往不固定，其心动周期取决于组织不应期。此种折返环内无可激动间隙，程序刺激不能干扰折返形成，这种机制的房扑属于不典型房扑。

四、分型

不同的研究者在不同的时期提出了各种不同的房扑分型方法。1979年，Wells提出将房扑分为Ⅰ型和Ⅱ型，Ⅰ型房扑的特征是扑动波的频率为240～340次/分，可被快速心房起搏终止，包括典型房扑和心脏手术后的瘢痕性房扑；Ⅱ型房扑的扑动波频率为340～430次/分，快速心房起搏不能终止。1997年，Olgin将房扑分为典型房扑(typical AFL，图3-24、图3-25)、非典型房扑(atypical AFL)和手术切口型房扑(图3-26)。2001年，Scheinman在22届NASPE会议上提出根据房扑的发生机制和部位可以将房扑分为峡部依赖性房扑、非峡部依赖性房扑和左心房房扑。峡部依赖性房扑又可分为双环房扑、低环房扑(图3-27)，因为这类房扑的折返路径都要经过三尖瓣环和下腔静脉口之间的峡部(CTI)，所以这类房扑称为峡部依赖型房扑，行常规峡部的线性射频消融可治愈此类房扑。非峡部依赖性房扑又可分为上环、瘢痕性和界嵴性房扑；左心房房扑又可分为瘢痕性、肺静脉、二尖瓣环和卵圆窝房扑等。

临床上常采用典型和非典型房扑的分类方法。根据折返环方向不同可将典型房扑分为“逆钟向折返型房扑”和“顺钟向折返型房扑”(图3-24、图3-25)，心房激动标测显示这两种房扑是按同一解剖环路发生折返，但激动方向相反，其中逆钟向折返型房扑最常见，称为常见型房扑(common AFL)，顺钟向折返型房扑较少见，故又称为少见型房扑(uncommon AFL)。典型房扑的折返环的前缘为三尖瓣环，后缘为终末嵴、下腔静脉、欧氏嵴、冠状静脉窦和卵圆窝。逆钟向折返的心房激动顺序为：沿三尖瓣环的间隔部向上至终末嵴→沿右心房前侧壁呈头→脚方向至瓣环侧壁→最后通过由下腔静脉口和三尖瓣环之间的峡部。顺钟向折返型房扑的心房激动顺序与逆钟向折返型房扑的折返方向相反：即从峡部开始沿右心房前侧壁呈脚-头方向传导→终末嵴→间隔部→峡部。由于折返环都经过由下腔静脉口和三尖瓣环之间的峡部，因此典型房扑又称“峡部依赖性房扑”。而其他折返环不经过峡部的房扑，统称为“非峡部依赖性房扑”。

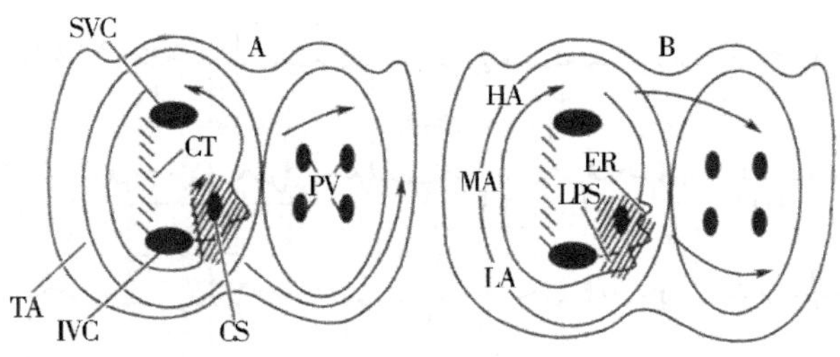

图 3-24　逆钟向和顺钟向折返性心房扑动示意图

A：心房扑动（房扑）时心房激动环绕三尖瓣环呈逆钟向折返运动，折返径路的前缘是三尖瓣环（TA），后缘是界嵴（CT）和欧式嵴（ER），左心房是被动地被激动，并不参与折返环。B：与A图相似，只是房扑时心房激动呈顺钟向折返运动。SVC代表上腔静脉，IVC代表下腔静脉，CS代表冠状静脉窦，CT代表界嵴，PV代表肺静脉，HA代表高位右心房，MA代表中位右心房，LA代表低位右心房，LPS代表低位后间隔，斜线区代表慢传导区

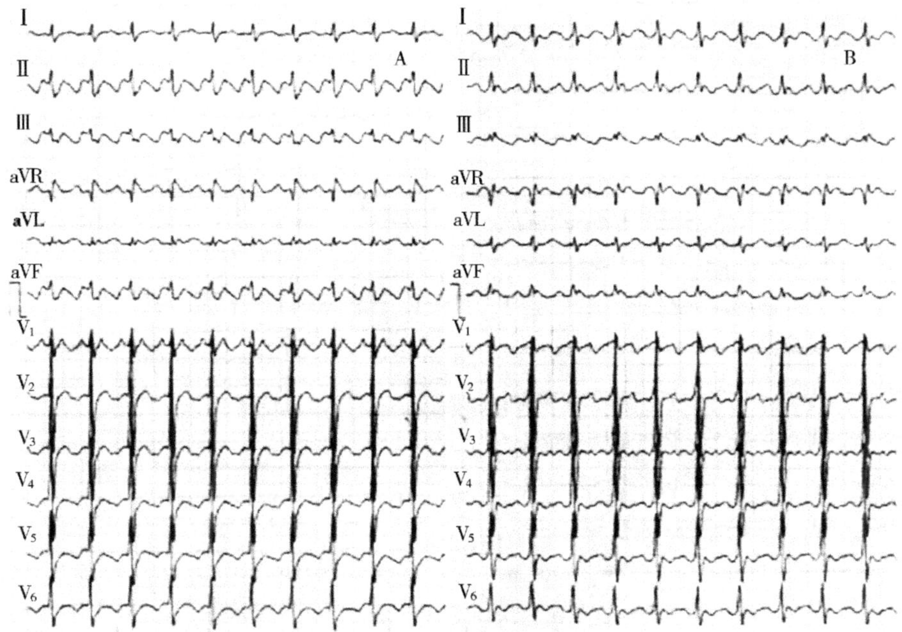

图 3-25　典型心房扑动 1 例

患者女性，52岁，因阵发性心悸4年，加重3周于2005年2月2日入院。超声心动图检查发现有先天性心脏病，室间隔缺损（嵴内型5 mm），入院后行电生理检查，诊为峡部依赖性房扑，行射频消融成功。A.为入院后于2月6日发作时的心电图，为典型的逆钟向房扑，Ⅱ、Ⅲ、aVF导联上AFL波倒置，呈锯齿状，AFL波之间无等电位线。AFL波的频率为284次/分，2∶1房室传导，心室率142次/分。V_1导联上P波直立，AFL波之间有等电位线。B.是同一患者，为2月8日发作时的心电图。图中可见AFL的形态与图A完全不同，Ⅱ、Ⅲ、aVF导联AFL波直立，AFL波的上升支平缓，下降支陡直，V_1导联上AFL波倒置，提示为顺钟向折返型房扑，AFL波的频率为260次/分，仍为2∶1房室传导，心室率为130次/分，与图A中逆钟向折返型房扑相似

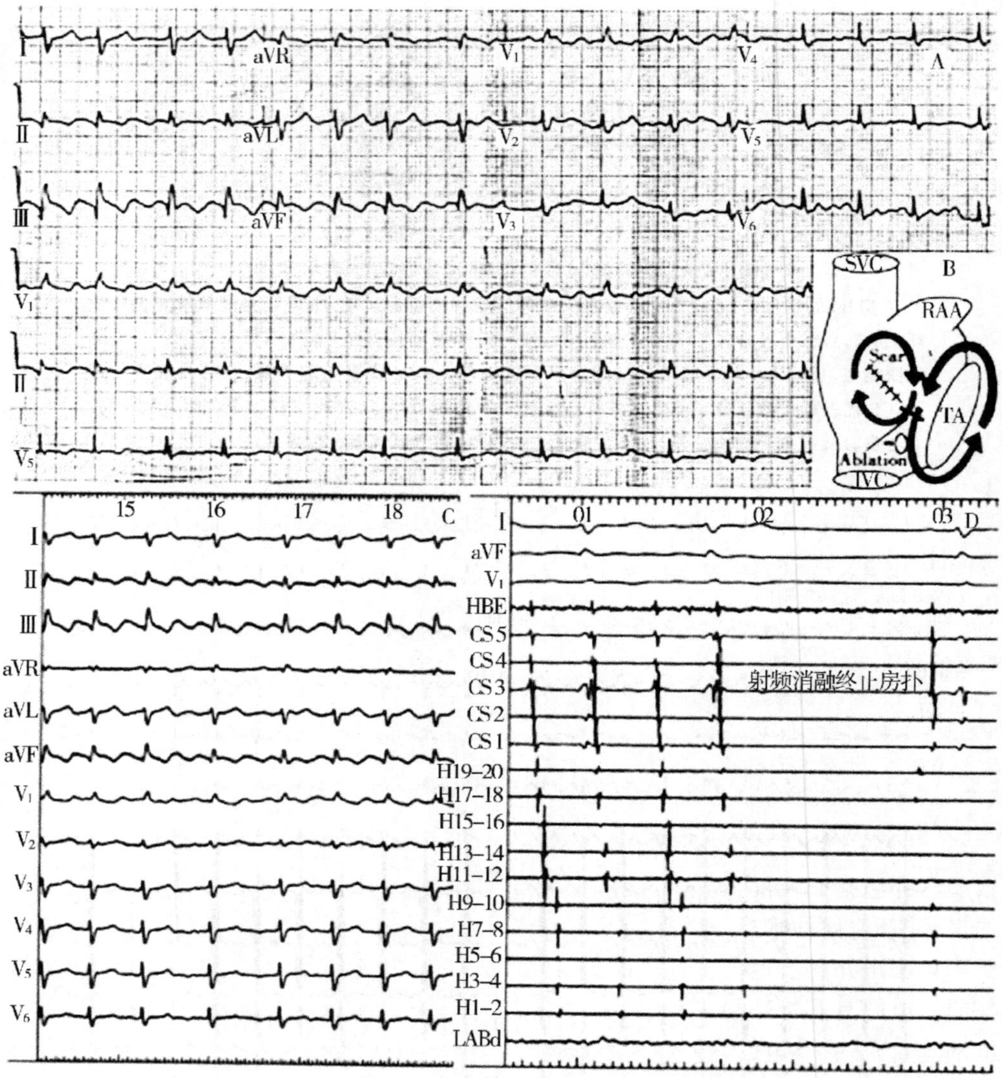

图 3-26　先天性心脏病房间隔缺损修补术后心房扑动 1 例

患者女性，45 岁，因先天性心脏病、房间隔缺损于 1977 年 11 月行外科修补术，2002 年行三尖瓣下移畸形成形术，术后 1 年出现间歇性心悸，入院前半年复发房扑后持续，故于 2007 年 11 月来我院复诊，经电生理检查和射频消融证实患者为“双环”房扑，图 A 为患者临床发生房扑的 12 导心电图，Ⅱ、Ⅲ、aVF 导联上 AFL 波倒置，V_1 导联上 AFL 波直立，因与 T 波融为一体，不易辨认。图 B 为图 A 房扑的机制示意图，房扑时心房激动，一方面环绕三尖瓣环呈逆钟向折返，另一方面又环绕右心房外侧壁上的手术切口的瘢痕呈顺钟向折返，形成一个“8”字形的“双环”折返性房扑。A、B 来自同一患者，患者入院后行电生理检查，经常规电生理标测和 Carto 三维标测证实，患者的房扑是环绕三尖瓣环和心房外侧壁上手术瘢痕的双环折返性房扑。图 C 是房扑时的体表心电图，AFL 波形态与临床上记录的心电图相同，D 图是房扑时的心内电图，激动顺序符合经三尖瓣环逆钟向折返性房扑，同时经 Carto 三维标测证实，房扑同时环绕右心房外侧壁手术瘢痕折返，在手术瘢痕和三尖瓣环之间行线性消融终止房扑。SVC 代表上腔静脉，IVC 代表下腔静脉，Scar 代表手术切口瘢痕，RAA 代表右心耳，TA 代表三尖瓣环，Ablation 代表射频消融线

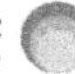

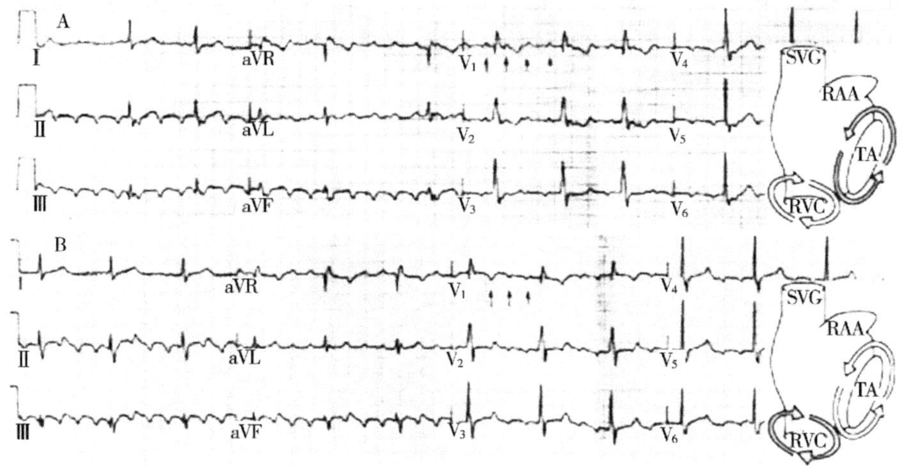

图 3-27 低环心房扑动 1 例

患者女性，57 岁。因反复心悸、胸闷 1 年，加重 1 天入院。入院后查胸片、超声心动图正常。心电图特征：图 A 为 P 波消失，代以规则的 AFL 波。Ⅱ、Ⅲ、aVF 导联上 AFL 波向下，AFL 波之间无等电位线。V_1 导联上 AFL 波向上，可见等电位线，AFL 波频率 206 次/分。呈3∶1或5∶1房室传导。图 B 为同一患者在另一天发生的心悸时描记的心电图。Ⅱ、Ⅲ、aVF 导联上 AFL 波的形态与图 A 相似，频率相同，但 V_1 导联上 AFL 波负向。图 A 的 AFL 波形态符合呈逆钟向绕三尖瓣环折返的典型房扑。图 B 为Ⅱ、Ⅲ、aVF 导联的 AFL 波形态亦符合典型房扑，但 V_1 导联呈负向，说明是不同于图 A 的非典型房扑。经心内电生理检查和射频消融证实，患者是一个双环折返的房扑。一个折返环绕三尖瓣环呈逆钟向折返。另一个折返环是绕下腔静脉呈顺钟向折返（从心脏底部看），AFL 波的形态变化取决于这两个折返环折返的速度。如以第一种折返为主则表现为典型房扑；如以第二种折返为主，则表现为不典型房扑

不典型房扑包括非峡部依赖性房扑、与右心房手术瘢痕相关的房扑、环绕肺静脉折返或消融后出现的房扑、环绕修补术后补片的房间隔折返的房扑（间隔性房扑）等。

由于不典型房扑的折返环位置不固定，各导联 AFL 波的方向和形态一般无规律可循，但间隔性房扑的心电图有其特殊性。间隔性房扑的折返环围绕间隔部的卵圆窝，由于心房除极方向与额面电轴垂直，体表心电图上的肢体导联均没有明显的扑动波，几乎成为等电位线，而胸前导联特别是 V_1 导联可见振幅较小的扑动波，存在等电位线，类似 P′波（图 3-28）。

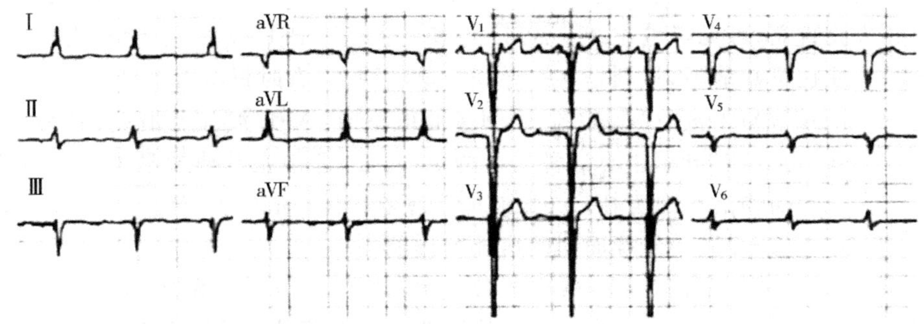

图 3-28 左侧房间隔心房扑动 1 例

Ⅱ、Ⅲ、aVF 导联上 AFL 波均不很清楚，V_1，V_2 胸前导联上 AFL 波正向，AFL 波之间有等电位线，经电生理证实为左心房间隔部的房扑，在右下肺静脉和二尖瓣环之间行线性消融，终止房扑

另外还有一种不典型房扑，AFL 波的形态不完全一致，频率不完全规则，常超过 350 次/分，但心电图表现仍以扑动为主，部分时间表现为房颤，习惯上称为不纯性房扑(图 3-29)。

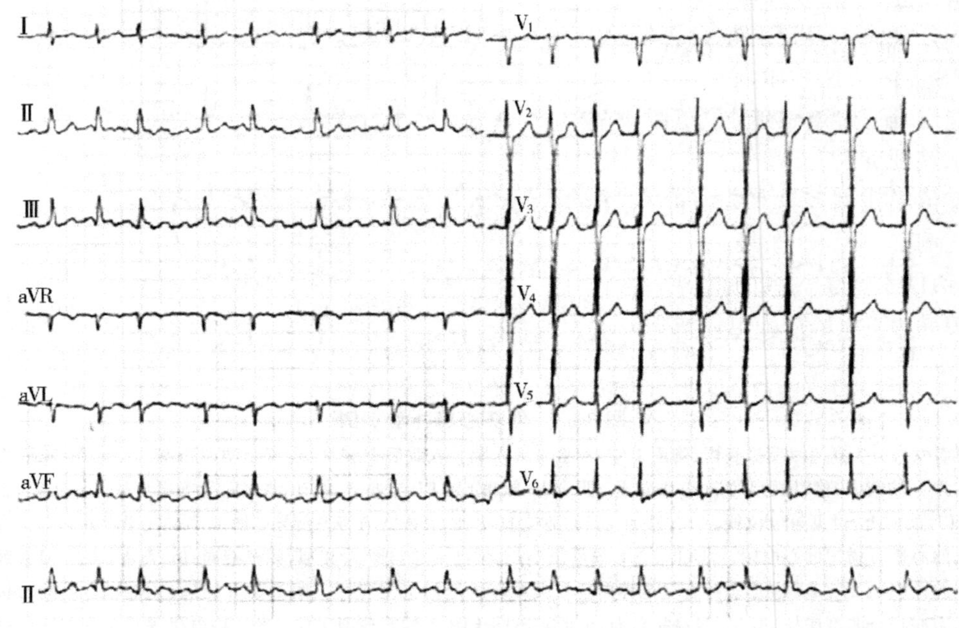

图 3-29　不纯性心房扑动 1 例

患者，男，45 岁，因发作性心悸二年入院，经检查诊断为风湿性心脏病，二尖瓣狭窄并关闭不全，心房扑动。心电图上可见Ⅱ、Ⅲ、aVL 和 aVF 导联上 AFL 波形态不十分规则，但又不像房颤那样完全不规则，频率约 330 次/分，心室率不规整

五、心电图特征

房扑时心房搏动规则，在心电图上没有典型的 P 波，而代之以房扑波(AFL)。AFL 波是一种形态、方向及大小完全相同，连续形成一种近似锯齿样的扑动波，波与波之间的间隔极为匀齐，相差不超过 0.02 秒(往往不超过 0.01 秒)。这几项是区别房扑与房颤的重要特点。典型的 AFL 波形态在Ⅱ、Ⅲ、aVF 导联上呈负向波，下降支平缓，上升支陡直，在 AFL 波之间无等电位线，在 V_1 导联上 AFL 波直立，可见等电位线。AFL 波多在Ⅱ、Ⅲ、aVF 导联(下壁导联)中清晰可见，而在其他导联中往往不甚清晰，特别是在Ⅰ导联中最不明显，有时根本看不到 AFL 波的存在，若只做单个导联的记录常易于被忽视。因此当阅读心电图时，AFL 波如不清楚，必须记录十二导联心电图。凡在Ⅱ、Ⅲ、aVF 导联中有这种典型的 AFL 波，即使在其他导联中难以辨认，也应判断其为房扑。在未经药物治疗的房扑，AFL 波的频率在 240～430 次/分。房扑波不清，可通过延缓房室传导以除去 QSR 波的干扰而明确房扑的诊断。

典型房扑的 AFL 波频率在 240～340 次/分。包括"常见型房扑"和"少见型房扑"。

常见型房扑特点是：①心房激动呈锯齿样扑动波。②下壁导联基线消失且扑动波呈负相，即锐角尖端向下。③扑动波在 V_1 导联呈正相，V_6 导联呈负相。

少见型房扑的特点是：①下壁导联为正相带切迹的扑动波，较圆钝或呈波浪样，凸面向上。②在 V_1 导联呈负相，V_6 导联呈正相。

体表心电图对于房扑的诊断很有价值，目前仍是诊断房扑的主要手段，但也有局限性。其敏感性和特异性较食管心电图低。

房室传导比例：未经药物治疗的房扑患者，其 AFL 波向心室的传导比例很少变动，因而其心率往往十分规律。多数未经治疗的房扑，房室传导比例多为 2∶1，心室率约等于 150 次/分。因而窄 QRS 波的快速心律，心室率规则达 150 次/分，即使不能查见明确的 AFL 波，也应该考虑房扑的可能性。通过增强迷走神经张力（按压颈动脉窦），降低房室传导的比例，若能暴露 AFL 波就有助于鉴别诊断。

房室传导比例多呈双数（2∶1 或 4∶1）（图 3-30），也有较简单的单数比例（3∶1），其他更不规则的比例（5∶3、8∶3 等）并不常见。房扑的房室传导比例呈双数的原理，可以用房室结内存在上、下两层水平不一致的传导来解释。如房室结上层为 2∶1 传导，下层为 3∶2 文氏传导，结果房室传导为 3∶1，在心电图上表现为有规律的不等比例的下传。

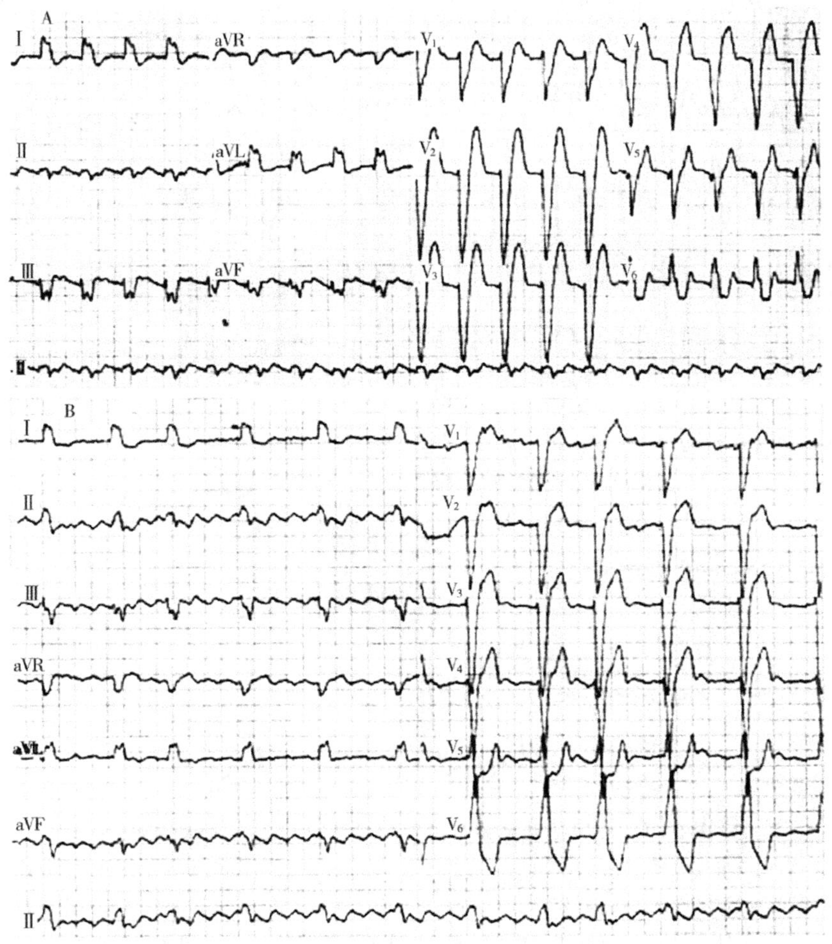

图 3-30 典型心房扑动 2∶1，4∶1 传导

患者，男性，53 岁，因发作性心悸、气短 16 年，加重 1 个月余入院，经检查诊断为瓣膜性心脏病、二尖瓣脱垂、心脏扩大、阵发性心房扑动、完全性左束支传导阻滞。图 A：心电图上 Ⅱ、Ⅲ、aVF 导联上 AFL 波呈负向，V_1 导联上呈正向，房室传导 2∶1，QRS 波间期 0.16 秒，呈完全性左束支传导阻滞。图 B：与图 A 为同一患者，AFL 波形态相同，但房室传导比例由原来的 2∶1 变为了多数是 4∶1，个别是 3∶1

成人中很少见到1∶1房室下传的房扑。在预激综合征合并房扑时，心房激动可以从旁路1∶1下传到心室，形成极为快速、宽大的QRS波的心律，与室性心动过速或心室扑动鉴别困难（图3-31），但是临床上很少见，房扑常转变为房颤伴快速心室率合并预激综合征。这种情况需要按急症处理，用药物或直流电终止发作，以免因心室率过快而出现不稳定的血流动力学改变。若AFL波心率低于200次/分，且兼有1∶1传导，便不容易与阵发性室上性心动过速鉴别。

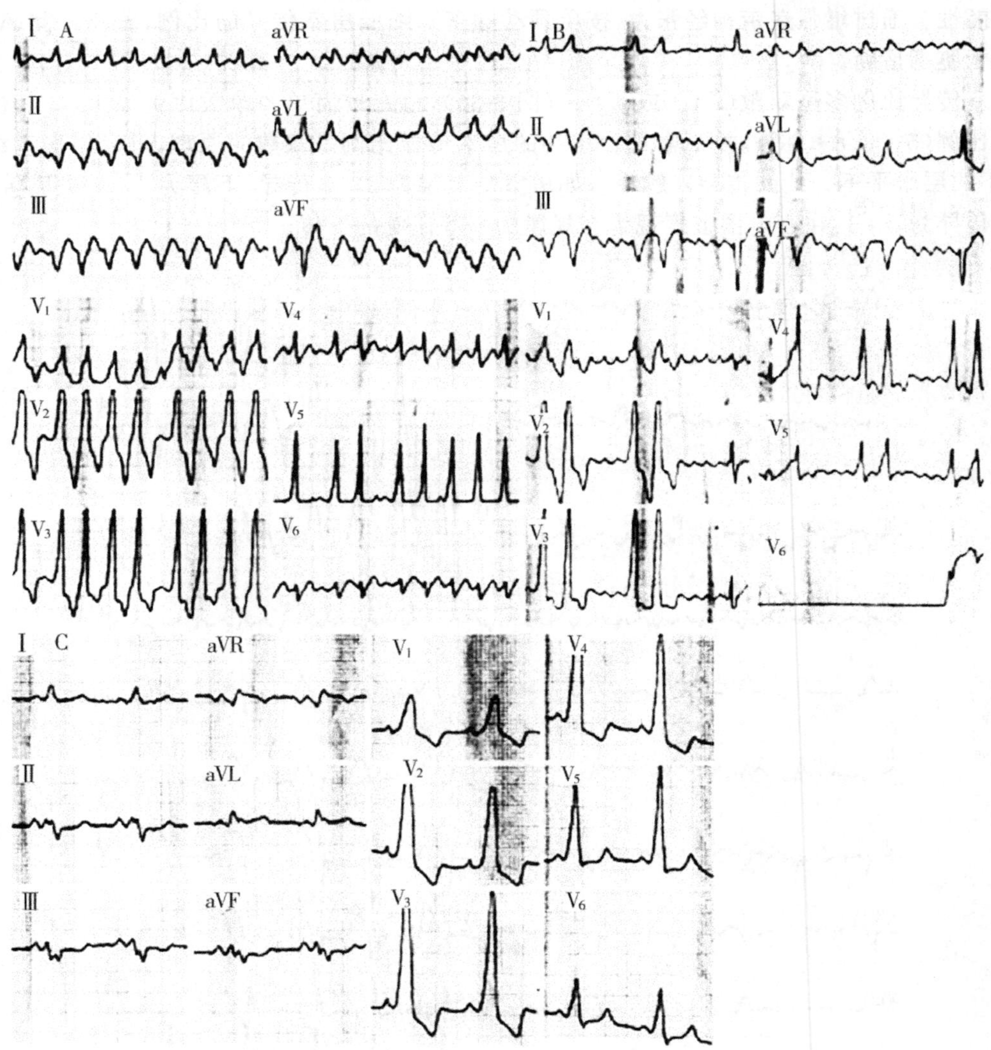

图3-31 心房扑动经旁路传导形成宽型QRS波心动过速

患者，男性，因阵发性心悸40年，加重50天于2002年4月18日入院。图A：呈右束支传导阻滞形宽型QRS波心动过速，心率162次/分，V_3、V_5导联上可见预激波。图B：与图A来自同一患者，入院后给予普罗帕酮静脉注射治疗，静脉注射普罗帕酮后出现旁路被间歇性阻断，因而显示出患者入院时的宽型QRS波心动过速是房扑伴2∶1房室传导所致。心电图示Ⅱ、Ⅲ、aVF导联AFL波倒置，V_1导联AFL波直立，有等电位线。AFL波频率300次/分，房室传导比例6∶1～2∶1交替，2∶1传导时预激波更明显。图C：房扑终止后可见明显的A型预激图形，P-R间期为0.11～0.12秒，预激波明显

房室传导比例若低至5∶1、6∶1或更低，而又能排除药物（如洋地黄制剂、β受体阻滞剂）的

影响，便应考虑是否存在房室传导阻滞，而不属于生理现象。抗心律失常药物常使规则的房室传导比例发生改变，如服用奎尼丁转复心律的过程中，AFL 波频率可能降低，假设 AFL 波由 250 次/分下降至 220 次/分。由于 AFL 波频率降低，原来的 3∶1 可能转为 2∶1 下传，心室率便会加快，心室率可由原来的 83 次/分提高到 110 次/分。这种情况可能使心功能处于衰竭边缘的患者陷入急性心力衰竭。若事先用适量的洋地黄制剂或 β 受体阻滞剂，便可能使房室传导比例降低而不至于加快心室率。有的患者应用抗心律失常药物，特别是应用洋地黄制剂后，其房室传导比例便不是固定的，心室率也呈现一定程度的不匀齐。因此，在描述房扑的心电图时，应测出最小及最大的房室传导比例，如最小的是每 2 个 AFL 波中有一个 QRS 波，最大的比例是每 7 个AFL 波中有一个 QRS 波，则应诊断为“心房扑动，房室传导比例 2∶1 至 7∶1”。

六、鉴别诊断

(一)房性心动过速

房扑与房性心动过速有以下不同。

1.心房率

房速的频率范围在 160～220 次/分，房扑的频率范围在 240～340 次/分，然而两者的心房率范围有部分重叠，前者可高达 250 次/分，后者也可低于 220 次/分，因此依据心房率鉴别应慎重(图 3-32)。

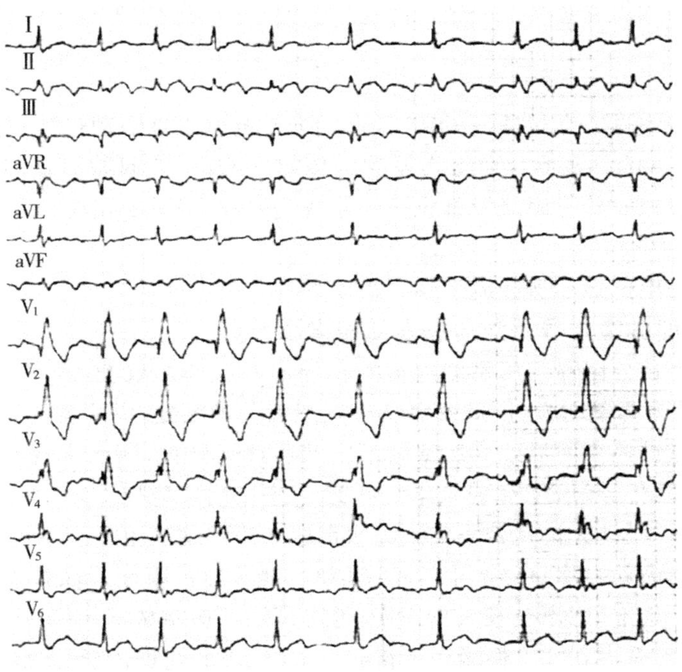

图 3-32 慢频率心房扑动 1 例

患者，男性，47 岁，因法洛四联症矫治术后 31 年、阵发性心悸 8 年入院。临床诊断：法洛四联症矫治术后，阵发性心房扑动，完全性右束支传导阻滞。心电图示Ⅱ、Ⅲ、aVF 导联上 AFL 波负向，V_1 导联正向，AFL 波频率为 214 次/分，低于一般的房扑频率，与房速的频率相同，但可见Ⅱ、Ⅲ、aVF 导联上的 AFL 波之间无明显的等电位线，频率慢与药物治疗有关

2.心室率

虽然房扑的心房率常快于房速,但是房扑大多数为2∶1传导,心室率较慢。而房速常为1∶1传导,因此,房速的心室率可大于房扑的心室率。

3.心房波

房扑的心房波(AFL波)常宽大异常,而房速的心房波(P′波)相对较小,但并不绝对。AFL波在某些导联如(Ⅰ和 V_1)相对较小,而房速伴有房内传导阻滞或心房肥厚时P′波也可宽大。心室率过快时心房波的形态不易辨认,如房扑2∶1房室传导,AFL波在QRS波前清晰可见,另一个AFL波可隐匿在QRS波或ST-T段上,颇似房速或其他类型的室上性心动过速。对此可借助刺激迷走神经的方法,如果为房扑,心室率可减慢,呈3∶1、4∶1,甚至更高的房室传导比例,而不影响AFL波频率,同时房扑波也可以清晰地显露出来。

4.等电位线

有无等电位线是鉴别房扑和房速的重要指标之一。房扑时多数导联等电位线消失,但有的导联上房扑波宽度较小或者频率比较慢时,两AFL波间便可有间歇,呈现等电位线。而房速可见等电位线,而且在任何可辨认P波的导联上都应有等电位线。

(二)室性期前收缩和室性心动过速

房扑时发生连续性室内差异性传导或在房扑前即已存在室内传导阻滞时,QRS波宽大畸形,需要与室性心动过速鉴别。当房扑的2∶1和4∶1房室传导交替出现时,容易发生室内差异性传导,形成二联律,酷似室性期前收缩二联律,长的间歇类似期前收缩后的代偿间歇。房扑与两者的鉴别要点如下。

1.QRS波形态

室性期前收缩或室性心动过速的QRS波起始向量与室上性心动过速不同,V_1 导联QRS波多为单相或双相(qR、QR、RS形),而室内差异性传导的QRS波起始向量与室上性心动过速相同,而且比较锐利,右束支传导阻滞形常见,V_1 导联QRS波多呈3相波(rSR形)。

2.食管导联心电图

应用食管导联心电图显示房扑波后较容易鉴别。

(三)房扑伴高度房室传导阻滞与房室结隐匿性传导

房扑伴高度房室传导阻滞与房室结隐匿性传导的心室率均较慢,房室传导比例常为5∶1、6∶1或更高,QRS波多为室上性,因此两者从心电图上较难区分,但两者的发生机制迥异。房室传导阻滞是由于房室结病变而导致其房室结不应期病理性延长,因而出现室上性激动不能下传心室;而房室结隐匿性传导时,房室结本身无病变,房室结的不应期正常,但在快速的室上性激动情况下,每一个室上性激动无论是否下传到心室都会在房室结产生一个不应期,当下一个室上性激动刚好落在上一个激动在房室结产生的不应期时,则传导被阻断。如果连续数个室上性激动因上述原因不能下传心室,则出现较长的R-R间期,形似"房室传导阻滞"。由于室上性激动未下传心室,在心电图上看不到室上性激动下传到房室结,因而这种传导是"隐匿性"的。只能靠分析才能够推断有无室上性激动传导到房室结。

临床上有些根据心电图诊断为房扑伴高度房室传导阻滞的患者,恢复窦性心律后显示房室传导功能为正常,因此,诊断房扑伴高度房室传导阻滞应该慎重。但心电图上与AFL波无固定关系的QRS波越多越支持高度房室传导阻滞,同时高度房室传导阻滞可出现室性逸搏心律,而房室结隐匿性传导不会。

七、药物影响

在一个世纪之前，人们就认识到奎尼丁具有延长左、右心房传导和不应期的作用，能减慢房扑的频率。Ⅰ类抗心律失常药物可阻断心房肌细胞的钠离子通道，而钠离子通道主要参与动作电位的0相快速除极，因此抑制钠离子通道可抑制细胞的传导速度。Ⅰc类药物（氟卡尼和普罗帕酮）具有更强的钠离子通道阻滞作用，对心房的不应期影响较小，而减慢房扑频率的作用更强。钠离子通道阻滞剂减慢房扑频率的同时由于延缓房内传导，因此多伴有房扑波的增宽。应用这些药物的一个危险是由于药物具有抗胆碱能作用，能够提高房室结的传导功能，可能造成1∶1的房室传导，导致心室率加速，引起血流动力学障碍，因此使用中需要给予房室结阻滞剂，如β受体阻滞剂或钙通道阻滞剂。

八、治疗

房扑的治疗常包括直流电复律、抗心律失常药物、抗凝和导管消融，是否需要急诊处理取决于其临床表现。如房扑患者有严重的血流动力学障碍，应立即施行直流电复律。体外直流电复律的成功率为95%～100%。静脉注射依布利特、索他洛尔或Ⅰc类药物可以进行急诊药物复律。2003年，ACC/AHA/ESC发布的室上性心动过速治疗指南中指出同房颤患者抗凝治疗一样，房扑的抗凝治疗也很重要。新近研究显示，未经充分抗凝治疗的房扑患者直流电复律后血栓栓塞的发生率达2.2%。因此，对房扑持续时间超过48小时的患者，在采用任何方式的复律前均主张给予抗凝治疗。有关房颤的抗凝治疗指南也适用于预防房扑的血栓栓塞并发症。由20世纪90年代早期开始，导管射频消融技术已用于阻断折返环并预防房扑的再发。研究表明，射频消融能够永久性根治房扑，最常见的有效放电部位是下腔静脉口至三尖瓣环之间的峡部。有效的射频消融需证实峡部传导已被双向阻滞。峡部双向阻滞的成功率为95%，且能避免长期使用抗心律失常药物带来的毒副作用，目前已经成为峡部依赖性房扑的首选治疗方法。而非峡部依赖性房扑的导管消融难度远远大于峡部依赖性房扑，常规消融方法难获成功，需采用三维标测系统确定折返的关键路径，然后进行线性消融方可成功阻断折返环。

（刘功来）

第四节　心房颤动

一、定义

心房颤动（房颤）是一种以心房不协调活动而导致心房机械功能恶化为特征的快速心律失常。房颤常发生于有器质性心脏病的患者，也见于其他疾病及未发现有心脏病变的正常人。房颤可以孤立发生，或合并其他心律失常，最常见合并的心律失常为房扑或房性心动过速。

房颤对患者可造成以下危害：①无论是持续性还是阵发性房颤，由于心室搏动极不匀齐，都给患者带来极大的不适，表现为心慌、乏力，不同程度影响患者的生活质量。②房颤时心房丧失泵血作用，降低心排血量，可使器质性心脏病患者的心功能恶化而出现心力衰竭。③潜在的血栓栓塞，血栓脱落引起的并发症比无房颤者高5～15倍，可引起全身各器官的栓塞，而体循环的栓塞以脑栓塞为主，造成较高的致残率。在缺血性脑卒中的病例中，房颤是最常见的病因之一。④心室反应快速的房颤，长时间会导致心动过速性心肌病，偶尔蜕变为心室颤动。

二、流行病学与病因

心房颤动是临床上最常见的心律失常，大约占因心律失常住院患者的1/3。多数有关房颤的流行病学、预后及生活质量的资料都是在北美和西欧获得的。据统计，有220万美国人和450万欧盟人患有阵发性或持续性房颤。过去的20年中，由于综合因素(包括人口老龄化、慢性心脏疾病发病率增加和应用动态监测设备后房颤的诊断率增加)的影响，因房颤而住院的患者增加了66%。

(一)流行病学

据2006年美国心脏病学会(ACC)和美国心脏协会(AHA)发表的《心房颤动治疗指南》上资料显示，房颤发生率占总体人群的0.4%～1%，并且随着年龄增长而增加。交叉分层研究发现，大于60岁的人群房颤发生率<1%，大于80岁发生率>6%。年龄校正后发现男性发生率较高。房颤患者的平均年龄大约为75岁，大约70%的患者年龄在65～85岁。男性和女性房颤患者的人数基本相当，但是大于76岁的患者中，60%是女性。人群研究显示，无心肺疾病史的房颤(孤立性房颤)的发生率占所有房颤的比例不到12%。但是在有些人群中，发生率却>30%，这种差异可能是由于在临床治疗中和在人群研究中入选病例不同所致。Euro Heart Survey on AF研究显示特发性房颤发生率为10%，其中阵发性房颤发生率最高，达15%；而14%的初发性房颤中，阵发性房颤为10%，持续性房颤仅为4%。

国内在13个省、14个自然人群、29 079人中进行的大规模流行病学研究显示，中国房颤患病率为0.77%，男性(0.9%)高于女性(0.7%)。患病率有随年龄显著增加的趋势，80岁以上人群房颤患病率达7.5%。

(二)病因

1.急性病因

房颤可能与急性、一过性病因有关。包括饮酒(假日心脏综合征)、外科手术、电击、心肌梗死、心包炎、心肌炎、肺栓塞或其他肺部疾病和甲状腺功能亢进或其他代谢紊乱。房颤还可以与房扑、WPW综合征、房室或房室结折返性心动过速有关。

2.心血管疾病

与房颤发生有关的特殊心血管疾病包括心脏瓣膜病(主要是二尖瓣疾病)、心力衰竭(充血性)、冠状动脉疾病和高血压，特别是左心室肥厚时。另外，房颤可以与肥厚性心肌病、扩张性心肌病、先天性心脏病，特别是成人房间隔缺损有关。病因还包括限制性心肌病(例如淀粉样变、血色素沉着症和心内膜心肌纤维化)、心脏肿瘤、缩窄性心包炎和老年性心房纤维化等。其他心脏疾病，如二尖瓣脱垂、二尖瓣瓣环钙化、肺源性心脏病和右心房特发性扩张等也与房颤的高发有关。房颤还常发生于睡眠呼吸暂停综合征的患者。

3.其他病因

肥胖是发生房颤的一个重要危险因素。房颤的病因还包括自主神经功能紊乱(交感或副交感神经功能亢进)、内分泌失调(嗜铬细胞瘤)、药物(酒精或咖啡因)或化学制剂中毒、手术(心脏、肺或食管手术后)和遗传因素(家族性房颤)。房颤的发生率随年龄而增加，不仅是由于疾病，还可能随着年龄增长，心脏发生老年性改变，窦房结细胞和结间心肌代以纤维和脂肪组织，心室顺应性降低导致心房不同程度的扩大，这些都是产生房颤的诱因。

三、电生理与解剖学基础

关于房颤的机制研究始于1914年，但至今也没有完全阐明。除了其机制固有的复杂性之外，还有以下影响因素，首先，缺乏理想的动物模型。文献报道的房颤动物模型有多种，包括乙酰胆碱房颤模型、无菌性心包炎房颤模型、持续快速心房/心室起搏模型等。但是，这些模型的制作手段均与临床上房颤的形成过程有一定程度的差异，难以充分全面反映临床房颤的病理生理过程。而且，迄今绝大多数模型均难以保证在停止干预手段后房颤会自发出现并维持，而多是需要进行心房的程序期前刺激或短阵快速刺激方能出现房颤。第二，缺乏理想的标测手段。由于心房具有复杂的解剖结构，因而不论是心外膜标测还是心内膜标测，迄今尚没有一种能够对全心房及其重要毗邻结构(肺静脉、上腔静脉及冠状静脉窦等)进行同步密集标测与分析的理想手段和分析软件，而仅仅通过对某一部位的心房组织进行密集标测或对左、右心房进行粗略标测难以反映房颤时心房电传导的规律性。第三，缺乏一种理想的房颤干预手段。自快速心律失常经导管射频消融治疗问世以来，不仅使这类心律失常的治疗发生了巨大的变化，与此同时也阐明了一部分快速心律失常的机制，特别是在阵发性房颤的机制方面，通过射频消融进行干预取得了很大进展。但在持续性和永久性房颤研究领域，仍缺少理想的干预手段来验证房颤的维持机制。

快速心律失常的发生与维持，需要诱发因素和解剖基础。对于房颤而言，其发生与维持基质通常更为复杂，2006年美国ACC和AHA发表的《心房颤动治疗指南》上认为现有资料支持房颤的机制是局灶自律性增高和多子波折返。

(一)自律性局灶机制

1947年，Scheff应用乌头碱和起搏在兔心房诱发房颤，提出完整的房颤“局灶机制”的假说，即起源于心房的局灶发放高频电激动即可导致房颤。近十年来，随着更为精细的标测和导管消融技术的进步，使得当在人类心脏发现局灶起源点并且消融该点后房颤会得到根治。这之后该理论才引起重视。尽管肺静脉是快速心律失常最常见的局灶起源点，但局灶起源点也可以位于上腔静脉、界嵴、Marshall韧带、左心房左后游离壁和冠状静脉窦等。

Jais和Haissaguerre等报道肺静脉内快速触发灶能够持续地诱发阵发性房颤、射频消融去除这些触发灶能够消除大多数房颤。此后，人们开始认识到来自肺静脉的局部触发灶在房颤发生中的重要作用。促使人们对肺静脉的解剖和电生理特点进行了大量的研究。组织学研究显示，具有电生理特性的心房肌可以延伸到肺静脉，即心肌袖细胞。与对照组患者或心房其他部位相比，房颤患者的肺静脉心肌组织(心肌袖细胞)的不应期较短，且肺静脉远端心肌组织的不应期较肺静脉-左心房连接部更短。与对照组比较，房颤患者肺静脉的递减性传导更常见，并且起搏肺静脉较起搏左心房更易诱发房颤。肺静脉与心房的交界部位(肺静脉前庭)的心肌纤维排列具有高度的非均一性，是心房各向异性传导最为显著的部位，而各向异性传导有利于形成折返，为持续性房颤的发作提供了基础。心房局灶起源点的自律性增高，可能与肺静脉电活动有关，而且肺静脉内存在形成折返的解剖基质。

无论房颤的发生机制为局灶机制还是微折返机制，左心房局部快速的激动并不能通过固定路径传导到右心房。Langendoff灌注乙酰胆碱诱发的房颤山羊模型证实，激动由左心房向右心房传导的过程中，房颤的频率会逐渐降低，这种现象同样存在于人类阵发性房颤中。这种频率的变化导致不规则的心房激动频率，可以解释心电图表现为紊乱的心房节律。房颤的局灶触发机制并不是对心房基质调节作用的否定。在某些持续性房颤患者，隔离肺静脉和左心房之间的肌连接可以终止发作。另外一些房颤患者隔离局灶起源点房颤仍然持续，但是复律后房颤不再复发。因此，在一些存在异位起源点的房颤患者，持续性房颤的维持有赖于适当的解剖基质。

(二)多子波假说

1959 年，Moe 等人根据对犬迷走神经介导的房颤模型研究的结果，首先提出"多子波假说"作为折返性房颤的机制，认为前向波通过心房时形成自身延长的子波，房颤的维持有赖于心房内一定数量(至少3 个)的折返子波同时存在。这些折返子波在空间上随机运行和分布，其折返环路并不是由心房解剖结构所决定，而是由心房局部的有效不应期和可兴奋性决定。正是由于这个缘故，这些折返子波之间可以发生碰撞、湮灭、分裂、融合等多种作用方式，从而导致折返子波的数量、折返环的大小、速度等随时发生改变。该模型显示，任何时间波群的数量依赖于心房不同部位的不应期、体积及传导速度。心房体积大而不应期短和延迟传导可以增加波群数目，导致持续性房颤。多导电极同步记录支持人类房颤的多子波假说。

多年来，多子波假说是阐述房颤机制的主要理论。但是局灶机制的提出以及实验和临床标测研究均对该假说提出了挑战。即使如此，大量的研究支持心房基质异常在维持房颤中的重要作用。经过长时间的研究，人类电生理检查显示心房易感性在房颤发生中起着作用。房颤患者心房内传导时间延长，折返激动波长缩短，这些导致心房内子波密度增加，促进了房颤的发生和维持。研究发现，在接受复律治疗后恢复窦性心律的持续性房颤患者，心房内传导显著延长，特别是复律后房颤复发的患者延长更明显。有阵发性房颤病史的患者，其心房内不同部位不应期离散度较大，且房内传导缓慢，传导时间明显延长，心电图表现为 P 波增宽，V_1 导联 P 波终末负向电势(Ptf-V_1)增加。心房不应期会随年龄增大而增加，年龄相关的心肌纤维化加重心房内阻滞。心房不应期和传导时间的不均一变化，有利于房颤的维持，但是，何种程度的心房结构变化能够触发和维持房颤目前尚不清楚。

(三)心房电重构

如果房颤持续时间<24 小时，药物治疗或电转复具有较高的成功率，房颤持续时间越长，转复并维持窦性心律的可能性越小。这些观察产生了"房颤导致房颤"的说法。在山羊模型试验中，通过电刺激诱发房颤时发现：开始，电刺激引发的房颤可自动终止，但是重复诱发时，房颤发作时间进行性延长，直到维持在更高心房率水平上。房颤逐渐增加的倾向与发作持续时间延长后心房肌的有效不应期进行性缩短有关，这种现象称为"电生理重构"。心脏转复后，房颤患者的单相动作电位缩短，有效不应期缩短。快速心房率(包括房室折返性心动过速、房室结折返性心动过速、房性心动过速、房扑)持续一段时间后，电重构使细胞内钙超载，导致钙离子流失活。而钙离子流降低可以缩短动作电位的时限和心房不应期，有利于诱发持续性房颤。因此，心房电重构在房颤的维持机制中起着重要作用。研究发现持续性快速心房起搏也可以导致肺静脉心肌细胞发生电重构，导致动作电位时限缩短和早期或延迟后去极化。胺碘酮可以逆转心房电重构，甚至在房颤发作时也有逆转作用，这可以解释胺碘酮为何能把持续性房颤转复为窦性心律。

(四)其他

其他涉及房颤诱发与维持的因素包括炎症、自主神经系统活动、心房缺血、心房过度牵张、各向异性传导和老化的心房结构改变。据推测炎症可能与房颤的发生有关，研究显示，房性心律失常患者的血清 C 反应蛋白水平高于无心律失常患者，且持续性房颤患者的水平高于阵发性房颤患者。

四、分类

2006年美国ACC和AHA发表的《心房颤动治疗指南》提出的分类中，为了临床实用性和能显示出不同类型房颤的不同治疗特点，将房颤分为阵发性房颤、持续性房颤和永久性房颤。

首次发作的房颤为初发性房颤，持续时间不定。患者发作大于等于2次即为复发性房颤。如果房颤能自行终止，复发性房颤则称为阵发性房颤(paroxysmal AF)，该类房颤通常≤7天，大多数<24小时。如果房颤连续发作>7天，则称为持续性房颤(persistent AF)，持续性房颤可用药物或电复律方法使其恢复并保持窦性心律。房颤如不能用药物或电复律方法恢复或不能维持窦性心律则称为永久性房颤(permanent AF)。初发性房颤或持续性房颤均可首次出现，持续性房颤也包括时间较长而未被转复的房颤(如>1年)，通常会成为永久性房颤。根据临床特征，房颤还可分为孤立性房颤、家族性房颤和非瓣膜病性房颤等。

孤立性房颤一般指除单纯的房颤外，无其他心肺疾病的患者(年龄<60岁)。就血栓栓塞和死亡率而言，这些患者预后较好。

家族性房颤是指家族中发生的孤立性心房颤动。父母患房颤的患者发生房颤的可能性较大，说明房颤的家族易感性，但是是否存在遗传性分子缺陷，目前尚不清楚。国内多个有关家族性房颤的研究显示，多个基因突变即可以导致心房不应期缩短。

非瓣膜病性房颤指那些无风湿性二尖瓣疾病或瓣膜置换术史患者发生的房颤。

五、临床表现及心电图特征

房颤临床表现有多种形式，大多数患者主诉心悸、胸闷、呼吸困难、疲劳、头晕或晕厥。房颤临床症状的轻重，取决于心律不规整的程度和心室率快慢、基础心功能状态、房颤的持续时间和患者自身因素。某些患者仅在阵发性房颤发作或在持续性房颤出现长间歇时有症状。永久性房颤患者常会感觉心悸症状越来越弱直至最后无临床症状，这种情况在老年患者尤为多见。

房颤在心电图上最显著的特征是：①P波消失。②心室搏动(QRS波)频率完全不规则。③在各导联中基线为不规则低振幅的快速摆动和颤动波，系大小不同、形态各异、间隔不均匀的AF波，其频率为350～600次/分；AF波形态在V_1或Ⅱ导联(右侧导联)中较容易辨识。按AF波形态和大小，有时临床上将房颤波分为“粗”颤(图3-33)和“细”颤(图3-34)。

一般说来，AF波越粗大者频率越低；越纤细者频率越高，也越不容易用药物或直流电转复为窦性心律。有时由于AF波过于纤细或基线不稳定难以辨认，因此房颤的心电图特征以前两点更为重要，其中以找不到P波为房颤的显著特征。个别情况下，有些粗AF波及显著的U波若不加以仔细观察也可误认为P波，因此心室搏动间隔不匀齐是最重要的诊断依据。但应注意，在房颤兼有完全性房室传导阻滞时(图3-35)其心室频率是完全匀齐的。此外，当房颤的心室率极快时(图3-36)，大致看上去也似乎很齐，但是用分规测量便很容易辨识出R-R间期实际上是参差不齐的。

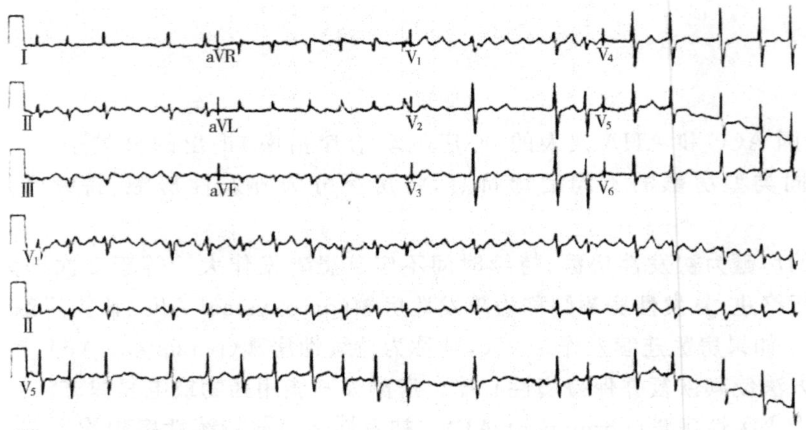

图 3-33　心房颤动"粗颤"1 例

患者，女性，48 岁。因发作性心悸、胸闷 3 年，加重 1 周入院，诊断为阵发性心房颤动，心电图上示各导联 P 波消失，代之以频率不一、振幅不一、形态各异的房颤波（AF 波），各导联上 AF 波较粗大，临床上称为"粗颤"

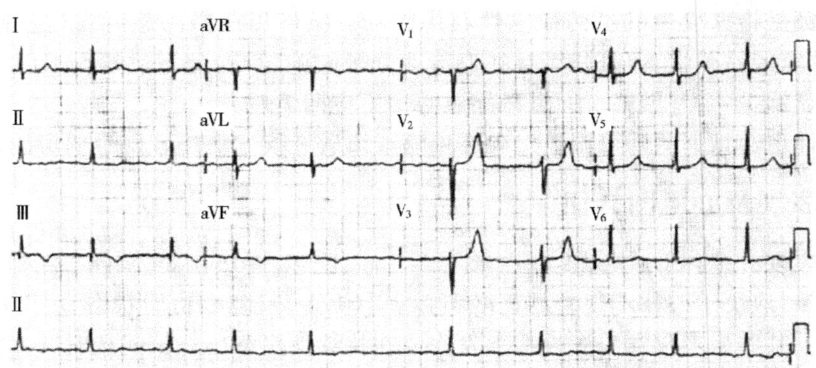

图 3-34　心房颤动"细颤"1 例

患者，女性，50 岁，因反复胸闷、心悸、头晕 12 年，加重 5 天入院。诊断为病态窦房结综合征，心房颤动。心电图示各导联 P 波消失，仅在Ⅱ、Ⅲ、aVF 和 V_1 导联可见极小的颤动波，心室率极不规律，心率平均约 60 次/分，其他导联上几乎呈等电位线，未见明显房颤波，临床上一般称此种房颤为"细颤"

（一）房室传导

没有旁路或希氏-浦肯野纤维传导系统功能障碍时，房室结有限制房颤波向心室传导的作用。其他影响房室传导的因素包括房室结不应期、隐匿性传导和自主神经张力。心房传入的激动部分通过房室结，但未传入心室时就意味着发生了隐匿性传导，隐匿性传导在决定房颤时心室的反应中起重要作用。这些传入激动可改变房室结不应期，减慢或阻断随后的心房传入激动，因此可以解释房颤时不规则心室率。由于隐匿性传导的作用，房颤的心房率较慢时，心室率则趋于加快；相反，心房率加快则导致心室率减慢。

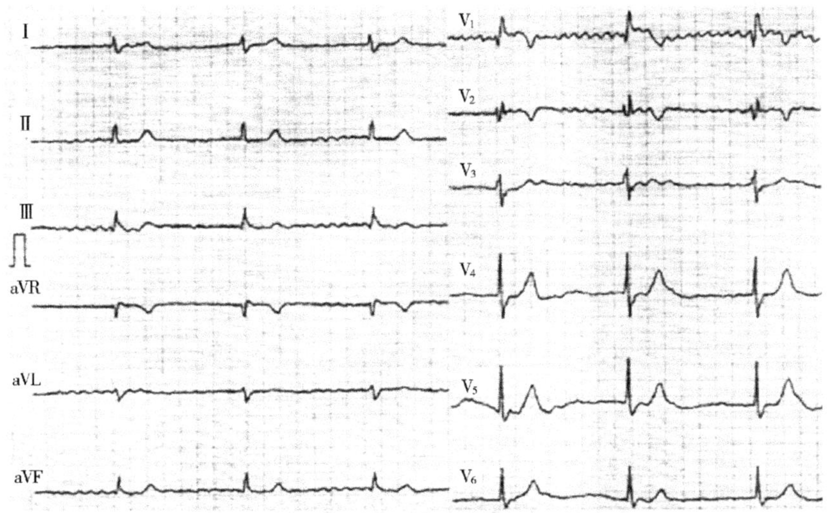

图 3-35 心房颤动伴三度房室传导阻滞

患者，男性，55 岁，因间歇性心悸、胸闷 11 年，加重 1 个月入院。临床诊断为扩张性心肌病，心房颤动伴三度房室传导阻滞。心电图示各导联上 P 波消失，代之以细小的颤动波，但 QRS 波规整，呈右束支传导阻滞图形，QRS 间期0.11 秒，频率为 40 次/分，为心房颤动伴三度房室传导阻滞，室性逸搏心律

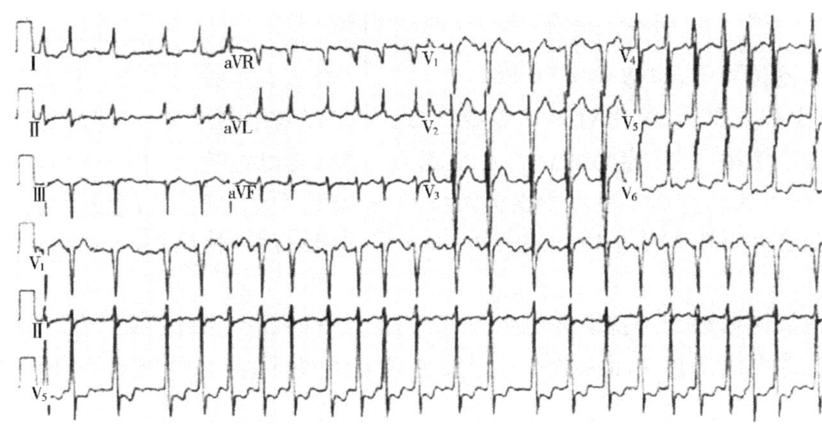

图 3-36 心房颤动伴快速心室反应 1 例

患者，女性，84 岁。因发作性心悸 1 年，晕厥 3 周入院，临床诊断为心律失常、阵发性心房颤动伴长 R-R 间歇、高血压、类风湿关节炎。心电图示各导联上 P 波消失，Ⅱ、Ⅲ、aVF 及 V_1 导联上可见不规则的 AF 波，QRS 波呈室上性，频率快，平均 140 次/分，QRS 波的间期不规整，提示心房颤动伴快速心室反应

自主神经张力的变化可以导致房颤患者的不同心室反应。增加副交感神经张力和降低交感神经张力，对房室结传导产生负性效应。相反降低副交感神经张力和增加交感神经张力则产生相反效果。迷走神经张力可以增加房室结隐匿性传导，使房室传导减弱。患者可以表现为睡眠时心室率较慢，而运动时心室率加快。洋地黄通过增加迷走神经张力而减慢心室率，静息时可以很好控制心室率，运动时则效果较差。

房颤时的 QRS 波一般较窄，除非有固定或频率依赖性束支传导阻滞或旁路存在。差异性传导常见，并且心室反应的不规则性促使其发生。长 R-R 间歇后出现相对短的“配对间期”时，使“短配对间期”结束的 QRS 波通常呈差异性传导(图 3-37)。

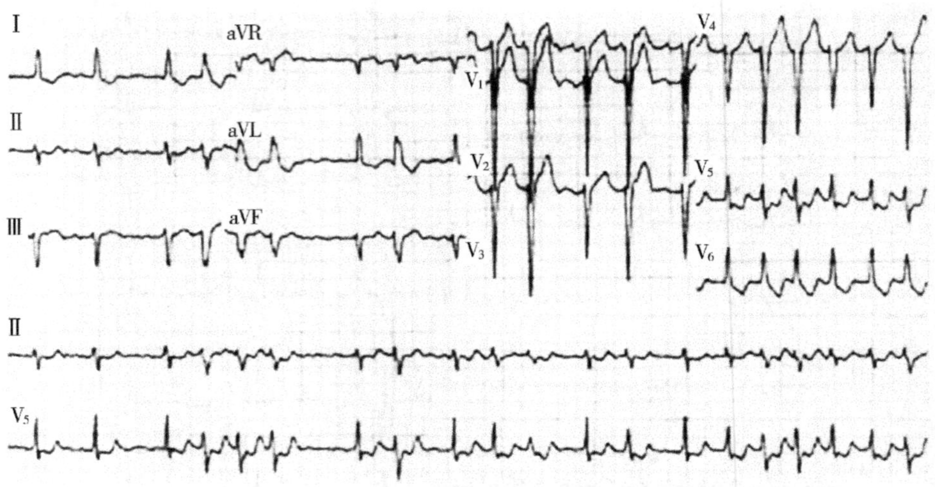

图 3-37　心房颤动伴心室差异性传导 1 例

患者，女，48 岁，因活动后胸闷气短 5 年余，再发并加重半年入院，临床诊断为风湿性心脏病二尖瓣狭窄、主动脉瓣狭窄、三尖瓣狭窄并关闭不全、肺动脉高压心功能Ⅱ级。心电图示Ⅱ、V_5 导联上第 4、5、6、8、10、11、13、15、16、17、18、19、20 个心搏的 QRS 波比其前的 QRS 的宽大畸形，而且第 4、8、10、13、和 15 个心搏前的 R-R 间期较长，符合房颤伴差异性传导多发生在"长间歇，短配对"的规律。而且第 4 和第 15 个心搏之后因蝉联现象出现连续的差异性传导

房颤时经旁路传导，可以造成致命性的快心室率。提高交感神经张力，可以增加预激的心室率，但是改变迷走神经张力，似乎对旁路传导无效。WPW 综合征患者中，房室折返引发的房颤可以产生较快的心室率，并且容易恶化为心室颤动，导致心脏性猝死(图 3-38)。房颤时静脉应用洋地黄、维拉帕米或地尔硫䓬可以减慢房室传导，但是并不能阻断经旁路传导，甚至加快传导，因此预激综合征合并房颤时禁忌用上述药物，而 β 受体阻滞剂应慎用。

(二)心室反应

房颤的心室反应依赖于房室结的电生理特性、迷走神经和交感神经的张力、是否存在房室旁路和药物作用。存在房室传导阻滞伴室性或交界区心动过速时，心动周期(R-R 间期)可以非常规整。

房颤的心室率极为不匀齐的机制是房室交界区的隐匿性传导。快速而不匀齐的 AF 波，其中有若干仅激动了心房，根本未达到房室结；达到房室结的激动又有很多在房室结内受到干扰，不能通过或只能部分通过下传至心室，因此心室率呈现高度不匀齐。同时由于心房波不同程度的通过房室结，AF 波与 R 波间的时距也非常不规则。

房颤时出现快速不规则持续的宽型 QRS 波心动过速，强烈提示房颤通过旁路传导或合并束支差异性传导。过快的心室率(>200 次/分)，提示有旁路存在或室性心动过速。房颤时宽 QRS 波出现时需要鉴别是室性期前收缩或是室内差异性传导(图 3-38、图 3-39)。如出现较多的室性期前收缩，特别是服用洋地黄的患者出现室性期前收缩二联律及洋地黄型"鱼钩样"ST-T 改变时，应注意是否由于洋地黄过量所致，必要时停用洋地黄药物，以免引起更为严重的室性心律失常。但是，如果洋地黄用量不足，由于房颤波下传心室过快，激动到来时传导系统尚未脱离相对不应期，此时往往伴有室内差异性传导，这种情况下则需要增加洋地黄用量以减缓心室率。因此在持续性房颤中鉴别宽 QRS 波的性质有重要的临床意义。一般鉴别要点如下：由于室内差异性

传导与传导系统的相对不应期有关，QRS 波多为典型的束支传导阻滞形。房颤的 R-R 间期长短很不规则，传导系统的相对不应期随之变化。较长的 R-R 间期后，相对不应期略有延长，若是接踵而来的 R-R 间期较短，则QRS 波便会落在相对不应期，极易发生室内差异性传导。因此，长间期后较早出现的 QRS 波考虑是室内差异性传导所致的宽 QRS 波，而且 QRS 波前半部分的形态与室上性搏动的 QRS 波相同。室性期前收缩前没有上述 R-R 间期的“长-短”规律，形状与室上性搏动的 QRS 波形状也完全不同。

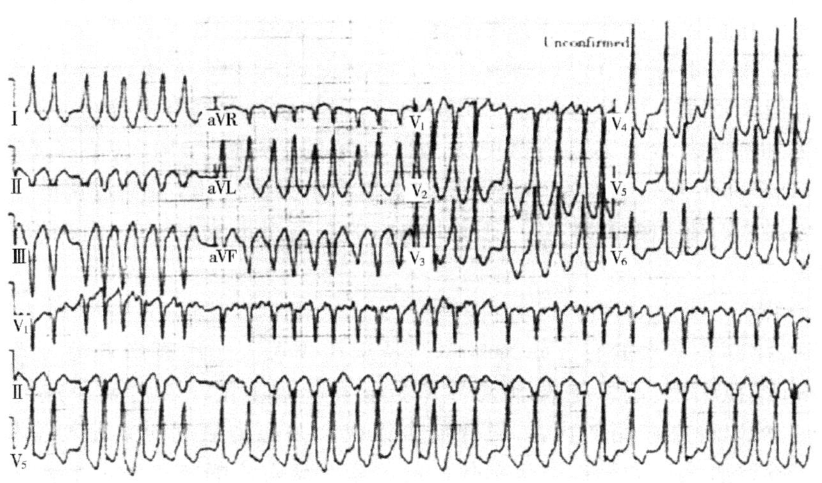

图 3-38 心房颤动伴预激综合征 1 例

患者，男性，30 岁，因阵发性心悸 10 余年，加重一天入院，入院诊断为心房颤动、心室预激。心电图 V_1 导联上可见较明显的 AF 波，QRS 波间隔不规整，频率平均约 220 次/分，QRS 波宽窄不等，Ⅰ、aVL 和 V_2～V_6 导联上可见明显的预激波，V_1 导联 QRS 波呈 RS 形，而 V_2 导联呈 R 波形，且Ⅰ、aVL 导联呈 R 波形，预激波正向，提示左后间隔旁路。房颤时经旁路前传时的最短 R-R 间期为 200 毫秒，提示这样的患者有引发室颤、猝死的危险

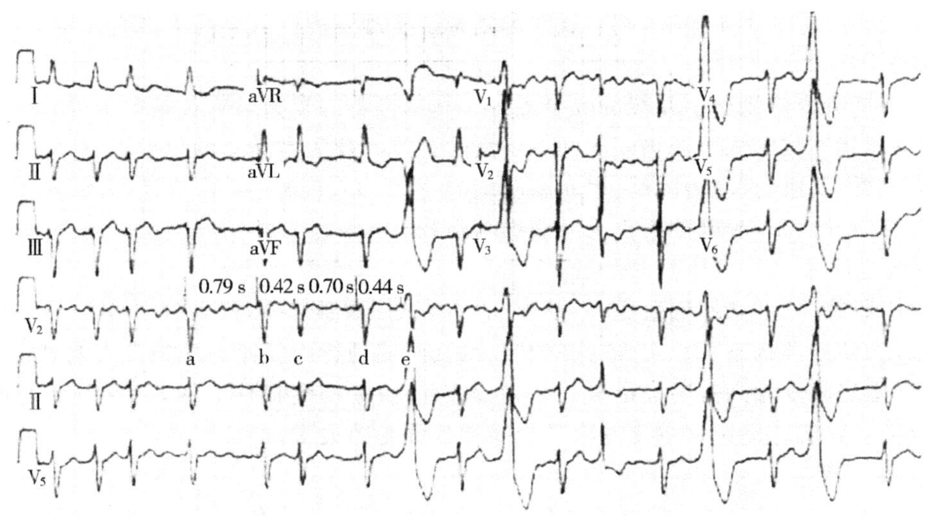

图 3-39 心房颤动伴室性期前收缩 1 例

图中 V_1 导联上，ab 间期＞cd 间期，bc 间期＜de 间期，从房颤发生室内差异性传导的规律来看，心搏 c 理应比心搏 e 更容易发生室内差异性传导。但心搏 e 的 QRS 波宽大畸形，符合室性期前收缩的特征

六、治疗

房颤的治疗主要有三个目标:①心率控制。②预防血栓栓塞。③纠正心律失常。开始的治疗策略包括心率控制和节律控制。心率控制策略是指控制心室率,而心律并未转复和维持窦性心律。节律控制策略指试图转复并维持窦性心律。理论上,节律控制应当优于心率控制,但是AFFIRM研究显示,两种治疗策略在死亡率和卒中发生率方面、对患者生活质量的影响以及对于心力衰竭的发生和恶化方面并无显著性差异。RACE试验发现,心率控制组在预防死亡和降低发病率方面的疗效并不逊于节律控制组。对于症状较轻的老年房颤患者,心率控制治疗是合理的治疗手段。但无论哪一种策略都需要抗凝治疗,预防血栓栓塞并发症。

房颤的直接血流动力学危害是房颤时失去了心房的"泵血"作用,使心排血量降低10%以上。除此之外,过快和不规则的心室率进一步加重血流动力学损害,长期过快的心室率及心室激动的极不规则会损害心室功能和结构。快而不规则的心室率形成血栓的可能性较缓慢而均匀的心室率明显增大。

(一)控制心率

房颤时,药物控制心室率的有效率为80%。持续性或永久性房颤患者常口服β受体阻滞剂或钙通道阻滞剂(维拉帕米、地尔硫䓬)将心室率控制在生理范围。在需要快速控制心室率或不适合口服药物时,可以静脉应用药物,如果伴低血压或合并心力衰竭时要小心应用,因为此时钙通道阻滞剂可以导致血流动力学进一步恶化。心力衰竭患者应静脉给予洋地黄或胺碘酮。有房室旁路的患者,如果血流动力学状态稳定,可以静脉应用普鲁卡因胺和伊布利特。胺碘酮同时具有抗交感神经和钙通道的拮抗活性,抑制房室传导,可以有效控制心房颤动时心室率。在其他药物无效或禁忌使用时,静脉注射胺碘酮有助于控制房颤的心室率。

(二)复律治疗

对于可转复为窦性心律的持续性房颤患者,若房颤是造成急性心力衰竭、低血压或冠状动脉疾病患者心绞痛恶化的主要原因,则需要立即复律。实现复律一般靠药物或直流电复律的方法。

1.药物复律

房颤发生7天内应用药物复律的效果最好。指南推荐的复律药物包括氟卡尼、多非特利、普罗帕酮、伊布利特和胺碘酮。药物复律的主要危险是抗心律失常药物的毒性,如胺碘酮的不良反应包括心动过缓、低血压、视力障碍、甲状腺功能异常、恶心、便秘、静脉炎等,而奎尼丁由于疗效欠佳而不良反应发生率较高,已不作为一线推荐药物。

2.直流电复律

房颤伴心肌缺血、症状性低血压、心绞痛、心力衰竭、预激综合征,快速心室率药物治疗无效时,或患者血流动力学状态不稳定,或症状难以耐受时应施行电复律。房扑直流电复律起始功率可以较低,但是房颤复律则需要高能量。一般≥200 J。为避免损伤心肌,两次电击时间间隔不应小于1分钟。直流电复律的主要危险是栓塞和各种心律失常。

(三)抗凝治疗

所有房颤患者,特别是伴有糖尿病、高血压、肥胖和高龄等高危因素时,除有禁忌证者外,均应进行抗凝治疗,预防血栓栓塞。服用华法林时,监测INR的目标值国际上通常为2.0～3.0,国人一般维持在1.8～2.5即可。开始治疗时应当至少每周监测一次,待结果稳定后,至少每月检测一次。对于无高危因素的年轻患者,可服用阿司匹林预防血栓。

(四)非药物治疗

1.导管消融

早期射频导管消融仿效外科迷宫术在心房内膜造成多条线性瘢痕,成功率40%～50%,但是并发症很高。随后的研究发现起源于肺静脉或其开口附近的电活动常诱发房颤,并且证明去除这些病灶可以终止房颤,由此导管消融治疗房颤广泛开展起来。随着房颤导管消融技术的日趋成熟以及标测手段(电解剖标测系统和非接触标测系统)与消融器械的不断完善,目前该项治疗的成功率已经获得很大提高,目前对无器质性心脏病的阵发性房颤消融的成功率为80%～90%,并发症发生率明显下降(<2%),因此导管消融为大多数药物治疗失败或电转复窦性心律困难的患者提供了一种较好的治疗方法。

2.外科治疗

对一些顽固性房颤,还可采用外科迷宫术治疗。有报道显示心房迷宫术对房颤达到了较理想的效果,即达到消除房颤,保留房室同步激动,保留心房的传输功能。对房颤同时合并其他心脏病需手术矫治者,外科迷宫术不失为一种有效的治疗方法。近年来开展的微创经胸外科射频消融手术为房颤的治疗开辟了另一新途径。

(刘功来)

第五节　心室扑动与心室颤动

心室扑动和心室颤动是最严重的心律失常,心室呈蠕动状态,丧失了有效的整体收缩能力,各部分心室肌处于一种快速而不协调的乱颤状态,从机械效应来说,和心室停搏没有区别,常为心脏病或其他疾病临终前的心电图变化。

一、产生机制

心室扑动、心室颤动与心房扑动及心房颤动的产生机制基本相似,所不同的是异位起搏点位于心室内。主要有以下两种学说:①由于激动折返形成环行运动或多源性折返所致。②因心室内有单一的或多发的兴奋灶所造成。

从病理学角度看,心肌缺氧、药物中毒等提高了心肌的应激性,缩短了不应期,引起两侧心室的除极不平衡,而使心室不应期不一致,易于引起心室的激动折返。沿固定途径发生的折返形成心室扑动;多数异位点引起的多发性折返则形成心室颤动。此外,在心肌缺氧及先天性Q-T间期延长综合征时,任何室性期前收缩落在前一心搏的T波上时(R-on-T现象)正处于心室的易损期,易于诱发心室颤动。

二、心室扑动和心室颤动的心电图表现

(一)心室扑动的心电图表现

心室扑动的心电图表现为规则、频速、大振幅的连续性波动,不能分辨出QRS波群和T波,频率为150～250次/分,通常持续时间短暂,很快变为心室颤动(图3-40)。

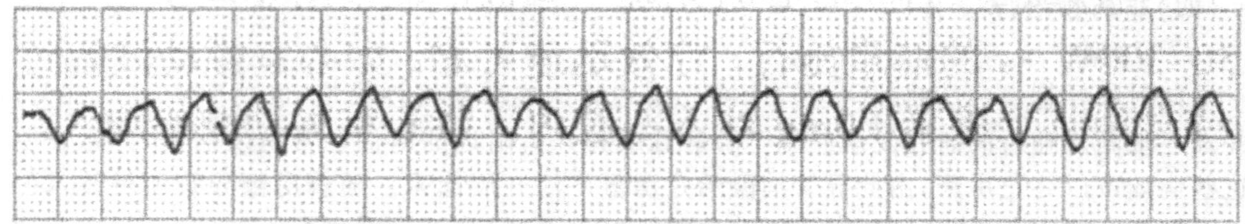

图 3-40 心室扑动

(二)心室颤动的心电图表现

心室颤动的心电图表现为 QRS 波群和 T 波完全消失，代之以形状不同、大小各异、极不规则的颤动样波形，频率为 250～500 次/分。开始时往往振幅较大，颤动振幅大于 0.5 mV 时，称为粗大心室颤动；颤动振幅小于 0.5 mV 时，称为细小型心室颤动(图 3-41)。

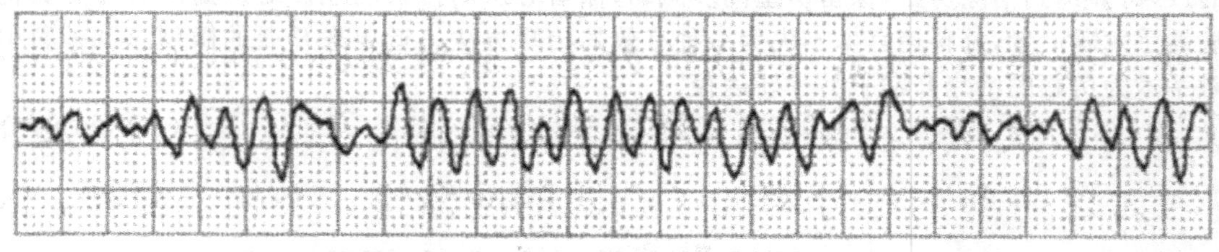

图 3-41 心室颤动

三、心室扑动和心室颤动的临床意义和治疗

(一)心室扑动和心室颤动的临床意义

心室扑动和心室颤动这两种心律失常，多发生于急性心肌梗死、慢性缺血性心脏病、心肌炎、完全性房室传导阻滞发生阿-斯综合征的过程中、风湿性心脏病、各种原因所致缺氧、酸中毒、严重低血钾及低血镁、高血钾、Q-T 间期延长综合征、甲状腺功能亢进(特别是甲亢危象)、心导管检查及心血管造影、心脏外伤及心脏手术、低温麻醉，或洋地黄、奎尼丁、普鲁卡因胺、锑剂、灭虫灵、依米丁(吐根素)、肾上腺素，全麻时使用的氯仿及环丙烷等药物中毒、电击以及溺水等，这些可称为原发性心室扑动和颤动，及时积极抢救可能恢复。在各种心脏病合并心力衰竭、呼吸衰竭、低血压等的临终前发生者，称为继发性心室扑动，多不易复苏。

心室扑动或心室颤动发生时，突然意识丧失、呼吸停止、抽搐、昏迷、发绀等，并出现心音、脉搏消失，血压测不到。如在开胸手术时发生，可见到心室呈不规则的“蠕动状”颤动，心肌颜色渐由红变紫。心室扑动或心室颤动常为严重心脏病或其他疾病临终前的一种极危险的心律失常。一般说来，心肌状态尚好，则扑动波频率较快，振幅较大，复律易成功。反之，心肌状态差时，频率较慢，振幅较低，即使积极治疗，亦不易成功。如果在抢救过程中，心室颤动波振幅逐渐变低，频率渐慢，提示心脏电活动即将停止，绝大多效(60%～80%)心脏停搏是心室颤动所引起时，而当心室扑动波振幅逐渐降低时，常常接着出现的是心室颤动。

(二)心室扑动和心室颤动的治疗

电击复律应列为首选，因为此时心肌无统一除极，故采用非同步电击复律。电功率成人一开始即应用 150～300 W/S 的能量施行，疗效迅速可靠。如心室颤动波幅过小者，先以 0.1% 肾上腺素 1.0 mL 或异丙肾上腺素 1.0 mg 注入心腔内，待心室颤动波幅增大，再行除颤更为有效。

如情况紧急，或无条件电击复律时，可立即握拳以小鱼际部适当叩击胸骨中段，此法可发生约 5 W/S 电能作用，可终止折返机制的心室扑动或颤动，同时应立即进行胸外心脏按压，以建立最低限度的人工循环，呼吸减弱或停止时，即刻进行有效的 1∶3 口对口人工呼吸，并迅速实施气管内插管进行加压呼吸，以纠正缺氧。经此处理也可使部分患者心室颤动消除或可争取充足时间做除颤准备。

必要时可心内注射药物，常用心腔内注射包括三联针、四联针：三联针包括肾上腺素、去甲肾上腺素、异丙肾上腺素各 1 mg，四联针为在三联针基础上加阿托品 1 mg。此治疗部分患者可自动复律，或为电击复律、心脏按压复律创造条件。但有人认为三联针、四联针用于心室颤动害多利少，因为这些药物过分增加了心肌的应激性，不利于复律，因此推荐新三联针。即肾上腺素、阿托品各 1 mg，利多卡因 50 mg。

（张金强）

第六节　期 前 收 缩

一、房性期前收缩

在窦性激动尚未发出之前，心房异位起搏点提前发生 1 次激动引起心脏除极，称为房性期前收缩。

（一）房性期前收缩心电图改变的原理

由于房性期前收缩使心房除极的顺序发生改变，所以形成的 P 波大小、形态与窦性 P 波不同，称为 P′波。引发房性期前收缩的异位起搏点可以位于心房的任意位置，当异位起搏点靠近窦房结时（图 3-42B），P′波形态与窦性 P 波极为相似；当异位起搏点位于心房下部并靠近房室交界区时（图 3-42C），则会导致Ⅱ、Ⅲ和 aVF 导联的 P′波倒置，aVR 导联 P′波直立，即逆行性P′波。当异位起搏点位于左心房时（图 3-42D），提前发生的 P′波在左心导联倒置。当 P′波发生于心室的舒张早期时，常叠加于前面的 T 波上，使 T 波形态改变。

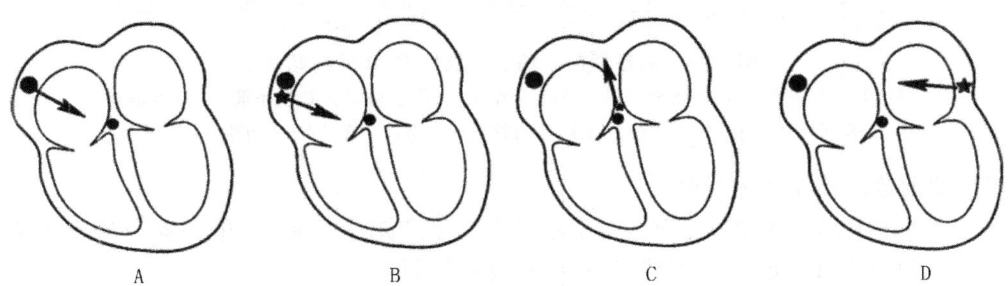

图 3-42　房性期前收缩的异位起搏点

A.窦房结引发的心房除极向量，方向为自右上到左下；B.靠近窦房结的异位起搏点引发的心房除极向量，方向也是自右上到左下；C.靠近房室结的异位起搏点引发的心房除极向量，方向为自下到上；D.位于左心房的异位起搏点引发的心房除极向量，方向为自左到右

房性期前收缩激动心室的顺序与窦性激动相同，所以其后的 QRS 波群正常。

当房性期前收缩的冲动逆传侵入窦房结时，会使窦房结节律重整，使其提前释放下一次激动，产生不完全性代偿间歇。不完全性代偿间歇是指房性期前收缩前后两个窦性P波的间距小于正常P-P间期的两倍。在很少的情况下，房性期前收缩的冲动不能逆传侵入窦房结，也就不会使窦房结节律重整，因此产生完全性代偿间歇，表现为房性期前收缩前后两个窦性P波的间距等于正常P-P间期的两倍。

（二）房性期前收缩的特点

房性期前收缩心电图表现见图3-43。

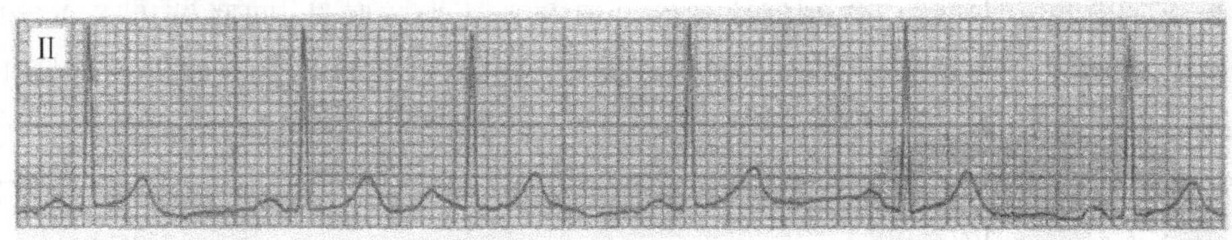

图3-43 房性期前收缩

第3个P′波提前出现，P′波形态和窦性P波不同，QRS波群正常，P′-R间期0.16秒，代偿间歇不完全，为房性期前收缩

（1）提前出现的P′波，P′波形态和窦性P波不同，QRS波群正常。

（2）P′-R间期≥0.12秒。

（3）常有不完全性代偿间歇。

（三）房性期前收缩时常见的各种干扰现象

激动在心肌组织里传导过程中，如恰逢某部位处于前一次激动的绝对不应期里，则不能下传或使之激动；如恰逢相对不应期里，则在该部位传导变慢，这种现象称为“干扰”，它属于生理性传导阻滞。

1.干扰性P′-R间期延长

出现在T波降支的房性期前收缩，由于此时房室交界区还处于相对不应期，传导速度减慢，故P′-R间期延长，>0.20秒（图3-44）。

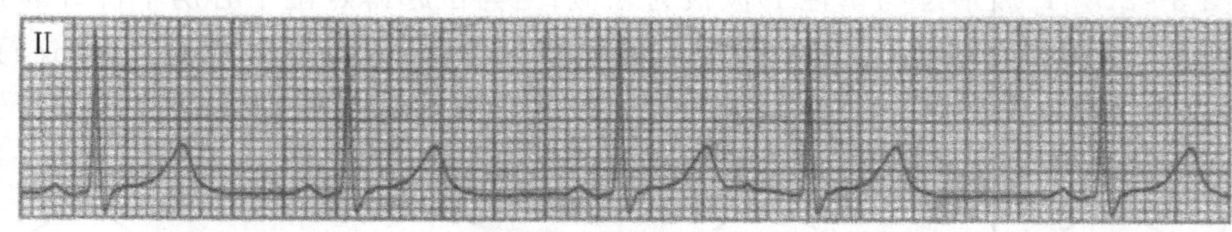

图3-44 房性期前收缩。干扰性P′-R间期延长

第4个P′波提前出现，P′波与T波降支紧密相连，且形态和窦性P波不同，QRS波群正常，P′-R间期0.22秒，代偿间歇不完全，为房性期前收缩伴干扰性P′-R间期延长

2.房性期前收缩伴室内差异性传导

此种房性期前收缩下传到心室时，由于左右束支不应期不一致，其中一支尚处于不应期里，故只能沿一侧束支下传，使QRS波群呈束支传导阻滞图形。

房性期前收缩时出现差异性传导现象的机制是，右束支的不应期比左束支稍长，当提前发生的激动传到左右束支时，就有可能落在右束支的不应期里，只能靠左束支下传激动心室，就好像发生了右束支传导阻滞，所以此时心电图呈右束支传导阻滞图形（图3-45）。而当左束支的不应期病理性延长时，期前收缩就可能落在左束支的相对不应期里，只能靠右束支下传激动心室，就好像发生了左束支传导阻滞，所以此时心电图呈左束支传导阻滞图形。

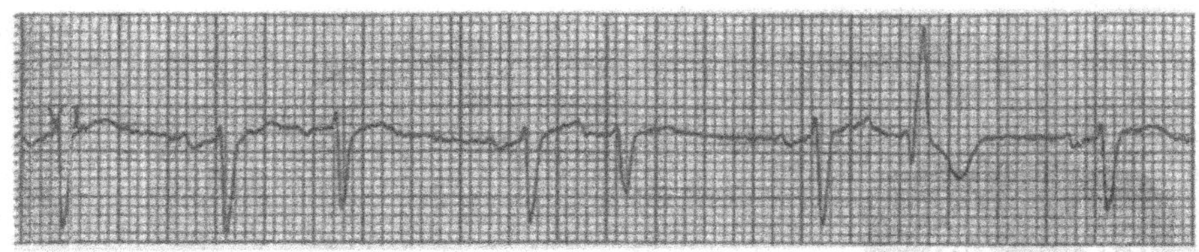

图 3-45　房性期前收缩伴室内差异性传导

第 3、5、7 个 P′波提前出现，P′波形态和窦性 P 波不同，P′-R 间期 0.14 秒，为房性期前收缩。其中第 3、5 个期前收缩的 QRS 波群与窦性略有不同，第 7 个 QRS 波群呈右束支传导阻滞图形，为房性期前收缩伴室内差异性传导

3.房性期前收缩未下传

出现于 T 波波峰前的房性期前收缩，由于此时房室交界区处于绝对不应期，激动不能下传，P′波后不能形成 QRS-T 波，称为房性期前收缩未下传(图 3-46)。

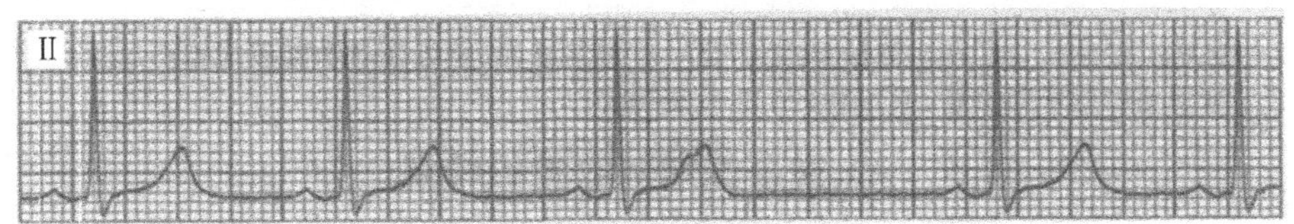

图 3-46　房性期前收缩未下传

第 3 个 T 波的波峰前可见一提前出现的 P′波，使 T 波形态发生改变，P′波后未形成 QRS-T 波，为房性期前收缩未下传

二、交界性期前收缩

在窦性激动尚未发出之前，房室交界区提前发生的一次激动称为交界性期前收缩。

(一)交界性期前收缩心电图改变的原理

交界性期前收缩时，虽然起搏点位置变了，但是下传到心室的路径并没有变，仍是经希氏束和左右束支下传到心室，故其 QRS 波群形态与窦性心律的相同。异位起搏点的激动既可向下传到心室，产生 QRS 波群，又可向上逆行传到心房，产生逆行性 P′波。如果异位起搏点位于房室交界区内比较靠上的部位(图 3-47B)，则向下传导需要的时间比向上逆行传导需要的时间长，逆行性 P′波将位于 QRS 波群之前；反之，如果异位起搏点位于房室交界区内比较靠下的部位(图 3-47C)，则向下传导需要的时间比向上逆行传导需要的时间短，逆行性 P′波将位于 QRS 波群之后；如果向下传导和向上逆行传导需要的时间相同，则逆行性 P′波重叠于 QRS 波群之中不可见。

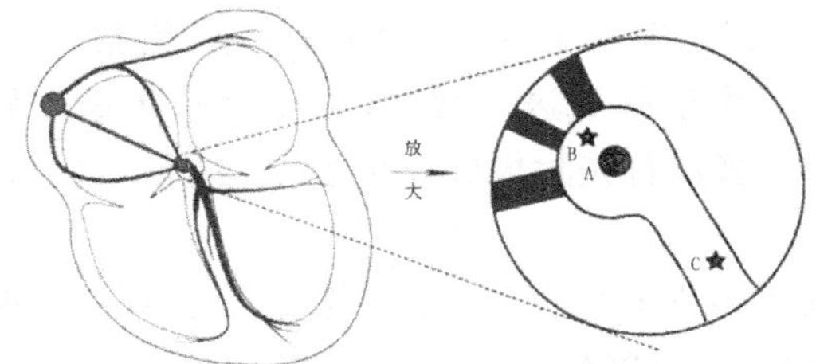

图 3-47　房室交界区的异位起搏点

A.房室结内的正常起搏点；B.房室交界区内位置靠上的异位起搏点；C.房室交界区内位置靠下的异位起搏点

交界性期前收缩后的代偿间歇多是完全的，因为交界性期前收缩向上逆传到窦房结时，窦房结往往已经刚发生了一次激动，尚处于绝对不应期里，故逆行激动未能侵入窦房结，也就不会导致窦房结的节律重整，因此呈完全性代偿间歇。

(二)交界性期前收缩的特点

交界性期前收缩特点如下。

(1)提前出现的QRS-T波群，其前无窦性P波，QRS波群正常。

(2)P′波呈逆行性，可出现在QRS波群之前、之中或之后，出现在QRS波群之前者，其P′-R间期<0.12秒(图3-48)；出现在QRS波群之后者，R-P′间期<0.20秒(图3-49)；出现在QRS波群之中者，P′波与QRS波群融合不可见，但可导致QRS波群出现顿挫。

(3)常伴有完全性代偿间歇。

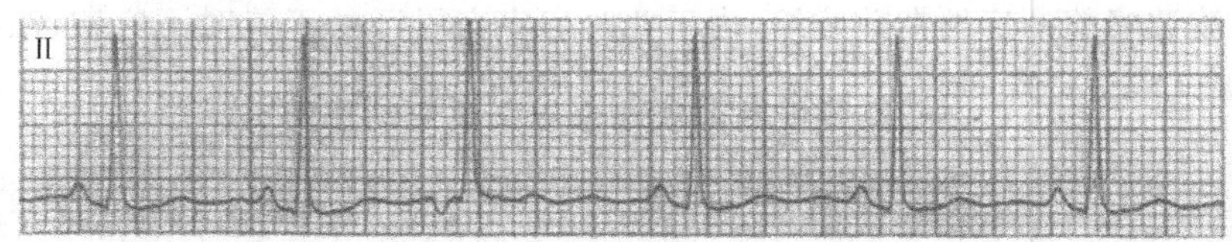

图3-48 交界性期前收缩(一)

第3个QRS-T波群提前出现，其前有逆行性P′波，P′-R间期0.10秒，QRS波群正常，代偿间歇完全，为交界性期前收缩

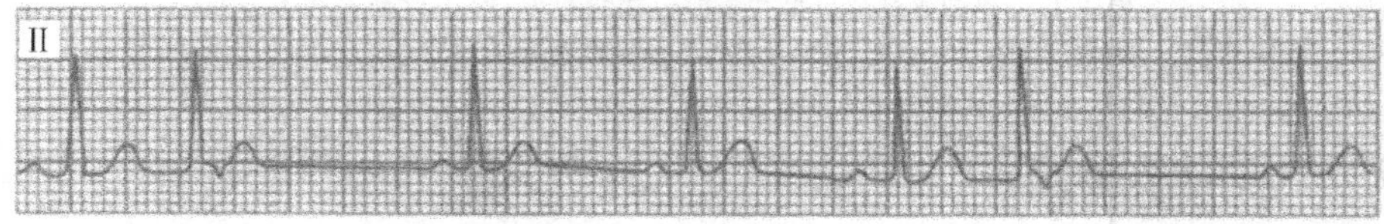

图3-49 交界性期前收缩(二)

第2、6个QRS-T波群提前出现，QRS波群后有逆行性P′波，R-P′间期<0.20秒，QRS波群正常，代偿间歇完全，为交界性期前收缩

三、室性期前收缩

在窦性激动尚未到达心室之前，心室中某一异位起搏点提前发生激动引起心室除极，称为室性期前收缩。

(一)室性期前收缩心电图改变的原理

室性期前收缩的激动起源于浦肯野纤维或心室肌细胞，沿心室肌传导，心室的除极过程与正常的除极过程大不相同(图3-50)，两个心室不再同时除极，而是一前一后除极，且传导速度很慢，因而QRS波群宽大畸形。由于除极进行缓慢，常持续到复极开始，故ST段常缩短甚至消失。除极速度变慢还可导致复极从首先除极处开始，使T波较大且与QRS主波方向相反，为继发性T波改变。

由于室性期前收缩的激动起源于心室，与心房激动无关，所以QRS波群前无相关P波，但舒张晚期出现的室性期前收缩，可以晚到窦性P波已经出现，两者一前一后，巧合到一起，但P波并不提前出现，且该P波与QRS波群无关。室性期前收缩的异位激动距窦房结较远，所以大多不能逆传侵入窦房结，不能重整窦房结的节律，故室性期前收缩后多伴有完全性代偿间歇。

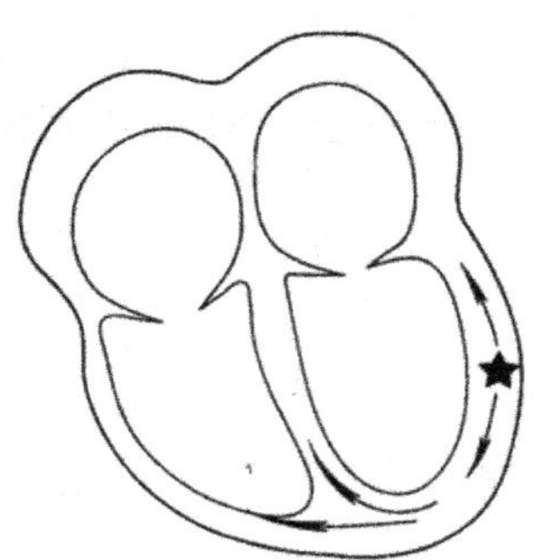

图 3-50　室性异位激动

★代表心室的异位起搏点室性期前收缩特点

(二)室性期前收缩的特点

室性期前收缩特点见图 3-51。

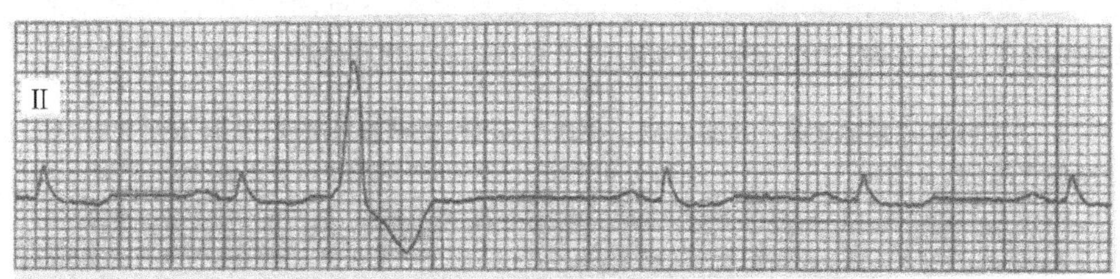

图 3-51　室性期前收缩

第 3 个 QRS 波群提前出现，宽大畸形，QRS 时限 0.14 秒，T 波与 QRS 主波方向相反，QRS 波群前无相关 P 波，代偿间歇完全，为室性期前收缩

(1)提前出现宽大畸形的 QRS 波群，时限通常大于 0.12 秒，T 波与 QRS 主波方向相反。

(2)QRS 波群前无相关 P′波。

(3)多有完全性代偿间歇。

(三)室性期前收缩的分类

根据室性期前收缩的联律间期和 QRS 波群形态的不同，室性期前收缩可分为单源性、多源性、多形性室性期前收缩及并行心律 4 类。联律间期是指期前收缩前的 QRS 波群的起点到室性期前收缩的起点之间的时距。

1.单源性室性期前收缩

单源性室性期前收缩是指在同一导联上 QRS 波群形态相同，且联律间期固定的室性期前收缩(图 3-52)。

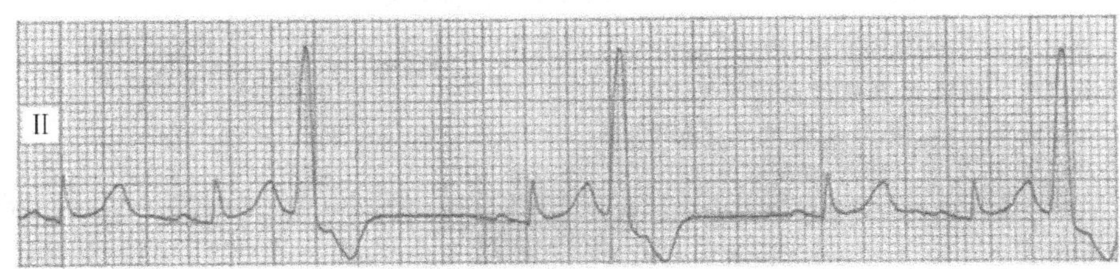

图 3-52　单源性室性期前收缩

第 3、5、8 个心搏为室性期前收缩，它们的 QRS 波群形态相同，联律间期都是 0.40 秒，为单源性室性期前

2.室性期前收缩并行心律

室性期前收缩并行心律是指在同一导联上 QRS 波群形态相同，但联律间期不固定的室性期前收缩（图 3-53）。

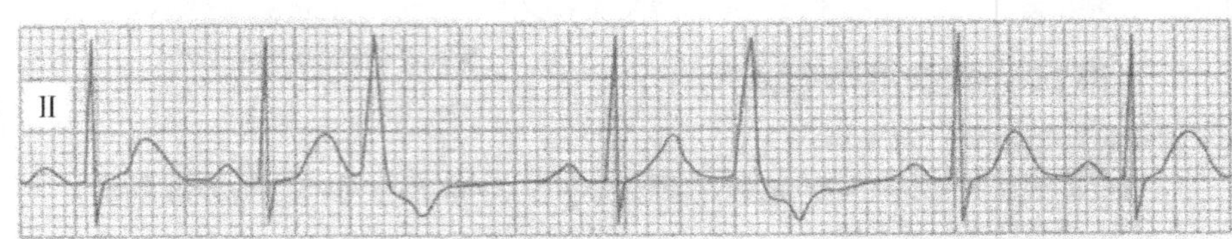

图 3-53　室性期前收缩并行心律

第 3、5 个心搏为室性期前收缩，它们的 QRS 波群形态相同，但联律间期不同，前面的室性期前收缩的联律间期是 0.38 秒，后面的室性期前收缩的联律间期是 0.48 秒，为室性期前收缩并行心律

3.多形性室性期前收缩

多形性室性期前收缩是指在同一导联上 QRS 波群形态不同，但联律间期固定的室性期前收缩（图 3-54）。

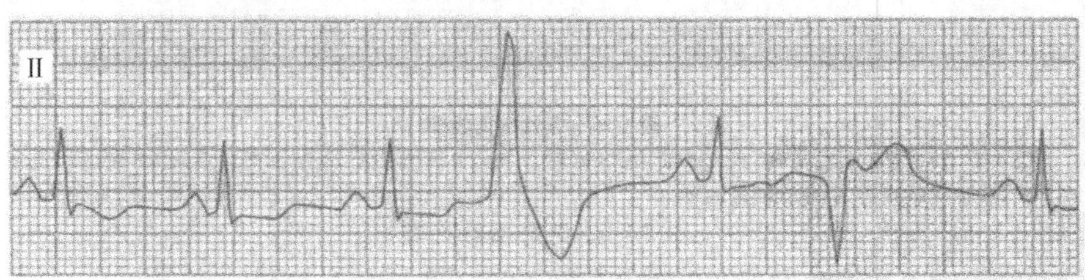

图 3-54　多形性室性期前收缩

第 4、6 个心搏为室性期前收缩，它们的 QRS 波群形态不同，但联律间期都是 0.50 秒，为多形性室性期前收缩

4.多源性室性期前收缩

多源性室性期前收缩是指在同一导联上 QRS 波群形态不同，联律间期也不固定的室性期前收缩（图 3-55）。

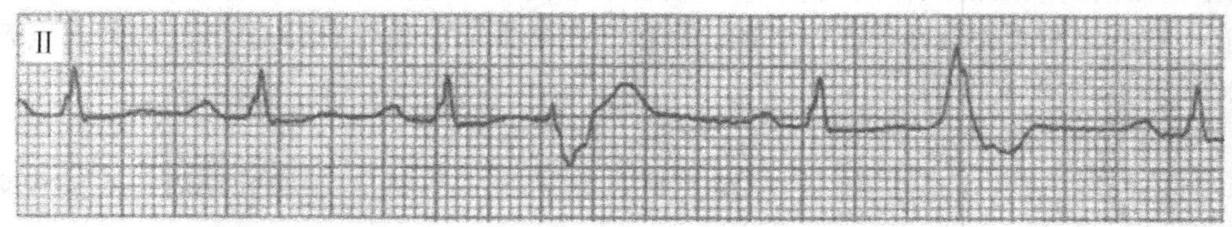

图 3-55　多源性室性期前收缩

第 4、6 个心搏为室性期前收缩，它们的 QRS 波群形态不同，前面的室性期前收缩的联律间期是 0.42 秒，后面的室性期前收缩的联律间期是 0.50 秒，为多源性室性期前收缩

（四）室性期前收缩的联律与连发

一个窦性搏动之后紧跟一个室性期前收缩，当这种情况连续出现 3 组或 3 组以上时，称为室性期前收缩二联律（图 3-56）；同理，当每两个窦性搏动之后紧跟一个室性期前收缩且连续出现 3 组或 3 组以上时，称为室性期前收缩三联律（图 3-57），依此类推。室性期前收缩可以连续发生，两个室性期前收缩连续出现时，称为成对室性期前收缩（图 3-58），3 个或 3 个以上室性期前收缩连续发生时，则称为短阵室性心动过速（图 3-59）。

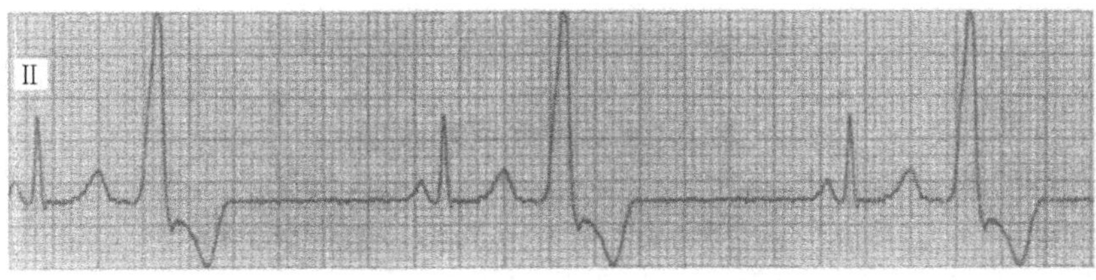

图 3-56　室性期前收缩二联律

第 2、4、6 个心搏为室性期前收缩，可见每个窦性搏动之后都跟着一个室性期前收缩，连续出现了 3 组，为室性期前收缩二联律

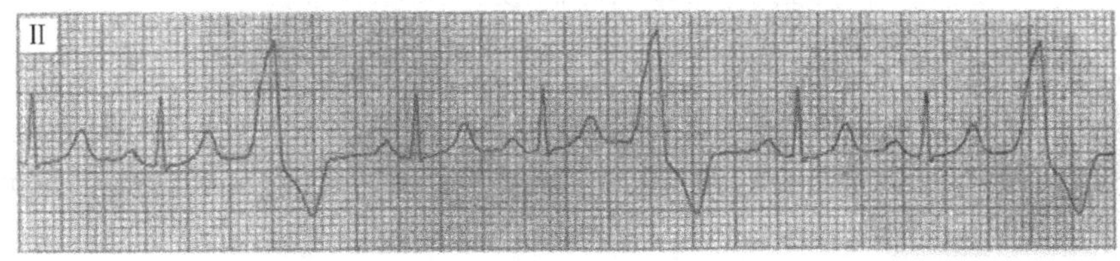

图 3-57　室性期前收缩三联律

第 3、6、9 个心搏为室性期前收缩，可见每两个窦性搏动之后都跟着一个室性期前收缩，连续出现了 3 组，为室性期前收缩三联律

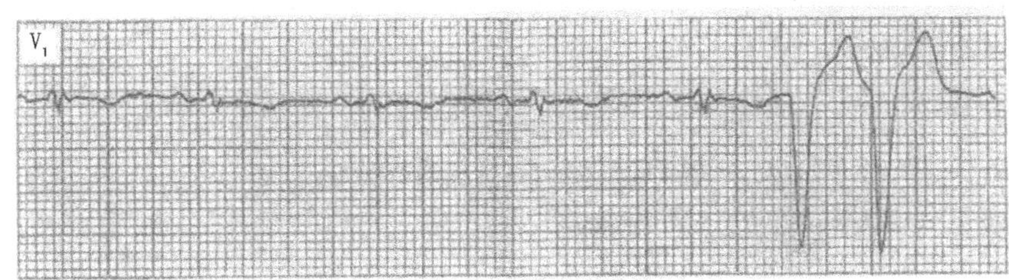

图 3-58　成对室性期前收缩

最后面的两个心搏为室性期前收缩，两个室性期前收缩连续出现，为成对室性期前收缩

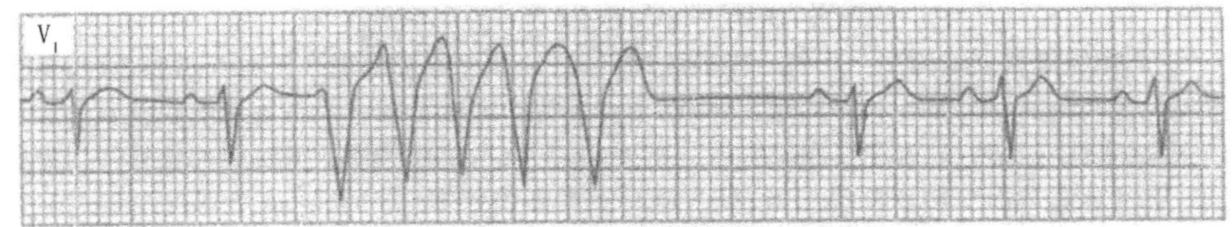

图 3-59　短阵室性心动过速

5 个室性期前收缩连续发生，为短阵室性心动过速

（五）R-on-T 室性期前收缩

当室性期前收缩发生较早时，其 R 波可落在前一个心搏的 T 波波峰上，称为 R-on-T 室性期前收缩。由于室性期前收缩出现得较早，正处于心室肌的易颤期，所以容易引发尖端扭转型室性心动过速或心室颤动（图 3-60）。

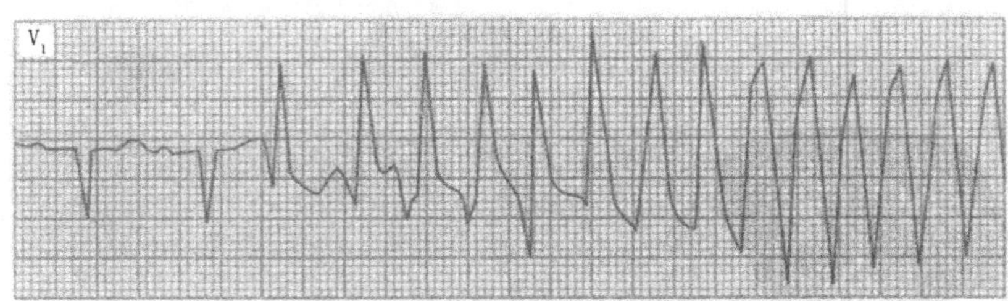

图 3-60 R-on-T 室性期前收缩引发尖端扭转型室性心动过速

第 1、第 2 个心搏为窦性搏动，第 3 个心搏为室性期前收缩，室性期前收缩落在了前一个心搏的 T 波波峰上，从而引发了尖端扭转型室性心动过速

(六)插入性室性期前收缩

插入性室性期前收缩常出现在基础心率较慢而联律间期较短时，其心电图表现是：两个窦性 P-QRS-T 波群之间出现一个宽大畸形的 QRS-T 波群，其后无代偿间歇，且前后两个窦性心搏之间的时距为一个窦性心动周期(图 3-61)。这种室性期前收缩位于两个窦性搏动之间，故称为"插入性室性期前收缩"，也称"间位性室性期前收缩"。

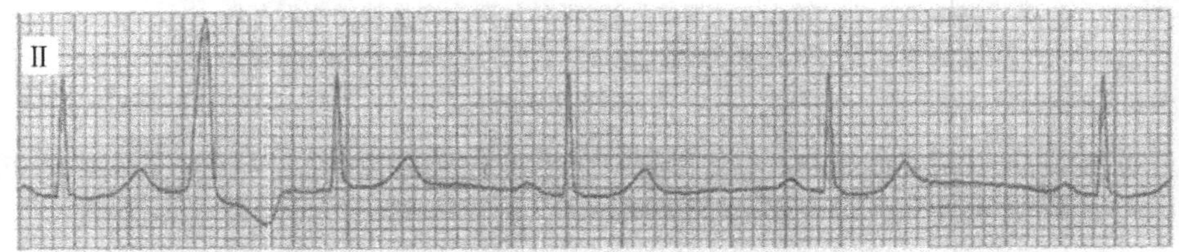

图 3-61 插入性室性期前收缩

第 2 个心搏为室性期前收缩，出现在两个窦性 P-QRS-T 波群之间，其后无代偿间歇，且其前后两个窦性心搏之间的时距正好为一个窦性心动周期，为插入性室性期前收缩

(董占领)

第七节 心脏传导阻滞

一、窦房传导阻滞

发生于窦房结和心房肌之间的传导阻滞称为窦房传导阻滞。窦房传导阻滞主要见于迷走神经张力增高或洋地黄、奎尼丁的毒性作用，可用阿托品消除，大多是暂时性的。也可见于急性心肌梗死或急性心肌炎患者。持久的窦房传导阻滞多见于病态窦房结综合征。

(一)窦房传导阻滞的产生机制

窦房结电位很小，在体表心电图上不能描出，需用窦房结电图方可测出，窦房结的电活动只能通过窦性 P 波产生间接推测出来。窦房结产生的激动，因窦房结与心房交界区的传导阻滞(传出传导阻滞)未能传导到心房，不能激动心房和心室，心电图上表现为一个或数个心动周期消失，不出现P 波和 QRS 波群。其传导阻滞的程度分为三度：一度窦房传导阻滞仅有窦房传导时

间延长，但全部窦性激动均能传入心房；二度窦房传导阻滞不仅有窦房传导时间延长，也有部分窦性激动不能传入心房；三度窦房传导阻滞时，所有的窦性激动均不能传入心房。

(二)窦房传导阻滞的心电图表现

1.一度窦房传导阻滞

一度窦房传导阻滞是指窦性激动在窦房传导过程中传导时间延长，但每次窦性激动均能传入心房，在体表心电图上无法察觉窦性活动。由于窦房传导的延迟是匀齐的，因此 P-P 间期基本相等，与正常心电图无法区别。

2.二度窦房传导阻滞

二度窦房传导阻滞分为Ⅰ型(文氏型)与Ⅱ型两类，二度Ⅰ型窦房传导阻滞是由于窦房交界区的相对不应期及绝对不应期发生病理性延长所致，而以前者为主，而二度Ⅱ型窦房传导阻滞则也是由于两种不应期病理性延长所致，而以后者为主。

(1)二度Ⅰ型窦房传导阻滞：二度Ⅰ型窦房传导阻滞亦称文氏型二度窦房传导阻滞或窦房间期递增型窦房传导阻滞。窦房间期(S-P 间期)是指窦房结的激动通过窦房交界区传到周围心肌的时间，亦称为窦房传导时间。但窦房交界区的传导，不像房室传导阻滞有 P-R 间期可供参考，而二度窦房传导阻滞只有靠 P-P 间期的变化来分析。

研究者们认为该型传导阻滞是由于窦房交界区的相对不应期及绝对不应期发生病理性延长，尤其是相对不应期发生病理性延长。但近期认为，它是一种传导功能逐渐衰减的表现，而使窦性激动在下传过程中传导速度进行性减慢，直到完全被阻滞不能传入心房，此现象周而复始。因为窦房传导时间(S-P 间期)逐渐延长，而每次 S-P 间期的增量则逐渐减少，故心电图表现为P-P间期进行性缩短，直至因 P 波脱落而发生长 P-P 间期，长 P-P 间歇前的 P-P 间期最短，接近正常窦性周期(实际上仍比正常的窦性周期略长或相等)，长的 P-P 间期小于最短的 P-P 间期的 2 倍，等于窦性周期间距的 2 倍减去一个阻滞周期中每次心动周期 S-P 间期的增量之和。

心电图特点(图 3-62)：①须为窦性 P 波。②有 P-P 间期逐渐缩短而后出现长的 P-P 间期的规律并周而复始。③长 P-P 间期小于最短 P-P 间期的 2 倍。

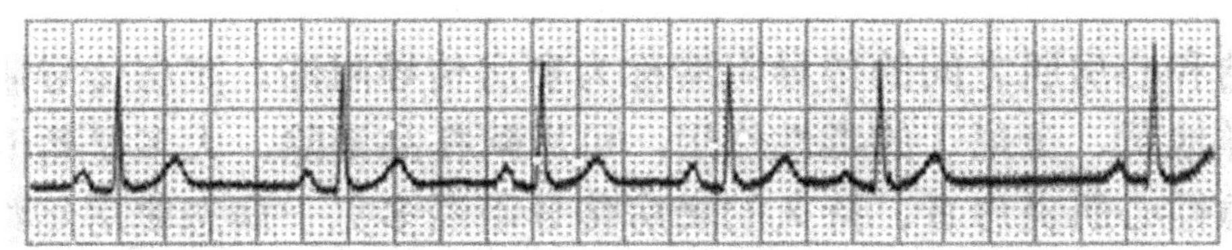

图 3-62　二度Ⅰ型窦房传导阻滞

(2)二度Ⅱ型窦房传导阻滞：二度Ⅱ型窦房传导阻滞也称为 S-P 间期固定型二度窦房传导阻滞。常有 2 种类型。

其一，传导比例规整的二度Ⅱ型窦房传导阻滞：可出现 3：2、4：3、5：4 等传导比例，且保持不变；亦可出现 2：1 传导，即每隔 1 次才下传的窦房传导阻滞，2：1 窦房传导阻滞的特点为规则的窦性心律，缓慢，仅 30～40 次/分，比正常窦性心律的频率减少一半，当运动或用阿托品后，心率可成倍增长。

心电图特点是(图 3-63)：①窦性 P 波。②规则的 P-P 间期中突然出现一个长间歇。其间没有 P-QRS-T 波群。③长的 P-P 间期是短的 P-P 间期的整倍数，常见的是 2 倍或 3 倍。④常出现逸搏，也可合并房室传导阻滞，也可以是病态窦房结综合征的一个表现。

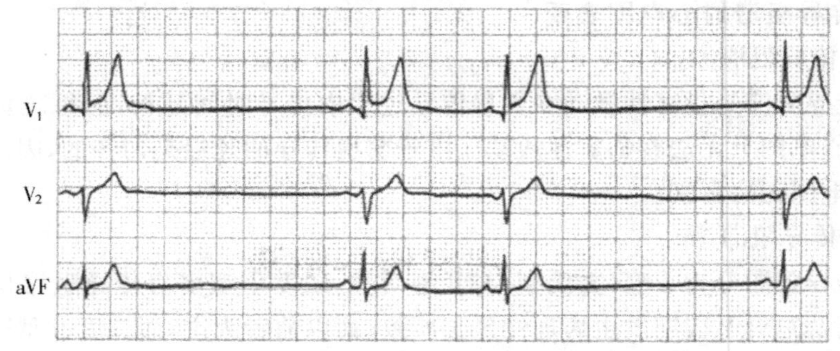

图 3-63　二度Ⅱ型窦房传导阻滞

其二，传导比例不规整的二度Ⅱ型窦房传导阻滞：在一系列窦性心搏中，突然出现一个无窦性P 波的长间歇，长间歇的 P-P 间期恰为窦性周期的 2 倍或 3 倍，其传导比例不固定。

3.三度窦房传导阻滞

窦性激动全部在窦房交界区内受阻滞而不能下传，心电图上窦性 P 波完全消失，很难与窦性停搏区别，如出现房性逸搏心律，则有助于三度窦房传导阻滞的诊断，因为窦性停搏时，心房内起搏点同时受抑制，多无房性逸搏出现。

(三)窦房传导阻滞与窦性心动过缓鉴别

窦性心动过缓的心率一般为 40～60 次/分，常伴有不齐。如果窦性心律的频率在 40 次/分以下时，应考虑到有窦房传导阻滞的可能。2：1 窦房传导阻滞的心率常为 30～40 次/分，缓慢且匀齐，阿托品试验窦性心动过缓的心率逐渐增加，在 2：1 窦房传导阻滞时则心率突然成倍增加。3：2 窦房传导阻滞可表现为二度Ⅱ型窦房传导阻滞，心动周期呈短的 P-P 间期与长的 P-P 间期交替出现的现象，长的 P-P 间歇恰为窦性周期长度的 2 倍。但也可表现为二度Ⅰ型窦房传导阻滞，心动周期也呈短的 P-P 间期与长的 P-P 间期交替出现，只是长的 P-P 间歇小于 2 倍短的 P-P 间期。

(四)窦房传导阻滞的临床意义与治疗

窦房传导阻滞是较少见的心律失常，既可暂时性出现，也可持续性存在或反复发作。它可见于迷走神经功能亢进或颈动脉窦敏感的健康人。但绝大多数见于器质性心脏病，常见于冠心病、急性下壁心肌梗死，也见于高血压心脏病、风湿性心脏病、心肌炎、先天性心脏病，此外还可见于高钾血症、高碳酸血症、白喉、流感等窦房结损伤(包括出血、缺血、炎症、梗死)。窦房结退行性变是窦房传导阻滞常见的原因，药物如洋地黄、奎尼丁、胺碘酮、维拉帕米、丙吡胺、β 受体阻滞剂中毒时亦可引起，但多为暂时性的。

窦房传导阻滞常无症状，或有“漏跳”、心悸、乏力感，但长时间的阻滞可出现眩晕、黑矇、昏厥，甚至昏迷、抽搐。窦房传导阻滞如为偶发多为功能性，频发的窦房传导阻滞多为器质性，当心室率＞45 次/分的窦房传导阻滞，持续时间短，无阿-斯综合征发作者，预后好，反之老年人或晚期心脏病患者频发的窦房传导阻滞，持续时间长，如无逸搏心律则可发生阿-斯综合征，则预后差。迷走神经张力增高所致的窦房传导阻滞预后好。

窦房传导阻滞主要是针对病因治疗。偶发性、无症状者不需特殊治疗，如频发、持续时间长或症状明显者，可用阿托品 0.3～0.6 mg 口服，3 次/天；麻黄碱 25 mg 口服，3 次/天；异丙肾上腺素 10 mg 口服，3 次/天；严重病例可静脉滴注异丙肾上腺素（用 5%葡萄糖液稀释），每分钟 1～3 μg，亦可静脉内注射阿托品、山莨菪碱。急性病例可并用肾上腺皮质激素，对于黑矇、晕厥、阿-斯综合征发作且药物治疗无效者，可安装人工心脏起搏器。

二、房室结传导阻滞

以往对房室传导阻滞（auriculo-ventricular block，“A-VB”）的概念，只认为是在房室交接区（房室结与房室束）发生了激动传导阻滞的现象；现在由于应用心内心电图如 His 束电图等，证明了房室传导阻滞可发生在由心房至心室内末梢纤维的全部传导系统中的各个部位，并且是呈水平型的阻滞，即不包括一支传导阻滞而另一支下传的单支传导阻滞。目前，一般将房室传导阻滞仍分为一度、二度及三度三类。

房室传导阻滞是由于房室传导系统不应期的延长所引起、房室传导系统的绝对不应期，相当于 QRS 波的开始至 T 波的顶点，相对不应期相当于 T 波顶点至 T 波终点。因此出现在 T 波之后的P 波，只要不存在传导阻滞，P-R 间期应是正常的。

（一）房室传导阻滞分型分度的鉴别

1.判断二度Ⅰ型与Ⅱ型房室传导阻滞常用的鉴别方法

常用的方法有阿托品试验、运动试验、颈动脉窦按压试验（表 3-1）。

表 3-1 无创性判断二度Ⅰ型或Ⅱ型房室传导阻滞的方法

	Ⅰ型（房室结阻滞）	Ⅱ型（结下阻滞）
阿托品	改善	恶化
运动	改善	恶化
颈动脉窦按压	恶化	改善

2.高度危险的房室传导阻滞症

有下列心电图表现者为高度危险的房室传导阻滞症，应尽快给予起搏治疗。

（1）QRS 波增宽和（或）心室率＜40 次/分者。

（2）伴 Q-T 间期明显延长与 T 波深度倒置者（图 3-64）。

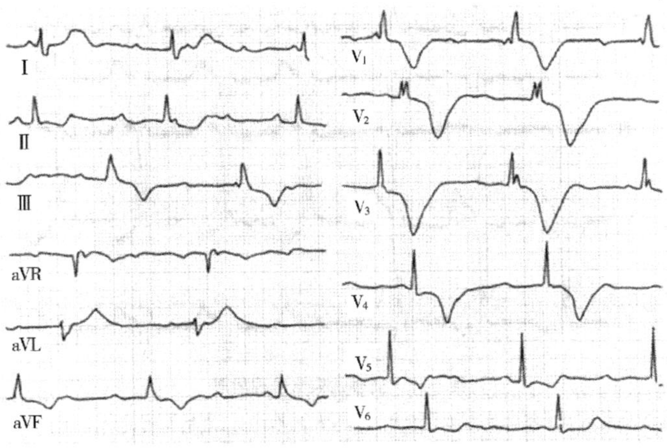

图 3-64 高危性完全性房室传导阻滞

(3)间歇性完全性房室传导阻滞(用药物增快心率易导致矛盾性的长时间心室停搏)。

(4)交替性束支传导阻滞并 P-R 间期延长者(图 3-65)。

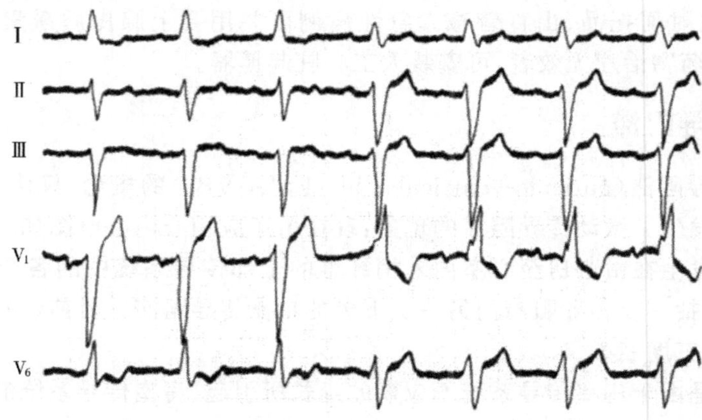

图 3-65　交替性束支传导阻滞

左侧心电图为左束支传导阻滞伴 P-R 间期延长,右侧心电图示突然演变为右束支传导阻滞伴 P-R 间期延长。注意本类传导阻滞患者无论有无心动过缓或晕厥病史,均易发生猝死,故一旦诊断应尽快给予人工起搏治疗

(5)心室逸搏节奏点多变。

(6)合并室性期前收缩者。

(7)任何类型房室传导阻滞合并原因不明晕厥发作者。

(8)急性心肌梗死合并莫氏二度Ⅱ型房室传导阻滞(图 3-66、图 3-67),或三度房室传导阻滞,或双束支传导阻滞,或完全性左束支或右束支传导阻滞者。

(9)间歇性三束支传导阻滞(图 3-68、图 3-69)。

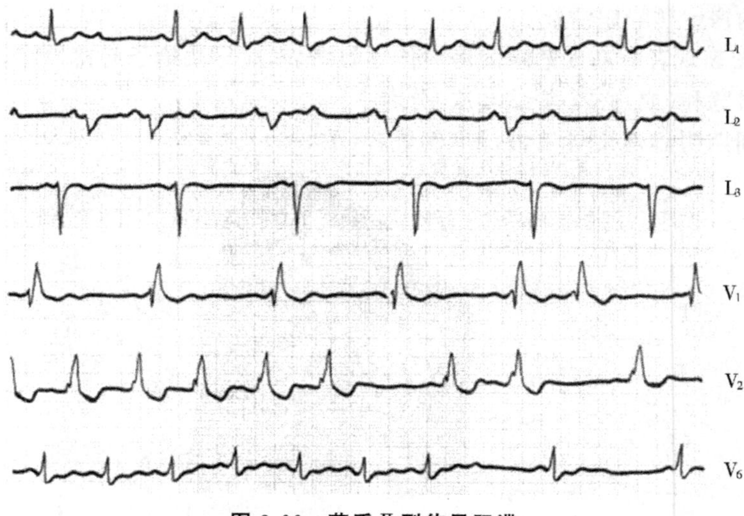

图 3-66　莫氏Ⅱ型传导阻滞

示窦性心律 P-R 间期为 200 毫秒。继之出现 P 波突然不能下传,QRS 波形态属右束支并左前分支传导阻滞,故属莫氏Ⅱ型房室传导阻滞

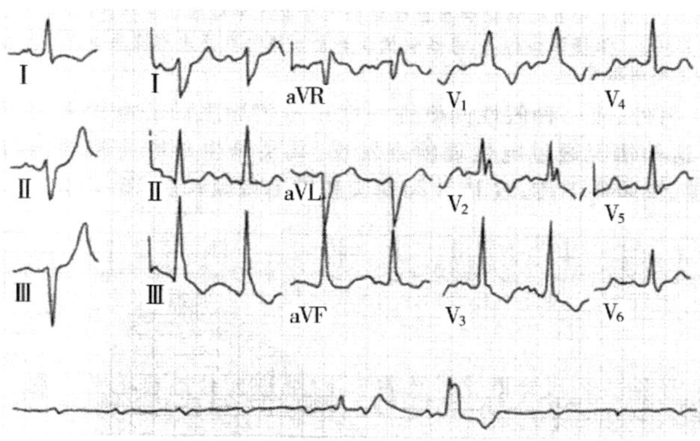

图 3-67　一例莫氏二度Ⅱ型房室传导阻滞

左侧心电图示基本心律为窦性心律，75 次/分，P-R 间期 240 毫秒；QRS 波宽度 120 毫秒；呈 2∶1 房室传导阻滞。本例 P-R 间期仅轻微延长且 QRS 波增宽，故提示为莫氏Ⅱ型房室传导阻滞

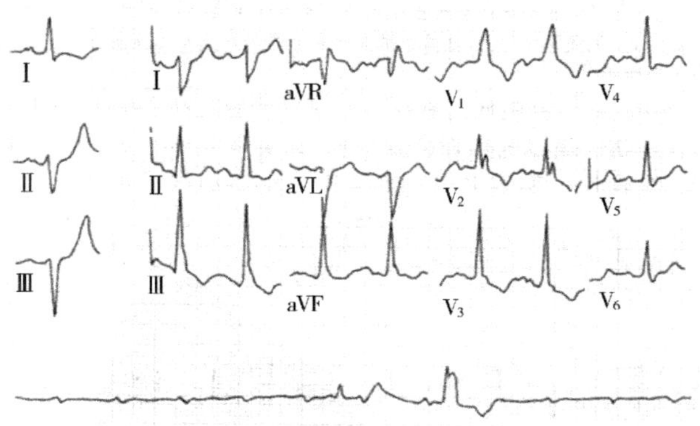

图 3-68　三束支传导阻滞

左侧心电图示基础心律为窦性心律(频率 100 次/分)，呈左前分支传导阻滞图形，2 小时后记录右侧心电图示右束支传导阻滞伴左后分支传导阻滞，P-R 间期为 0.20 秒。3 天后患者出现晕厥发作时描记示三束支完全性传导阻滞导致完全性房室传导阻滞与心室停搏(底部心电图)

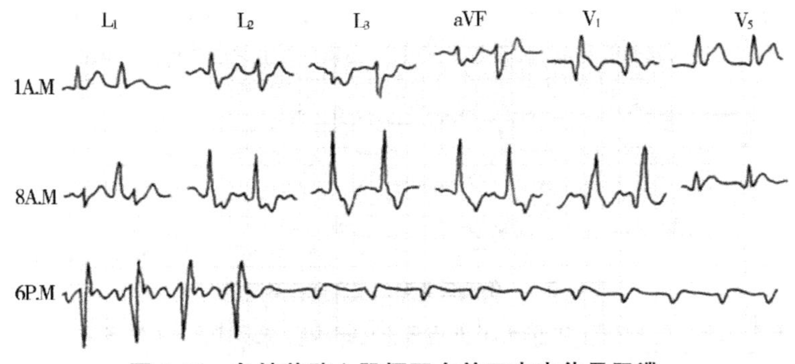

图 3-69　急性前壁心肌梗死合并三束支传导阻滞

另外，有一种假性间歇性一度房室传导阻滞心电图需加以鉴别：这种情况通过电生理检查发现，其实是生理性交替性经房室结慢、快通道下传，致 P-R 间期交替性出现延长(图 3-70)。

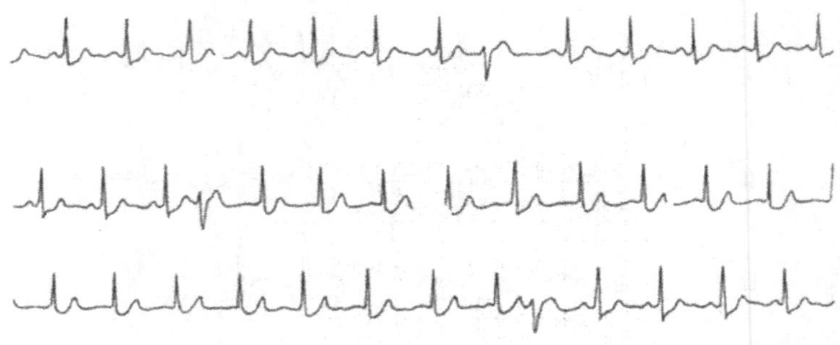

图 3-70 交替性经房室结快、慢通道前传的心电图表现

(二)完全性房室传导阻滞

任何类型房室传导阻滞出现严重心室率减慢者均属心脏急症(图 3-71、图 3-72)。诊断完全性房室传导阻滞需符合下述三个条件,即:①没有房室传导。②心室率<45 次/分。③心房率不慢。所谓阻滞-加速性分离现象,它常见于急性下壁心肌梗死患者,这是一种程度较轻的传导阻滞,其特点为心室率较快,有时亦伴心房率增快。本型房室传导阻滞常在短时间内自行消失。间歇性三束支传导阻滞也可发展为完全性房室传导阻滞而致心室停搏(图 3-73)。

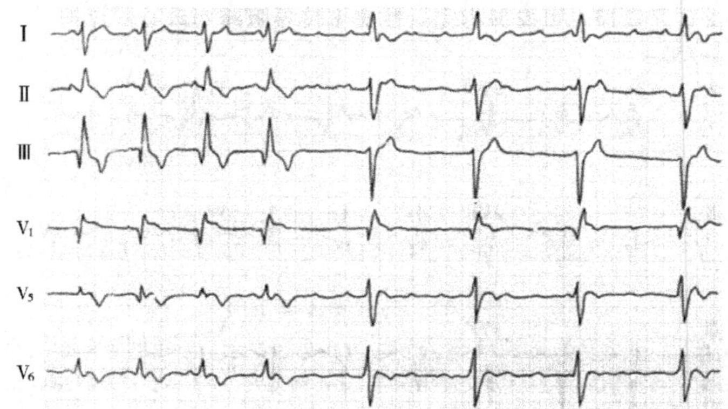

图 3-71 2∶1 房室传导阻滞演变为完全性房室传导阻滞

本图左侧为 2∶1 房室传导阻滞,QRS 波形态提示为右束支与左后分支传导阻滞。后半段突然演变为完全性房室传导阻滞,其逸搏节奏点发自左后束支

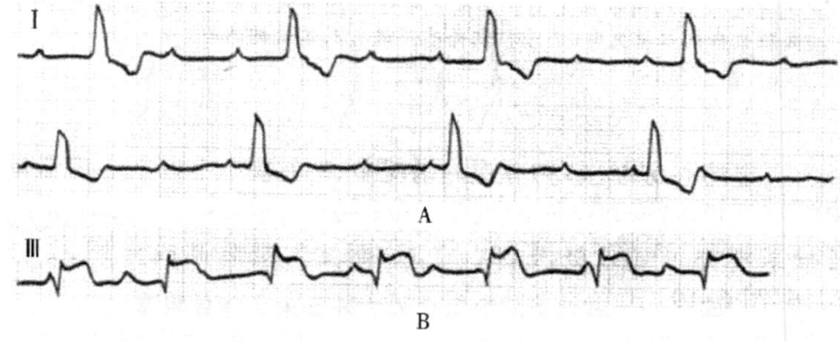

图 3-72 两例表现不同的完全性房室传导阻滞

A.完全性房室传导阻滞(心房率 108 次/分,心室率 37 次/分)。心室率绝对规则,尽管心房激动充分发放,但无一发生房室传导;B.示阻滞-加速分离现象,房室传导阻滞情况下,交界性心率达 66 次/分(加速性交界性节律),心房率 93 次/分(亦呈加速现象)

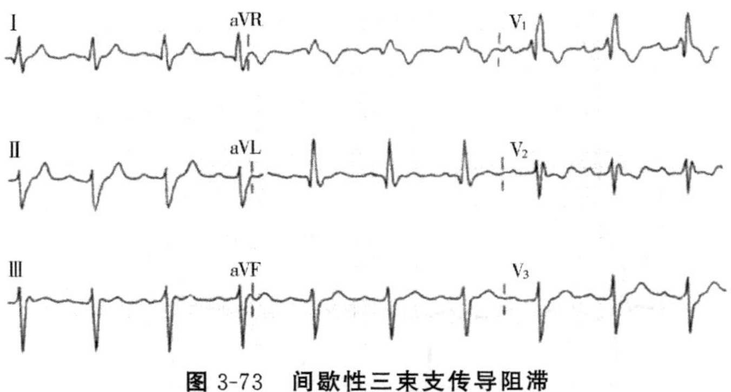

图 3-73　间歇性三束支传导阻滞

(三)高度房室传导阻滞

一定的心房率(<130 次/分)情况下,2 个或 2 个以上心房激动不能下传心室时称为高度或进展型房室传导阻滞,有时高度房室传导阻滞亦可导致极慢的心室率,而发生晕厥甚或猝死,如图 3-74～图 3-77。

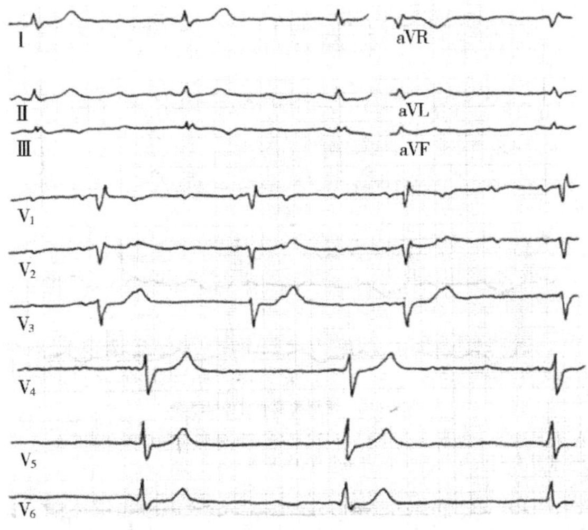

图 3-74　进展性房室传导阻滞

进展型房室传导阻滞,房室呈固定的 3∶1 与 4∶1 传导阻滞,QRS 波呈右束支传导阻滞,4∶1传导时心室率仅 23 次/分,房室传导阻滞部位可能在房室结或希-普系。但因心室率显著缓慢,因此易发生心脏停搏或心室颤动,故应尽早进行人工起搏

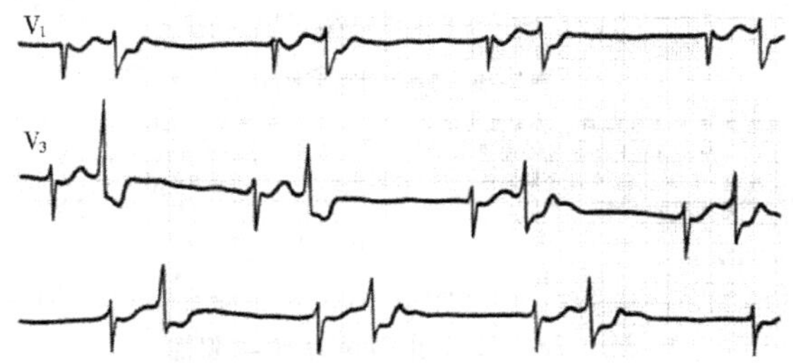

图 3-75　洋地黄中毒引起交界性心律(40 次/分)伴多形性室性期前收缩(呈两联律)

潜在基本心律可能为"直线"性心房颤动伴完全性房室传导阻滞或窦性停搏。上述表现提示本例为高危性心律失常患者,第一步治疗应是立即进行人工起搏

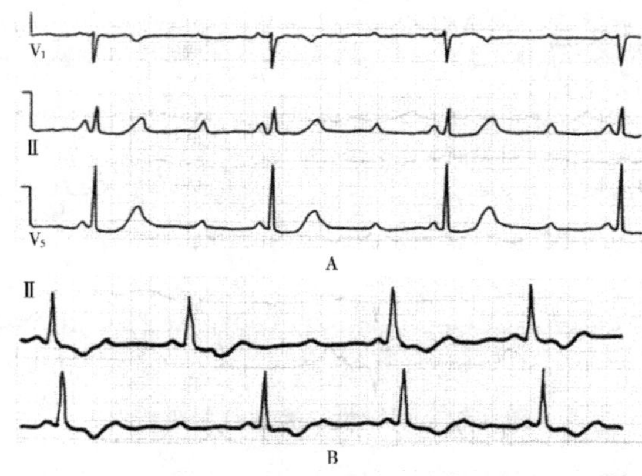

图 3-76　两例高度房室传导阻滞

A.持续性 3∶1 传导，使心室率仅为 32 次/分，P-R 间期正常，QRS 波呈窄型；B.房室呈 2∶1 与 3∶1 传导，心室率约 35 次/分

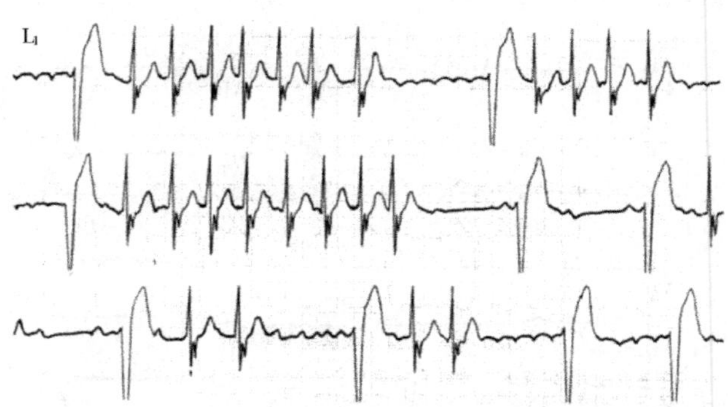

图 3-77　短阵性心房扑动后传为窦性心律伴高度房室传导阻滞

注意每一室性逸搏后出现短阵室上性心动过速。此因室性逸搏冲动促发一超常期传导，由于其后每一激动落于前一个 QRS 波的超常期，故持续出现多个室上性 QRS 波群（短阵性室上性心动过速）

（四）Ⅱ型二度房室传导阻滞

本型阻滞常因双束支传导阻滞所致，心电图主要表现为 P-R 间期正常或固定性轻度延长与 QRS 波呈束支传导阻滞图形，发生 QRS 波脱漏前心搏的 P-R 间期常无延长。本型阻滞易发生连续多个 P 波不能下传而致心室停搏，如图 3-78～图 3-82。

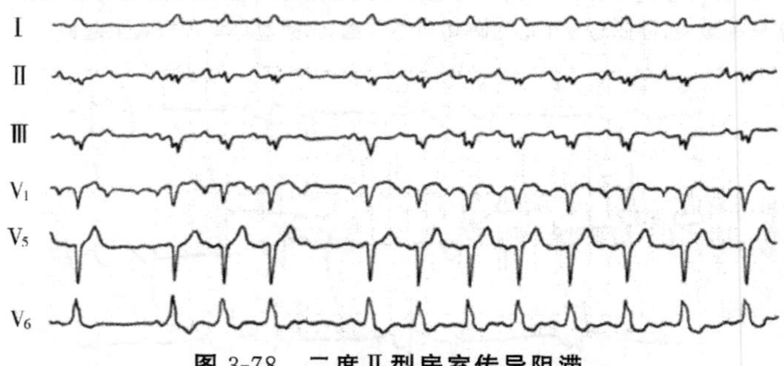

图 3-78　二度Ⅱ型房室传导阻滞

P-R 间期虽有延长，但在未下传的 P 波前后仍保持固定不变。QRS 波呈固定的左束支传导阻滞型，故本型房室传导阻滞部位在右束支水平

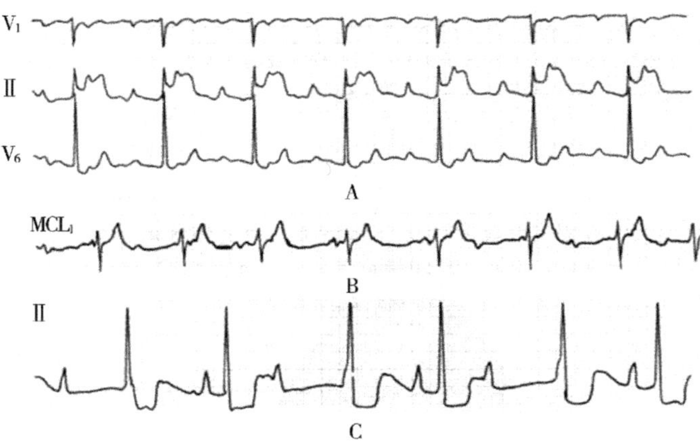

图 3-79　各种Ⅰ型(房室结水平)房室传导阻滞的不同表现

A.急性下壁心肌梗死并发 2∶1 房室传导阻滞,注意传导性搏动的 P-R 间期延长,无束支传导阻滞表现;B.阻滞-加速性分离现象伴有两个心室夺获,注意传导性心搏的 P-R 间期延长;C.逸搏-夺获双联律,注意成对心搏中第一个是交界性逸搏,第二个传导性心搏 P-R 间期延长

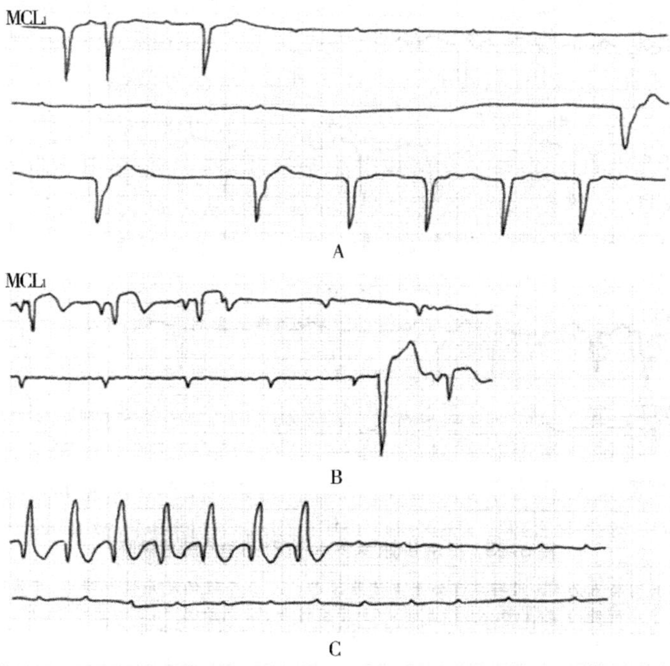

图 3-80　各种心室停搏表现

A.剧烈呕吐引起的迷走神经性心室停搏,持续达 11 秒;B.急性前间壁心肌梗死合并未下传性房性期前收缩,后者引起继发性窦性周期延长,而致长达 7 秒的停搏;C.一例间歇性房室传导阻滞症患者,诊断后因无晕厥发作而未予及时起搏治疗致突然发展为心室停搏而死亡

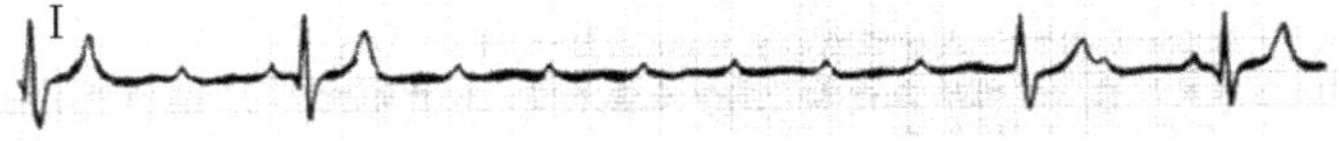

图 3-81　Ⅱ型房室传导阻滞引起 4 秒钟心室停搏而发生阿-斯综合征

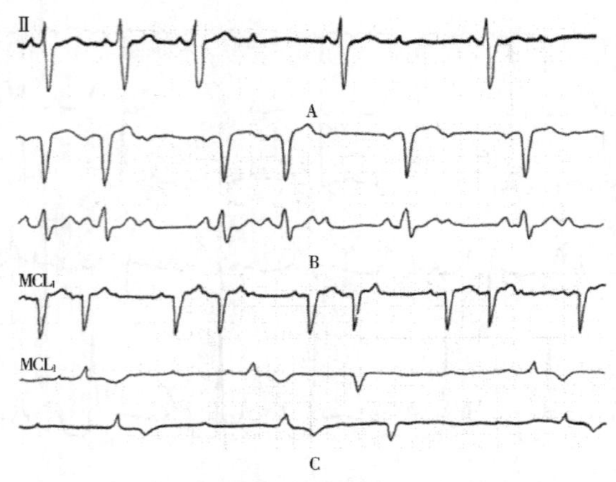

图 3-82　三例Ⅱ型(束支水平传导阻滞)房室传导阻滞

其共同特点为 P-R 间期正常伴束支传导阻滞。A.三个连续传导性心搏后,房室传导比例转为2∶1;B.先 3∶2 后 2∶1 房室传导;C.上条呈 3∶2 房室传导,中、下条录自数小时后,进一步证实系双束支传导阻滞引起的二度Ⅱ型房室传导阻滞(可见交替性呈右束支与左束支传导阻滞)

相反,典型二度Ⅰ型房室传导阻滞(房室结水平传导阻滞)的特点是 P-R 间期延长而 QRS 波正常,但二度Ⅰ型房室传导阻滞可有很多变异型,其中最常见的 2∶1 房室传导阻滞(图 3-83),其次为阻滞-加速性分离,少数可表现为逸搏-夺获双联律、3∶2 文氏型房室传导阻滞(图 3-84);另一方面,二度Ⅱ型房室传导阻滞(莫氏Ⅱ型)由于房室结传导一般维持正常,故 P-R 间期不显延长,但 QRS 波几乎总是呈束支传导阻滞图形,本型房室传导阻滞极易发展为完全性房室传导阻滞并导致晕厥、猝死,故即使无症状,亦应住院紧急进行人工起搏。2∶1 房室传导阻滞伴 P-R 间期延长但 QRS 波正常(不增宽)者,常为二度Ⅰ型房室传导阻滞,不可误诊为二度Ⅱ型房室传导阻滞(表 3-2)。

三、频率依赖性房室传导阻滞

频率依赖性房室传导阻滞是在心率正常时传导正常,心动过速或过缓时即出现房室传导阻滞,这种现象称为频率依赖性房室传导阻滞,亦称为阵发性房室传导阻滞。病变部位可局限于希氏束内,但大多数为双侧束支病变引起。因心率增快而出现,心率减慢而消失的房室传导阻滞则称为第 3 位相阵发性房室传导阻滞。因心率减慢出现,心率增快而消失的房室传导阻滞,称为第 4 位相阵发性房室传导阻滞。

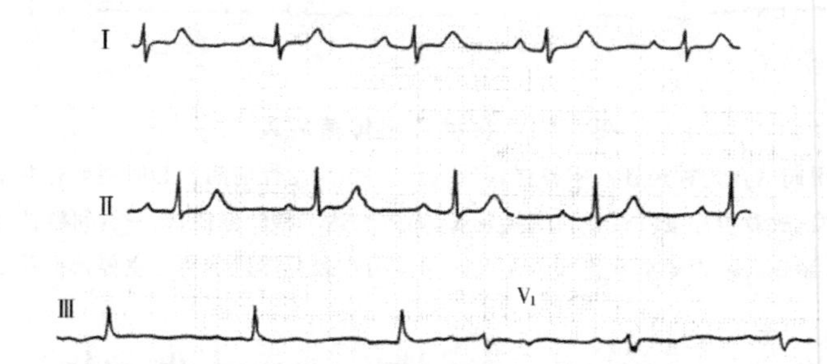

图 3-83　2∶1 房室传导阻滞被误诊为窦性心动过缓并一度房室传导阻滞

注意Ⅰ、Ⅱ、Ⅲ导联的 T 波前后未见明确 P 波,但 V_1 的 T 波后可见一 P 波。提示 T-P 重叠,此种情况容易被误诊

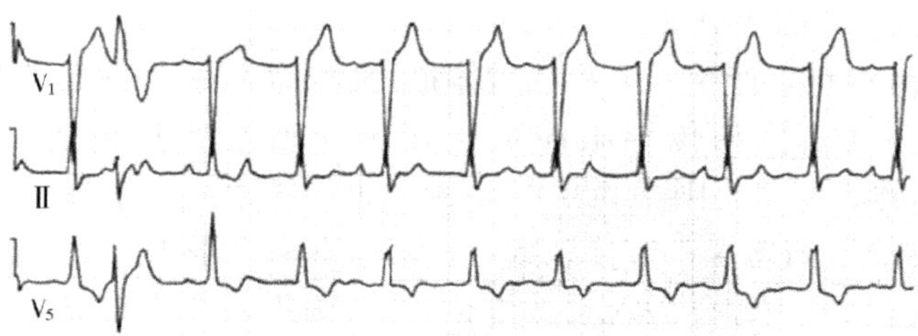

图 3-84　窦性心律伴 3∶2 文氏型房室传导阻滞

注意 QRS 波呈左束支传导阻滞型。在室性期前收缩代偿间期后 QRS 波正常化，此提示左束支传导阻滞系心率加速依赖性

表 3-2　二度Ⅰ型与Ⅱ型房室传导阻滞的鉴别

	Ⅰ型	Ⅱ型
临床	常为急性	常为慢性
	见于下壁心肌梗死	见于前间壁心肌梗死
	风湿热	Lenegre 病
	洋地黄应用	Lev 病
	β受体阻滞剂应用	心肌病
阻滞解剖部位	房室结，偶在希氏束	结下，常在束支内
电生理异常	相对不应期	
	递减传导	全或无传导
心电图	R-P/P-R 呈反比关系	P-R 固定不变
	P-R 间期延长	P-R 间期正常
	QRS 波宽度正常	呈束支传导阻滞图形

（一）第 3 位相传导阻滞

1.第 3 位相传导阻滞的产生机制与心电图表现

心肌纤维兴奋之后有一个不应期，在有效不应期内给予任何刺激都不会发生反应，在相对不应期时，如果刺激能引起反应，则反应振幅低、0 相除极速度慢，这是决定传导速度的两个重要因素，使传导减慢、减弱或被阻滞。而在某些情况下，如急性心肌缺血、心肌炎或应用某些药物之后，不应期比完成复极时间更长(所谓复极后的不应期)，这种情况在房室结常见，在传导组织其他部位亦同样于病理情况下可以发生。因此，第 3 位相阻滞包括正常组织的不应期所引起的传导障碍(即频率增快时所出现的传导障碍)，也包括不应期延长的异常组织中的传导障碍。前者如过早激动或室上性心动过速，当激动抵达房室交界区或室内传导系统，此时房室交界区或室内传导系统正处于动作电位的位相 3(相当于心肌兴奋性的部分绝对不应期或全部相对不应期)，于是下传至心室后会产生束支或房室传导阻滞。生理性 3 位相阻滞心电图常见于如室上性期前收缩，室上性心动过速伴室内差异性传导、未下传的室上性期前收缩、隐匿性交界性期前收缩、各种隐匿性传导、干扰现象等，这些均和 3 位相阻滞有关。后者则是病理性复极延长，当心率相对增快时，如心率在 100 次/分左右，即可出现束支或房室传导阻滞，反映了心肌细胞动作电位位相 3发生了异常的延长，故此种传导障碍属于病理性第 3 位相的范畴。

2.第 3 位相传导阻滞的临床意义

第 3 位相传导阻滞本身不产生临床症状与体征，临床意义主要决定于基础心脏病与伴发的心律失常。一般说来，第 3 位相传导阻滞发生在三大因素的基础上（非常短的配对间期，Ashman 现象、非常快的心室率），则多为功能性的。如果异常的心室波并不是在上述 3 种情况下，而是意外地出现则提示病理性室内传导障碍。当心室率大于 180 次/分时出现的差异性传导多为功能性，心室率小于 150 次/分出现束支传导阻滞，则提示室内传导系统病理性异常。出现差异性传导的最低心率称为临界心率，临界心率是随病情而转变，并没有统一的界限。因为要在生理性位相 3 传导阻滞与病理性位相 3 传导阻滞之间划一截然的界限似乎是困难的。这是由于两者的心率范围可能发生某种程度的重叠。但是室内差异性传导呈现左束支传导阻滞图形者以器质性心脏病多见，可能会发展为永久性阻滞。

（二）第 4 位相传导阻滞

1.第 4 位相传导阻滞的产生机制与心电图表现

Singer 等于 1967 年首先在动物实验中发现受损伤后的束支，其舒张期自动除极增强。膜电位降低快，会引起传导障碍。束支损伤后静息膜电位在 −60 mV 以下时，出现非频率依赖性传导阻滞。其后，随着束支损伤和静止膜电位的恢复，膜电位降低到 −70 mV 左右，舒张期除极即恢复正常或功能增强。这时假若室上性激动到达过迟，便会形成第 4 位相传导阻滞。

同样，第 4 位相传导阻滞的心电图表现也可出现阵发性房室传导阻滞，心电图表现视阻滞的部位不同而定，如希氏束出现 4 位相传导阻滞时，病变区的膜电位在一个较长间歇后，降低到不能或仅能部分除极的水平；同时阈电位也升高，向 0 电位接近。心电图特点是心率减慢后发生房室传导阻滞。亦可表现为第 4 位相束支传导阻滞，心电图特征为期前收缩间歇后或心率减慢时出现束支传导阻滞图形，可以发生在左、右束支及左束支的分支传导阻滞，心率增快后消失。一般以左束支多见，因为左束支 4 位相传导阻滞的临界周期比右束支短。当心率有机会进一步变慢才能表现出右束支的 4 位相传导阻滞，这时往往有 P-R 间期延长。

2.第 4 位相传导阻滞的临床意义

第 4 位相传导阻滞的患者大多有器质性心脏病。另外，第 4 位相传导阻滞是引起复杂心律失常的机制之一，使诊断困难，只有对此种机制有一定的理解，才能对患者进行及时正确地处理。

（董占领）

第四章

高血压的西医治疗

第一节　原发性高血压

原发性高血压是以体循环动脉血压升高为主要临床表现，引起心、脑、肾、血管等器官结构、功能异常并导致心脑血管事件或死亡的心血管综合征，占高血压的绝大多数，通常简称为“高血压”。

一、流行病学

高血压是最常见的慢性病，就全球范围来看，高血压患病率和发病率在不同国家、地区或种族之间有差别；发达国家较发展中国家高；无论男女，随着年龄增长，高血压患病率日益上升；男女之间患病率差别不大，青年期男性稍高于女性，中年后女性稍高于男性。

根据 2002 年调查数据，我国 18 岁以上成人高血压患病率为 18.8%，估计目前我国约有 2 亿多高血压患者，每年新增高血压患者约 1 000 万人。高血压患病率北方高于南方，华北及东北属于高发地区；沿海高于内地；城市高于农村；高原少数民族地区患病率较高。近年来，经过全社会的共同努力，高血压知晓率、治疗率及控制率有所提高，但仍很低。

二、病因

（一）遗传因素

60%的高血压患者有阳性家族史，患病率在具有亲缘关系的个体中较非亲缘关系的个体高，同卵双生子较异卵双生子高，而在同一家庭环境下具有血缘关系的兄妹较无血缘关系的兄妹高；大部分研究提示，遗传因素占高血压发病机制 35%～50%；已有研究报告过多种罕见的单基因型高血压。可能存在主要基因显性遗传和多基因关联遗传两种方式；高血压多数是多基因功能异常，其中每个基因对血压都有一小部分作用（微效基因），这些微效基因的综合作用最终导致了血压的升高。动物试验研究已成功地建立了遗传性高血压大鼠模型，繁殖几代后几乎 100%发生高血压。不同个体的血压在高盐膳食和低盐膳食中也表现出一定的差异性，这也提示可能有遗传因素的影响。

（二）非遗传因素

近年来，非遗传因素的作用越来越受到重视，在大多数原发性高血压患者中，很容易发现环境（行为）对血压的影响。重要的非遗传因素如下。

1.膳食因素

日常饮食习惯明显影响高血压患病风险。高钠、低钾膳食是大多数高血压患者发病最主要的危险因素。人群中,钠盐摄入量与血压水平和高血压患病率呈正相关,而钾盐摄入量与血压水平呈负相关。我国人群研究表明,膳食钠盐摄入量平均每天增加 2 g,收缩压和舒张压分别增高 0.3 kPa(2 mmHg)和 0.15 kPa(1.2 mmHg)。进食较少新鲜蔬菜水果会增加高血压患病风险,可能与钾盐及柠檬酸的低摄入量有关。重度饮酒人群中高血压风险升高;咖啡因可引起瞬时血压升高。

2.超重和肥胖

体重指数(BMI)及腰围是反映超重及肥胖的常用临床指标。人群中体重指数与血压水平呈正相关:体重指数每增加 3 kg/m^2,高血压风险在男性增加 50%,女性增加 57%。身体脂肪的分布与高血压发生也相关:腰围男性≥90 cm 或女性≥85 cm,发生高血压的风险是腰围正常者的 4 倍以上。目前认为超过 50%的高血压患者可能是肥胖所致。

3.其他

长期精神过度紧张、缺乏体育运动、睡眠呼吸暂停及服用避孕药物等也是高血压发病的重要危险因素。

三、发病机制

遗传因素与非遗传因素通过什么途径和环节升高血压,尚不完全清楚。已知影响动脉血压形成的因素包括心脏射血功能、循环系统内的血液充盈及外周动脉血管阻力。目前主要从以下几个方面阐述高血压的机制。

(一)交感神经系统活性亢进

各种因素使大脑皮质下神经中枢功能发生变化,各种神经递质浓度异常,最终导致交感神经系统活性亢进,血浆儿茶酚胺浓度升高。交感神经系统活性亢进可能通过多种途径升高血压,如儿茶酚胺单独的作用与儿茶酚胺对肾素释放刺激的协同作用,最终导致心排血量增加或改变正常的肾脏压力-容积关系。另外,交感神经系统分布异常在高血压发病机制方面也有重要作用,这些现象在年轻患者中更明显,越来越多的证据表明,交感神经系统亢进与心脑血管病发病率和病死率呈正相关。它可能导致了高血压患者在晨间的血压增高,引起了晨间心血管病事件的升高。

(二)肾素-血管紧张素-醛固酮系统

肾素-血管紧张素-醛固酮系统(RAAS)在调节血管张力、水电解质平衡和心血管重塑等方面都起着重要的作用。经典的 RAAS 肾小球入球动脉的球旁细胞分泌肾素,激活从肝脏产生的血管紧张素原,生成血管紧张Ⅰ(AngⅠ),然后经过血管紧张素转换酶(ACE)生成血管紧张素Ⅱ(AngⅡ)。AngⅡ是 RAAS 的主要效应物质,可以作用于血管紧张素Ⅱ受体,使小动脉收缩;并可刺激醛固酮的分泌,而醛固酮分泌增加可导致水钠潴留。另外,还可以通过交感神经末梢突触前膜的正反馈使去甲肾上腺素分泌增加。这些作用均可导致血压升高,从而参与了高血压的发病及维持。目前,针对该系统研制的降压药在高血压的治疗中发挥着重要作用。此外,该系统除上述作用外,还可能与动脉粥样硬化、心肌肥厚、血管中层硬化、细胞凋亡及心力衰竭等密切相关。

（三）肾脏钠潴留

相当多的详细证据支持钠盐在高血压发生中的作用。目前研究表明，血压随年龄升高直接与钠盐摄入水平的增加有关。给某些人短期内大量钠负荷，血管阻力和血压会上升，而限钠至100 mmol/d，多数人血压会下降，而利尿剂的降压作用需要一个初始的排钠过程。在大多数高血压患者中，血管组织和血细胞内钠浓度升高；对有遗传倾向的动物给予钠负荷，会出现高血压。

过多的钠盐必须在肾脏被重吸收后才能引起高血压，因此肾脏在调节钠盐方面起着重要作用，研究表明老年高血压患者中盐敏感性增加，推测可能与肾小球滤钠作用下降及肾小管重吸收钠异常增高有关。另外，其他一些原因也可干扰肾单位对过多钠盐的代偿能力，进而可导致血压升高，如获得性钠泵抑制剂或其他影响钠盐转运物质的失调；一部分人群由于各种原因导致入球小动脉收缩或腔内固有狭窄而导致肾单位缺血，这些肾单位分泌的肾素明显增多，增多的肾素干扰了正常肾单位对过多钠盐的代偿能力，从而扰乱了整个血压的自身稳定性。

（四）高胰岛素血症和（或）胰岛素抵抗

高血压与高胰岛素血症之间的关系已被认识了很多年，高血压患者中约有一半存在不同程度的胰岛素抵抗（IR），尤其是伴有肥胖者。近年来的一些观点认为胰岛素抵抗是2型糖尿病和高血压发生的共同病理生理基础。大多观点认为血压的升高继发于高胰岛素血症。高胰岛素血症导致的升压效应机制：一方面导致交感神经活性的增加、血管壁增厚和肾脏钠盐重吸收增加等；另一方面高胰岛素血症也可导致一氧化氮扩血管作用的缺陷，从而升高血压。

（五）其他可能的机制

（1）内皮细胞功能失调：血管内皮细胞可以产生多种调节血管收缩舒张的递质，如一氧化氮、前列环素、内皮素-1及内皮依赖性收缩因子等。当这些介质分泌失调时，可能导致血管的收缩舒张功能异常，如高血压患者对不同刺激引起的一氧化氮释放减少而导致的舒血管反应减弱；内皮素-1，可引起强烈而持久的血管收缩，阻滞其受体后则引起血管舒张，但内皮素在高血压中的作用仍然需要更多研究。

（2）细胞间离子转运失调及多种血管降压激素缺陷等也可能影响血压。

四、病理

高血压的主要病理改变是小动脉的病变和靶器官损害。长期高血压引起全身小动脉病变，主要表现为小动脉中层平滑肌细胞增生和纤维化，管壁增厚和管腔狭窄，导致心、脑、肾等重要靶器官缺血以及相关的结构和功能改变。长期高血压可促进大、中动脉粥样硬化的发生和发展。

（一）心脏

左心室肥厚是高血压所致心脏特征性的改变。长期压力超负荷和神经内分泌异常，可导致心肌细胞肥大、心肌结构异常、间质增生、左心室体积和重量增加。早期左心室以向心性肥厚为主，长期病变时心肌出现退行性改变，心肌细胞萎缩伴间质纤维化，心室壁可由厚变薄，左心室腔扩大。左心室肥厚将引起一系列功能失调，包括冠状动脉血管舒张储备功能降低、左心室壁机械力减弱及左心室舒张充盈方式异常等；随着血流动力学变化，早期可出现舒张功能变化，晚期可演变为舒张或收缩功能障碍，发展为不同类型的充血性心力衰竭。高血压在导致心脏肥厚或扩大的同时，常可合并冠状动脉粥样硬化和微血管病变，最终可导致心力衰竭或严重心律失常，甚至猝死。

(二)肾

长期持续性高血压可导致肾动脉硬化及肾小球囊内压升高,造成肾实质缺血、肾小球纤维化及肾小管萎缩,并有间质纤维化;相对正常的肾单位可代偿性肥大。早期患者肾脏外观无改变,病变进展到一定程度时肾表面呈颗粒状,肾体积可随病情的发展逐渐萎缩变小,最终导致肾衰竭。

(三)脑

高血压可造成脑血管从痉挛到硬化的一系列改变,但脑血管结构较薄弱,发生硬化后更为脆弱,加之长期高血压时脑小动脉易形成微动脉瘤,易在血管痉挛、血管腔内压力波动时破裂出血;高血压易促使脑动脉粥样硬化、粥样斑块破裂可并发脑血栓形成。高血压的脑血管病变特别容易发生在大脑中动脉的豆纹动脉、基底动脉的旁正中动脉和小脑齿状核动脉,这些血管直接来自压力较高的大动脉,血管细长而且垂直穿透,容易形成微动脉瘤或闭塞性病变。此外,颅内外动脉粥样硬化的粥样斑块脱落可造成脑栓塞。

(四)视网膜

视网膜小动脉在本病初期发生痉挛,以后逐渐出现硬化,严重时发生视网膜出血和渗出及视神经盘水肿。高血压视网膜病变分为 4 期(图 4-1):Ⅰ期和Ⅱ期是视网膜病变早期,Ⅲ和Ⅳ期是严重高血压视网膜病变,对心血管病死率有很高的预测价值。

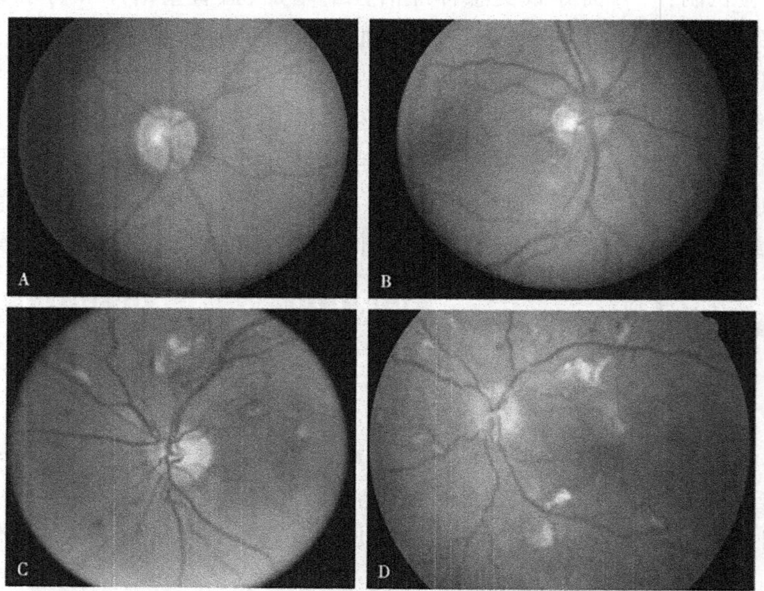

图 4-1 高血压视网膜病变分期

A.Ⅰ期(小动脉局灶性或普遍性狭窄);B.Ⅱ期(动静脉缩窄);C.Ⅲ期(出血、严重渗出);D.Ⅳ期(视盘水肿)

五、临床表现

(一)症状

高血压被称作沉默杀手,大多数高血压患者起病隐匿、缓慢,缺乏特殊的临床表现。有的仅在健康体检或因其他疾病就医或在发生明显的心、脑、肾等靶器官损害时才被发现。临床常见症状有头痛、头晕、头胀、失眠、健忘、注意力不集中、易怒及颈项僵直等,症状与血压升高程度可不一致，上述症状在血压控制后可减轻或消失。疾病后期，患者出现高血压相关靶器官损害或并发症时，可出现相应的症状，如胸闷、气短、口渴、多尿、视野缺损、短暂性脑缺血发作等。

（二）体征

高血压体征较少，除血压升高外，体格检查听诊可有主动脉瓣区第二心音亢进、收缩期杂音或收缩早期喀喇音等。有些体征常提示继发性高血压可能：若触诊肾脏增大，同时有家族史，提示多囊肾可能；腹部听诊收缩性杂音，向腹两侧传导，提示肾动脉狭窄；心律失常、严重低钾及肌无力的患者，常考虑原发性醛固酮增多症。

（三）并发症

1.心力衰竭

长期持续性高血压使左心室超负荷，发生左心室肥厚。早期心功能改变是舒张功能降低，压力负荷增大，可演变为收缩和（或）舒张功能障碍，出现不同类型的心力衰竭。同时高血压可加速动脉粥样硬化的发展，增大了心肌缺血的可能性，使高血压患者心肌梗死、猝死及心律失常发生率较高。

2.脑血管疾病

脑血管并发症是我国高血压患者最常见的并发症，也是最主要死因；主要包括短暂性脑缺血发作（TIA）、脑血栓形成、高血压脑病、脑出血及脑梗死等。高血压占脑卒中病因的50%以上，是导致脑卒中和痴呆的主要危险因素。在中老年高血压患者中，磁共振成像（MRI）上无症状脑白质病变（白质高密度）提示脑萎缩和血管性痴呆。

3.大血管疾病

高血压患者可合并主动脉夹层（远端多于近端）、腹主动脉瘤和外周血管疾病等；其中，大多数腹主动脉瘤起源肾动脉分支以下。

4.慢性肾脏疾病

高血压可引起肾功能下降和（或）尿白蛋白排泄增加。血清肌酐浓度升高或估算的肾小球滤过率（eGFR）降低表明肾脏功能减退；尿白蛋白和尿白蛋白排泄率增加则意味着肾小球滤过屏障的紊乱。高血压合并肾脏损害大大增加了心血管事件的风险。大多数高血压相关性慢性肾脏病患者在肾脏功能全面恶化需要透析前，常死于心脏病发作或者脑卒中。

六、诊断与鉴别诊断

高血压患者的诊断：①确定高血压的诊断；②排除继发性高血压的原因；③根据患者心血管危险因素、靶器官损害和伴随的临床情况评估患者的心血管风险。需要正确测量血压、仔细询问病史（包括家族史）及体格检查，安排必要的实验室检查。

（一）目前高血压的定义

在未使用降压药物的情况下，非同日3次测量血压，收缩压（SBP）≥18.7 kPa（140 mmHg）和（或）舒张压（DBP）≥12.0 kPa（90 mmHg）（SBP≥18.7 kPa（140 mmHg）和DBP＜12.0 kPa（90 mmHg）为单纯性收缩期高血压）；患者既往有高血压，目前正在使用降压药物，血压虽然低于18.7/12.0 kPa（140/90 mmHg），也应诊断为高血压。根据血压升高水平，又进一步将高血压分为1级、2级和3级（表4-1）。

（二）心血管疾病风险分层的指标

血压水平、心血管疾病危险因素、靶器官损害、临床并发症和糖尿病，根据这些指标，可以将患者进一步分为低危、中危、高危和很高危4个层次，它有助于确定启动降压治疗的时机，确立合适的血压控制目标，采用适宜的降压治疗方案，实施危险因素的综合管理等。表 4-2 为高血压患者心血管疾病风险分层标准。

表 4-1 血压水平分类和分级

分类	收缩压(mmHg)	舒张压(mmHg)
正常血压	<120	<80
正常高值血压	120～139	80～89
高血压	≥140	≥90
1 级高血压	140～159	90～99
2 级高血压	160～179	100～109
3 级高血压	≥180	≥110
单纯收缩期高血压	≥140	<90

注：1 mmHg=0.133 kPa；当收缩压和舒张压分属于不同级别时，以较高的分级为准。

表 4-2 高血压患者心血管疾病风险分层

其他危险因素和病史	高血压		
	1 级	2 级	3 级
无	低危	中危	高危
1～2 个其他危险因素	中危	中危	很高危
≥3 个其他危险因素，或靶器官损伤	高危	高危	很高危
临床并发症或合并糖尿病	很高危	很高危	很高危

七、实验室检查

(一)血压测量

1.诊室血压测量

诊室血压是指由医护人员在标准状态下测量得到的血压，是目前诊断、治疗、评估高血压常用的标准方法，准确性好。正确的诊室血压测量规范如下：测定前患者应坐位休息 3～5 分钟；至少测定 2 次，间隔 1～2 分钟，如果 2 次测量数值相差很大，应增加测量次数；合并心律失常，尤其是心房颤动的患者，应重复测量以改善精确度；使用标准气囊(宽 12～13 cm，长 35 cm)，上臂围>32 cm 应使用大号袖带，上臂较瘦的应使用小号的袖带；无论患者体位如何，袖带应与心脏同水平；采用听诊法时，使用柯氏第Ⅰ音和第Ⅴ音(消失音)分别作为收缩压和舒张压。第 1 次应测量双侧上臂血压以发现不同，以后测量血压较高一侧；在老年人、合并糖尿病或其他可能易发生直立性低血压者第 1 次测量血压时，应测定站立后 1 分钟和 3 分钟的血压。

2.诊室外血压测量

诊室外血压通常指动态血压监测或家庭自测血压。诊室外血压是传统诊室血压的重要补充，最大的优势在于提供大量医疗环境以外的血压值，较诊室血压代表更真实的血压。

(1)家庭自测血压：可监测常态下白天血压，获得短期和长期血压信息，用于评估血压变化和降压疗效。适用于老年人、妊娠妇女、糖尿病、可疑白大衣性高血压、隐蔽性高血压和难治性高血压等；有助于提高患者治疗的依从性。

测量方法：目前推荐国际标准认证的上臂式电子血压计，一般不推荐指式、手腕式电子血压计，肥胖患者或寒冷地区可用手腕式电子血压计。测量方法为每天早晨和晚上检测血压，测量后马上将结果记录在标准的日记上，连续 3～4 天，最好连续监测 7 天，在医师的指导下，剔除第 1 天监测的血压值后，取其他读数的平均值解读结果。

(2)24 小时动态血压：可监测日常生活状态下全天血压，获得多个血压参数，不仅可用于评估血压升高程度、血压晨峰、短时血压变异和昼夜节律，还有助于评估降压疗效鉴别白大衣性高血压和隐蔽性高血压，识别真性或假性顽固性高血压等。患者可通过佩戴动态血压计进行动态血压监测，通常佩戴在非优势臂上，持续 24～25 小时，以获得白天活动时和夜间睡眠时的血压值。医师指导患者动态血压测量方法及注意事项，设置定时测量，日间一般每 15～30 分钟测 1 次，夜间睡眠时 30～60 分钟测 1 次。袖带充气时，患者尽量保持安静，尤其佩带袖带的上肢。嘱咐患者提供日常活动的日记，除了服药时间，还包括饮食，以及夜间睡眠的时间和质量。表 4-3为不同血压测量方法对于高血压的参考定义。

表 4-3　不同血压测量方法对于高血压的定义

分类	收缩压(mmHg)	舒张压(mmHg)
诊室血压	≥140	≥90
动态血压		
白昼血压	≥135	≥85
夜间血压	≥120	≥70
全天血压	≥130	≥80
家测血压	≥135	≥85

注：1 mmHg=0.133 kPa。

(二)心电图(ECG)

可诊断高血压患者是否合并左心室肥厚、左心房负荷过重及心律失常等。心电图诊断左心室肥厚的敏感性不如超声心动图，但对评估预后有帮助。心电图提示有左心室肥厚的患者病死率较对照组增高 2 倍以上；左心室肥厚并伴有复极异常图形者心血管病死率和病残率更高。心电图上出现左心房负荷过重亦提示左心受累，还可作为左心室舒张顺应性降低的间接证据。

(三)X 线胸片

心胸比率＞0.5 提示心脏受累，多由于左心室肥厚和扩大，胸片上可显示为靴型心。主动脉夹层、胸主动脉以及腹主动脉缩窄亦可从 X 线胸片中找到线索。

(四)超声心动图

超声心动图(UCG)能评估左右房室结构及心脏收缩舒张功能。更为可靠地诊断左心室肥厚，其敏感性较心电图高。测定计算所得的左心室质量指数(LVMI)，是一项反映左心室肥厚及其程度的较为准确的指标，与病理解剖的符合率和相关性好。如疑有颈动脉、股动脉、其他外周动脉和主动脉病变，应做血管超声检查；疑有肾脏疾病者，应做肾脏超声。

(五)脉搏波传导速度

大动脉变硬以及波反射现象已被确认为是单纯收缩性高血压和老龄化脉压增加的最重要病理生理影响因素。颈动脉-股动脉脉搏波传导速度(PWV)是检查主动脉僵硬度的“金标准”，主动脉僵硬对高血压患者中的致死性和非致死性心血管事件具有独立预测价值。

(六)踝肱指数

踝肱指数(ABI)可采用自动化设备或连波多普勒超声和血压测量计测量。踝肱指数低(即≤0.9)可提示外周动脉疾病,是影响高血压患者心血管预后的重要因素。

八、治疗

(一)治疗目的

大量的临床研究证据表明,抗高血压治疗可降低高血压患者心脑血管事件,尤其在高危患者中获益更大。高血压患者发生心脑血管并发症往往与血压严重程度有密切关系,因此降压治疗应该确立控制的血压目标值,同时高血压患者合并的多种危险因素也需要给予综合干预措施降低心血管风险。高血压治疗的最终目的是降低高血压患者心、脑血管事件的发生率和病死率。

(二)治疗原则

(1)治疗前应全面评估患者的总体心血管风险,并在风险分层的基础上做出治疗决策。①低危患者:对患者进行数月的治疗性生活方式改变观察,测量血压不能达标者,决定是否开始药物治疗。②中危患者:进行数周治疗性生活方式的改变观察,然后决定是否开始药物治疗。③高危、很高危患者:立即开始对高血压及并存的危险因素和临床情况进行药物治疗。

(2)降压治疗应该确立控制的血压目标值,通常在<60 岁的一般人群中,包括糖尿病或慢性肾脏病合并高血压患者,血压控制目标值<18.7/12.0 kPa(140/90 mmHg);≥60 岁人群中血压控制目标水平<20.0/12.0 kPa(150/90 mmHg),80 岁以下老年人如果能够耐受血压可进一步降至 18.7/12.0 kPa(140/90 mmHg)以下。

(3)大多数患者需长期、甚至终身坚持治疗。所有的高血压患者都需要非药物治疗,在非药物治疗基础上若血压未达标可进一步药物治疗,大多数患者需要药物治疗才能达标。

(三)高血压治疗方法

1.非药物治疗

非药物治疗主要指治疗性生活方式干预,即去除不利于身体和心理健康的行为和习惯。它不仅可以预防或延迟高血压的发生,而且还可以降低血压,提高降压药物的疗效及患者依从性,从而降低心血管风险。

(1)限盐:钠盐可显著升高血压以及高血压的发病风险,所有高血压患者应尽可能减少钠盐的摄入量,建议摄盐<6 g/d。主要措施:尽可能减少烹调用盐;减少味精、酱油等含钠盐的调味品用量;少食或不食含钠盐量较高的各类加工食品。

(2)增加钙和钾盐的摄入:多食用蔬菜、低乳制品和可溶性纤维、全谷类剂植物源性蛋白(减少饱和脂肪酸和胆固醇),同时也推荐摄入水果,因为其中含有大量钙及钾盐。

(3)控制体重:超重和肥胖是导致血压升高的重要原因之一。最有效的减重措施是控制能量摄入和增加体力活动:在饮食方面要遵循平衡膳食的原则,控制高热量食物的摄入,适当控制主食用量;在运动方面,规律的、中等强度的有氧运动是控制体重的有效方法。

(4)戒烟:吸烟可引起血压和心率的骤升,血浆儿茶酚胺和血压同步改变,以及压力感受器受损都与吸烟有关。长期吸烟还可导致血管内皮损害,显著增加高血压患者发生动脉粥样硬化性疾病的风险。因此,除了对血压值的影响外,吸烟还是一个动脉粥样硬化性心血管疾病重要危险因素,戒烟是预防心脑血管疾病(包括卒中、心肌梗死和外周血管疾病)有效措施;戒烟的益处十分肯定,而且任何年龄戒烟均能获益。

(5)限制饮酒：饮酒、血压水平和高血压患病率之间呈线性相关。长期大量饮酒可导致血压升高，限制饮酒量则可显著降低高血压的发病风险。每天酒精摄入量男性不应超过 25 g；女性不应超过 15 g。不提倡高血压患者饮酒，饮酒则应少量：白酒、葡萄酒(或米酒)与啤酒的量分别少于 50 mL、100 mL、300 mL。

(6)体育锻炼：定期的体育锻炼可产生重要的治疗作用，可降低血压及改善糖代谢等。因此，建议进行规律的体育锻炼，即每周多于 4 天且每天至少 30 分钟的中等强度有氧锻炼，如步行、慢跑、骑车、游泳、做健美操、跳舞和非比赛性划船等。

2.药物治疗

(1)常用降压药物的种类和作用特点：常用降压药物包括钙通道阻滞剂(CCB)、血管紧张素转换酶抑制剂(ACEI)、血管紧张素Ⅱ受体阻滞剂(ARB)、β受体阻滞剂及利尿剂 5 类，以及由上述药物组成的固定配比复方制剂。5 类降压药物及其固定复方制剂均可作为降压治疗的初始用药或长期维持用药。

钙通道阻滞剂(CCB)：主要包括二氢吡啶类及非二氢吡啶类，临床上常用于降压的 CCB 主要是二氢吡啶类。①二氢吡啶类钙通道阻滞剂有明显的周围血管舒张作用，而对心脏自律性、传导或收缩性几乎没有影响。根据药物作用持续时间，该类药物又可分为短效和长效。长效包括长半衰期药物，如氨氯地平、左旋氨氯地平；脂溶性膜控型药物，例如拉西地平和乐卡地平；缓释或控释制剂，如非洛地平缓释片、硝苯地平控释片。已发现该类药物对老年高血压患者卒中的预防特别有效，在延缓颈动脉粥样硬化和降低左心室肥厚方面优于β受体阻滞剂，但心动过速与心力衰竭患者应慎用。常见不良反应包括血管扩张导致头疼、面部潮红及脚踝部水肿等。②非二氢吡啶类钙通道阻滞剂主要有维拉帕米和地尔硫䓬，主要影响心肌收缩和传导功能，不宜在心力衰竭、窦房结传导功能低下或心脏传导阻滞患者中使用，同样是有效的抗高血压药物，它们很少引起与血管扩张有关的不良反应，如潮红和踝部水肿。

血管紧张素转化酶抑制剂(ACEI)：作用机制是抑制血管紧张素转化酶从而阻断肾素血管紧张素系统发挥降压作用。尤其适用于伴慢性心力衰竭、冠状动脉缺血、糖尿病或非糖尿病肾病、蛋白尿或微量白蛋白尿患者。干咳是其中一个主要不良反应，可在中断 ACEI 数周后仍存在，可用 ARB 取代；皮疹、味觉异常和白细胞减少等罕见。肾功能不全或服用钾或保钾制剂的患者有可能发生高钾血症。禁忌证为双侧肾动脉狭窄、高钾血症及妊娠妇女等。

血管紧张素Ⅱ受体抑制剂(ARB)：作用机制是阻断血管紧张素Ⅱ(1 型)受体与血管紧张素受体(T_1)结合，发挥降压作用。尤其适用于应该接受 ACEI，但通常因为干咳不能耐受的患者。禁忌证同 ACEI。

β受体阻滞剂：该类药物可抑制过度激活的交感活性，尤其适用于伴快速性心律失常、冠心病(尤其是心肌梗死后)、慢性心力衰竭、交感神经活性增高以及高动力状态的高血压患者。常见的不良反应是疲乏，可能增加糖尿病发病率并常伴有脂代谢紊乱。β受体阻滞剂预防卒中的效果略差，可能归因于其降低中心收缩压和脉压能力较小。老年、慢性阻塞型肺疾病、运动员、周围血管病或糖耐量异常者慎用；高度心脏传导阻滞、哮喘为禁忌证，长期应用者突然停药可发生反跳现象。β_1受体阻滞剂具有高心脏选择性，且脂类和糖类代谢紊乱较小及患者治疗依从性较好。

利尿剂：主要有噻嗪类利尿剂、袢利尿剂和保钾利尿剂等。起始降压均通过增加尿钠的排泄，并通过降低血浆容量、细胞外液容量和心排血量而发挥降压作用。低剂量的噻嗪类利尿剂对于大多数高血压患者应是药物治疗的初始选择之一。噻嗪类利尿剂常和保钾利尿剂联用，保钾利尿剂中醛固酮受体拮抗剂是比较理想的选择，后者主要用于原发性醛固酮增多症、难治性高血压。袢利尿剂用于肾功能不全或难治性高血压患者，其不良反应与剂量密切相关，故通常应采用小剂量。此外，噻嗪类利尿剂可引起尿酸升高，痛风及高尿酸血症患者慎用。

其他类型降压药物：包括交感神经抑制剂，如利血平、可乐定；直接血管扩张剂，如肼屈嗪；α_1受体阻滞剂，如哌唑嗪、特拉唑嗪；中药制剂等。这些药物一般情况下不作为降压治疗的首选，但在某些复方制剂或特殊情况下可以使用。

(2)降压药物选择：应根据药物作用机制及适应证，并结合患者具体情况选药。推荐参照以下原则对降压药物进行优先考虑。①一般人群(包括糖尿病患者)：初始降压治疗可选择噻嗪类利尿剂、CCB、ACEI 或 ARB。②一般黑人(包括糖尿病患者)：初始降压治疗包括噻嗪类利尿剂或 CCB。③≥18 岁的慢性肾脏疾病患者(无论其人种以及是否伴糖尿病)：初始(或增加)降压治疗应包括 ACEI 或 ARB，以改善肾脏预后。④高血压合并稳定性心绞痛患者：首选 β 受体阻滞剂，也可选用长效 CCB；急性冠脉综合征的患者，应优先使用 β 受体阻滞剂和 ACEI；陈旧性心肌梗死患者，推荐使用 ACEI、β 受体阻滞剂和醛固酮拮抗剂。⑤无症状但有心功能不全的患者：建议使用 ACEI 和 β 受体阻滞剂。

(3)药物滴定方法及联合用药推荐：具体内容如下。

1)药物滴定方法。以下 3 种药物治疗策略均可考虑：①在初始治疗高血压时，先选用一种降压药物，逐渐增加至最大剂量，如果血压仍不能达标则加用第二种药物。②在初始治疗高血压时，先选用一种降压药物，血压不达标时不增加该种降压药物的剂量，而是联合应用第 2 种降压药物。③若基线血压≥21.3/13.3 kPa(160/100 mmHg)，或患者血压超过目标 2.7/1.3 kPa(20/10 mmHg)，可直接启用两种药物联合治疗(自由处方联合或单片固定剂量复方制剂)。

2)若经上述治疗血压未能达标，应指导患者继续强化生活方式改善，同时视患者情况尝试增加药物剂量或种类(仅限于噻嗪类利尿剂、ACEI、ARB 和 CCB 4 种药物，但不建议 ACEI 与 ARB 联合应用)。经上述调整血压仍不达标时，可考虑增加其他药物(如 β 受体阻滞剂、醛固酮受体拮抗剂等)。

联合用药的意义：采用单一药物的明显优点是能够将疗效和不良反应都归因于那种药物。但任何两类高血压药物的联用可增加血压的降低幅度，并远大于增加一种药物剂量所降压的幅度。初始联合疗法的优点是，对血压值较高的患者实现目标血压的可能性更大，以及因多种治疗改变而影响患者依从性的可能性较低，其他优点包括不同种类的药物间具有生理学和药理学的协同作用，不仅有较大的血压降幅，还可能不良反应更少，并且可能提供大于单一药物所提供的益处。

利尿剂加 ACEI 或 ARB：长期使用利尿剂会可能导致交感神经系统及 RAAS 激活，联合使用 ACEI 或 ARB 后可抵消这种不良反应，增强降压效果。此外，ACEI 和 ARB 由于可使血钾水平稍上升，从而能防止利尿剂长期应用所致的电解质紊乱，尤其低血钾等不良反应。

CCB 加 ACEI 或 ARB：前者具有直接扩张动脉的作用，后者通过阻断 RAAS 和降低交感活性，既扩张动脉，又扩张静脉，故两药在扩张血管上有协调降压作用；二氢吡啶类 CCB 常见产生的踝部水肿可被 ACEI 或 ARB 消除；两药在心肾和血管保护，在抗增殖和减少蛋白尿上亦有协同作用。此外，ACEI 或 ARB 可阻断 CCB 所致反射性交感神经张力增加和心率加快的不良反应。

CCB 加 β 受体阻滞剂：前者具有扩张血管和轻度增加心排血量作用，正好抵消 β 受体阻滞剂的缩血管及降低心排血量作用；两药对心率的相反作用可使患者心率不受影响。不推荐两种RAAS拮抗剂的联合使用。

（宋来宝）

第二节　继发性高血压

继发性高血压是病因明确的高血压，当查出病因并有效去除或控制病因后，作为继发症状的高血压可被治愈或明显缓解。其在高血压人群中占5%～10%。临床常见病因为肾性、内分泌性、主动脉缩窄、阻塞性睡眠呼吸暂停低通气综合征及药物性等，由于精神心理问题而引发的高血压也时常可以见到。提高对继发性高血压的认识，及时明确病因并积极针对病因治疗将会大大降低因高血压及并发症造成的高致死及致残率。

一、肾性高血压

（一）肾实质性

肾实质性疾病是继发性高血压常见的病因，占2%～5%。由于慢性肾小球肾炎已不太常见，高血压性肾硬化和糖尿病肾病已成为慢性肾病中最常见的原因。病因为原发或继发性肾脏实质病变，是最常见的继发性高血压之一。常见的肾脏实质性疾病包括急慢性肾小球肾炎、多囊肾、慢性肾小管间质病变、痛风性肾病、糖尿病肾病及狼疮性肾炎等；也少见于遗传性肾脏疾病（Liddle综合征）、肾脏肿瘤等。

临床有时鉴别肾实质性高血压与高血压引起的肾脏损害较为困难。一般情况下，前者肾脏病变的发生常先于高血压或与其同时出现，血压水平较高且较难控制，易进展为恶性高血压，蛋白尿/血尿发生早、程度重、肾脏功能受损明显。常用的实验室检查：血尿常规、血电解质、肌酐、尿酸、血糖、血脂的测定，24小时尿蛋白定量或尿白蛋白/肌酐比值、12小时尿沉渣检查，肾脏B超：了解肾脏大小、形态及有无肿瘤，如发现肾脏体积及形态异常，或发现肿物，则需进一步做肾脏计算机断层/磁共振以确诊并查病因；必要时应在有条件的医院行肾脏穿刺及病理学检查，这是诊断肾实质性疾病的“金标准”。

肾实质性高血压应低盐饮食（<6 g/d）；大量蛋白尿及肾功能不全者，宜选择摄入高生物效价蛋白；在针对原发病进行有效的治疗同时，积极控制血压在<18.7/12.0 kPa（140/90 mmHg），有蛋白尿的患者应首选ACEI或ARB作为降压药物，必要时联合其他药物。透析及肾移植用于终末期肾病。

（二）肾血管性

肾血管性高血压是继发性高血压最常见的病因。引起肾动脉狭窄的主要原因包括动脉粥样硬化（90%），主要是出现了其他系统性动脉硬化相关临床症状的老年患者；肌纤维发育不良（不到10%）（图4-2），主要是健康状况较好的年轻女性，常有吸烟史；还有比较少见的多发性大动脉炎。单侧肾动脉狭窄时，患侧肾分泌肾素，激活RAAS，导致水钠潴留。另外，健侧肾高灌注，产生压力性利尿，进一步导致RAAS激活，形成肾素依赖性高血压的恶性循环。双侧肾动脉狭窄时，同样存在RAAS激活，但无压力性利尿，因而血容量扩张使得肾素分泌抑制，因此产生容量依赖性高血压。当血容量减少时，容量依赖性高血压可再转变为肾素依赖性高血压，比如使用利尿剂治疗后容量减少，肾素再次分泌增多，可导致利尿剂抵抗性高血压。

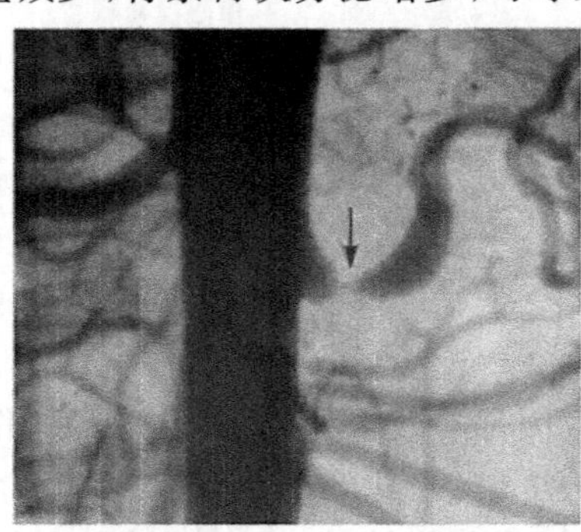
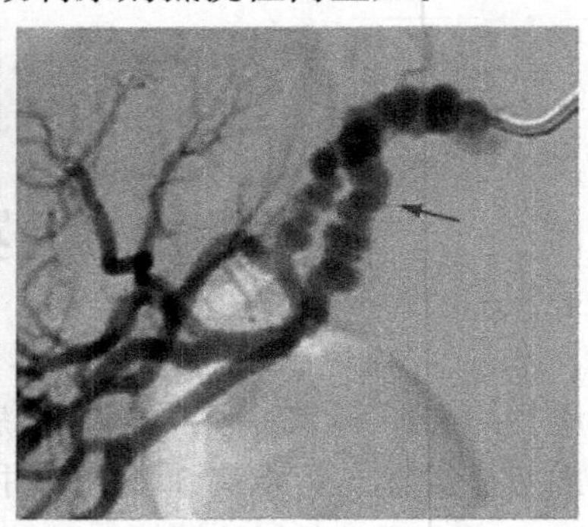

图 4-2　肾血管狭窄

左侧为动脉粥样硬化（箭头所示）；右侧为肌纤维发育不良（箭头所示）

以下临床证据有助于肾血管性高血压的诊断：所有需要住院治疗的急性高血压；反复发作的“瞬时”肺水肿；腹部或肋脊角处闻及血管杂音；血压长期控制良好的高血压患者病情在近期加重；年轻患者或 50 岁以后出现的恶性高血压；不明原因低钾血症；使用 ACEI 或 ARB 类药物后产生的急进性肾衰竭；左右肾脏大小不等；全身性动脉粥样硬化疾病。

彩色多普勒超声检查是一种无创检查，为诊断肾动脉狭窄的首选方法。造影剂增强性计算机断层 X 线照相术（CTA）及磁共振血管造影（MRA）亦常用于肾动脉狭窄的检查。肌纤维发育异常产生的肾动脉狭窄往往会在肾动脉中部形成一个“串珠样”改变；而动脉硬化导致的肾动脉狭窄其病变一般在动脉近端，且不连续。侵入性肾血管造影是肾动脉狭窄诊断的金标准。

治疗方法包括药物治疗、介入治疗和手术治疗，应根据病因来选择。肌纤维发育不良性肾动脉狭窄常选用球囊血管成形术（PTCA），总体来说预后较好。对于动脉硬化性肾动脉狭窄来说，控制血压及相关动脉硬化危险因素是首选治疗手段，推荐 AECI/ARB 作为首选，但双侧肾动脉狭窄，肾功能已受损或非狭窄侧肾功能较差者禁用，此外 CCB、β 受体阻滞剂及噻嗪类利尿剂等也能用于治疗。目前，进行球囊血管成形术的指征仅包括真性药物抵抗性高血压以及进行性肾衰竭（缺血性肾病）。大多数动脉硬化造成的肾血管损伤并不会导致高血压或进行性肾衰竭，而肾脏血运重建（球囊血管成形术或支架术）对于多数患者来说并无益处，反而存在一些潜在的并发症风险。

二、内分泌性高血压

内分泌组织增生或肿瘤所致的多种内分泌疾病，由于其相应激素如醛固酮、儿茶酚胺及皮质醇等分泌过度增多，导致机体血流动力学改变而使血压升高。这种由内分泌激素分泌增多而致的高血压称为内分泌性高血压，也是较常见的继发性高血压，如能切除肿瘤，去除病因，高血压可被治愈或缓解。临床常见继发性高血压如下（表 4-4）。

表 4-4　常见内分泌性高血压鉴别

病因	病史	查体	实验室检查	筛查	确诊试验
库欣综合征	快速的体重增加，多尿、多饮、心理障碍	典型的身体特征：向心性肥胖、满月脸、水牛背、多毛症、紫纹	高胆固醇血症、高血糖	24 小时尿游离皮质醇	小剂量地塞米松抑制试验
嗜铬细胞瘤	阵发性高血压或持续性高血压，头痛、出汗、心悸和面色苍白，嗜铬细胞瘤的阳性家族史	多发性纤维瘤可出现皮肤红斑	偶然发现肾上腺肿块	尿分离测量肾上腺素类物质或血浆游离肾上腺类物质	腹、盆部 CT 和 MRI、^{123}I 标记的间碘苄胍，突变基因筛查
原发性醛固酮增多症	肌无力，有早发性高血压和早发脑血管事件（<40 岁）的家族史	心律失常（严重低钾血症时发生）	低钾血症（自发或利尿剂引起），偶然发现的肾上腺肿块	醛固酮/肾素比（纠正低钾血症、停用影像 RAA 系统的药物）	定性实验（盐负荷实验、地塞米松抑制试验）肾上腺 CT，肾上腺静脉取血

(一)原发性醛固酮增多症

原发性醛固酮增多症(PHA)简称原醛症，是由于肾上腺自主分泌过多醛固酮，而导致水钠潴留、高血压、低血钾和血浆肾素活性受抑制的临床综合征，常见原因是肾上腺腺瘤、单侧或双侧肾上腺增生，少见原因为腺癌和糖皮质激素可调节性醛固酮增多症。近年的报告显示该病在高血压中占 5%～15%，在难治性高血压中接近 20%。

诊断原发性醛固酮增多症的步骤分 3 步：筛查、盐负荷试验及肾上腺静脉取血(图 4-3)。筛查包括测量血浆肾素和醛固酮水平。尽管用醛固酮/肾素比率测定法来筛选所有高血压患者的前景乐观，但这种方法的应用还是有很多局限性，比率升高完全可能仅由低肾素引起。阳性结果应该基于血浆醛固酮水平升高(>15 ng/dL)和被抑制的低肾素水平。因此，筛查仅被推荐用于以下高度可能患有原发性醛固酮增多症的高血压患者：①没有原因的难以解释的低血钾；②由利尿剂引发的严重的低钾血症，但对保钾药有抵抗；③有原发性醛固酮增多症的家族史；④对合适的治疗有抵抗，而这种抵抗又难以解释；⑤高血压患者中偶然发现的肾上腺腺瘤。

如果需检测血浆醛固酮和肾素水平的话，无论是口服还是静脉都应进行盐抑制试验以明确自主性醛固酮增多症。如果存在，则应行肾上腺静脉取样，区分单侧性的腺瘤和双侧增生，并确定需经腹腔镜手术切除的腺体。CT 或 MRI 影像学可以帮助鉴别肾上腺腺瘤和双侧肾上腺增生症(图 4-4)。

一旦诊断原发性醛固酮增多症并确立病理类型，治疗方法的选择就相当明确：单发腺瘤应通过腹腔镜行肿瘤切除术；双侧肾上腺增生的患者可予以醛固酮受体拮抗剂治疗，螺内酯或依普利酮，必要时还可给予噻嗪类利尿剂和其他降压药。腺瘤切除后，约有半数患者血压会恢复正常，而另一些尽管有所改善但仍是高血压状态，这可能与原来就存在的原发性高血压或长期继发性高血压损害引起的肾脏有关。

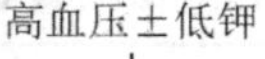

高血压±低钾

↓

血浆醛固酮及肾素水平

（避免检查前使用利尿剂、ACEI、ARB、螺内酯等药物）

提示：肾素＜0.5 ng/（mL·h） 醛固酮＞15 ng/dL	排除：肾素＞0.5 ng/（mL·h） 醛固酮＜15 ng/dL

确诊：4小时口服2 L生理盐水后血浆醛固酮＞10 ng/dL，或盐负荷连续4天，第4天的24小时尿醛固酮＞14 μg/d（口服10～12 g NaCl，伴24小时尿钠＞200 mmol/d）

定位：CT或MRI

如果以上检查仍不能明确诊断，可行肾上腺静脉取样

治疗：单侧可手术切除；双侧或无法手术者可予螺内酯、依普利酮或阿米洛利＋氢氯噻嗪

图 4-3　原发性醛固酮增多症患者的诊断及治疗流程

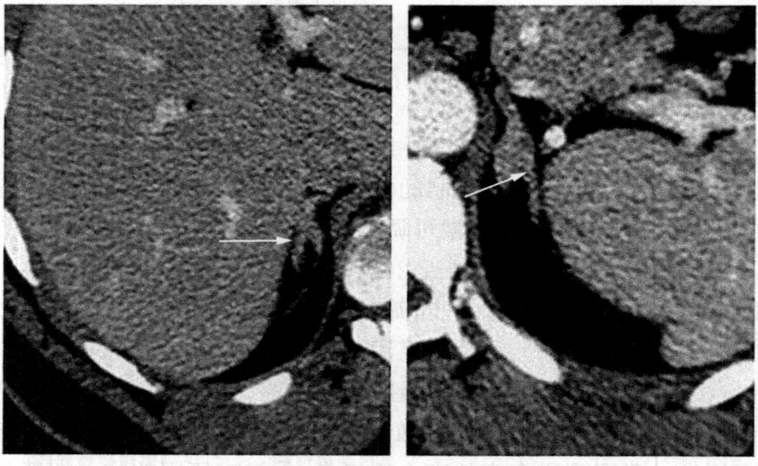

图 4-4　CT 提示的肾上腺肿块

CT 显示的左肾上腺肿块(右侧图片箭头处)与右侧肾上腺对比(左侧图片箭头处)

(二)库欣综合征

库欣综合征又称皮质醇增多症，是由于多种病因引起肾上腺皮质长期分泌过量皮质醇所产生的一组综合征(表 4-5)。80%的库欣综合征患者均有高血压，如不治疗，可引起左心室肥厚和充血性心力衰竭等，其存在时间越长，即使病因去除后血压恢复正常的可能性也越小。

表 4-5　库欣综合征的病因分类及相对患病率

病因分类	患病率
一、内源性库欣综合征	
1.ACTH 依赖性库欣综合征	
垂体性库欣综合征(库欣病)	60%～70%
异位 ACTH 综合征	15%～20%
异位 CRH 综合征	罕见

续表

病因分类	患病率
2.ACTH 非依赖性库欣综合征	
肾上腺皮质腺瘤	10%～20%
肾上腺皮质腺癌	2%～3%
ACTH 非依赖性大结节增生	2%～3%
原发性色素结节性肾上腺病	罕见
二、外源性库欣综合征	
1.假库欣综合征	
大量饮酒	
抑郁症	
肥胖症	
2.药物源性库欣综合征	

注：ACTH，促肾上腺皮质激素；CRH，促皮质素释放激素。

推荐对以下人群进行库欣综合征的筛查：①年轻患者出现骨质疏松、高血压等与年龄不相称的临床表现；②具有库欣综合征的临床表现，且进行性加重，特别是有典型的症状如肌病、多血质、紫纹、瘀斑和皮肤变薄的患者；③体重增加而身高百分位下降，生长停滞的肥胖儿童；④肾上腺意外瘤患者。如果临床特点符合，则通过测定 24 小时尿游离皮质醇或血清皮质醇昼夜节律检测进行筛查。当初步检测结果异常时，则应行小剂量地塞米松抑制试验进行确诊。当存在有异常筛查结果时，多数学者建议行另一项额外的大剂量地塞米松抑制试验，即每 6 小时口服 2 mg 地塞米松共服 2 天，然后测定尿液中游离皮质醇和血浆皮质醇水平。如果库欣综合征是由垂体 ACTH 过度分泌所致双侧肾上腺增生，那么尿游离皮质醇与对照组 2 mg 剂量相对比将被抑制到 50%以下，而异位 ACTH 综合征对此负反馈机制不敏感。血浆 ACTH 测定有助于区分 ACTH 依赖性和 ACTH 非依赖性库欣综合征。肾上腺影像学包括 B 超、CT、MRI 检查。推荐首选双侧肾上腺 CT 薄层（2～3 mm）增强扫描。对促皮质激素释放激素的反应以及下颞骨岩下窦取样可用来确定库欣综合征的垂体病因。治疗主要采用手术、放疗及药物方法治疗基础疾病，降压治疗可采用利尿剂或与其他降压药物联用。

（三）嗜铬细胞瘤

嗜铬细胞瘤是一种少见的由肾上腺嗜铬细胞组成的分泌儿茶酚胺的肿瘤，副神经节瘤是更加罕见的发生于交感神经和迷走神经神经节细胞的一种肾上腺外肿瘤。在临床上，嗜铬细胞瘤泛指分泌儿茶酚胺的肿瘤，包括了肾上腺嗜铬细胞瘤和功能性的肾上腺外的副神经节瘤。嗜铬细胞瘤大部分是良性肿瘤。嗜铬细胞瘤可发生在所有年龄段，主要沿交感神经链分布，较少发生在迷走区域。约 15%的嗜铬细胞瘤是肾上腺外的，即副神经节瘤。

剧烈的血压波动以及发作性的临床症状，常提示嗜铬细胞瘤的可能。然而在 50%的患者中，高血压可能是持续性的。高血压可能合并头痛、出汗、心悸等症状。在以分泌肾上腺素为主的嗜铬细胞瘤患者中，由于血容量的下降和交感反射减弱易发生直立性低血压。如果在弯腰、运动、腹部触诊、吸烟或深吸气时引起血压反复骤升并在数分钟内骤降，应高度怀疑嗜铬细胞瘤。在发作期间可测定血或尿儿茶酚胺或血、尿间羟肾上腺素类似物，主要包括血浆甲氧基肾上腺素、血浆甲氧基去甲肾上腺素和尿甲氧基肾上腺素、尿甲氧基去甲肾上腺素。应用 CT 或 MRI 进行肿瘤定位。

嗜铬细胞瘤多数为良性肿瘤，约 10%的嗜铬细胞瘤为恶性。手术切除效果较好，手术前应使用 α 受体阻滞剂，手术后血压多能恢复正常。手术前或恶性病变已多处转移无法手术者，可选用 α 受体阻滞剂和 β 受体阻滞剂联合治疗。

三、主动脉缩窄

主动脉缩窄多数为先天性，少数由多发性大动脉炎所致。先天性主动脉缩窄可发生在胸主动脉或腹主动脉，常起源于左锁骨下动脉起始段远端或动脉导管韧带的远端。主动脉缩窄的典型特征有上臂高血压、股动脉搏动微弱或消失、背部有响亮杂音。二维超声可检测到病变，诊断需依靠主动脉造影（图 4-5）。治疗主要为介入扩张支架置入或血管手术。病变纠正后患者可能仍然有高血压，应该仔细监测并治疗。

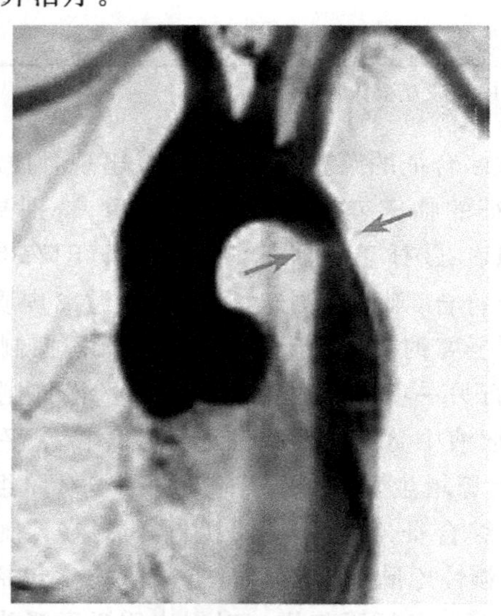

图 4-5　主动脉造影提示降主动脉缩窄

降主动脉缩窄（箭头示）

四、妊娠期高血压疾病

妊娠合并高血压的患病率占孕妇的 5%～10%，妊娠合并高血压分为慢性高血压、妊娠期高血压疾病和先兆子痫/子痫 3 类。慢性高血压指的是妊娠前即证实存在或在妊娠的前 20 周即出现的高血压；妊娠期高血压疾病为妊娠 20 周以后发生的高血压，不伴有明显蛋白尿，妊娠结束后血压可以恢复正常；先兆子痫定义为发生在妊娠 20 周后首次出现高血压和蛋白尿，常伴有水肿与高尿酸血症，可分为轻、重度，如出现抽搐可诊断为子痫。对于妊娠期高血压疾病，非药物措施（限盐、富钾饮食、适当活动、情绪放松）是安全有效的，应作为药物治疗的基础。由于所有降压药物对胎儿的安全性均缺乏严格的临床验证，而且动物试验中发现一些药物具有致畸作用，因此，药物选择和应用受到限制。妊娠期间的降压用药不宜过于积极，治疗的主要目的是保证母子安全和妊娠的顺利进行。必要时谨慎使用降压药，常用的静脉降压药物有甲基多巴、拉贝洛尔和硫酸镁等；口服药物包括 β 受体阻滞剂或钙通道阻滞剂。妊娠期间禁用 ACEI 或 ARB。

五、神经源性高血压

神经系统与血压调控密切相关。多种中枢和周围神经系统病变可以导致高血压。其机制主要与颅内压增高使血管舒缩中心的交感神经系统冲动增加及自主神经功能障碍有关。当今世界，社会压力大，精神心理疾病患病率大大提高，而精神心理异常可通过多种渠道导致血压升高，成为双心医学探讨的主要内容。

(一)颅内压增高与高血压

正常成人颅腔是由颅底骨和颅盖骨组成的腔体，有容纳和保护其内容物的作用。除了出入颅腔的血管系统(特别是颈静脉)及颅底孔(特别是枕骨大孔)与颅外相通外，可以把颅腔看作一个完全密闭的容器，而且由于组成颅腔的颅骨坚硬而不能扩张，所以每个人的颅腔容积是恒定的。

1.病因

(1)脑血管疾病：包括脑出血、蛛网膜下腔出血、大面积脑血栓形成、脑栓塞和颅内静脉窦血栓形成等。

(2)颅内感染性疾病：如病毒、细菌、结核、真菌等引起的脑膜炎、脑炎、脑脓肿等。

(3)颅脑损伤：如脑挫裂伤、颅内血肿、手术创伤、广泛性颅骨骨折、颅脑火器伤、外伤性蛛网膜下腔出血等。

(4)颅内占位性病变：包括各种癌瘤、脓肿、血肿、肉芽肿、囊肿、脑寄生虫等。

(5)各种原因引起的交通性和非交通性脑积水。

(6)各种原因引起的缺血缺氧代谢性脑病：如呼吸道梗阻、窒息、心搏骤停、肝性脑病、酸中毒、一氧化碳中毒、铅中毒、急性水中毒和低血糖等。

(7)未得到有效控制的癫痫持续状态。

(8)良性颅内压增高。

(9)先天性异常：如导水管的发育畸形、颅底凹陷和先天性小脑扁桃体下疝畸形等，可以造成脑脊液回流受阻，从而继发脑积水和颅内压增高狭颅症，由于颅腔狭小，限制了脑的正常发育，也常发生颅内压增高。

2.临床表现

(1)头痛：是因为颅内有痛觉的组织(如脑膜、血管和神经)受到压力的牵张所引起。颅内压增高引起的头痛的特点：头痛常是持续性的，伴有阵发性的加剧，常因咳嗽或打喷嚏等用力动作而加重。头痛的部位以额、颞、枕部明显；头痛的性质呈胀痛或搏动性疼痛；急性颅内压增高的患者，头痛常非常剧烈，伴烦躁不安，并常进入昏迷状态。儿童及老年人的头痛相对较成年人为少。

(2)呕吐：呕吐是头痛的伴发症状，典型表现为喷射性呕吐，一般与饮食无关，但较易发生于进食后，因此患者常常拒食，可导致失水和体重锐减。也可见非喷射性呕吐。恶心、呕吐可因肿瘤直接压迫迷走神经核或第四脑室底部而引起。有人认为是因为迷走神经核团或其神经根受到刺激所引起。脑干肿瘤起源于迷走神经核团附近者，呕吐有时是其早期唯一的症状，可造成诊断上的困难，有时可误诊为“功能性呕吐”。

(3)视盘水肿：视盘水肿是颅内压增高的特征性体征之一。它是因颅内压增高使眼底静脉回流受阻所致。与颅内压增高发生发展的时间、速度和程度有关。颅内压增高早期或急性颅内压增高时，视盘水肿可不明显，对视力影响不大。而慢性颅内压增高的患者，70%以上均有视盘水肿，如视盘边界模糊，生理凹陷不清，静脉充盈、迂曲，视盘周围火焰状出血等。此时，视力减退。随着视盘水肿的加重，可继发视神经萎缩，常伴不可逆视力减退甚至失明。

(4)意识障碍：意识障碍的病理解剖学基础是颅内压增高导致的全脑严重缺血缺氧和脑干网状结构功能受累。患者可呈谵妄、呆木、昏沉甚至昏迷。

(5)库欣反应：是指在严重颅内压增高时出现的血压上升、心率缓慢和呼吸减慢等现象。其结果是确保一定的脑灌注压，使肺泡 O_2 和 CO_2 充分交换，增加脑供氧，是机体总动员和积极代偿的表现。

(6)复视：因展神经在颅底走行较长，极易受到颅内压增高的损伤，出现单侧或双侧展神经麻痹，早期表现为复视。颅内压增高持续较久的病例，眼球外展受限，甚至使眼球完全内斜。

(7)抽搐及去大脑强直：抽搐及去大脑强直多是脑干受压所致，表现为突然意识丧失、四肢强直、颈和背部后屈，呈角弓反张状。

(8)视野缺损：系后颅窝病变引起的脑室积水，第三脑室扩大压迫视交叉后部并引起蝶鞍的扩大所致。常可误诊为垂体瘤。

(9)脑疝的表现：颅内压升高到一定程度，部分脑组织发生移位，挤入硬脑膜的裂隙或枕骨大孔，压迫附近的神经、血管和脑干，产生一系列症状和体征。幕上的脑组织(颞叶的海马回、钩回)通过小脑幕切迹被挤向幕下，称为小脑幕切迹疝或颞叶钩回疝或海马沟回疝。幕下的小脑扁桃体及延髓经枕骨大孔被挤向椎管内，称为枕骨大孔疝或小脑扁桃体疝。一侧大脑半球的扣带回经镰下孔被挤入对侧分腔，称为大脑镰下疝或扣带回疝。

小脑幕切迹疝(颞叶钩回疝)：同侧动眼神经麻痹，表现为眼睑下垂，瞳孔扩大，对光反射迟钝或消失，不同程度的意识障碍，生命体征变化，对侧肢体瘫痪和出现病理反射。小脑幕切迹疝的临床表现如下。①颅内压增高：表现为头痛加重，呕吐频繁，躁动不安，提示病情加重。②意识障碍：患者逐渐出现意识障碍，由嗜睡、蒙眬到浅昏迷、昏迷，对外界的刺激反应迟钝或消失，系脑干网状结构上行激活系统受累的结果。③瞳孔变化：最初可有时间短暂的患侧瞳孔缩小，但多不易被发现。以后该侧瞳孔逐渐散大，对光发射迟钝、消失，说明动眼神经背侧部的副交感神经纤维已受损。晚期则双侧瞳孔散大，对光反射消失，眼球固定不动。④锥体束征：由于患侧大脑脚受压，出现对侧肢体力弱或瘫痪，肌张力增高，腱反射亢进，病理反射阳性。有时由于脑干被推向对侧，使对侧大脑脚与小脑幕游离缘相挤，造成脑疝同侧的锥体束征，需注意分析，以免导致病变定侧的错误。⑤生命体征改变：表现为血压升高，脉缓有力，呼吸深慢，体温上升。到晚期，生命中枢逐渐衰竭，出现潮式或叹息样呼吸，脉频弱，血压和体温下降；最后呼吸停止，继而心跳亦停止。

枕骨大孔疝(小脑扁桃体疝)：①枕下疼痛、项强或强迫头位。疝出组织压迫颈上部神经根，或因枕骨大孔区脑膜或血管壁的敏感神经末梢受牵拉，可引起枕下疼痛。为避免延髓受压加重，机体发生保护性或反射性颈肌痉挛，患者头部维持在适当位置。②颅内压增高。表现为头痛剧烈，呕吐频繁，慢性脑疝患者多有视乳头水肿。③后组脑神经受累。由于脑干下移，后组脑神经受牵拉，或因脑干受压，出现眩晕、听力减退等症状。④生命体征改变。慢性疝出者生命体征变化不明显；急性疝出者生命体征改变显著，迅速发生呼吸和循环障碍，先呼吸减慢，脉搏细速，血压下降，很快出现潮式呼吸和呼吸停止，如不采取措施，不久心跳也停止。与小脑幕切迹疝相比枕骨大孔疝的特点：生命体征变化出现较早，瞳孔改变和意识障碍出现较晚。

大脑镰下疝：引起病侧大脑半球内侧面受压部的脑组织软化坏死，出现对侧下肢轻瘫、排尿障碍等症状。一般活体不易诊断。

(10)与颅内原发病变相关的症状体征：主要是与病变部位相关的神经功能刺激症状或局灶体征，如癫痫、失语、智能障碍、运动障碍、感觉障碍和自主神经功能障碍等。

(11)心血管舒缩中枢障碍症状体征：可表现为血压忽高忽低，最高可在29.3/18.7 kPa(220/140 mmHg)以上，最低在12.0/8.0 kPa(90/60 mmHg)以下；伴心动过速、心动过缓或心律不齐。心率或心律、血压具有波动幅度大、不稳定及对药物干预敏感等特点。

(12)与血压增高相关的症状体征：头痛、头晕、心悸、气短、耳鸣、乏力等，甚至出现高血压所致的心、脑、肾、眼等靶器官损害的表现。

3.治疗

颅内原发疾病的治疗是解除颅内压增高所致高血压的根本，而降低颅压治疗是降低血压的直接手段，如手术清除颅内血肿、脓肿、肉芽肿、肿瘤等颅内占位病变；脑室穿刺引流或脑脊液分流，改善脑脊液循环；脑静脉血栓局部溶栓，促进脑静脉回流等。多数情况下，随着颅内压的下降，血压恢复或接近正常。所以对血压的调控应持谨慎的态度，不能盲目地予以降压药物干预。降颅内压治疗应当是一个平衡的、逐步的过程。从简单的措施开始，降颅内压治疗需同步监测颅内压和血压，以维持脑灌注压＞9.3 kPa(70 mmHg)。具体措施如下。

(1)抬高头位：床头抬高30°，可减少脑血流容积，增加颈静脉回流，降低脑静脉压和颅内压，且安全有效。理想的头位角度应依据患者ICP监测的个体反应而定，枕部过高或颈部过紧可导致ICP增加，应予以避免。

(2)止痛和镇静：当颅内压顺应性降低时，躁动、对抗束缚、行气管插管或其他侵入性操作等均可使胸腔内压和颈静脉压增高，颅内压增高；另焦虑或恐惧使交感神经系统功能亢进，导致心动过速，血压增高，脑代谢率增高，脑血流增加，颅内压增高。因此，积极进行镇静治疗尤为重要。胃肠外镇静剂有呼吸抑制和血压降低的危险，所以必须先行气管插管和动脉血压监测，然后再用药。异丙酚是一种理想的静脉注射镇静药，其半衰期很短，且不影响患者的神经系统临床评估，还有抗癫痫及清除自由基作用，通常剂量为0.3～4 mg/(kg·h)。应避免使用麻痹性神经肌肉阻滞剂，因其影响神经系统功能的正确评估。

(3)补液：颅内压增高患者只能输注等渗液如0.9%生理盐水，禁用低渗液如5%右旋糖酐或0.45%盐水。应积极纠正机体低渗状态(＜280 mOsm/L)，轻度高渗状态(＞300 mOsm/L)对病情是有利的。CPP降低可使ICP反射性增加，可输注等渗液纠正低血容量。不应使用5%或10%葡萄糖溶液，禁忌使用50%高渗葡萄糖溶液。因为会增加脑组织内乳酸堆积，加重脑水肿和神经元损害。当然，临床医师应根据患者血糖和血浆电解质含量动态监测及时调整补液种类和补液量。

(4)降颅内压。①渗透性利尿剂：如甘露醇、甘油、高渗盐水等；②人血白蛋白：应用人血白蛋白可明显地增加血浆胶体渗透压，使组织间水分向血管中转移，从而减轻脑水肿，降低颅内压，尤其适用于血容量不足、低蛋白血症的颅内高压、脑水肿患者；③髓袢利尿剂：主要为呋塞米，作用于髓袢升支髓质部腔面的细胞膜，抑制 Na^+ 和 Cl^- 重吸收；④糖皮质激素：主要是利用糖皮质激素具有稳定膜结构的作用减少了因自由基引发的脂质过氧化反应，从而降低脑血管通透性、恢复血管屏障功能、增加损伤区血流量及改善 Na^+-K^+-ATP酶的功能，使脑水肿得到改善。

(5)巴比妥类药物：巴比妥类药物具有收缩脑血管、降低脑代谢率、抑制脑脊液分泌、减低脑耗氧量和脑血流量及抑制自由基介导的脂质过氧化作用。大剂量巴比妥可使颅内压降低。临床试验证实，输入戊巴比妥负荷剂量5～20 mg/kg，维持量1～4 mg/(kg·h)，可改善难治性颅内压增高。美国和欧洲脑卒中治疗指南推荐可用大剂量巴比妥类药物治疗顽固性高颅压，但心血管疾病患者不宜使用。

(6)过度通气：过度换气可使肺泡和血中的二氧化碳分压降低，导致低碳酸血症，低碳酸血症使脑阻力血管收缩和脑血流减少，从而缩小脑容积和降低颅内压。也有认为是增加呼吸的负压使中心静脉压下降，脑静脉血易于回流至心脏。因而使脑血容量减少。但当 $PaCO_2$ 低于 4.0 kPa(30 mmHg)时，会引起脑血管痉挛，导致脑缺血缺氧，加重颅内高压。以往认为采用短时程(＜24 小时)轻度过度通气[$PaCO_2$ 4.0～4.7 kPa(30～35 mmHg)]这样不但可以降低颅内压，而且不会导致和加重脑缺血。近年来随着脑组织氧含量直接测定技术的问世，研究发现短时程轻度过度通气亦不能提高脑组织氧含量，相反会降低脑组织氧含量。所以，国内外学者已不主张采用任何形式过度通气治疗颅内高压，而采用正常辅助呼吸，维持动脉血 $PaCO_2$ 在正常范围为宜。

(7)亚低温治疗：动物试验证实，温度升高使脑的氧代谢率增加，脑血流量增加，颅内压增高，尤其是缺血缺氧性损伤恶化。通常每降低 1 ℃，脑耗氧量与血流量即下降 6.7%，有资料表明当体温降至 30 ℃时，脑耗氧量为正常时的 50%～55%，脑脊液压力较降温前低 56%。因此，首先应对体温增高的患者进行降温治疗(应用对乙酰氨基酚、降温毯、吲哚美辛等)。近年来，随着现代重症监护技术的发展，亚低温降颅内压治疗的研究发展很快。无论是一般性颅内压增高还是难治性颅内压增高，亚低温治疗都是有效的，且全身降温比孤立的头部降温更有效。降温深度依病情而定，以 32～34 ℃为宜，过高达不到降温目的，过低有发生心室纤颤的危险。降温过程中切忌发生寒战、冻伤及水电解质失调，一般持续 3～5 天即可停止物理降温，使患者自然复温，逐渐减少用药乃至停药。在欧洲、美国、日本等国家已推广使用。但由于亚低温治疗需要使用肌松剂和持续使用呼吸机，目前国内中小医院尚难以开展此项技术。

(8)减少脑脊液：以迅速降低颅内压，缓解病情。也是常用的颅脑手术前的辅助性抢救措施之一。①脑脊液外引流：是抢救脑疝危象患者的重要措施。控制性持续性闭式脑室引流，既可使脑脊液缓慢流出以将颅内压控制在正常范围，从而避免突然压力下降而导致脑室塌陷、小脑上疝、脑充血、脑水肿加重或颅内压动力学平衡的紊乱，而且有利于保持引流的通畅。关闭式引流有利于预防感染。②脑脊液分流术：不论何种原因引起的阻塞性或交通性脑积水，凡不能除去病因者均可行脑脊液分流术。根据阻塞的不同部位，可使脑脊液绕过阻塞处到达大脑表面，再经过蛛网膜颗粒吸收，以达到降低颅内压的目的。或将脑脊液引流到右心房或腹腔等部位而被吸收。若分流术成功，效果是比较肯定的。常用的脑脊液分流方法有侧脑室-枕大池分流术、侧脑室-右心房分流术、侧脑室-腹腔引流术、腰椎蛛网膜下腔-腹腔分流术。目前临床最常用的是侧脑室-腹腔引流术。③乙酰唑胺：一种碳酸酐酶抑制剂，它能使脑脊液产生减少 50%，从而降低颅内压。常用剂量是每次 0.25 g，每天 3 次。

(9)颅内占位病变：如肿瘤、脑脓肿等颅内占位性病变应手术切除，若不能切除可考虑脑室引流或行颅骨切开去骨瓣减压，可迅速降低颅内压。有学者认为，通过各种降颅内压措施，如脱水、过度换气、巴比妥昏迷、亚低温等治疗不能控制的颅内高压，应考虑标准大骨瓣开颅术。

(10)去大骨瓣减压术：能使脑组织向减压窗方向膨出，以减轻颅内高压对重要脑结构的压迫，尤其是脑干和下丘脑，以挽救患者生命。但越来越多的临床实践证明去大骨瓣减压术不但没有降低重型颅脑伤患者死残率，而且可能会增加重型颅脑伤患者残死率。原因：①去大骨瓣减压术会导致膨出的脑组织在减压窗处嵌顿、嵌出的脑组织静脉回流受阻、脑组织缺血水肿坏死，久之形成脑穿通畸形;②去大骨瓣减压术不缝合硬脑膜会增加术后癫痫发作;③去大骨瓣减压术会导致脑室脑脊液向减压窗方向流动,形成间质性脑水肿;④去骨瓣减压术不缝合硬脑膜,使手术创面渗血进入脑池和脑室系统,容易引起脑积水;⑤去大骨瓣减压术不缝合硬脑膜会导致脑在颅腔内不稳定,会引起再损伤;⑥去大骨瓣减压术不缝合硬脑膜会增加颅内感染、切口裂开机会等。

(11)预防性抗癫痫治疗:越来越多的临床研究表明使用预防性抗癫痫药不但不会降低颅脑损伤后癫痫发生率,而且会加重脑损害和引起严重毒副作用。严重脑挫裂伤脑内血肿清除术后是否常规服用预防性抗癫痫治疗仍有争议,也无任何大规模临床研究证据。国外学者不提倡预防性抗癫痫治疗。但若颅脑损伤患者一旦发生癫痫,则应该正规使用抗癫痫药。

(12)高压氧治疗:当动脉二氧化碳分压正常而氧分压增高时,也可使脑血管收缩,脑体积缩小,从而达到降颅内压的目的。在两个大气压下吸氧,可使动脉氧分压增加到 133.0 kPa(1 000 mmHg)以上,使增高的颅内压下降 30%,然而这种治疗作用只是在氧分压维持时才存在。如血管已处于麻痹状态,高压氧则不能起作用。有文献报道高压氧吸入后因肺泡与肺静脉氧分压差的增大,血氧弥散量可增加近 20 倍,从而大大提高组织氧含量,可中断因为脑缺血缺氧导致的脑水肿,可促进昏迷患者的觉醒,减少住院天数,能显著改善脑损伤患者的认知功能障碍,有利于机体功能的恢复,对抢救生命和提高生存质量有较好的疗效。绝对禁忌证:未经处理的气胸、纵隔气肿,肺大疱,活动性内出血及出血性疾病,结核性空洞形成并咯血,心脏二度以上房室传导阻滞。相对禁忌证:重症上呼吸道感染,重症肺气肿,支气管扩张症,重度鼻窦炎,血压高于 21.3/13.3 kPa(160/100 mmHg),心动过缓<50 次/分,未做处理的恶性肿瘤,视网膜脱离,早期妊娠(3 个月内)。

(13)调控血压:调控血压时应考虑系统动脉血压与颅内压和脑灌注压的关系。尤其是脑卒中急性期的血压管理,脑卒中急性期降压治疗目前仍无定论。由于病灶周边脑组织的充分血液供应对挽救缺血半暗带区濒危脑细胞至关重要,而这时 CBF 自我调节机制受损,CPP 严重依赖 MAP,但血压过高也会引起血-脑屏障破坏及其他相关脏器功能损伤。大量研究结果表明,75%以上的脑卒中患者急性期血压升高,尤其是那些既往有高血压病史的患者。在脑卒中发生后的 1 周内、血压有自行下降的趋势、有些患者数小时内即可看到血压明显降低。因此,对脑卒中急性期的血压,要持慎重的态度,而非简单的降低血压。

(二)自主神经功能障碍与高血压

自主神经主要分布于内脏、心血管和腺体。由于内脏反射通常是不能随意控制,故名自主神经。自主神经系统的功能在于调节心肌、平滑肌和腺体的活动,交感和副交感神经对内脏的调节具有对立统一作用。血管运动中枢位于脑干,它通过胸腰段交感神经元及第Ⅸ、Ⅹ对脑神经(副交感神经)对主动脉弓、窦房结、颈动脉压力感受器的控制,调节和维持交感神经和副交感神经的相对平衡,保持心血管系统的稳定性。因此,凡累及自主神经系统的病变大多可引起血压的变化。

1.脊髓损伤后自主神经反射不良

自主神经反射不良(AD)或称自主神经反射亢进,是指脊髓 T_6 或以上平面的脊髓损伤(SCI)而引发的以血压阵发性骤然升高为特征的一组临床综合征。常见的 SCI 的病因有外伤、肿瘤、感染等。

2.致死性家族性失眠症

致死性家族性失眠症(FFI)是罕见的家族性人类朊蛋白(PrP)疾病,是常染色体显性遗传性疾病，也是近年来备受关注的人类可传播性海绵样脑病（TSH）之一。1986 年，意大利 Bologna 大学医学院 Lugaresi 等首先报道并详细描述了本病的第一个病例，以进行性睡眠障碍和自主神经失调为主要表现，尸检证实丘脑神经细胞大量脱失，命名为致死性家族性失眠症。随着基因监测技术的发展和对朊蛋白疾病认识的深入，全世界 FFI 散发病例及家系报道逐渐增多。因 FFI 是罕见病，目前为止尚无流行病学资料。FFI 由于自主神经失调可表现出高血压征象；同时可因严重睡眠障碍导致血压昼夜节律异常。

3.吉兰-巴雷综合征与高血压

吉兰-巴雷综合征（GBS）是一类免疫介导的急性炎性周围神经病。临床特征为急性起病，症状多在 2 周左右达到高峰，主要表现为多发神经根及周围神经损害，常有脑脊液蛋白-细胞分离现象，多呈单时相自限性病程，静脉注射免疫球蛋白和血浆置换治疗有效。该病还包括急性炎性脱髓鞘性多发神经根神经病（AIDP）、急性运动轴索性神经病（AMAN）、急性运动感觉轴索性神经病（AMSAN）、Miller Fisher 综合征（MFS）、急性泛自主神经病（ASN）等亚型。其中 AIDP 和 ASN 常损害自主神经，引起包括血压波动在内的诸多自主神经功能障碍的症状体征。国外报道 GBS 自主神经损害发生率 65%，国内杨清成报道 54%，鹿寒冰等报道 39.4%，略低于国外。因自主神经的损害与 GBS 预后直接相关，临床上应引起足够的重视。

4.自主神经性癫痫

自主神经性癫痫又称间脑癫痫、内脏性癫痫等。间脑位于中脑之上，尾状核和内囊的内侧，可分为五个部分，即丘脑、丘脑上部、丘脑底部、丘脑后部、丘脑下部，后者是自主神经中枢。间脑癫痫是指这个部位病变引起的发作性症状，实际上病变并非累及整个间脑。但由于这一名称应用已久，所以至今仍被临床上沿用。1925 年 Heko 报道首例间脑癫痫，至 1929 年 Penfield 提出间脑性癫痫的概念。这是一种不同病因引起的下丘脑病变导致的周期性发作性自主神经功能紊乱综合征。同其他自主神经病变一样，此类癫痫可致阵发性血压的升高，临床表现复杂多样，且缺乏特异性，易误诊。

（周旭嘉）

第三节　难治性高血压

在改善生活方式基础上，应用了足够剂量且合理的 3 种降压药物（包括噻嗪类利尿剂）后，血压仍在目标水平之上，或至少需要 4 种药物才能使血压达标时，称为难治性高血压（或顽固性高血压），占高血压患者的 5%～10%。难治性高血压的病因及病理生理学机制是多方面的。高盐摄入、肥胖及颈动脉窦压力反射功能减退等是高血压患者血压难以控制的重要原因；在此基础上，可能有多种原因参与了难治性高血压的发生发展，如循环和组织中的交感神经、RAAS 的活性增强及持续存在醛固酮分泌增加等。

一、难治性高血压原因的筛查

（1）判断是否为假性难治性高血压：常见为测压方法不当及白大衣高血压等。

（2）寻找影响血压升高的原因和并存的疾病因素，如患者顺从性差、降压药物选择使用不当、仍在应用拮抗降压的药物等，患者可能存在1种以上可纠正或难以纠正的原因。

(3)排除上述因素后，应启动继发性高血压的筛查。

二、处理原则

(1)此类患者最好转高血压专科治疗。

(2)在药物控制血压的同时，需坚持限盐、有氧运动、戒烟及以降低体重为主的强化生活方式性治疗。

(3)采用优化的药物联合方案(通常需要3种药物联合，其中包括一种噻嗪类利尿剂)以及最佳的、可耐受的治疗剂量，在此基础上如血压仍不能控制在靶目标水平，可根据患者的个体情况加用醛固酮受体拮抗剂或β受体阻滞剂、α受体阻滞剂以及中枢神经系统拮抗药物。

(4)确定为药物控制不良的难治性高血压，或不能耐受4种以上药物治疗且存在心血管高风险的难治性高血压患者，在患者充分知情同意的基础上可考虑严格按照肾动脉交感神经消融术(RDN)入选标准进行RDN治疗，但鉴于RDN还处于研究阶段以及缺乏长期随访的结果，因此需谨慎、严格遵循操作规程，有序地开展RDN治疗。

(朱光辉)

第五章

冠心病的西医治疗

第一节　ST段抬高型心肌梗死

ST段抬高型心肌梗死(ST segment elevation myocardial infarction,STEMI)是指在冠状动脉病变的基础上,冠状动脉血流中断,使相应的心肌出现严重而持久的急性缺血,最终导致心肌的缺血性坏死。在临床上常有持久的胸骨后压榨性疼痛、发热、白细胞计数增高、血清心肌损伤标志物升高,以及特征性心电图动态演变,并可出现多种心律失常、心源性休克或心力衰竭。STEMI是动脉粥样硬化患者的主要死亡原因之一。

一、病因和发病机制

冠状动脉内阻塞性血栓形成的最初事件是动脉粥样硬化斑块的破裂或溃疡形成。斑块破裂导致斑块中的致栓物质暴露于循环中的血小板,如胶原纤维蛋白、血管病性血友病因子、玻璃体结合蛋白、纤维蛋白原、纤维连接蛋白等。血小板黏附在溃疡表面,随之引起血小板激活与聚集,导致血栓形成,纤维蛋白原转变成纤维蛋白,继而激活血小板及引起血管收缩,这其中部分也是由于血小板源性血管收缩物质所致。这种血栓前的外环境促进了一个活动血栓(包括血小板、纤维蛋白、凝血酶及红细胞)的形成和建立,引起梗死相关动脉的阻塞,心肌缺血坏死。

由于心外膜冠状动脉前向血流的中断,相应血管供应的心肌缺血,立即失去了正常的收缩功能,异常的心肌收缩方式包括运动不协调、运动减弱、运动消失和运动障碍,其严重程度主要取决于梗死部位、梗死程度及范围。缺血区心肌功能失调可通过增强功能正常的心肌运动来弥补,这主要通过急性代偿机制(包括交感神经系统活性增强)及Frank-Starling机制(即增加心脏前负荷,使回心血量增多,心室舒张末容积增加,从而增加心排血量及提高心脏做功)来实现。急性心肌梗死引起的心力衰竭也称泵衰竭,按Killip分级可分为4级,见表5-1。

表5-1　急性心肌梗死Killip分级

Killip分级	定义
Ⅰ级	尚无明显心力衰竭
Ⅱ级	有左心衰竭,肺部啰音<50%肺野
Ⅲ级	有急性肺水肿,全肺大、小、干、湿啰音
Ⅳ级	心源性休克

二、临床表现

(一)前驱症状

患者发病前几天或几周内会出现典型前驱症状。其中以新发心绞痛和原有心绞痛加重最为突出。心绞痛发作较前频繁、程度加重、持续时间延长、硝酸甘油效果差等较常见。

(二)症状

1.疼痛

胸痛是STEMI患者最早出现、最为突出的症状,但患者疼痛程度不一,通常都较为严重,在某些情况下是患者无法忍受的,疼痛持续时间较长,通常超过30分钟,甚至可持续达数小时。这种不适可描述为紧缩感、烧灼感、压迫感或压缩感。常位于胸骨后或心前区,可向左肩、左臂及、左手尺侧及后背部放射,引起左手臂、手指及后背部不适感。在部分STEMI患者中,疼痛最初发生于上腹部,引起腹部的一系列症状而被误认为消化道疾病。某些患者可出现疼痛向肩背部、上肢颈部、下颚甚至肩胛区放射。STEMI引起的胸痛通常持续时间长,多在30分钟以上,甚至可达数小时,休息或含服硝酸甘油后不能缓解,患者常有濒死感。但有8%～10%的STEMI患者为无痛性的,尤其多见于老年患者,一般有较高的心力衰竭发生率。

2.全身症状

常有大汗、发热、心动过速及白细胞计数增高等表现。发热常出现在发病后1～2天,主要是由于心肌坏死物吸收引起,通常为低热,在38 ℃左右,很少＞39 ℃,持续约1周。

3.消化道症状

50%以上的STEMI患者有恶心、呕吐,可能由于迷走神经反射或与左心室内的机械刺激感受器有关。下壁STEMI患者比前壁STEMI患者这些症状更为多见。

4.心律失常

心律失常见于绝大多数STEMI患者,分为快速性心律失常和缓慢性心律失常,多发生于发病后1～2天。前壁STEMI多数易引起快速性心律失常(如室性期前收缩、室性心动过速、心房扑动、心房纤颤等),以室性期前收缩最为常见,如室性期前收缩连续出现短阵室速,甚至出现R-on-T现象,为室颤发生的先兆。部分患者入院前死亡的主要原因为室颤。下壁STEMI易引起缓慢性心律失常(如窦性心动过缓、房室传导阻滞、束支传导阻滞、窦性停搏等),主要与右冠闭塞引起窦房结或房室结血供减少有关。

5.急性左心衰竭或心源性休克

在部分患者,尤其是老年人,STEMI的临床表现通常不是疼痛而是表现为更严重的急性左心衰竭和(或)心源性休克,这些症状可能同时伴有出汗、呼吸困难、恶心和呕吐、意识不清等。

(三)体征

心脏听诊常有心动过速、心动过缓、各种心律失常。第一心音、第二心音减弱及第四心音也较常见,提示心脏收缩力和左心室顺应性降低。在STEMI及二尖瓣功能失调(乳头肌功能不全,二尖瓣关闭不全)引起的二尖瓣反流患者可闻及收缩期杂音。第三心音通常反映为左心室充盈压力增加,左心室功能严重失调。右心室STEMI患者常表现出明显的颈静脉曲张和V波,以及三尖瓣反流。大面积心肌缺血患者及既往有心肌梗死患者常在心肌梗死早期就存在左心功能不全表现,如呼吸困难、咳嗽、发绀、肺部啰音等。

三、诊断和鉴别诊断

(一)诊断

1.病史及体格检查

(1)病史:STEMI 患者临床表现多变,有些患者症状较轻,未能引起患者重视,而有些患者发病急骤,病情严重,以急性左心衰竭、心源性休克甚至猝死为主要表现。但大多数有诱发因素,最常见有情绪变化(紧张、激动、焦虑等)和过度体力活动,其他的如血压升高、休克、脱水、出血、外科手术、严重心律失常等。这些诱发因素能促发不稳定的粥样斑块发生破裂,形成血栓,从而导致 STEMI 的发生。对于典型的心肌梗死引起的胸痛诊断难度不大,但对于不典型胸痛(如上腹痛、呼吸困难、恶心、呕吐等)、无痛性心肌梗死及其他不典型症状均应引起高度重视,特别多见于女性、老年患者、糖尿病患者,因为这些症状常不易让医师联想到与心脏疾病有关,从而延误诊治。STEMI 常见非典型表现:①新发生或恶化的心力衰竭;②典型心绞痛,但性质不严重,无较长持续时间;③疼痛部位不典型的心绞痛;④中枢神经系统症状;⑤过度焦虑,突发狂躁等;⑥晕厥;⑦休克;⑧急性消化道症状。

(2)体格检查:所有 STEMI 患者应密切注意生命体征,并观察患者有无外周循环衰竭的表现,如面色苍白、皮肤湿冷等。血压除早期升高外,绝大多数患者血压下降,有高血压的患者,血压常在未服药的情况下降至正常。前壁 STEMI 多表现为交感神经兴奋引起的心率增快及快速性心律失常,而下壁 STEMI 多表现为副交感神经兴奋引起的心率减慢及缓慢性心律失常。心脏听诊可出现第一心音、第二心音减弱及第四心音。

2.心电图

(1)心电图的特征:心电图不仅是诊断 STEMI 的重要手段之一,而且还可以起到定位、定时的作用。ST 段弓背向上抬高,尤其是伴随 T 波改变、相对应导联的 ST 段压低(“镜像改变”)及病理性 Q 波,并伴有持续超过 20 分钟的胸痛,强烈支持 STEMI 的诊断。2012 年第 3 版《心肌梗死全球统一定义》推荐 STEMI 的心电图诊断标准为:两个相邻导联新出现 J 点抬高;在 V_2、V_3导联,男性(>40 岁)≥0.2 mV,男性(<40 岁)≥0.25 mV,女性≥0.15 mV;在其他导联≥0.1 mV。

(2)动态演变:ST 段的动态演变及 T 波改变伴随病理性 Q 波出现对 STEMI 的诊断具有高度特异性。主要分为超急性期、急性期、亚急性期和陈旧期。

(3)定位诊断:根据心电图特征性改变的导联可对急性心肌梗死进行定位诊断。但是许多因素限制了心电图对于 STEMI 的诊断和定位:心肌损伤的范围、梗死的时间、梗死的部位(如12 导联心电图对于左心室后外侧区敏感程度较差)、传导异常、既往梗死或急性心包炎、电解质浓度的改变,以及心血管活性药物的使用。心电图诊断前壁及下壁 STEMI 意见统一,对侧壁及后壁 STEMI 无统一依据。另外,在部分 STEMI 患者中,由于梗死位置的因素,心电图并不能出现典型的 ST 段改变。因此,即使缺乏 STEMI 的典型心电图改变,也需要立即开始针对心肌缺血进行必要的治疗,并尽可能完善相关检查排除 STEMI,避免恶性心律失常的发生。

所有疑似 STEMI 的患者入院后 10 分钟内必须完成一份 12 导联心电图。如为下壁心肌梗死,需加做后壁及右胸导联。如早期心电图不能确诊,需 5 分钟后重复行心电图检查,并注意动态观察。

3.心脏生化标志物

心肌损伤标志物呈动态升高改变是STEMI诊断的标准之一。敏感的心脏标志物测定可发现尚无心电图改变的小灶性梗死，对于疑似STEMI的患者，建议于入院即刻、2～4小时、6～9小时、12～24小时行心肌损伤标志物测定，以进行诊断并评估预后。

(1)心肌肌钙蛋白(cTn)：是诊断心肌坏死特异性和敏感性最高的心肌损伤标志物，主要有cTnI和cTnT，STEMI患者症状发生后2～4小时开始升高，10～24小时达到峰值，cTnI持续5～10天，cTnT持续5～14天，但cTnI/cTnT不能对超过2周的心肌梗死患者进行诊断。需要注意的是，cTn的灵敏度相当高，但在某些情况(如肾衰竭、充血性心力衰竭、心脏创伤、电复律后、射频消融后、病毒感染等)下cTn也同样可以升高，出现假阳性情况。因此，不能单凭cTnI/cTnT升高而诊断急性心肌梗死，还应结合心电图、患者临床情况等进行全面分析。

(2)肌酸激酶同工酶：对判断心肌坏死的临床特异性较高，STEMI后6小时即升高，24小时达到高峰，持续3～4天。由于首次STEMI后cTn将持续升高一段时间(7～14天)，肌酸激酶同工酶更适于诊断再发心肌梗死。连续测定肌酸激酶同工酶还可作为判断溶栓治疗效果的指标之一，血管再通时肌酸激酶同工酶峰值前移(14小时以内)。

(3)其他：天门冬氨酸氨基转移酶、乳酸脱氢酶对诊断STEMI特异性差，已不再推荐用于诊断STEMI。肌红蛋白测定有助于早期诊断，敏感性较高，但特异性差，并且检测的时间窗较短。STEMI后1～2小时即升高，4～8小时达到高峰，持续12～24小时。

4.影像学检查

超声心动图可作为早期诊断急性心肌梗死的辅助检查之一，可发现节段性室壁运动异常和室壁反常运动，收缩时室壁运动变薄是心肌缺血的典型表现。同时，超声心动图能检测STEMI患者的心功能情况，对其预后进行评估。在STEMI患者出现心源性休克时，超声心动图可用于检测导致低心排血量的机械性因素(如新出现的室间隔穿孔或乳头肌功能失调)，并将之与左心室收缩功能障碍相互鉴别。超声心动图可作为STEMI患者常用的影像学检查，但注意急性心肌梗死早期患者必须行床旁超声心动图检查。X线检查能够早期发现心力衰竭和心脏扩大的迹象，以及急性左心衰竭引起肺水肿时的改变，即肺血管周围的渗出液可使纹理模糊、肺门阴影不清楚，相互融合呈不规则片状模糊影，弥漫分布或局限于一侧或一叶，或见于肺门两侧，由内向外逐渐变淡，形成所谓“蝶形肺门”，同时小叶间隔中的积液可使间隔增宽，形成小叶间隔线，即Kerley A线和B线等。放射性核素心肌显像可评判心肌灌注情况，同时可评价患者的心功能情况。STEMI强调早期再灌注治疗，因此影像学检查在急性STEMI的应用受到了很大的限制。必须指出，不应该因等待患者血清心脏生化标志物测定和影像学检查结果而延迟再灌注治疗。

(二)鉴别诊断

STEMI的持续性胸痛应与以下疾病相鉴别，特别是危重疾病。

1.主动脉夹层

胸痛呈撕裂样、剧烈且很快达到高峰，常放射至肩背部及下肢，心率增快、血压升高，心脏彩超、主动脉增强CT有助于鉴别。

2.肺动脉栓塞

常表现为突发呼吸困难、胸痛、咯血、晕厥等，肺动脉瓣第二心音亢进，心肌损伤标志物常不高，血气分析、D-二聚体、肺动脉CT有助于鉴别。

3.急性心包炎

胸痛常伴发热，深呼吸时加重，早期可闻及心包摩擦音，心电图有 ST 段弓背向下型抬高，心肌损伤标志物常不高。

4.不稳定型心绞痛

胸痛时间较短，一般少于 20 分钟，心电图常呈 ST 段下移，T 波倒置，但变异型心绞痛有 ST 抬高，但无病理性 Q 波，心肌损伤标志物常不高。

5.急腹症

如食管反流伴痉挛、消化道穿孔、急性胰腺炎、急性胆囊炎等急腹症常与 STEMI 混淆，但一般无心电图改变和心肌损伤标志物增高。

四、治疗和预后

(一)初始处理

1.持续心电、血压和血氧饱和度监测

所有 STEMI 患者到院后应立即予以心电、血压和血氧饱和度监测，并建立静脉通路，必要时开通大静脉。

2.吸氧

所有 STEMI 患者到院后应立即予以鼻导管吸氧，急性左心衰竭、肺水肿或有机械并发症的患者常伴有严重低氧血症，需面罩加压给氧或气管插管并机械通气。

3.绝对卧床休息

所有 STEMI 患者入院后应绝对卧床休息，可以降低心肌氧耗量。一般患者卧床休息 1～3 天，如有血流动力学不稳定、心力衰竭、心肌梗死后并发症的患者应延长卧床时间。

4.镇痛

STEMI 患者常伴剧烈胸痛，引起交感神经过度兴奋，产生心动过速、血压升高，从而增加心肌氧耗量，并易诱发快速室性心律失常。因此，应迅速给予有效镇痛剂，可静脉注射吗啡 3 mg，必要时 5 分钟重复 1 次，总量不宜超过 15 mg。吗啡不仅可以起到镇痛作用，还能扩张血管，降低左心室前后负荷，减少心肌氧耗量。吗啡的不良反应有恶心、呕吐、低血压和呼吸抑制，一旦出现呼吸抑制，可每隔 3 分钟静脉注射纳洛酮 0.4 mg(最多 3 次)拮抗。

5.饮食和排便

STEMI 患者需禁食至胸痛消失，然后给予流质、半流质饮食，逐步过渡到普通饮食。必要时使用缓泻剂，以防止便秘产生，排便用力，导致心律失常或心力衰竭，甚至心脏破裂。

(二)再灌注治疗

STEMI 通常是在冠状动脉粥样硬化的基础上突发斑块破裂、血栓形成，引起冠状动脉急性闭塞，从而导致血供中断，心肌出现缺血性坏死。在冠状动脉急性闭塞后的 20 分钟，心肌开始由内膜向外膜坏死，这一过程需 4～6 小时。心肌再灌注治疗开始越早，心肌坏死面积越小，预后相对越好。但单纯的心外膜血管开通不等于有效的再灌注，组织水平的再灌注才是任何再灌注治疗的终极目标。因此，早期、迅速、完全、持续和有效的再灌注治疗是 STEMI 最有效的治疗。再灌注治疗的方法主要有溶栓治疗、PCI 治疗和 CABG 治疗。

1.溶栓治疗

在纤溶酶原激活物的作用下，纤溶酶原可转变成纤溶酶，降解血栓上的不溶性纤维蛋白，从而使血栓溶解，梗死血管再通。早期大规模临床研究结果表明，溶栓治疗可显著降低 STEMI 患者的病死率。在 PCI 成为标准治疗之前，溶栓治疗是再灌注治疗的优先选择。在没有介入治疗的社区医院或者转诊到可开展介入治疗的医院需要很长时间的情况下，溶栓治疗是 STEMI 的首选。尽管溶栓治疗后 90 分钟内 80%以上患者的梗死相关动脉可以再通，但是 40%～70%的患者梗死相关动脉不能达到正常冠状动脉血流（TIMI3 级），而且即使是成功的再灌注后，至少 20%的患者会发生再闭塞，再梗死率达到 19%。因此，使用溶栓治疗的患者大约只有 25%可以达到理想且稳定的血流。

(1)溶栓治疗有严格的适应证，指南推荐：①发病 12 小时以内到不具备急诊 PCI 治疗条件的医院就诊、不能迅速转运、无溶栓禁忌证的 STEMI 患者均应进行溶栓治疗；②患者就诊早（发病≤3 小时）而不能及时进行 PCI 介入治疗者，或虽具备急诊 PCI 治疗条件，但就诊至球囊扩张时间与就诊至溶栓开始时间相差＞60 分钟，且就诊至球囊扩张时间＞90 分钟者应优先考虑溶栓治疗；③对再梗死患者，如果不能立即（症状发作后 60 分钟内）进行冠状动脉造影和 PCI，可给予溶栓治疗；④对发病 12～24 小时仍有进行性缺血性疼痛和至少 2 个胸导联或肢体导联 ST 段抬高＞0.1 mV 的患者，若无急诊 PCI 条件，在经过选择的患者也可溶栓治疗；⑤STEMI 患者症状发生 24 小时，症状已缓解，不应采取溶栓治疗。

(2)溶栓治疗的绝对禁忌证：①既往任何时间出血性脑卒中病史；②已知的脑血管结构异常（如动静脉畸形）；③3 个月内有缺血性脑卒中发作（排除 4.5 小时内急性缺血性脑卒中）；④已知的颅内恶性肿瘤（原发或转移）；⑤未排除的主动脉夹层；⑥活动性出血或者凝血功能障碍者；⑦3 个月内严重头部闭合性创伤或面部创伤；⑧2 个月内颅内或者脊柱外科手术。

(3)溶栓治疗的相对禁忌证：①慢性的、严重的、没有得到良好控制的高血压史或者目前血压增高；②缺血性脑卒中病史超过 3 个月；③痴呆；④外伤或持续＞10 分钟的心肺复苏；⑤3 周内大手术史，2～4 周的内出血；⑥已知的颅内病理学改变（不包括在绝对禁忌证内）；⑦不能压迫止血部位的大血管穿刺；⑧妊娠；⑨活动性的消化道溃疡；⑩目前正在应用抗凝剂。另外，根据综合临床判断，患者的风险/效益比不利于溶栓治疗，尤其是有出血倾向者，包括严重肝肾疾病、恶病质、终末期肿瘤等。由于流行病学调查显示中国人群的出血性脑卒中发病率高，因此，年龄≥75 岁的 STEMI 患者应首选 PCI，选择溶栓治疗时应慎重，酌情减少溶栓药物剂量。

(4)溶栓药物的选择、剂量及用法：溶栓药物目前有三代，可分为非特异性纤溶酶原激活物和特异性纤溶酶原激活物，前者有链激酶和尿激酶，后者包括人重组组织型纤溶酶原激活物、替奈普酶、阿替普酶和瑞替普酶。应严格掌握溶栓药物的用法及剂量，通常优先选择特异性纤溶酶原激活物。主要溶栓药物用法及剂量见表 5-2。

(5)疗效评估：GUSTO-Ⅰ研究表明，TIMI 3 级血流者的预后明显好于 TIMI 2 级者。TIMI 3 级血流对预测 STEMI 患者近期和远期的死亡率非常重要。因此，早期溶栓的目的就是迅速达到并维持 TIMI 3 级血流。溶栓开始后 60～180 分钟应监测临床症状、心电图 ST 段抬高和心律/心率的变化。梗死相关动脉再通的间接判定指标包括：①60～90 分钟抬高的 ST 段至少回落 50%；②cTn 峰值提前至发病 12 小时内，肌酸激酶同工酶酶峰提前到 14 小时内；③2 小时内胸痛症状明显缓解；④治疗后的 2～3 小时出现再灌注性心律失常，如加速性室性自主心律、房室传导阻滞或束支传导阻滞，之后突然改善或消失；或者下壁 STEMI 患者出现一过性窦性心动过缓、窦房传导阻滞伴或不伴低血压。上述 4 项中，心电图变化和心肌损伤标志物峰值前移最重要。冠状动脉造影判断标准：TIMI 2 或 3 级血流表示梗死相关动脉再通，TIMI 3 级为完全性再通，溶栓失败则梗死相关动脉持续闭塞（TIMI 0～1 级）。TIMI 血流分级见表 5-3。

表 5-2 主要溶栓药物剂量及用法

溶栓剂	用法及剂量	抗原性	血管开通率*
特异性纤溶酶原激活物			
替奈普酶	一般为 30～50 mg 溶于 10 mL 生理盐水静脉推注。根据体重调整剂量:如体重<60 kg,剂量为 30 mg;体重每增加 10 kg,剂量增加 5 mg,最大剂量为 50 mg	否	85%
阿替普酶	①全量 90 分钟加速给药法:首先静脉推注 15 mg,随后 0.75 mg/kg 在 30 分钟内持续静脉滴注(最大剂量不超过 50 mg),继之 0.5 mg/kg 60 分钟持续静脉滴注(最大剂量不超过 35 mg) ②半量给药法:50 mg 溶于 50 mL 专用溶剂,首先静脉推注 8 mg,之后 42 mg 于 90 分钟内滴完	否	84%
瑞替普酶	10 U 溶于 5～10 mL 注射用水,静脉推注>2 分钟,30 分钟后重复上述剂量	否	73%～84%
非特异性纤溶酶原激活物			
链激酶	150 万 U,60 分钟内静脉滴注	是	60%～68%

注:*,指 90 分钟 TIMI2～3 级。

表 5-3 TIMI 血流分级

分级	冠状动脉造影结果
0 级	血管闭塞远端无前向血流
1 级	造影剂部分通过闭塞部位,但不能充盈远端血管床
2 级	造影剂可完全充盈梗死相关动脉远端血管床,但造影剂充盈及排空的速度较正常冠状动脉延缓
3 级	造影剂可完全充盈梗死相关动脉远端血管床,且充盈及排空的速度正常

2.PCI 治疗

近年来已经证实急诊 PCI 在 STEMI 患者中比溶栓治疗更有益处,因为 PCI 比溶栓治疗能获得更高的梗死相关动脉再通率及 TIMI 3 级血流。长期随访结果显示,急诊 PCI 患者较溶栓治疗,其死亡率、再梗死率及再缺血发生率低。心肌梗死后早期冠状动脉造影检查还可以带来额外的获益,可对发生再梗死或者心血管并发症的患者进行早期危险分层及鉴别。对于 STEMI 患者在急诊 PCI 同时行支架植入,特别是药物涂层支架,可使患者进一步获益。急诊 PCI 优于溶栓治疗,即便是转移到专科医院需要较长时间,同样优先选择急诊 PCI 治疗。研究表明,如果 STEMI 患者可在 2 小时内转运至可行 PCI 的临床中心,即使延误了开始的治疗,行 PCI 的患者较之溶栓治疗的患者也会有较好的预后。

(1)直接 PCI:指 STEMI 患者不进行溶栓治疗,而直接对梗死相关动脉进行球囊扩张和支架植入。指南对直接 PCI 推荐如下。

Ⅰ类推荐:①如果即刻可行,且能及时进行(就诊-球囊扩张时间<90 分钟),对症状发病 12 小时内的 STEMI(包括正后壁心肌梗死)或伴有新出现或可能新出现左束支传导阻滞的患者应行直接 PCI。急诊 PCI 应当由有经验的医师(每年至少独立完成 50 例 PCI),并在具备条件的

导管室（每年至少完成 100 例 PCI）进行。②年龄＜75 岁，在发病 36 小时内出现心源性休克，病变适合血管重建，并能在休克发生 18 小时内完成者，应行直接 PCI，除非患者拒绝、有禁忌证和（或）不适合行有创治疗。③症状发作＜12 小时，伴有严重心功能不全和（或）肺水肿（KillipⅢ级）的患者应行直接 PCI。④常规支架植入。

Ⅱa 类推荐：①有选择的年龄≥75 岁、在发病 36 小时内发生心源性休克、适于血管重建并可在休克发生 18 小时内进行者，如果患者既往心功能状态较好、适于血管重建并同意介入治疗，可考虑行直接 PCI；②如果患者在发病 12～24 小时具备以下 1 个或多个条件时可行直接 PCI 治疗：严重心力衰竭、血流动力学或心电不稳定、持续缺血的证据。

Ⅲ类推荐：①无血流动力学障碍患者，在直接 PCI 时不应该对非梗死相关血管进行 PCI 治疗；②发病＞12 小时，无症状、血流动力学和心电稳定的患者不宜行直接 PCI 治疗。

（2）转运 PCI：高危 STEMI 患者就诊于无直接 PCI 条件的医院，尤其是有溶栓禁忌证或虽无溶栓禁忌证但已发病＞3 小时的患者，可在抗栓（抗血小板或抗凝）治疗的同时，尽快转运至可行 PCI 的医院。根据我国国情，也可尽快请有资质的医师到有 PCI 硬件条件的医院行直接 PCI。STEMI 患者如溶栓失败或有溶栓禁忌证时，应迅速转院行 PCI，尽快开通梗死相关动脉。

（3）溶栓后紧急 PCI：①Ⅰ类推荐。接受溶栓治疗的患者具备以下任何一项，推荐其接受冠状动脉造影及 PCI 治疗：年龄＜75 岁、发病 36 小时内的心源性休克、适合接受再血管化治疗；发病 12 小时内的严重心力衰竭和（或）肺水肿（KillipⅢ级）；有血流动力学障碍的严重心律失常。②Ⅱa 类推荐：年龄≥75 岁、发病 36 小时内已接受溶栓治疗的心源性休克、适合进行血运重建的患者，进行冠状动脉造影及 PCI；溶栓治疗后血流动力学或心电不稳定和（或）有持续缺血表现者；溶栓 45 分钟后仍有持续心肌缺血表现的高危患者，包括中等或大面积心肌处于危险状态（前壁心肌梗死，累及右心室下壁的心肌梗死或胸前导联 ST 段下移）的患者急诊 PCI 是合理的。③Ⅱb 类推荐：对于不具备上述Ⅰ类和Ⅱa 类适应证的中高危患者，溶栓后进行冠状动脉造影和 PCI 治疗的策略也许是合理的，但其益处和风险尚待进一步确定。④Ⅲ类推荐：对于已经接受溶栓治疗的患者，如果不适宜 PCI 或不同意接受进一步有创治疗，不推荐进行冠状动脉造影和 PCI 治疗。

（4）早期溶栓成功或未溶栓患者（＞24 小时）PCI 治疗。在对此类患者进行详细临床评估后，择期 PCI 的推荐指征为：①病变适宜 PCI 且有再发心肌梗死表现；病变适宜 PCI 且有自发或诱发心肌缺血表现；②病变适宜 PCI 且有心源性休克或血流动力学不稳定；③左心室射血分数（左心室射血分数）＜0.40、心力衰竭、严重室性心律失常，常规行 PCI 治疗；④急性发作时有临床心力衰竭的证据，尽管发作后左心室功能尚可（LVFF＞0.40），也应考虑行 PCI 治疗；⑤对无自发或诱发心肌缺血的梗死相关动脉的严重狭窄于发病 24 小时后行 PCI 治疗；⑥对梗死相关动脉完全闭塞、无症状的 1～2 支血管病变，无心肌缺血表现，血流动力学和心电稳定患者，不推荐发病 24 小时后常规行 PCI。

3.CABG 治疗

对治疗急性期的 STEMI 有一定的限制，对下列情况可行急诊 CABG：①STEMI 患者行 PCI 失败，如合并持续性或反复心肌缺血、心源性休克、严重心力衰竭或者有高危特征者；②对于有机械性并发症（如心室游离壁破裂、乳头肌断裂、室间隔穿孔）的 STEMI 者；③左主干狭窄＞50%或三支病变，且存在危及生命的室性心律失常者；④年龄＜75 岁，严重左主干病变或者三支病变，STEMI 后 36 小时发生心源性休克，并能在休克发生 18 小时内行 CABG 者；⑤STEMI 患者血流动力学不稳定和需要紧急 CABG 时机械循环支持是合理的。

抗血小板及抗凝药物在行 CABG 前应调整，指南推荐：①急诊 CABG 前阿司匹林不应用；②紧急辅助泵 CABG 前氯吡格雷或替格雷洛应至少停用 24 小时；③急诊 CABG 前 2～4 小时应停用 GPⅡb/Ⅲa 受体拮抗剂。

在临床上，如果患者出现 STEMI 的临床症状，心电图表现符合 STEMI 诊断标准，应该立即开始治疗。在这种情况下，等待血清心脏标志物检查结果是错误的，因为患者在出现症状后立即查血清标志物可能结果并不高。直接 PCI 和溶栓治疗是急诊再灌注的方法，应根据具体情况选择。

(三)药物治疗

正确选择治疗方案可以降低急性 STEMI 的死亡率。包括早期再灌注治疗(PCI 或溶栓治疗)、阿司匹林的使用和(或)其他抗血小板药物、β受体阻滞剂、ACEI/ARB 及他汀类药物。

1.抗血小板治疗

冠状动脉内斑块破裂诱发局部血栓形成，是导致 STEMI 的主要原因。在急性血栓形成中血小板活化起着十分重要的作用，抗血小板治疗已成为急性 STEMI 的常规治疗，溶栓前即应使用。常用的抗血小板药物有阿司匹林、P2Y12 受体抑制剂、GPⅡb/Ⅲa 受体拮抗剂等。

(1)阿司匹林：通过抑制血小板环氧化酶使血栓素 A_2 合成减少，达到抑制血小板聚集的作用。虽然目前阿司匹林的最佳剂量仍未确定，各国指南推荐也不一样，但 STEMI 急性期所有患者只要无禁忌证，均应立即口服水溶性阿司匹林或嚼服肠溶阿司匹林，我国指南推荐负荷量 300 mg，继以每天 100 mg 长期维持。2013 年美国心脏学院/美国心脏协会指南推荐负荷量 162～325 mg，继以 81～325 mg 维持，推荐 81 mg 维持。

(2)P2Y12 受体抑制剂：主要包括氯吡格雷、普拉格雷、替格雷洛，主要抑制 ADP 诱导的血小板聚集，口服后起效快。CLARITY 研究和 COMMIT/CCS-2 研究均证实阿司匹林联合氯吡格雷优于单用阿司匹林。指南对溶栓治疗、直接 PCI 和溶栓后 PCI 使用 P2Y12 受体抑制剂的推荐见表 5-4～表 5-6。若服用 P2Y12 受体抑制剂治疗时，出血风险大于预期疗效导致病死率增高时，则应提前停药。对阿司匹林禁忌者，可长期服用氯吡格雷。

表 5-4 指南对溶栓治疗使用氯吡格雷的推荐

溶栓治疗	推荐，证据
年龄<75 岁，负荷量 300 mg，维持量 75 mg	Ⅰ，A
持续 14 天至 1 年	Ⅰ，A(14 天) Ⅰ，C(1 年)
年龄≥75 岁，无负荷量，直接 75 mg，维持量 75 mg	Ⅰ，A
持续 14 天至 1 年	Ⅰ，A(14 天) Ⅰ，C(1 年)

表 5-5 指南对直接 PCI 使用 P2Y12 受体抑制剂的推荐

直接 PCI	推荐，证据
氯吡格雷：负荷量 600 mg，维持量 75 mg 每天 1 次	Ⅰ，B
普拉格雷：负荷量 60 mg，维持量 10 mg 每天 1 次	Ⅰ，B
禁用于有卒中或者 TIA 病史者	Ⅲ，B

续表

直接 PCI	推荐，证据
替格雷洛：负荷量 180 mg，维持量 90 mg 每天 2 次	Ⅰ，B
接受支架（BMS 或 DES）植入者，要用 1 年的 P2Y12 受体抑制剂	Ⅰ，B
未植入支架患者，应使用氯吡格雷 75 mg 每天 1 次，至少 28 天，条件允许者也可用至 1 年	Ⅱa，C

表 5-6　指南对溶栓后 PCI 使用 P2Y12 受体抑制剂的推荐

溶栓后 PCI	推荐，证据
氯吡格雷：溶栓时已负荷，继续 75 mg 维持 DES 至少 1 年，BMS 30 天至 1 年 未接受负荷量，溶栓后 24 小时内 PCI 者，负荷量 300 mg 溶栓后 24 小时后 PCI 者，负荷量 600 mg	Ⅰ，C
普拉格雷：非特异性纤溶酶原激活物溶栓 24 小时后，特异性纤溶酶原激活物溶栓 48 小时后，负荷量 60 mg，维持量 10 mg	Ⅱa，B
禁用于卒中和 TIA 史者	Ⅲ，B
DES 至少 1 年，BMS 30 天至 1 年	Ⅱa，B

（3）GPⅡb/Ⅲa 受体拮抗剂：是目前最强的抗血小板药物，主要有阿昔单抗、依替巴肽和替罗非班。一般用于急诊 PCI 中，一方面可以减少支架植入后的支架内血栓形成，另一方面可以减少梗死相关动脉的无复流，改善心肌供血。Meta 分析显示，急性心肌梗死 PCI 术中使用 GPⅡb/Ⅲa受体拮抗剂可减少死亡率。指南对拟行直接 PCI 的 STEMI 患者使用 GPⅡb/Ⅲa 受体拮抗剂的推荐见表 5-7。在当前双重抗血小板治疗及有效抗凝治疗的情况下，GPⅡb/Ⅲa 受体拮抗剂不推荐常规应用，可选择性用于血栓负荷重的患者和噻吩并吡啶类药物未给予适当负荷量的患者。静脉溶栓联合 GPⅡb/Ⅲa 受体拮抗剂可提高疗效，但出血并发症增加，使用时应权衡利弊。

表 5-7　指南对直接 PCI 使用 GPⅡb/Ⅲa 受体拮抗剂的推荐

直接 PCI	推荐，证据
阿昔单抗：负荷量 0.25 mg/kg，维持量每分钟 0.125 μg/kg，最大每分钟10 μg，维持 12 小时	Ⅱa，A
依替巴肽：负荷量 180 μg/kg×2 次，间隔 10 分钟，维持量每分钟 2 μg/kg，维持 18 小时；肌酐清除率每分钟＜50 mL 者减半，禁用于透析者	Ⅱa，B
替罗非班：负荷量 25 μg/kg，维持量每分钟 0.15 μg/kg，维持 12～18 小时；肌酐清除率每分钟＜30 mL 者减半	Ⅱa，B
导管室之前应用	Ⅱb，B

2.抗心肌缺血及其他药物

（1）硝酸酯类：可通过扩张血管及冠状动脉，降低心脏前负荷，增加冠状动脉血流，降低心肌氧耗量，改善心肌缺血，并可预防和解除冠状动脉痉挛。常用的硝酸酯类药物包括硝酸甘油、硝酸异山梨酯和 5-单硝酸异山梨酯。静脉滴注硝酸甘油应从低剂量（每分钟 5～10 μg）开始，酌情逐渐增加剂量（每 5～10 分钟增加 5～10 μg，最大剂量每分钟 100 μg），直至症状控制、收缩压降低 1.3 kPa(10 mmHg)(血压正常者)或 4.0 kPa(30 mmHg)(高血压患者)的有效治疗剂量。在静脉滴注硝酸甘油过程中应密切监测血压(尤其大剂量应用时),如果出现心率明显加快或收缩压<12.0 kPa(90 mmHg),应减量或停药。最初 24 小时静脉滴注硝酸甘油一般不会产生耐药性,若 24 小时后疗效减弱或消失,可酌情增加滴注剂量。硝酸酯类药物的不良反应有头痛、反射性心动过速和低血压等。当该类药物造成血压下降而限制β受体阻滞剂的应用时,则不应使用硝酸酯类药物。此外,硝酸酯类药物会引起青光眼患者眼压升高。

(2)β受体阻滞剂:通过抑制交感神经系统、减慢心率、降低体循环血压和减弱心肌收缩力,以减少心肌氧耗量和改善缺血区的氧供需失衡,缩小心肌梗死面积,减少复发性心肌缺血、再梗死、室颤及其他恶性心律失常,可改善 STEMI 患者的预后。常用的β受体阻滞剂有阿替洛尔、美托洛尔、比索洛尔、卡维地洛等,用药期间应严格观察患者的心率及血压情况,做到个体化用药,若患者耐受良好,可转换为相应剂量的长效控释制剂。急性心肌梗死患者使用β受体阻滞剂的禁忌证:①心力衰竭的体征,或未稳定的左心衰竭;②低血压;③心率<60 次/分;④其他相对禁忌证(P-R 间期>0.24 秒、二度或三度房室传导阻滞、急性哮喘或反应性气道疾病、末梢循环灌注不良)。

(3)ACEI 和 ARB:ACEI 主要通过影响心室重构、减轻心室过度扩张,从而减少充血性心力衰竭的发生,降低病死率。几项大规模临床随机试验(如 ISIS-4、GISSI-3、CCS-1 和 SMILE)已明确 STEMI 早期使用 ACEI 能降低病死率(尤其是前 6 周的病死率降低最显著),高危患者应用 ACEI 临床获益明显,前壁 STEMI 伴有左心功能不全的患者获益最大。STEMI 早期 ACEI 应从低剂量开始,逐渐加量。另外,不推荐常规联合应用 ACEI 和 ARB;对能耐受 ACEI 的患者,不推荐常规用 ARB 替代 ACEI。

(4)醛固酮受体拮抗剂:通常在 ACEI 治疗的基础上使用。对于左心室射血分数≤0.40、有症状的心力衰竭或有糖尿病的 STEMI 患者,醛固酮拮抗剂应给予已接受β受体阻滞剂和 ACEI 的患者。ACEI 和螺内酯联合应用较 ACEI 和 ARB 联合应用有更好的价效比,一般不建议三者联合应用。

(5)钙通道阻滞剂:主要通过降低血压、减慢心率和减弱心肌收缩力来减少心肌氧耗,但同时会反射性引起交感神经活性增高。临床研究表明,在急性心肌梗死早期或者晚期使用钙通道阻滞剂均不能降低患者的死亡率,对部分患者甚至不利。因此,指南不推荐钙通道阻滞剂作为 STEMI 的一线用药。

(6)他汀类药物:除调脂作用外,他汀类药物还具有抗炎、改善内皮功能、减少炎症反应、稳定斑块、改善糖耐量、抑制血小板聚集、逆转左心室肥厚等作用。因此,指南推荐:①所有无禁忌证的 STEMI 患者入院后应尽早开始强化他汀类药物治疗;②24 小时内明确 STEMI 患者血脂情况是合理的;③所有 STEMI 患者均应使用他汀类药物使低密度脂蛋白胆固醇目标值达到<2.6 mmol/L(100 mg/dL)。调脂治疗不仅对血脂异常的 STEMI 患者有益,对血脂正常,甚至基线低密度脂蛋白胆固醇<1.8 mmol/L(70 mg/dL)的患者仍有益。低密度脂蛋白胆固醇达标后,长期维持治疗有利于冠心病的二级预防。

(四)干细胞移植

目前干细胞移植治疗大多采用骨髓间充质干细胞或骨骼肌成纤维细胞。Meta 分析表明干细胞移植治疗 STEMI 可轻度提高患者左心室射血分数。但由于样本量较小,不同临床试验结果存在较大差异,大部分临床终点(如死亡、靶血管血运重建、因心力衰竭再次住院率等)均无显著改善，因此，安全性和有效性尚需多中心、大样本随机双盲对照研究证实，目前不宜作为常规治疗选择。尽管目前干细胞在心肌再生的动物和临床试验中取得了令人鼓舞的结果，但是干细胞治疗心肌梗死目前仍处于起步阶段，仍有许多问题亟待解决。

(五)并发症及处理

1.心力衰竭和心源性休克

(1)心力衰竭：多见于大面积心肌梗死的患者，如广泛前壁心肌梗死。左心室舒张功能不全可导致肺静脉高压及肺淤血，收缩功能不全可导致心排血量明显降低与心源性休克。急性左心衰竭时患者常表现为烦躁、呼吸困难、端坐呼吸、面色发绀、咳粉红色泡沫痰，血压增高、心率增快，听诊两肺满布湿啰音及哮鸣音，第一心音减弱、肺动脉瓣第二心音亢进及奔马律。如病情进一步发展，血压可持续性下降，直至心源性休克甚至死亡。

(2)心源性休克：急性心肌梗死后泵衰竭最严重的并发症。绝大多数是由于梗死后心肌坏死所致，但也有部分是机械性因素引起，如游离壁破裂、假性动脉瘤破裂、室间隔穿孔或乳头肌断裂等。患者呈严重的低血压及低灌注状态，表现为意识不清、四肢厥冷、少尿等。心源性休克患者死亡率极高，预后极差。

综上，急性左心衰竭和心源性休克是 STEMI 的严重并发症，是致命性的，必须立即进行有效处理。

2.心律失常

由于心肌严重缺血，导致心肌细胞电不稳定性，STEMI 患者可发生室性期前收缩、室性心动过速、心室颤动或加速自主心律等；窦性心动过缓，有时伴有房室传导阻滞与低血压，可能与迷走神经活动性增强有关；交感神经兴奋可引起窦性心动过速、房性期前收缩、心房纤颤等；缺血性损伤可发生房室传导阻滞或室内传导阻滞。应及时消除心律失常，以免演变为严重的恶性心律失常甚至猝死。首先应排除患者是否存在再发心肌梗死、严重电解质紊乱和代谢异常等诱因。发生心室颤动或持续多形性室性心动过速时，应尽快非同步直流电除颤；持续单形性室性心动过速可先予以药物治疗，如胺碘酮 150 mg 静脉推注，然后每分钟 1 mg，6 小时后每分钟 0.5 mg 维持，或者利多卡因 50～100 mg 静脉推注，必要时重复；频发室性期前收缩、非持续性室速也可使用利多卡因；对窦性心动过缓者可给予阿托品 0.5～1.0 mg 静脉推注，3～5 分钟可重复，最大量 2～3 mg；高度房室传导阻滞或严重的束支传导阻滞可行临时起搏。

3.其他

STEMI 后其他并发症，包括再发胸部不适、缺血及再梗死、机械并发症(如左心室游离壁破裂、室间隔穿孔、乳头肌功能不全或断裂等)等。此外，心包积液、心肌炎及 Dressler 综合征也可能发生。STEMI 患者(尤其是前壁 STEMI)5%～10%发生左心室室壁瘤，心电图可出现 ST 段持续抬高，应及时行超声心动图明确。

(六)二级预防

所有 STEMI 患者出院前应接受健康教育，包括生活方式改变和药物治疗。STEMI 患者的家属应监督患者进行生活方式的改变，STEMI 患者及家属同时还应学会识别常见心脏病(如心绞痛、心肌梗死)的症状及院前处理措施。STEMI 患者出院后，应继续进行科学合理的二级预防，以降低心肌梗死复发、心力衰竭及心源性死亡等主要不良心血管事件的危险性，并改善患者的生活质量。STEMI 患者的二级预防措施包括生活方式改善、药物治疗及心血管危险因素的综合防控。

1.生活方式改变

(1)戒烟:吸烟是一项主要的危险因素。在 STEMI 患者住院期间,烟草依赖者常常能主动或被动的暂时停止吸烟,而出院后能否永久戒烟并避免被动吸烟是戒烟能否成功的关键。医务人员应在出院前对 STEMI 患者及家属进行宣教,指导并制订正规的戒烟计划,督促其戒烟,必要时可给予适当的药物治疗(尼古丁替代品等)。

(2)运动:适量的运动对 STEMI 患者是有益的,指南推荐 STEMI 患者以运动锻炼为主的心脏康复训练。STEMI 患者出院前应做运动耐量评估,并制订个体化运动方案。对病情稳定的患者建议每天进行 30～60 分钟中等强度的有氧运动(如快步行走等),每周至少坚持 5 天,应循序渐进,避免过度运动。

(3)控制体重:肥胖是一项重要的危险因素。出院前及出院后随诊时应监测体重,并建议其通过合理饮食与运动将体重指数控制在 24 kg/m^2以下。

2.药物治疗

(1)抗血小板治疗:若无禁忌证,所有 STEMI 患者出院后均应长期服用阿司匹林(每天 75～150 mg)治疗。

(2)ACEI 和 ARB:若无禁忌证,所有伴有心力衰竭(左心室射血分数<0.40)、高血压、糖尿病或慢性肾脏疾病的 STEMI 患者均应长期服用 ACEI 治疗。

(3)β受体阻滞剂:在 STEMI 患者二级预防中的价值已经被广泛证实。若无禁忌证,所有 STEMI 患者均应长期服用β受体阻滞剂治疗,并根据患者耐受情况确定个体化的治疗剂量。

(4)醛固酮拮抗剂:无明显肾功能损害和高血钾的 STEMI 患者,经过有效剂量的 ACEI 与β受体阻滞剂治疗后其左心室射血分数<0.40,可考虑应用醛固酮拮抗剂治疗,但须密切观察相关不良反应(特别是高钾血症)的发生。

3.控制心血管危险因素

(1)控制血压:STEMI 患者出院后应继续进行有效的血压管理。对于一般患者,应将其血压控制于<18.7/12.0 kPa(140/90 mmHg),合并慢性肾病者应将血压控制于<17.3/10.7 kPa(130/80 mmHg)。近来有证据显示,冠心病患者血压水平与不良事件发生率之间可能存在 J 形曲线关系,即血压水平过高或过低均可对其预后产生不利影响,因此在保证血压(特别是收缩压)达标的前提下,需避免患者舒张压<9.3 kPa(70 mmHg)。

(2)调脂治疗:STEMI 患者出院后应坚持使用他汀类药物,将低密度脂蛋白胆固醇控制在<2.60 mmol/L(100 mg/dL),并可考虑达到更低的目标值[低密度脂蛋白胆固醇<2.08 mmol/L(80 mg/dL)]。对于合并糖尿病者,应将低密度脂蛋白胆固醇控制在<2.08 mmol/L(80 mg/dL)以下。达标后需要进行随访来调整剂量,不可盲目停药或减小剂量。

(3)血糖管理:对所有 STEMI 患者均应询问其有无糖尿病病史,并常规检测空腹血糖,对糖尿病患者应严格控制血糖。

(4)植入式心脏除颤器的应用:对于心脏性猝死复苏成功者,植入式心脏除颤器可以显著降低其心脏性死亡发生率及总病死率。研究显示,以下两类患者使用植入式心脏除颤器可以显著获益:①左心室射血分数<0.40,且伴有自发非持续性室速和(或)电程序刺激可诱发出单形持续性室速者;②STEMI 至少 40 天后患者仍存在心力衰竭症状(NYHA 心功能Ⅱ～Ⅳ级),且左心室射血分数<0.30 者。STEMI 后虽经最佳药物治疗仍存在轻度心力衰竭症状且左心室射血分

数＜0.35者也可考虑植入式心脏除颤器。为保证患者心功能有充分的时间恢复，应在STEMI患者接受血运重建至少3个月后方需评估其是否需要植入式心脏除颤器。

（张　慧）

第二节　非ST段抬高型心肌梗死

一、病因和发病机制

非ST段抬高型心肌梗死患者共同的病理生理机制主要包括以下两种。①斑块破裂：导致急性、非闭塞性的血栓形成；②斑块腐蚀：以血栓黏附于斑块表面而无斑块破裂为特征，尸检发现这种斑块腐蚀在非ST段抬高型心肌梗死中占25％～40％，女性多于男性。

（一）斑块破裂

动脉粥样硬化病变存在于全身所有主要的血管，主要包括脂核和纤维帽。与稳定斑块相比，具有破裂危险的易损斑块形态学特征有：①大而富含脂质的核心（≥40％斑块体积）；②胶原和平滑肌细胞缺少的薄纤维帽，血管外层扩张伴正向重塑；③纤维帽、脂质核心周围炎性细胞浸润（单核-巨噬细胞、T细胞、树突状细胞、脱颗粒的肥大细胞等）；④斑块内新生血管增加及斑块内出血。斑块破裂的主要机制：单核巨噬细胞或肥大细胞分泌的蛋白酶（如胶原酶、凝胶酶、基质溶解酶等）消化纤维帽；斑块内T细胞通过合成γ-干扰素抑制平滑肌细胞分泌间质胶原，使斑块纤维帽变薄；动脉壁压力、斑块位置和大小、血流对斑块表面的冲击；冠状动脉内压力升高、血管痉挛、心动过速时心室过度收缩和扩张所产生的剪切力及斑块滋养血管破裂，诱发与正常管壁交界处的斑块破裂。斑块的大小、管腔的狭窄程度与斑块破裂的危险程度无关，回顾性分析发现，近2/3的斑块破裂发生在管腔狭窄＜50％的部位，几乎所有破裂发生在管腔狭窄＜70％的部位。同时，冠状动脉造影发现，具有相同斑块数目及冠状动脉狭窄程度的患者，有些患者可长期无症状，而有些患者能发生严重的心脏事件。非ST段抬高型心肌梗死患者通常存在多部位斑块破裂，因此多种炎症、血栓形成及凝血系统激活的标志物增高。

（二）斑块腐蚀

通常指血栓黏附于斑块表面（无斑块破裂），但斑块与血栓连接处内皮缺失。这些斑块通常被认为相对容易形成血栓，但实际上，血栓发生的诱因常位于斑块外部，而并非斑块本身。多见于女性、糖尿病和高血压患者，易发生于轻度狭窄和右冠状动脉病变处。

继发性非ST段抬高型心肌梗死患者常有稳定型冠心病病史，冠状动脉外疾病导致心肌氧需与氧供不平衡，剧烈活动、发热、心动过速（如室上性心动过速、房颤伴快速心室率）、甲状腺功能亢进、高肾上腺素能状态、精神压力、睡眠不足、过饱进食、左心室后负荷增高（高血压、主动脉瓣狭窄）等均可增加心肌需氧量；而低血压、严重贫血、正铁血红蛋白血症及低氧血症等减少心肌氧供。另外，少数非ST段抬高型心肌梗死由非动脉硬化性疾病所致（如动脉炎、外伤、夹层、血栓栓塞、先天异常、滥用可卡因或心脏介入治疗并发症等）。

二、临床表现

(一)症状

绝大多数非ST段抬高型心肌梗死患者有典型的缺血性心绞痛表现，通常表现为深部的、定位不明确的、逐渐加重的发作性胸骨后或者左胸部闷痛，紧缩感，可放射至左侧颈肩部、手臂及下颌部等，呈间断性或持续性，通常因体力活动和情绪激动等诱发，常伴有出汗、恶心、呼吸困难、窒息甚至晕厥，一般可持续数分钟至20分钟，休息后可缓解。以加拿大心血管病学会的心绞痛分级为判断标准，不稳定型心绞痛患者的临床特点包括：①静息时心绞痛发作＞20分钟(不服用硝酸甘油的情况下)；②初发心绞痛：严重、明显及新发心绞痛(就诊前1个月内)，表现为自发性心绞痛或劳力型心绞痛；③恶化型心绞痛：原来的稳定型心绞痛最近1个月内症状加重，时间延长及频率增加。表现为不稳定型心绞痛的患者，如心肌损伤标志物(如肌酸激酶同工酶、cTn)阳性，则应考虑非ST段抬高型心肌梗死。

心绞痛发作时伴低血压或心功能不全，常提示预后不良。贫血、感染、炎症、发热和内分泌紊乱(特别是甲状腺功能亢进)易促进疾病恶化与进展。非ST段抬高型心肌梗死的不典型临床表现有：右胸或者肩胛部疼痛、胸背部疼痛、牙痛、咽痛、上腹隐痛、消化不良、胸部针刺样痛或仅有呼吸困难等(图5-1)，这些常见于老年、女性、糖尿病、慢性肾功能不全或痴呆症患者，应注意鉴别。临床缺乏典型胸痛，特别是当心电图正常或临界病变时，常易被忽略和延误治疗，应注意连续观察。

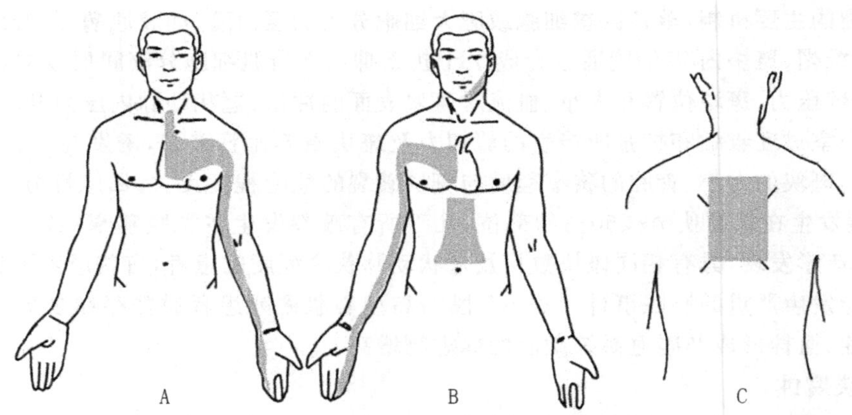

图5-1　常见心绞痛部位及不典型心绞痛部位

(二)体征

绝大多数非ST段抬高型心肌梗死患者无明显的体征。但常有出汗、焦虑，甚至坐立不安、期前收缩增多、心率加快等情况。患者血压通常正常，但如果患者疼痛和(或)焦虑严重，血压会由于肾上腺素释放而增高。不稳定型心绞痛患者体温通常不高，但心肌梗死患者(包括STEMI和非ST段抬高型心肌梗死)通常在心肌梗死4小时后出现低热，持续4～5天。心脏听诊常无阳性体征，但如出现第一心音减弱，则要注意有无急性左心功能不全或者房室传导阻滞的存在；第四心音常在胸骨旁能听到，表明左心室顺应性降低；如出现全收缩期杂音，应考虑有无二尖瓣反流。高危患者心肌缺血引起心功能不全时，可有新出现的肺部啰音或啰音增加、第三心音。

三、诊断和鉴别诊断

(一)诊断

1.病史及体格检查

(1)病史:对病史认真的询问是明确胸痛患者诊断的重要部分,大约80%的非ST段抬高型心肌梗死患者有冠状动脉疾病史,且本次胸痛发作常有诱因,如过量运动、情绪激动等,但是许多非ST段抬高型心肌梗死症状不典型,因此单纯的依赖病史是不够的。尽管典型心绞痛的胸部不适常被描述为胸闷或压迫感,但研究发现缺血相关胸痛的患者中有1/4表现为锐痛或刺痛。所有非ST段抬高型心肌梗死患者中13%表现为胸膜炎样疼痛,7%触诊时可产生疼痛。

(2)体格检查:绝大多数是正常的,包括胸部检查、听诊、心率及血压测定。体格检查的目的是发现外部诱因和排除非心源性胸痛表现(如主动脉夹层、急性肺动脉栓塞、气胸、肺炎、胸膜炎、心包炎、心瓣膜疾病),焦虑、惊恐症状等。

2.心电图检查

静息12导联心电图是对疑诊非ST段抬高型心肌梗死患者进行筛查和评估的重要首选方法。ST-T动态变化是非ST段抬高型心肌梗死最有诊断价值的心电图表现:症状发作时可记录到一过性ST段改变(常表现为2个或2个以上相邻导联ST下移≥0.1 mV),症状缓解后ST段缺血性改变改善,或者发作时倒置T波呈"伪正常化",发作后恢复至原倒置状态更具有诊断意义,并提示有急性心肌缺血或严重冠状动脉疾病。陈旧性束支传导阻滞提示患者有潜在的冠状动脉疾病,但新出现的或可能为新出现的束支传导阻滞是高危患者的标志。有无症状时均应记录心电图,症状发作时的12导联心电图非常有价值。必要时应将不同时间的心电图做前后比较,如果有动态ST-T变化,应考虑可能存在非ST段抬高型心肌梗死。但有胸痛症状的患者即使心电图正常也不能排除非ST段抬高型心肌梗死。研究发现,60%的非ST段抬高型心肌梗死患者心电图无变化。

发作时心电图显示胸前导联T波对称性深倒置并呈动态改变,多提示左前降支严重狭窄。有冠心病病史的患者如出现胸前导联和(或)aVL导联的ST段改变时应加做后壁导联心电图,以明确是否存在后壁心肌梗死。变异型心绞痛常呈一过性ST段抬高。胸痛明显发作时心电图完全正常,还需考虑非心源性胸痛。非ST段抬高型心肌梗死的心电图ST段压低和T波倒置比不稳定型心绞痛更加明显和持久,并可有一系列演变过程(如T波倒置逐渐加深,再逐渐变浅,部分还出现异常Q波)。约25%的非ST段抬高型心肌梗死可演变为Q波心肌梗死,其余75%则为非Q波心肌梗死。反复胸痛的患者需进行连续多导联心电图监测,才能发现ST-T波变化及无症状性心肌缺血。

心电图不仅对非ST段抬高型心肌梗死的诊断非常关键,其类型及变化幅度也能为预后提供重要参考信息。ST段压低的患者在未来6个月内死亡风险最大;仅有单纯的T波变化的患者相比心电图正常的患者,长期风险并不增加;ST段压低的患者,随着压低的程度及ST段最低水平点的数目增加,其死亡风险或再发心肌梗死的概率也将增加。

3.心肌损伤标志物

心肌细胞损伤后坏死,细胞膜完整性破坏,导致这些细胞内大分子释放入循环血液,从而能够被检测到。主要的心肌坏死标志物包括肌红蛋白、肌酸激酶、肌酸激酶同工酶、心肌肌钙蛋白(cTnT、cTnI),在非ST段抬高型心肌梗死患者的诊断和预后判断中十分重要。

(1)肌酸激酶、肌酸激酶同工酶:迄今为止,肌酸激酶、肌酸激酶同工酶仍是评估胸痛患者的重要生化指标。但由于它们在正常患者血中也有一定低水平的浓度;除心脏外还存在于其他组织中,特别是骨骼肌;这些特点限制了它们的预测价值。

(2)cTnT、cTnI:与传统的心肌酶(如肌酸激酶、肌酸激酶同工酶)相比,cTn具有更高的特异性和敏感性,是理想的心肌坏死标志物。cTn在正常人体的血液中含量极少,因此具有高度的特异性。cTn的检测使我们能够发现1/3的肌酸激酶同工酶正常的不稳定型心绞痛患者的心肌坏死,目前已成为非ST段抬高型心肌梗死患者诊断和危险分层的必备条件,也为非ST段抬高型心肌梗死的早期诊断和预后提供了新的评估内容。高敏肌钙蛋白敏感性为cTn的10～100倍,胸痛发作3小时后即可检测到,因此,2011年指南首次推荐高敏肌钙蛋白对非ST段抬高型心肌梗死患者进行快速诊断筛查。

床旁生化标志物能快速提供非ST段抬高型心肌梗死的早期诊断及治疗指导。如果症状发作后3～4小时cTn测定结果为阴性,应该在症状出现后6～9/12～24小时再次监测。但是cTn升高也可见于以胸痛为表现的主动脉夹层和急性肺动脉栓塞、非冠状动脉性心肌损伤(如慢性和急性肾功能不全、严重心动过速和过缓、严重心力衰竭、心肌炎、脑卒中、骨骼肌损伤及甲状腺功能减退等疾病),应注意鉴别。

4.影像学检查

冠状动脉CTA推荐用于没有明确冠心病病史,肾功能正常者检查,应考虑CT检查的辐射及造影剂对患者的影响。超声心动图能发现严重心肌缺血引起的左心室射血分数(左心室射血分数)降低和室壁节段性运动异常。利用影像学技术(如MRI、PET等)能进行心肌核素显像,评价心肌灌注、心肌细胞活力及心功能。

(二)鉴别诊断

主动脉夹层是首先要鉴别的疾病,当夹层累及冠状动脉开口时可伴发急性冠状动脉综合征,心脏彩超、主动脉增强CT有助于鉴别。肺动脉栓塞常表现为突发呼吸困难、胸痛、咯血、晕厥等,血气分析、*D*-二聚体、肺动脉CT有助于鉴别。还应与以下疾病相鉴别。①其他心脏疾病:如心包炎、肥厚型心肌病伴发的非典型心绞痛;②骨骼肌肉疾病:颈椎、肩部、肋、胸骨等骨骼肌损伤,可表现为非特异性胸部不适,类似心绞痛的症状,但通常为局部疼痛;③病毒感染,如带状疱疹;④消化道疾病:如食管反流伴痉挛、消化道溃疡、胆囊炎等,常与心绞痛混淆;⑤胸腔内疾病:如肺炎、胸膜炎、气胸等都可导致胸部不适;⑥神经精神相关疾病:可表现为惊恐发作及过度通气,也可被误认为非ST段抬高型心肌梗死。

四、治疗和预后

非ST段抬高型心肌梗死冠状动脉病变为未完全闭塞的富含血小板的白血栓,纤维蛋白溶解剂可进一步激活血小板和凝血酶,促进血栓再形成,从而使原来未完全闭塞冠状动脉病变完全闭塞,使非ST段抬高型心肌梗死恶化为STEMI,甚至发生死亡。因此,非ST段抬高型心肌梗死不宜溶栓治疗,而是进一步评估发展为心肌梗死和死亡的潜在危险程度,并根据危险度分层采取不同的治疗策略。

(一)危险分层

对非ST段抬高型心肌梗死患者进行危险分层有助于早期干预策略的选定,同时也能早期发现高危患者并给予积极药物或早期介入治疗,降低不良心血管事件的发生率,节约后期治疗的投入。因此，早期危险分层已成为非ST段抬高型心肌梗死处理策略的首要任务。一般来讲，危险分为血栓事件所导致的急性期危险，与基于动脉粥样硬化程度的远期危险。风险评估应根据具体情况个体化进行，并分为早期风险评估和出院前风险评估，前者目的是明确诊断并识别高危患者，以采取不同的治疗策略（保守或血运重建），并初步评估早期预后；后者则着眼于中远期严重心血管事件的复发，以选择合适的二级预防。

1.早期风险评估

评估患者的风险，包括冠状动脉疾病发生危险因素在内的年龄、性别、冠状动脉疾病家族史、吸烟史、血脂异常、高血压、糖尿病、肾功能障碍、既往冠状动脉疾病病史和吸毒史。12导联心电图、心肌损伤标志物及炎性标志物（C反应蛋白、纤维蛋白原、IL-6）都是进行危险分层的重要辅助检查手段。指南要求对疑似非ST段抬高型心肌梗死的患者，应据病史、症状、体格检查、心电图和生物标志物结果进行诊断及短期缺血/出血危险分层。患者早期死亡及心血管事件的风险评估是一个复杂的过程，并非一成不变。大量研究结果显示，cTn浓度升高有重要的判断意义，而且治疗获益与cTn水平有持续的相关性。对cTn阴性的非ST段抬高型心肌梗死患者，高敏C反应蛋白升高程度可预测其6个月至4年的死亡风险。研究表明N-末端B型利钠肽原水平与非ST段抬高型心肌梗死患者死亡率密切相关，连续测量N-末端B型利钠肽原水平与单次测量相比显著增加其预测价值。BNP和（或）N-末端B型利钠肽原与其他风险评分系统（TIMI积分系统）联合使用，则可提高评估非ST段抬高型心肌梗死患者预后的价值。对低危患者可考虑负荷试验，中低危患者可考虑冠状动脉CTA检查。

（1）缺血评估：非ST段抬高型心肌梗死风险评估涉及多个因素，可采用多种方法进行危险分层，目前多采用TIMI积分系统。Antman等开发的TIMI风险评分是一种简单的工具，由就诊时7个方面的分数总和决定，有下述情况者分别计1分：年龄≥65岁、至少3个冠心病危险因素、既往冠状动脉狭窄≥50%、心电图有ST段变化、24小时内至少有2次心绞痛发作、7天内曾使用过阿司匹林、心肌坏死标志物水平升高。随着TIMI风险得分的增加，联合终点（14天全因死亡率、新发或复发心肌梗死或复发心肌缺血需要行血运重建治疗）的发生率也相应增加（表5-8）。

表5-8 TIMI危险积分及心血管事件风险

危险因素：	心血管事件风险*	
（有下述情况者各计1分）	危险因素分值	发生率（%）
年龄≥65岁	0～1	4.7
≥3个冠心病危险因素	2	8.3
既往冠状动脉狭窄≥50%		
24小时内≥2次心绞痛发作	3	13.2
既往7天内使用阿司匹林	4	19.9
ST段改变	5	26.2
心肌坏死标志物阳性	6	41.0

注：*，心肌梗死、心源性死亡、持续缺血；低危：0～2分；中危：3～4分；高危：5～7分。

（2）出血评估：非ST段抬高型心肌梗死既存在缺血导致的心血管风险，同时也存在使用抗凝、抗血小板药物导致的出血风险（如消化道出血、脑出血等）。

2.出院前风险评估

出院前危险分层主要着眼于中远期再发严重冠状动脉事件的风险评估。应就临床病程的复杂性、左心室功能、冠状动脉病变严重程度、血运重建状况及残余缺血程度进行仔细评估，以选择适当的二级预防(具体见“二级预防”)，减少再住院率，提高患者的生存率及生活质量。

(二)药物治疗

药物治疗是非ST段抬高型心肌梗死患者抗心肌缺血的基础措施和最重要的内容之一，不仅可缓解缺血症状，更重要的是改善预后，提高远期生存率。

1.抗缺血和抗心绞痛药物治疗

(1)硝酸酯类药物：主要通过介导一氧化氮的产生，刺激鸟苷酸环化酶增加循环环鸟苷酸水平，减少缩血管物质，扩张静脉血管，降低心脏前负荷，减少心肌氧需量。同时扩张冠状动脉血管，增加冠状动脉血流。所有血流动力学稳定的胸痛患者应在进行心电图检查后给予舌下含服硝酸甘油片剂。早期的心电图检查对于观察是否存在动态演变及右心室梗死是非常重要的。如果存在右心室梗死，硝酸酯类应禁用。硝酸酯类主要的不良反应为低血压及反射性心动过速，从而增加心肌氧耗量。如患者症状缓解不满意需应用其他治疗，如β受体阻滞剂和静脉硝酸酯类药物，硝酸酯类药物与β受体阻滞剂联合应用可以增强抗心肌缺血作用，并相互抵消药物的不良反应(如心动过速)。磷酸二酯酶抑制剂能明显加强和延长硝酸甘油介导的血管扩张，可导致严重的低血压、心肌梗死甚至死亡。急性期持续给予硝酸酯类药物可能会由于巯基消耗而出现耐药，因此，应维持每天至少8小时的无药期。硝酸酯类药物可以减轻症状和心肌缺血程度，但并不能降低死亡率。硝酸酯类对非ST段抬高型心肌梗死患者远期临床终点事件的影响尚缺乏随机双盲试验证实。

(2)β受体阻滞剂：通过减慢心率、降低体循环血压和减低心肌收缩力从而降低心肌氧耗量，改善缺血区氧供；同时，通过延长心肌有效不应期，提高心室颤动阈值，可减低恶性心律失常发生率。β受体阻滞剂在缓解心绞痛症状的同时，还能降低急性期患者的死亡率。因此，非ST段抬高型心肌梗死患者排除禁忌后应早期(24小时内)给予口服的β受体阻滞剂，并将其作为常规治疗，从小剂量开始，逐渐加量，注意观察患者的心率及血压。口服药治疗要将静息心率降至50～60次/分。首选具有心脏选择性的β受体阻滞剂，有阿替洛尔、美托洛尔、比索洛尔、卡维地洛等。如患者不能耐受β受体阻滞剂，可考虑应用非二氢吡啶类钙通道阻滞剂。非ST段抬高型心肌梗死患者使用β受体阻滞剂的禁忌证：①心力衰竭的体征，或未稳定的左心衰竭；②低心排状态；③发生心源性休克的危险性高；④其他相对禁忌证(P-R间期＞0.24秒，二度或三度房室传导阻滞，急性哮喘或反应性气道疾病)。

(3)RAAS抑制剂：主要作用机制是通过影响心肌重构、减轻心室过度扩张而减少充血性心力衰竭的发生。大量临床试验证实，血管紧张素转换酶抑制剂可以对非ST段抬高型心肌梗死患者发挥心肌保护作用，并降低左心室收缩功能障碍者、糖尿病伴左心功能不全者和包括左心室功能正常的高危患者的死亡率。随访显示在心肌梗死伴心功能不全患者中使用ACEI，死亡率和住院率的长期受益可维持10～12年。研究证实血管紧张素受体阻滞剂对于心肌梗死后高危患者与ACEI同样有效，对于不能耐受ACEI的患者可使用ARB替代，但联合使用ACEI和ARB可增加不良事件。EPHESUS研究显示选择性醛固酮受体阻滞剂可降低心肌梗死合并心功能不全或糖尿病患者的致残率和死亡率。在无禁忌证的情况下，抗凝、抗血小板治疗后血压稳定即可开始使用，剂量和时限根据患者情况而定，一般从小剂量开始，逐渐增加，长期应用。

(4)钙通道阻滞剂：主要通过减轻心脏后负荷、降低心肌收缩力、减慢心率，从而缓解心绞痛症状和(或)控制血压，但目前尚无证据显示钙通道阻滞剂可以改善非ST段抬高型心肌梗死患者的长期预后。主要不良反应为头痛、脸红、低血压、反射性心动过速及周围血管扩张导致的心肌氧耗量增加。因短效钙通道阻滞剂能引起血压波动及交感兴奋，故禁用于非ST段抬高型心肌梗死患者。指南推荐：①在应用β受体阻滞剂和硝酸酯类药物后患者仍然存在心绞痛症状或难以控制的高血压，可加用长效的二氢吡啶类钙通道阻滞剂；②如患者不能耐受β受体阻滞剂，应将非二氢吡啶类钙通道阻滞剂与硝酸酯类合用；③非二氢吡啶类钙通道阻滞剂不宜用于左心室收缩功能不良的非ST段抬高型心肌梗死患者，并尽量避免与β受体阻滞剂合用。

(5)吗啡：对于硝酸酯类药物不能控制胸痛的非ST段抬高型心肌梗死患者，如无禁忌证可予静脉应用吗啡控制缺血症状。虽然吗啡也在血流动力学方面带来益处，其最主要的益处仍然是缓解疼痛和抗焦虑，从而使患者平静，减少儿茶酚胺的释放，对非ST段抬高型心肌梗死患者有潜在的益处。但镇痛的作用可能掩盖持续心肌缺血的表现。因此，对于应用吗啡后症状缓解的患者，应密切观察是否存在持续心肌缺血的证据，以免延误治疗。

2.抗凝治疗

非ST段抬高型心肌梗死患者的初始治疗给予阿司匹林及足量的静脉肝素，能使心肌梗死及死亡的发生危险降低30%～40%。有证据显示，在抗血小板基础上联合抗凝治疗较单一用药更为有效。抗凝和双联抗血小板治疗被推荐为非ST段抬高型心肌梗死初始阶段的一线用药。因此，所有非ST段抬高型心肌梗死患者如无禁忌证，均应接受抗凝治疗。

(1)低分子肝素：肝素和低分子肝素间接抑制凝血酶的形成和活性，从而减少血栓的形成和促进血栓的溶解。与普通肝素相比，低分子肝素有更高的抗Ⅹa/Ⅱa活性比。低分子肝素的优势在于无须监测，可皮下注射给药。各种低分子肝素之间是有差别的，它们的抗Ⅹa/Ⅱa活性不同。这种差别是否意味着治疗获益的差别目前尚不清楚，但在非ST段抬高型心肌梗死患者的治疗中依诺肝素是唯一有证据优于普通肝素的低分子肝素。

(2)磺达肝癸钠：是目前临床使用的唯一选择性Ⅹa因子抑制剂，为人工合成戊糖，通过抗凝血酶介导选择性抑制Ⅹa因子，对凝血酶本身无抑制作用。在OASIS 5研究中，磺达肝癸钠较依诺肝素在30天和6个月的严重出血发生率都有显著降低，6个月联合终点事件发生率也显著降低，但磺达肝癸钠组PCI术中导管内血栓发生率高于依诺肝素组，因此，对于PCI术前使用磺达肝癸钠治疗的患者，术中应在此基础上加用标准剂量普通肝素或GPⅡb/Ⅲa受体拮抗剂。

(3)直接凝血酶抑制剂：比代芦定是一种人工合成的拟水蛭素，能够可逆性地结合凝血酶，从而抑制血栓的形成。ACUITY研究比较了比代芦定和肝素合并糖蛋白Ⅱb/Ⅲa(GPⅡb/Ⅲa)受体拮抗剂的疗效。在术前接受氯吡格雷负荷组的患者中，单独使用比代芦定的缺血发生率低于联合使用肝素和GPⅡb/Ⅲa受体拮抗剂，且严重出血事件的发生率降低。但在术前未接受氯吡格雷负荷治疗的患者中，单独使用比代芦定的联合缺血终点事件发生率高于肝素合并GPⅡb/Ⅲa受体拮抗剂治疗组。因此，比代芦定推荐用于非ST段抬高型心肌梗死患者需急诊或择期PCI术的抗凝替代治疗。

(4)华法林：一些临床试验将长期口服华法林抗凝加用或不加用阿司匹林及单独应用阿司匹林进行了比较，目前的研究结果并不能明确说明非ST段抬高型心肌梗死患者在阿司匹林的基础上加用华法林长期抗凝能够带来获益。目前非ST段抬高型心肌梗死的治疗中并不推荐服用华法林，但对有明确使用华法林指征的非ST段抬高型心肌梗死患者(中高危心房颤动、人工机械瓣或静脉血栓栓塞者)，可与阿司匹林和(或)氯吡格雷合用，但需严密监测，建议将国际标准化比值控制在2.0～2.5。

3.抗血小板治疗

(1)阿司匹林:通过不可逆的抑制血小板环氧化酶减少血栓素 A_2 的生成,从而抑制血小板的活化。在所有阿司匹林的临床研究中,针对非 ST 段抬高型心肌梗死的治疗作用最为突出。所有入院的非 ST 段抬高型心肌梗死患者,如无禁忌,立即给予阿司匹林。对于植入支架的患者,则建议使用较大剂量的阿司匹林维持,依据支架获准的临床试验,并根据出血风险和研究资料的更新,建议初始剂量为每天 150～300 mg,金属裸支架植入术后维持 1 个月,药物洗脱支架植入术后维持 3 个月。阿司匹林的治疗不仅能够在急性期带来获益,长期治疗还可以带来长期益处。因此,阿司匹林是非 ST 段抬高型心肌梗死患者抗血栓治疗的基石。

(2)P2Y12 受体拮抗剂:噻氯吡啶和氯吡格雷均为 ADP 受体拮抗剂,通过特异性抑制 P2Y12-ADP 受体而阻断 ADP 诱导的血小板激活途径,从而抑制血小板的活化和聚集。噻氯吡啶的不良反应(血小板减少、骨髓衰竭等)限制了其使用,氯吡格雷成为应用最广泛的 P2Y12 受体拮抗剂。由于达到完全的抗血小板作用需要一段时间,现有的研究表明给予 1 次负荷剂量氯吡格雷可缩短达到有效抗血小板效果的时间。随着负荷剂量的增加,对血小板抑制的程度增加、发挥作用所需的时间缩短,但最佳的负荷剂量尚未确定。氯吡格雷不可逆的抑制血小板 P2Y12-ADP 受体,从而抑制血小板活性。CAPRIEC 研究结果显示氯吡格雷的疗效等于或大于阿司匹林。作为合理的二级抗血小板药物,当患者存在阿司匹林禁忌时,优先选用氯吡格雷。

氯吡格雷和阿司匹林通过不同的机制抑制血小板活性,因此两者合用其抗血小板的效应相加。两者合用所带来的临床获益在 CURE 研究中得到了证实,在用药早期即可出现,并且平均随访 9 个月,可以观察到获益的持续增加。因此,无论选择介入治疗还是保守治疗,排除禁忌后,均应使用阿司匹林＋氯吡格雷(负荷量＋维持量)。

美国心脏学院/美国心脏协会基于 TRITON-TIMI 38 研究和 PLATO 研究结果在 2012 年的不稳定型心绞痛/USTEMI 治疗指南更新增加了普拉格雷和替格瑞洛用于非 ST 段抬高型心肌梗死的抗血小板治疗,2011 年 ESC 指南也强烈推荐普拉格雷和替格瑞洛两种 P2Y12 受体拮抗剂,推荐力度甚至高于氯吡格雷。我国 2012 年指南也推荐普拉格雷和替格瑞洛用于非 ST 段抬高型心肌梗死。另一种可静脉应用的、选择性的、可逆的 P2Y12 受体拮抗剂坎格雷洛目前正在进行Ⅱ期临床试验。

(3)GPⅡb/Ⅲa 受体拮抗剂:与血小板激活机制无关,血小板的聚集依赖于血小板之间通过血小板表面的 GPⅡb/Ⅲa 受体及纤维蛋白原的相互作用。GPⅡb/Ⅲa 受体拮抗剂通过阻止血小板表面 GPⅡb/Ⅲa 受体与纤维蛋白原的结合,从而抑制血小板聚集。CAP-TURE 研究和 ISAR-REACT-2 研究证实,非 ST 段抬高型心肌梗死患者给予阿昔单抗治疗后,PCI 术后 30 天死亡和心肌梗死的发生率均明显降低。ESPRIT 研究证实依替巴肽可显著降低 PCI 术后 48 小时死亡、心肌梗死和需紧急血运重建的发生率,上述获益可维持 30 天甚至 6 个月。RESTORET研究证实替罗非班降低非 ST 段抬高型心肌梗死患者 48 小时及 7 天的缺血事件的发生风险。因此,当非 ST 段抬高型心肌梗死患者行 PCI 治疗前,在应用其他抗凝药物的基础上 GPⅡb/Ⅲa 受体拮抗剂(阿昔单抗、替罗非班、依替巴肽)可作为一线药物使用。

对于 GPⅡb/Ⅲa 受体拮抗剂使用时间,EARLY ACS 研究和 ACUITY 研究结果均表明早期使用 GPⅡb/Ⅲa 受体拮抗剂和 PCI 术中使用在主要终点上无显著差异,但 EARLY ACS 研究还表明早期使用组患者 TIMI 大出血风险显著增加。因此,新指南推荐在已经使用双联抗血小板的基础上,GPⅡb/Ⅲa 受体拮抗剂可在 PCI 术中选择性应用,特别在处理高度血栓负荷的急性病变时。

4.他汀类药物

目前所有指南均把低密度脂蛋白胆固醇作为首要干预的靶点，而未把高密度脂质白作为干预靶点。如无禁忌证，无论基线低密度脂蛋白胆固醇水平如何，所有非 ST 段抬高型心肌梗死患者(包括 PCI 术后)均应尽早给予他汀类药物治疗。我国 2007 年《血脂异常管理指南》建议患者低密度脂蛋白胆固醇目标值达到<2.07 mmol/L(80 mg/dL)或原基线上下降 40%，2011 年 ESC 血脂异常管理指南建议低密度脂蛋白胆固醇目标值更低，达到<1.8 mmol/L(70 mg/dL)或原基线上下降 50%。低密度脂蛋白胆固醇达标后，长期维持治疗，有利于冠心病二级预防。他汀类药物所带来的临床获益与低密度脂蛋白胆固醇降低程度有关，与他汀种类无关，因此他汀类药物选择依赖于低密度脂蛋白胆固醇降低程度。

(三)血运重建治疗

心肌血运重建使非 ST 段抬高型心肌梗死患者缓解症状、缩短住院时间和改善预后。其指征和最佳时间及优化采用的方法(PCI 或 CABG)取决于临床情况、危险分层、并发症和冠状动脉病变的程度和严重性。但目前非 ST 段抬高型心肌梗死患者行血运重建的时机与预后关系的研究尚较少，其最佳时机目前仍存在争论。

1.侵入性策略(冠状动脉造影/PCI)

早期的 TIMIⅡB 研究和 VANQWISH 研究将介入治疗与传统治疗相比，未见更多获益，甚至提示可能有害。近期 FRISCⅡ 研究和 TACTICS-TIMI18 研究得到了一致的结论，肯定了介入治疗的获益，对于高危的，尤其是 cTn 升高的患者，介入治疗获益明显。循证医学证据表明，对危险度高的患者，早期介入治疗策略显示出了明显的优势。应在危险分层的基础上明确这些患者 PCI 治疗的指征。如前所述，危险分层的方法常用有 TIMI 危险积分和 GRACE 预测积分，这些危险分层的指标都是将患者的症状、体征、心电图、心肌坏死标志物及其他辅助检查指标进行分析，权重后总结得出。其中胸痛持续时间过长、有心力衰竭表现、血流动力学不稳定、心肌坏死标志物显著升高和心电图提示 ST 段显著压低等方面更为重要(表 5-9)。对于低危和早期未行 PCI 的非 ST 段抬高型心肌梗死患者，出院前应进行必要的评估，根据心功能、心肌缺血情况和再发心血管事件的危险采取相应的治疗。对中、高危以上的非 ST 段抬高型心肌梗死患者行 PCI 应遵循首先进行危险分层，合理规范的术前、术中用药和恰当的 PCI 策略，危险度越高的患者越应尽早行 PCI，术前、术中的用药如抗血小板治疗、抗凝治疗等也随着危险度的增加应适当加强(表 5-10)。

表 5-9　非 ST 段抬高型心肌梗死患者分层

分级	符合以下一项或多项
极高危	1.严重胸痛持续时间长、无明显间歇或>30 分钟，濒临心肌梗死表现 2.心肌坏死标志物显著升高和(或)心电图 ST 段显著压低(≥0.2 mV)持续不恢复或范围扩大 3.有明显血流动力学变化：严重低血压、心力衰竭或心源性休克表现 4.严重恶性心律失常：室性心动过速、心室颤动

续表

分级	符合以下一项或多项
中、高危	1.心肌损伤标志物升高 2.心电图有 ST 段压低(<0.2 mV) 3.强化抗缺血治疗 24 小时内反复发作胸痛 4.有心肌梗死病史 5.冠状动脉造影显示冠状动脉狭窄病史 6.PCI 后或 CABG 后 7.左心室射血分数<40% 8.糖尿病 9.肾功能不全(肾小球滤过率每分钟<60 mL)

表 5-10 非 ST 段抬高型心肌梗死患者 PCI 指征推荐

指征	推荐,证据
对极高危患者行紧急 PCI(2 小时内)	Ⅱa,B
对中高危患者行早期 PCI(72 小时)	Ⅰ,A
对低危患者不推荐常规 PCI	Ⅲ,C
对 PCI 患者常规支架植入	Ⅰ,C

2.CABG

约 10%的非 ST 段抬高型心肌梗死患者在病情稳定后需要行 CABG,非 ST 段抬高型心肌梗死选择血运重建的原则与 STEMI 相同。①左主干病变、三支病变的患者(尤其是合并糖尿病),优先选择 CABG;②前降支病变累及前降支近段且伴 LVEF<50%或无创性检查提示心肌缺血的患者宜 CABG 或 PCI;③强化药物治疗下不适宜行 PCI 的可考虑 CABG。为防止出血等并发症,CABG 前应进行抗凝及抗血小板药物调整,具体要求见表 5-11。

表 5-11 CABG 前抗凝及抗血小板药物调整要求

要求	推荐,证据
继续使用阿司匹林	Ⅰ,A
术前停用氯吡格雷至少 5 天	Ⅰ,B
术前停用替格瑞洛至少 5 天	Ⅰ,C
术前停用普拉格雷至少 7 天	Ⅰ,C
术前 4 小时停用依替巴肽或替罗非班	Ⅰ,C
继续使用 UFH	Ⅰ,B
术前 12～24 小时停用依诺肝素以 UFH 代替	Ⅰ,B
术前 24 小时停用磺达肝素以 UFH 代替	Ⅰ,B
术前 3 小时停用比代卢定以 UFH 代替	Ⅰ,B

(四)二级预防

1.控制血脂

大量的证据表明,降低胆固醇治疗可以减少冠心病合并高胆固醇血症患者的心血管事件发生率和死亡率。新近的临床试验证实，无论基线低密度脂蛋白胆固醇水平是否升高，他汀类药物治疗均可使患者受益。PROVE-IT TIMI 22 研究支持非 ST 段抬高型心肌梗死后早期强化降脂可获益。因此，指南作出如下推荐。

(1)所有患者入院 24 小时应评估空腹血脂谱。

(2)所有非 ST 段抬高型心肌梗死后的患者(包括血运重建治疗后的患者)，如无禁忌证，无论基线低密度脂蛋白胆固醇和饮食改善情况如何，均应给予他汀类药物治疗。

(3)住院患者出院前应开始使用降脂药；建议降低非高密度脂蛋白胆固醇包括强化降低低密度脂蛋白胆固醇的治疗；对于低密度脂蛋白胆固醇＞2.6 mmol/L(100 mg/dL)的非 ST 段抬高型心肌梗死患者，应该开始降低胆固醇治疗或强化达标至低密度脂蛋白胆固醇＜2.6 mmol/L(100 mg/dL)，可以进一步降低至＜1.8 mmol/L(70 mg/dL)；低密度脂蛋白胆固醇达标后，若甘油三酯＞2.26 mmol/L，则联合使用贝特类或烟酸类药物。

(4)可以鼓励使用 ω-3 脂肪酸降低风险，降低甘油三酯治疗时可以使用大剂量(每天 2～4 g)降低风险。

2.控制血压

指南建议血压控制在＜17.3/10.7 kPa(130/80 mmHg)，治疗和控制血压的方法：①患者应开始改变生活方式；②对于血压＞18.7/12.0 kPa(140/90 mmHg)的患者，首先使用 β 受体阻滞剂和(或)ACEI(必要时加用其他药物如噻嗪类)有助于血压达标。

3.其他

(1)强调戒烟，建议戒烟并避免二手烟。

(2)控制体重，强调控制饮食和适量运动，体重指数控制在 18.5～24.9 kg/m^2。

(3)积极治疗糖尿病，使糖化血红蛋白＜6.5%。

(4)根据过去的体力活动情况或运动试验制订运动方案，鼓励非 ST 段抬高型心肌梗死后的患者每天参加 30～60 分钟的体力活动。

(5)叶酸、维生素不再用于二级预防。

(6)发病前已开始使用雌激素替代治疗的绝经后女性应继续该治疗。

(7)可筛查是否存在精神抑郁，使用抗抑郁药治疗抑郁。

(张　慧)

第三节　稳定型心绞痛

一、概述

心绞痛是由于暂时性心肌缺血引起的以胸痛为主要特征的临床综合征，是冠状动脉粥样硬化性心脏病(冠心病)的最常见表现。通常见于冠状动脉至少一支主要分支管腔直径狭窄在50%以上的患者，当应激时，冠状动脉血流不能满足心肌代谢的需要，导致心肌缺血，而引起心绞痛发作，休息或含服硝酸甘油可缓解。

稳定型心绞痛是指心绞痛发作的程度、频度、性质及诱发因素在数周内无显著变化的患者。

心绞痛也可发生在瓣膜病(尤其是主动脉瓣病变)、肥厚型心肌病和未控制的高血压及甲状腺功能亢进、严重贫血等患者。冠状动脉"正常"者也可由于冠状动脉痉挛或内皮功能障碍等原因发生心绞痛。某些非心脏性疾病如食道、胸壁或肺部疾病也可引起类似心绞痛的症状,临床上需注意鉴别。

二、流行病学

心绞痛是基于病史的主观诊断,因此它的发病率和患病率很难进行评估,而且评估结果也会因为依据的标准不同产生差异。

一项基于欧洲社区心绞痛患病率的调查研究显示:45～54 岁年龄段女性患病率为 0.1%～1%,男性为 2%～5%;而 65～74 岁年龄段女性高达 10%～15%,男性高达 10%～20%。由此可见,每百万个欧洲人中有 2 万～4 万人患有心绞痛。

最近的一项调查,其标准为静息或运动时胸痛发作伴有动脉造影、运动试验或心电图异常证据,研究结果证实了心绞痛的地域差异性,且其与已知的全球冠心病死亡率的分布平行。例如,心绞痛作为初始冠脉病变的发病率,贝尔法斯特是法国的 2 倍。

稳定型心绞痛患者有发生急性冠脉综合征的危险,如不稳定型心绞痛、非 ST 段抬高型心肌梗死或 ST 段抬高型心肌梗死。Framingham 研究结果显示,稳定型心绞痛的患者,两年内发生非致死性心肌梗死和充血性心脏病的概率,男性为 14.3%和 5.5%,女性为 6.2%和 3.8%。稳定型心绞痛的患者的预后取决于临床、功能和解剖因素,个体差别很大。

左心室功能是慢性稳定性冠脉疾病存活率最有力的预测因子。其次是冠脉狭窄的部位和严重程度。左冠状动脉主干病变最为严重,据国外统计,年病死率可高达 30%左右。此后依次为 3 支、2 支与 1 支病变。左前降支病变一般较其他两大支严重。

三、病因和发病机制

稳定型心绞痛是一种以胸、下颌、肩、背或臂的不适感为特征的临床综合征,其典型表现为劳累、情绪波动或应激后发作,休息或服用硝酸甘油后可缓解。有些不典型的稳定型心绞痛以上腹部不适感为临床表现。William Heberden 在 1772 年首次提出"心绞痛的概念",并将之描述为与运动有关的胸区压抑感和焦虑,不过那时还不清楚它的病因和病理机制。现在我们知道它由心肌缺血引起。心肌缺血最常见的原因是粥样硬化性冠状动脉疾病,其他原因还包括肥厚型或扩张型心肌病、动脉硬化及其他较少见的心脏疾病。

心肌供氧和需氧的不平衡产生了心肌缺血。心肌氧供取决于动脉氧饱和度、心肌氧扩散度和冠脉血流,而冠脉血流又取决于冠脉管腔横断面积和冠脉微血管的调节。管腔横断面积和微血管都受到管壁内粥样硬化斑块的影响,从而因运动时心率增快、心肌收缩增强及管壁紧张度增加导致心肌需氧增加,最终引起氧的供需不平衡。心肌缺血引起交感激活,产生心肌耗氧增加、冠状动脉收缩等一系列效应从而进一步加重缺血。缺血持续加重,导致心脏代谢紊乱、血流重分配、区域性以致整体性舒张和收缩功能障碍,心电图改变,最终引起心绞痛。缺血心肌释放的腺苷能激活心脏神经末梢的 A1 受体,是导致心绞痛(胸痛)的主要中介。

心肌缺血也可以无症状。无痛性心肌缺血可能因为缺血时间短或不甚严重,或因为心脏传入神经受损,或缺血性疼痛在脊的和脊上的部位受到抑制。患者显示出无痛性缺血表现、气短及心悸都提示心绞痛存在。

对大多数患者来说，稳定型心绞痛的病理因素是动脉粥样硬化、冠脉狭窄。正常血管床能自我调节，例如，在运动时冠脉血流增加为平时的5～6倍。动脉粥样化斑块减少了血管腔横断面积，使得运动时冠脉血管床自我调节的能力下降，从而产生不同严重程度的缺血。若管腔径减少＞50％，当运动或应激时，冠脉血流不能满足心脏代谢需要从而导致心肌缺血。内皮功能受损也是心绞痛的病因之一。心肌桥是心绞痛的罕见病因。

用血管内超声（IVUS）观察稳定型心绞痛患者的冠状动脉斑块。发现1/3的患者至少有1个斑块破裂，6％的患者有多个斑块破裂。合并糖尿病的患者更易发生斑块破裂。临床上应重视稳定型心绞痛患者的治疗，防止其发展为急性冠脉综合征（ACS）。

四、诊断

胸痛患者应根据年龄、性别、心血管危险因素、疼痛的特点来估计冠心病的可能性，并依据病史、体格检查、相关的无创检查及有创检查结果作出诊断及分层危险的评价。

（一）病史及体格检查

1.病史

详尽的病史是诊断心绞痛的基石。在大多数病例中，可以通过病史就能得出心绞痛的诊断。

（1）部位：典型的心绞痛部位是在胸骨后或左前胸，范围常不局限，可以放射到颈部、咽部、颌部、上腹部、肩背部、左臂及左手指侧，也可以放射至其他部位，心绞痛还可以发生在胸部以外如上腹部、咽部、颈部等。每次心绞痛发作部位往往是相似的。

（2）性质：常呈紧缩感、绞榨感、压迫感、烧灼感、胸憋、胸闷或有窒息感、沉重感，有的患者只述为胸部不适，主观感觉个体差异较大，但一般不会是针刺样疼痛，有的表现为乏力、气短。

（3）持续时间：呈阵发性发作，持续数分钟，一般不会超过10分钟，也不会转瞬即逝或持续数小时。

（4）诱发因素及缓解方式：慢性稳定性心绞痛的发作与劳力或情绪激动有关，如走快路、爬坡时诱发，停下休息即可缓解，多发生在劳力当时而不是之后。舌下含服硝酸甘油可在2～5分钟迅速缓解症状。

非心绞痛的胸痛通常无上述特征，疼痛通常局限于左胸的某个部位，持续数个小时甚至数天；不能被硝酸甘油缓解甚至因触诊加重。胸痛的临床分类见表5-12，加拿大心血管学会分级法见表5-13所示。

表5-12　胸痛的临床分类

典型心绞痛	符合下述3个特征
	胸骨下疼痛伴特殊性质和持续时间
	运动及情绪激动诱发
	休息或硝酸甘油缓解
非典型心绞痛	符合上述两个特征
非心性胸痛	符合上述1个特征或完全不符合

表 5-13 加拿大心血管学会分级法

级别	症状程度
Ⅰ级	一般体力活动不引起心绞痛，例如，行走和上楼，但紧张、快速或持续用力可引起心绞痛的发作
Ⅱ级	日常体力活动稍受限制，快步行走或上楼、登高、饭后行走或上楼、寒冷或风中行走、情绪激动可发作心绞痛或仅在睡醒后数小时内发作。在正常情况下以一般速度平地步行 200 m 以上或登一层以上的楼梯受限
Ⅲ级	日常体力活动明显受限，在正常情况下以一般速度平地步行 100～200 m 或登一层楼梯时可发作心绞痛
Ⅳ级	轻微活动或休息时即可以出现心绞痛症状

2.体格检查

稳定型心绞痛体检常无明显异常，心绞痛发作时可有心率增快、血压升高、焦虑、出汗，有时可闻及第四心音、第三心音或奔马律，或出现心尖部收缩期杂音，第二心音逆分裂，偶闻双肺底啰音。体检尚能发现其他相关情况，如心脏瓣膜病、心肌病等非冠状动脉粥样硬化性疾病，也可发现高血压、脂质代谢障碍所致的黄色瘤等危险因素，颈动脉杂音或周围血管病变有助于动脉粥样硬化的诊断。体检尚需注意肥胖(体重指数及腰围)，有助于了解有无代谢综合征。

(二)基本实验室检查

(1)了解冠心病危险因素，空腹血糖、血脂检查，包括血总胆固醇(TC)、高密度脂蛋白胆固醇(HDL-C)、低密度脂蛋白胆固醇(LDL-C)及甘油三酯(TG)。必要时做糖耐量试验。

(2)了解有无贫血(可能诱发心绞痛)，检查血红蛋白是否减少。

(3)甲状腺，必要时检查甲状腺功能。

(4)行尿常规、肝肾功能、电解质、肝炎相关抗原、人类免疫缺陷病毒(HIV)检查及梅毒血清试验，需在冠状动脉造影前进行。

(5)胸痛较明显患者，需查血 cTnT、cTnI、肌酸激酶及同工酶，以与急性冠状动脉综合征(acute coronary syndrome，ACS)相鉴别。

(三)胸部 X 线检查

胸部 X 线检查常用于可疑心脏病患者的检查，然而，对于稳定型心绞痛患者，该检查并不能提供有效特异的信息。

(四)心电图检查

1.静息心电图检查

所有可疑心绞痛患者均应常规行静息 12 导心电图。怀疑血管痉挛的患者于疼痛发作时行心电图尤其有意义。心电图同时可以发现诸如左心室肥厚、左束支阻滞、预激、心律失常及传导障碍等情况，这些信息可发现胸痛的可能机制，并能指导治疗措施。静息心电图对危险分层也有意义。但不主张重复此项检查除非当时胸痛发作或功能分级有改变。

2.心绞痛发作时心电图检查

在胸痛发作时争取心电图检查，缓解后立即复查。静息心电图正常不能排除冠心病心绞痛的诊断，但如果有 ST-T 改变符合心肌缺血时，特别是在疼痛发作时检出，则支持心绞痛的诊断。心电图显示陈旧性心肌梗死时，则心绞痛可能性增加。静息心电图有 ST 段压低或 T 波倒置但胸痛发作时呈“假性正常化”，也有利于冠心病心绞痛的诊断。24 小时动态心电图表现如有与症状相一致 ST-T 变化，则对诊断有参考价值。

(五)核素心室造影

1.^{201}Tc 心肌显像

铊随冠脉血流被正常心肌细胞摄取，休息时铊显像所示主要见于心肌梗死后瘢痕部位。在冠状动脉供血不足部位的心肌，则明显的灌注缺损仅见于运动后缺血区。变异型心绞痛发作时心肌急性缺血区常显示特别明显的灌注缺损。

2.放射性核素心腔造影

红细胞被标记上放射性核素，得到心腔内血池显影，可测定左心室射血分数及显示室壁局部运动障碍。

3.正电子发射断层心肌显像(PET)

除可判断心肌血流灌注外，还可了解心肌代谢状况，准确评估心肌活力。

(六)负荷试验

1.心电图运动试验

(1)适应证：①有心绞痛症状怀疑冠心病，可进行运动，静息心电图无明显异常的患者，为达到诊断目的。②确定稳定型冠心病的患者心绞痛症状明显改变者。③确诊的稳定型冠心病患者用于危险分层。

(2)禁忌证：急性心肌梗死早期、未经治疗稳定的急性冠状动脉综合征、未控制的严重心律失常或高度房室传导阻滞、未控制的心力衰竭、急性肺动脉栓塞或肺梗死、主动脉夹层、已知左冠状动脉主干狭窄、重度主动脉瓣狭窄、肥厚型梗阻性心肌病、严重高血压、活动性心肌炎、心包炎、电解质异常等。

(3)方案(Burce 方案)：运动试验的阳性标准为运动中出现典型心绞痛，运动中或运动后出现 ST 段水平或下斜型下降≥1 mm(J 点后 60～80 毫秒)，或运动中出现血压下降者。

(4)需终止运动试验的情况：①出现明显症状(如胸痛、乏力、气短、跛行)；症状伴有意义的 ST 段变化。②ST 段明显压低(压低＞2 mm 为终止运动相对指征；≥4 mm 为终止运动绝对指征)。③ST 段抬高≥1 mm。④出现有意义的心律失常；收缩压持续降低 1.3 kPa(10 mmHg)或血压明显升高[收缩压＞33.3 kPa(250 mmHg)或舒张压＞15.3 kPa(115 mmHg)]。⑤已达目标心率者。有上述情况一项者需终止运动试验。

2.核素负荷试验(心肌负荷显像)

(1)核素负荷试验的适应证：①静息心电图异常、LBBB、ST 段下降＞1 mm、起搏心律、预激综合征等心电图运动试验难以精确评估者。②心电图运动试验不能下结论，而冠状动脉疾病可能性较大者。

(2)药物负荷试验：包括双嘧达莫、腺苷或多巴酚丁胺药物负荷试验，用于不能运动的患者。

(七)多层 CT 或电子束 CT 扫描

多层 CT 或电子束 CT 平扫可检出冠状动脉钙化并进行积分。人群研究显示钙化与冠状动脉病变的高危人群相联系，但钙化程度与冠状动脉狭窄程度却并不相关，因此，不推荐将钙化积分常规用于心绞痛患者的诊断评价。

CT 造影为显示冠状动脉病变及形态的无创检查方法。有较高阴性预测价值，若 CT 冠状动脉造影未见狭窄病变，一般可不进行有创检查。但 CT 冠状动脉造影对狭窄病变及程度的判断仍有一定限度，特别当钙化存在时会显著影响狭窄程度的判断，而钙化在冠心病患者中相当普遍，因此，仅能作为参考。

(八)有创性检查

1.冠状动脉造影

冠状动脉造影至今仍是临床上评价冠状动脉粥样硬化和相对较为少见的非冠状动脉粥样硬化性疾病所引起的心绞痛的最精确的检查方法。对糖尿病、年龄>65 岁老年患者、年龄>55 岁女性的胸痛患者冠状动脉造影更有价值。

(1)适应证:①严重稳定型心绞痛(CCS 分级 3 级或以上者),特别是药物治疗不能很好缓解症状者。②无创方法评价为高危的患者,不论心绞痛严重程度如何。③心脏停搏存活者。④患者有严重的室性心律失常。⑤血管重建(PCI,CABG)的患者有早期中等或严重的心绞痛复发。⑥伴有慢性心力衰竭或左心室射血分数(LVEF)明显减低的心绞痛患者。⑦无创评价属中、高危的心绞痛患者需考虑大的非心脏手术,尤其是血管手术(如主动脉瘤修复、颈动脉内膜剥脱术、股动脉搭桥术等)。

(2)不推荐行冠状动脉造影:严重肾功能不全、造影剂过敏、精神异常不能合作者或合并其他严重疾病,血管造影的得益低于风险者。

2.冠状动脉内超声显像

血管内超声检查可较为精确地了解冠状动脉腔径,血管腔内及血管壁粥样硬化病变情况,指导介入治疗操作并评价介入治疗效果,但不是一线的检查方法,只在特殊的临床情况及为科研目的而进行。

五、治疗

(一)治疗目标

1.防止心肌梗死和死亡,改善预后

防止心肌梗死和死亡,主要是减少急性血栓形成的发生率,阻止心室功能障碍的发展。上述目标需通过生活方式的改善和药物干预来实现:①减少斑块形成。②稳定斑块,减轻炎症反应,保护内皮功能。③对于已有内皮功能受损和斑块破裂,需阻止血栓形成。

2.减轻或消除症状

改善生活方式、药物干预和血管再通术均是减轻和消除症状的手段,根据患者的个体情况选择合适的治疗方法。

(二)一般治疗

1.戒烟

大量数据表明对于许多患者而言,吸烟是冠心病起源的最重要的可逆性危险因子,因此,强调戒烟是非常必要的。

2.限制饮食和酒精摄入

对确诊的冠心病患者,限制饮食是有效的干预方式。推荐食用水果、蔬菜、谷类、谷物制品、脱脂奶制品、鱼、瘦肉等,也就是所谓的“地中海饮食”。具体食用量需根据患者总胆固醇及低密度脂蛋白胆固醇来制定。超重患者应减轻体重。

适量饮酒是有益的,但大量饮酒肯定有害,尤其对于有高血压和心力衰竭的患者。很难定义适量饮酒的酒精量,因此提倡限酒。稳定的冠心病患者可饮少量(<50 g/d)低度酒(如葡萄酒)。

3.ω-3 不饱和脂肪酸

鱼油中富含的 ω-3 不饱和脂肪酸能降低血中甘油三酯,被证实能降低近期心肌梗死患者的猝死率，同时它也有抗心律失常作用，能降低高危患者的死亡率和危险因素，可用作此类患者的二级预防。但该脂肪酸的治疗只用于高危人群，如近期心梗患者，对于稳定性心绞痛伴高危因素患者较少应用。目前只提倡患者每星期至少吃一次鱼以保证该脂肪酸的正常摄入。

4.维生素和抗氧化剂

目前尚无研究证实维生素的摄入能减少冠心病患者的心血管危险因素，同样，许多大型试验也没有发现抗氧化剂能给患者带来益处。

5.积极治疗高血压、糖尿病及其他疾病

稳定型心绞痛患者也应积极治疗高血压、糖尿病、代谢综合征等疾病，因这些疾病本身有促进冠脉疾病发展的危险性。

确诊冠心病的患者血压应降至 17.3/11.3 kPa(130/85 mmHg)；如合并糖尿病或肾脏疾病，血压还应降至 17.3/10.7 kPa(130/80 mmHg)。糖尿病是心血管并发症的危险因子，需多方干预。研究显示：心血管病伴 2 型糖尿病患者在应用降糖药的基础上加用吡格列酮，其非致死性心肌梗死、脑卒中(中风)和病死率减少了 16%。

6.运动

鼓励患者在可耐受范围内进行运动，运动能提高患者运动耐量、减轻症状，对减轻体重、降低血脂和血压、增加糖耐量和胰岛素敏感性都有明显效益。

7.缓解精神压力

精神压力是心绞痛发作的重要促发因素，而心绞痛的诊断又给患者带来更大的精神压力。缓解紧张情绪，适当放松可以减少药物的摄入和手术的必要。

8.开车

稳定型心绞痛患者可以允许开车，但是要限定车载重和避免商业运输。高度紧张的开车是应该避免的。

(三)急性发作时治疗

发作时应立即休息，至少应迅速停止诱发心绞痛的活动。随即舌下含服硝酸甘油以缓解症状。对初次服用硝酸甘油的患者应嘱其坐下或平卧，以防发生低血压，还有诸如头晕、头胀痛、面红等不良反应。

应告知患者，若心绞痛发作＞20 分钟，休息和舌下含服硝酸甘油不能缓解，应警惕发生心肌梗死并应及时就医。

(四)药物治疗

1.对症治疗，改善缺血

(1)短效硝酸酯制剂：硝酸酯类药为内皮依赖性血管扩张剂，能减少心肌需氧和改善心肌灌注，从而缓解心绞痛症状。快速起效的硝酸甘油能使发作的心绞痛迅速缓解。口服该药因肝脏首过效应，在肝内被有机硝酸酯还原酶降解，生物利用度极低。舌下给药吸收迅速完全，生物利用度高。硝酸甘油片剂暴露在空气中会变质，因而宜在开盖后 3 月内使用。

硝酸甘油引起剂量依赖性血管舒张不良反应，如头痛、面红等。过大剂量会导致低血压和反射性交感神经兴奋引起心动过速。对硝酸甘油无效的心绞痛患者应怀疑心肌梗死的可能。

(2)长效硝酸酯制剂：能降低心绞痛发作的频率和严重程度，并能增加运动耐量。长效制剂只是对症治疗，并无研究显示它能改善预后。血管舒张不良反应如头痛、面红与短效制剂类似。其代表药有硝酸异山梨酯、单硝酸异山梨酯醇。

当机体内硝酸酯类浓度达到并超过阈值，其对心绞痛的治疗作用减弱，缓解疼痛的作用大打折扣，即发生硝酸酯类耐药。因此，患者服用长效硝酸酯制剂时应有足够长的间歇期以保证治疗的高效。

(3)β受体阻滞剂：能抑制心脏β-肾上腺素能受体，从而减慢心率、减弱心肌收缩力、降低血压，以减少心肌耗氧量，可以减少心绞痛发作和增加运动耐量。用药后要求静息心率降至55～60次/分，严重心绞痛患者如无心动过缓症状，可降至50次/分。

只要无禁忌证，β受体阻滞剂应作为稳定型心绞痛的初始治疗药物。β受体阻滞剂能降低心肌梗死后稳定性心绞痛患者死亡和再梗死的风险。目前可用于治疗心绞痛的β受体阻滞剂有很多种，当给予足够剂量时，均能有效预防心绞痛发作。更倾向于使用选择性β_1受体阻滞剂，如美托洛尔、阿替洛尔及比索洛尔。同时具有α和β受体阻滞的药物，在慢性稳定性心绞痛的治疗中也有效。

在有严重心动过缓和高度房室传导阻滞、窦房结功能紊乱、明显的支气管痉挛或支气管哮喘的患者，禁用β受体阻滞剂。外周血管疾病及严重抑郁是应用β受体阻滞剂的相对禁忌证。慢性肺心病的患者可小心使用高度选择性β_1受体阻滞剂。没有固定狭窄的冠状动脉痉挛造成的缺血，如变异性心绞痛，不宜使用β受体阻滞剂，这时钙通道阻滞剂是首选药物。

推荐使用无内在拟交感活性的β受体阻滞剂。β受体阻滞剂的使用剂量应个体化，从较小剂量开始。

(4)钙通道阻滞剂：通过改善冠状动脉血流和减少心肌耗氧起缓解心绞痛作用，对变异性心绞痛或以冠状动脉痉挛为主的心绞痛，钙通道阻滞剂是一线药物。地尔硫䓬和维拉帕米能减慢房室传导，常用于伴有心房颤动或心房扑动的心绞痛患者，而不应用于已有严重心动过缓、高度房室传导阻滞和病态窦房结综合征的患者。

长效钙通道阻滞剂能减少心绞痛的发作。ACTION试验结果显示，硝苯地平控释片没有显著降低一级疗效终点(全因死亡、急性心肌梗死、顽固性心绞痛、新发心力衰竭、致残性脑卒中及外周血管成形术的联合终点)的相对危险，但对于一级疗效终点中的多个单项终点而言，硝苯地平控释片组降低达到统计学差异或有降低趋势。值得注意的是，亚组分析显示，占52%的合并高血压的冠心病患者中，一级终点相对危险下降13%。CAMELOT试验结果显示，氨氯地平组主要终点事件(心血管性死亡、非致死性心肌梗死、冠状血管重建、由于心绞痛而入院治疗、慢性心力衰竭入院、致死或非致死性卒中及新诊断的周围血管疾病)与安慰剂组比较相对危险降低达31%，差异有统计学意义。长期应用长效钙通道阻滞剂的安全性在ACTION及大规模降压试验ALLHAT及ASCOT中都得到了证实。

外周水肿、便秘、心悸、面部潮红是所有钙通道阻滞剂常见的不良反应，低血压也时有发生，其他不良反应还包括头痛、头晕、虚弱无力等。

当稳定型心绞痛合并心力衰竭而血压高且难于控制者必须应用长效钙通道阻滞剂时，可选择氨氯地平、硝苯地平控释片或非洛地平。

(5)钾通道开放剂：钾通道开放剂的代表药物为尼可地尔，除了抗心绞痛外，该药还有心脏保护作用。一项针对尼可地尔的试验证实稳定型心绞痛患者服用该药能显著减少主要冠脉事件的发生。但是，尚没有降低治疗后死亡率和非致死性心肌梗死发生率的研究，因此，该药的临床效益还有争议。

(6)联合用药：β受体阻滞剂和长效钙通道阻滞剂联合用药比单用一种药物更有效。此外，两药联用时，β受体阻滞剂还可减轻二氢吡啶类钙通道阻滞剂引起的反射性心动过速不良反应。非二氢吡啶类钙通道阻滞剂地尔硫䓬或维拉帕米可作为对β受体阻滞剂有禁忌的患者的替代治疗。但非二氢吡啶类钙通道阻滞剂和β受体阻滞剂的联合用药能使传导阻滞和心肌收缩力的减弱更明显，要特别警惕。老年人、已有心动过缓或左心室功能不良的患者应尽量避免合用。

2.改善预后的药物治疗

与稳定型心绞痛并发的疾病如糖尿病和高血压应予以积极治疗，同时还应纠正高脂血症。HMG-CoA还原酶抑制剂（他汀类药物）和ACEI除各自的降脂和降压作用外，还能改善患者预后。对缺血性心脏病患者，还需加用抗血小板药物。

阿司匹林通过抑制血小板内环氧化酶使血栓素 A_2 合成减少，达到抑制血小板聚集的作用。其应用剂量为每天75～150 mg。CURE研究发现每天阿司匹林剂量若＞200 mg或＜100 mg反而增加心血管事件发生的风险。

所有患者如无禁忌证（活动性胃肠道出血、阿司匹林过敏或既往有阿司匹林不耐受的病史），给予阿司匹林75～100 mg/d。不能服用阿司匹林者，则可应用氯吡格雷作为替代。

所有冠心病患者应用他汀类药物。他汀类降脂治疗减少动脉粥样硬化性心脏病并发症，可同时应用于患者的一级和二级预防。他汀类除了降脂作用外，还有抗炎作用和防血栓形成，能降低心血管危险性。血脂控制目标：总胆固醇（TC）＜4.5 mmol/L，低密度脂蛋白胆固醇（LDL-C）应＜2.59 mmol/L；建议逐步调整他汀类药物剂量以达到上述目标。

ACEI可防止左心室重塑，减少心力衰竭发生的危险，降低病死率，如无禁忌可常规使用。在稳定型心绞痛患者中，合并糖尿病、心力衰竭或左心室收缩功能不全的高危患者应该使用ACEI。所有冠心病患者均能从ACEI治疗中获益，但低危患者获益可能较小。

（五）非药物治疗（血运重建）

血运重建的主要指征：有冠脉造影指征及冠脉严重狭窄；药物治疗失败，不能满意控制症状；无创检查显示有大量的危险心肌；成功的可能性很大，死亡及并发症危险可接受；患者倾向于介入治疗，并且对这种疗法的危险充分知情。

1.冠状动脉旁路移植手术

40多年来，CABG逐渐成了治疗冠心病的最普通的手术，CABG对冠心病的治疗的价值已进行了较深入的研究。对于低危患者（年病死率＜1%）来说，CABG不如药物治疗能给患者更多的预后获益。在比较CABG和药物治疗的临床试验的荟萃分析中，CABG可改善中危至高危患者的预后。对观察性研究及随机对照试验数据的分析表明，某些特定的冠状动脉病变解剖类型手术预后优于药物治疗，这些情况包括：①左主干的明显狭窄。②3支主要冠状动脉近段的明显狭窄。③2支主要冠状动脉的明显狭窄，其中包括左前降支（LAD）近段的高度狭窄。

根据研究人群不同，CABG总的手术死亡率在1%～4%，目前已建立了很好的评估患者个体风险的危险分层工具。尽管左胸廓内动脉的远期通畅率很高，大隐静脉桥发生阻塞的概率仍较高。血栓阻塞可在术后早期发生，大约10%在术后1年发生，5年以后静脉桥自身会发生粥样硬化改变。静脉桥10年通畅率为50%～60%。

CABG指征：①心绞痛伴左主干病变（ⅠA）。②心绞痛伴三支血管病变，大面积缺血或心室功能差（ⅠA）。③心绞痛伴双支或3支血管病变，包括左前降支（LAD）近端严重病变（ⅠA）。④CCSⅠ～Ⅳ，多支血管病变、糖尿病（症状治疗Ⅱa B）（改善预后ⅠB）。⑤CCSⅠ～Ⅳ，多支血管病变、非糖尿病（ⅠA）。⑥药物治疗后心绞痛分级CCSⅠ～Ⅳ，单支血管病变，包括LAD近端严重病变(ⅠB)。⑦心绞痛经药物治疗分级CCSⅠ～Ⅳ,单支血管病变,不包括LAD近端严重病变(Ⅱa B)。⑧心绞痛经药物治疗症状轻微(CCSⅠ),单支、双支、3支血管病变,但有大面积缺血的客观证据(Ⅱb C)。

2.经皮冠状动脉介入治疗

30多年来,PCI日益普遍应用于临床,由于创伤小、恢复快、危险性相对较低,易于被医师和患者所接受。PCI的方法包括单纯球囊扩张、冠状动脉支架术、冠状动脉旋磨术、冠状动脉定向旋切术等。随着经验的积累、器械的进步、特别是支架极为普遍的应用和辅助用药的发展,这一治疗技术的应用范围得到了极大的拓展。近年来,冠心病的药物治疗也获较大发展,对于稳定型心绞痛并且冠状动脉解剖适合行PCI患者的成功率提高,手术相关的死亡风险为0.3%～1.0%。对于低危的稳定性心绞痛患者,包括强化降脂治疗在内的药物治疗在减少缺血事件方面与PCI一样有效。对于相对高危险患者及多支血管病变的稳定性心绞痛患者,PCI缓解症状更为显著,生存率获益尚不明确。

经皮冠脉血运重建的指征:①药物治疗后心绞痛CCS分级Ⅰ～Ⅳ,单支血管病变(ⅠA)。②药物治疗后心绞痛CCS分级Ⅰ～Ⅳ,多支血管病变,非糖尿病(ⅠA)。③稳定型心绞痛,经药物治疗症状轻微(CCS分级Ⅰ),为单支、双支或3支血管病变,但有大面积缺血的客观证据(ⅡbC)。

成功的PCI使狭窄的管腔狭窄程度减少至50%以下,血流达到TIMI Ⅲ级,心绞痛消除或显著减轻,心电图变化改善;但半年后再狭窄率达20%～30%。如不成功需急症行主动脉—冠脉旁路移植手术。

(程美丽)

第六章

心律失常的西医治疗

第一节　窦性心律失常

窦性心律失常为窦房结发出的激动显著不规律，使心房和心室的节律也不规则。窦性心律基本规则，安静时在正常成人其频率为60～100次/分，随年龄增长而减慢。由窦房结冲动形成过快、过慢或不规则，或窦房结冲动传导障碍所致心律失常称为窦性心律失常。

一、窦性心动过速

（一）病因

窦性心动过速的病因包括生理因素和病理因素。其中，生理因素包括运动、情绪激动、饱餐、饮浓茶、咖啡、吸烟、饮酒等可使交感神经兴奋，心跳加快。体位改变如立位时交感神经兴奋，心率也加快；卧位时心率则减慢。生理因素所致的窦性心动过速常为一过性，持续时间较短。

引起窦性心动过速的病理因素则包括以下几个方面。

（1）心力衰竭：尤其在心力衰竭的早期，心率常增快。

（2）甲状腺功能亢进（甲亢）：大多数甲亢患者有窦性心动过速，心率一般在100～120次/分，严重者心率可达到120～140次/分。

（3）急性心肌梗死：在急性心肌梗死病程中，窦性心动过速的发生率可达到30％～40％。

（4）休克：可引起窦性心动过速，在轻度休克时心率可达到100次/分以上；重度休克时心率更快，可大于120次/分。

（5）急性心肌炎：多数患者可出现与体温升高不成比例的窦性心动过速。

（6）其他器质性心脏病。

（7）其他，如贫血、发热、感染、缺氧、自主神经功能紊乱、心脏手术后等，均可出现窦性心动过速。

（8）药物，如肾上腺素类、阿托品类也能引起窦性心动过速。

（二）临床表现

窦性心动过速心率多为100～150次/分，大多心音有力，或有原发性心脏病的体征，主要表现为心悸，或出汗、头晕、眼花、乏力，或有原发疾病的表现，也可诱发其他心律失常或心绞痛。

（三）诊断

根据病因、临床表现及检查即可诊断窦性心动过速。本病需与房性阵发性心动过速进行鉴别，其鉴别主要靠心电图。其心电图可表现出如下特点。①P 波：窦性心动过速时的 P 波由窦房结发出，P 波Ⅱ导联直立，P-aVR 倒置，窦性心动过速时的 P 波较正常窦性心律时的 P 波振幅稍高，在Ⅱ～Ⅲ导联中更明显，这是因为窦性心动过速时，激动多发生于窦房结的头部，此部位是心房前结间束的起始部位，窦性激动多沿着前结间束下传所致。②PR 间期：在 0.12～0.20 秒。③PP 间期：常受自主神经的影响，可有轻度不规则。④QRS 波：形态、时限正常，心房率与心室率相等。⑤频率：成人 P 波频率 100～160 次/分，多在 130 次/分左右，个别可达 160～180 次/分。婴幼儿的心率较成人略高，不同年龄窦性心动过速的诊断标准不同，如 1 岁以内应大于 140 次/分，1～6 岁应大于120 次/分，6 岁以上与成人相同，应大于 100 次/分，通常不超过 160 次/分。个别婴幼儿的窦性心动过速频率可达 230 次/分左右。

对于阵发性的窦性心动过速，可通过 24 小时动态心电图监测，其特点表现如下。①一过性窦性心动过速的窦性 P 波频率逐渐加快至100 次/分以上，持续数秒至数分钟后逐渐减慢至原有水平，心动过速时 P 波形态与正常窦性 P 波的形态相同。②持续性窦性心动过速 24 小时动态心电图记录的 P 波总数应＞14.4 万次。③窦性心动过速时 24 小时动态心电图记录到的其他伴随情况：P 波振幅变尖或增高，提示激动起源于窦房结头部；PR 段下移是受心房复极波的影响所致；可有不同程度的继发性 ST-T 改变或原有 ST-T 改变，当发生窦性心动过速时恢复正常；QT 间期缩短；出现快心率依赖型阻滞期前收缩等心律失常。

（四）治疗

窦性心动过速的治疗原则以消除诱因、治疗原发病和对症处理为主。窦性心动过速主要由生理或心外因素所致者，大多不需特殊治疗。窦性心动过速的治疗应主要治疗原发病，必要时辅以对症治疗。如由心力衰竭引起的窦性心动过速，应用洋地黄制剂、利尿药和血管扩张药等。窦性心动过速的纠正，常作为左心衰竭控制的指标之一。

非心力衰竭所致的窦性心动过速的治疗，如甲状腺功能亢进症所引起的窦性心动过速，可以应用β受体阻滞剂。洋地黄过量也可引起窦性心动过速。以交感神经兴奋和儿茶酚胺增高为主所致的窦性心动过速患者，可选用β受体阻滞剂、镇静剂等。

急性心肌梗死患者合并窦性心动过速时，在无明确的心功能不全时，窦性心律持续＞110 次/分时，为减慢心率，可临时试用小剂量β受体阻滞剂如口服美托洛尔或钙通道阻滞剂如口服地尔硫䓬等。

二、窦性心动过缓

（一）病因

窦性心动过缓的病因可分为心内因素和心外因素。心外因素所致的窦性心动过缓，绝大多数伴有迷走神经亢进现象，是神经性的，心率不甚稳定。当自主神经张力改变时，如深呼吸、运动、注射阿托品等后常有心率的变化，PR 间期可略有延长。心内因素导致的窦性心动过缓可能是由以下原因引起的。

1.迷走神经兴奋

大多通过神经（主要为迷走神经兴奋）、体液机制经心脏外神经而起作用，或是直接作用于窦房结而引起窦性心动过缓。

2.窦房结功能受损

指由窦房结受损（如炎症、缺血、中毒或退行性变的损害等）而引起的窦性心动过缓。此外，可见于心肌受损如心肌炎、心包炎、心肌硬化等，也可能为一过性的窦房结炎症、缺血及中毒性损害所致。

3.急性心肌梗死

窦性心动过缓的发生率为20%～40%，在急性心肌梗死发病早期发生率最高(特别是下壁梗死)。

(二)临床表现

轻重不一，可呈间歇性发作。多以心率缓慢所致心、脑、肾等脏器血供不足症状为主。轻者乏力、头晕、记忆力差、反应迟钝等，严重者可有黑矇、晕厥或阿-斯综合征发作。部分严重患者除可引起心悸外，还可加重原有心脏病症状，引起心力衰竭或心绞痛。心排血量过低严重影响肾脏等脏器灌注，还可致少尿等。

(三)诊断与鉴别诊断

窦性心动过缓的心电图表现主要有以下几点。

(1)窦性P波的形态：窦性心动过缓与窦性心动过速时P波形态有较大差异，这是由于窦性心动过缓时窦房结的起搏点多位于尾部，其发出的激动多沿中结间束下传；而窦性心动过速时窦房结的起搏点多位于头部，激动多沿前结间束下传。虽然窦房结的头、尾相差仅15 mm，但由于结间束优先传导的特点，所以两者的窦性P波形态有差异，Ⅱ、Ⅲ导联的P波较正常窦性心律的P波稍低平。

(2)窦性P波的频率：成人应<60次/分，通常为40～59次/分，多在45次/分以上。亦有慢至35次/分左右者甚至有20次/分的报告，<45次/分为严重的窦性心动过缓。婴幼儿窦性心动过缓的心率，在1岁以下应<100次/分，1～6岁应<80次/分，6岁以上应<60次/分。

(3)PR间期0.12～0.25秒。

(4)QRS波：每个P波后紧随一正常的QRS波，形态、时限均正常。

(5)T波、U波：窦性心动过缓时正常，也可表现T波振幅较低，U波常较明显。

(6)QT间期按比例延长，但校正后QTc间期则在正常范围内。正常QTc应≤0.42秒。

此外，发生以下情况时可能会与窦性心动过缓类似，应加以鉴别。①二度窦房传导阻滞：当发生2∶1或3∶1窦房传导阻滞时，心率很慢，类似窦性心动过缓。两者可依据下列方法鉴别，经阿托品注射或体力活动后(可做蹲下、起来运动)，窦性心动过缓者的窦性心律可逐渐加快，其增快的心率与原有心率不成倍数关系；而窦房传导阻滞者心率可突然增加1倍或成倍增加，窦房传导阻滞消失。②未下传的房性期前收缩二联律：未下传的房性期前收缩P′波，一般是较易识别的。但当P′波重叠于T波上不易分辨时可被误认为窦性心动过缓。③房性逸搏心律较少见，其P′波形态与窦性心律的P波明显不同，但如果房性逸搏点位置接近窦房结时，则其P′波与窦性P波在形态上不易区别。鉴别点：房性逸搏心律通常持续时间不长，运动或注射阿托品可使窦性心律加快，房性逸搏心律消失；房性逸搏心律规则，而窦性心动过缓常伴有窦性心律不齐。

(四)治疗

窦性心动过缓的治疗包括针对原发病治疗及对症、支持治疗。如心率不低于每分钟50次，无症状者，无须治疗，如心率低于每分钟50次，且出现症状者可用提高心率药物(如阿托品、麻黄碱或异丙肾上腺素)，或可考虑安装起搏器，对于显著窦性心动过缓伴窦性停搏且出现晕厥者应安装人工心脏起搏器。

对窦性心动过缓者均应注意寻找病因，大多数窦性心动过缓无重要的临床意义，不必治疗。

在器质性心脏病(尤其是急性心肌梗死)患者,由于心率很慢可使心排血量明显下降而影响心、脑、肾等重要脏器的血液供应,症状明显,此时应使用阿托品(注射或口服)、氨茶碱,甚至可用异丙肾上腺素静脉滴注,以提高心率。对窦房结功能受损所致的严重窦性心动过缓的患者,心率很慢,症状明显,甚至有晕厥发生,药物治疗效果欠佳者,需要安装永久性人工心脏起搏器,以防突然出现窦性停搏。对器质心脏病伴发窦性心动过缓又合并窦性停搏或较持久反复发作窦房传导阻滞而又不出现逸搏心律、发生过晕厥或阿-斯综合征、药物治疗无效者,应安装永久性人工心脏起搏器。由颅内压增高、药物、胆管阻塞等所致的窦性心动过缓应首先治疗病因,结合心率缓慢程度以及是否引起心排血量的减少等情况,适当采用提高心率的药物。

三、病态窦房结综合征

(一)病因及临床表现

引起病态窦房结综合征的病因包括退行性变、冠心病、心肌病、心肌炎、风湿性心脏病、外科手术损伤、高血压等。其临床表现轻重不一,可呈间歇发作性,多以心率缓慢所致脑、心、肾等脏器供血不足尤其是脑供血不足症状为主。轻者乏力、头晕、眼花、失眠、记忆力差、反应迟钝或易激动等,易被误诊为神经官能症,老年人还易被误诊为脑血管意外或衰老综合征。严重者可引起短暂黑矇、近乎晕厥、晕厥或阿-斯综合征发作。部分患者合并短阵室上性快速心律失常发作,又称慢快综合征。快速心律失常发作时,心率可突然加速达100次/分以上,持续时间长短不一,心动过速突然终止后可有心脏暂停伴或不伴晕厥发作。严重心动过缓或心动过速除引起心悸外,还可加重原有心脏病症状,引起心力衰竭或心绞痛。心排血量过低严重影响肾脏等脏器灌注还可致尿少、消化不良。慢快综合征还可能导致血管栓塞症状。

(二)症状、体征

本病是在持续缓慢心率的基础上,间有短暂的窦性心律失常发作。与中青年人比较,老年患者有以下特点。①双结病变多见:窦房结病变引起显著的窦性心动过缓、窦房传导阻滞及窦性静止,在此基础上如交界性逸搏出现较迟(≥2秒)或交界性逸搏心率缓慢(<35次/分)或伴房室传导阻滞(AVB)者,说明病变累及窦房结和房室结,称为双结病变。老年人双结病变明显多于中青年人,提示老年患者病变广泛,病情严重。②慢快综合征常见:老年患者在持续缓慢心率的基础上,较易出现短暂的快速心律失常(室上性心动过速、心房扑动、心房颤动),说明有心房病变,如伴有房室或束支传导阻滞,提示整个传导系统病变。③心、脑、肾缺血表现较突出:心率<40次/分,常有脏器供血不足的表现,轻者乏力、头晕、眼花、失眠、记忆力减退、反应迟钝,重者发生阿-斯综合征。

(三)诊断

诊断本病应以心律失常为依据,症状仅作为参考,中青年人常用阿托品、异丙肾上腺素试验及经食管心房调搏等检查来确诊,但老年人不宜或不能行上述检查,而动态心电图基本能达到确诊目的。如最慢窦性心律<40次/分,最长RR<1.6秒,则可诊断。

(四)治疗

病态窦房结综合征的治疗应针对病因,无症状者可定期随访,密切观察病情。心率缓慢显著或伴自觉症状者可试用阿托品、茶碱类口服。双结病变、慢快综合征及有明显脑血供不足症状如近乎昏厥或昏厥的患者宜安置按需型人工心脏起搏器。合并快速心律失常的,安装起搏器后再加用药物控制快速心律失常发作。病态窦房结综合征患者禁用可能减慢心率的药物如降压药、抗心律失常药、强心药、β受体阻滞剂及钙通道阻滞剂等。心房颤动或心房扑动发作时，不宜进行电复律。本病治疗困难，因为对缓慢心率缺乏有效而无不良反应的药物，使用防治快速心律失常药物又加重心率缓慢，且快速心律转为缓慢心律时心跳停顿时间较长。

四、窦房传导阻滞

（一）病因

窦房传导阻滞少数可为家族性，大多见于器质性心脏病患者，冠心病是最常见的病因，约占40%，因心肌缺血导致窦房结周围器质性损害。其中，急性下后壁心肌梗死时窦房传导阻滞发生率为3.5%。此外，也见于高血压性心脏损害、风湿性心脏病、心肌病、先天性心脏病、慢性炎症或缺血所致的窦房结及其周围组织病变等。此外，其他原因也可引起本病，包括：①高钾血症、高碳酸血症、白喉、流行性感冒（流感）等；②窦房结周围区域的退行性硬化、纤维化、脂肪化或淀粉样变；③药物中毒及大剂量使用普罗帕酮亦可引起，但多为暂时性的，如洋地黄、胺碘酮、β受体阻滞剂等；④迷走神经张力增高或颈动脉窦过敏的健康人，可用阿托品试验证实；⑤可见于静脉推注硫酸镁所致（注射速度过快所致），低钾血症血钾<2.6 mmol/L时也可发生。

（二）临床表现

窦房传导阻滞可暂时出现，也可持续存在或反复发作。窦房传导阻滞患者常无症状，也可有轻度心悸、乏力感及“漏跳”，心脏听诊可发现心律不齐、心动过缓、“漏跳”（长间歇）。如果反复发作或长时间的阻滞，可发生连续心搏漏跳，而且无逸搏（心脏高位起搏点延迟或停止发放冲动时，低位起搏点代之发放冲动而激动心脏的现象）出现，则可出现头晕、晕厥、昏迷、阿-斯综合征等。另外，尚有原发病的临床表现。

（三）诊断

由于体表心电图不能显示窦房结电活动，因而无法确立一度窦房传导阻滞的诊断。第三度窦房传导阻滞与窦性停搏鉴别困难，特别当发生窦性心律失常时。二度窦房传导阻滞分为两型：莫氏Ⅰ型即文氏阻滞，表现为PP间期进行性缩短，直至出现一次长PP间期，该长PP间期短于基本PP间期的两倍；莫氏Ⅱ型阻滞时，出现的一系列的PP间期相等，但可突然出现P波脱漏，而出现长PP间期。长PP间期为基本PP间期的整倍数。

（四）治疗

治疗窦房传导阻滞时，主要治疗原发病。对暂时出现又无症状者可进行密切观察，不需要特殊治疗，患者多可恢复正常。对频发、反复、持续发作或症状明显者，可口服或静脉、皮下注射阿托品，另外，可口服麻黄碱或异丙肾上腺素，严重病例可将异丙肾上腺素加于5%葡萄糖注射液中缓慢静脉滴注。对发生晕厥、阿-斯综合征并且药物治疗无效者应及时植入人工心脏起搏器。

（张　咪）

第二节　房性心律失常

房性心律失常是指由心房引起的心动频率和节律的异常。房性心律失常包括房性期前收缩、房性心动过速、心房扑动、心房颤动。根据房性心律失常的类型的不同，各自的表现和治疗方式也有所不同。

一、房性期前收缩

房性期前收缩，起源于窦房结以外心房的任何部位。正常成人进行24小时心电检测，约60%的人有房性期前收缩发生。各种器质性心脏病患者均可发生房性期前收缩，并经常是快速性房性心律失常出现的先兆。

(一)病因

引起房性期前收缩的原因很多，主要包括以下几个方面。

1.器质性心脏病

任何器质性心脏病均可发生，多见于冠心病、风湿性心脏病、肺心病(尤其是多源性房性期前收缩)、心肌炎、高血压性心脏病、心力衰竭、急性心肌梗死等。

2.药物及电解质

洋地黄、普鲁卡因胺、肾上腺素、异丙肾上腺素及各种麻醉药等的应用均可出现房性期前收缩。在酸碱平衡失调、电解质紊乱时，如低钾血症、低钙血症、低镁血症、酸碱中毒等亦可出现房性期前收缩。

3.神经异常状态

房性期前收缩的出现可无明显诱因，但与情绪激动、血压突然升高、过多饮酒、吸烟、喝浓茶、喝咖啡、便秘、腹胀、消化不良、失眠、体位突然改变等因素有关。此原因所致的房性期前收缩在睡眠前或静止时较易出现，在运动后或心率增快后减少或消失。还可因心脏的直接机械性刺激(如心脏手术或心导管检查等)引起房性期前收缩。

4.内分泌疾病

甲状腺功能亢进症、肾上腺疾病等。

5.正常健康心脏

房性期前收缩在各年龄组正常人群中均可发生，儿童少见。中老年人较多见。可能是由于自主神经功能失调所引起，交感神经或迷走神经亢进均能引起期前收缩。

(二)临床表现

主要症状为心悸、心脏“停跳”感，期前收缩次数过多时自觉“心跳很乱”，可有胸闷、心前区不适、头晕、乏力、脉搏有间歇等。也有无症状者。可能因期前收缩持续时间较久，患者已适应。此外，期前收缩的症状与患者的精神状态有密切关系，不少患者的很多症状是由于对期前收缩不正确的理解和恐惧、焦虑等情绪所致。

(三)诊断

根据病因、临床表现及心电图检查即可做出诊断。典型房性期前收缩心电图特点如下。

(1)房性期前收缩的P波提前发生，与窦性P波形态各异。如发生在舒张早期，适逢房室结尚未脱离前次搏动的不应期，可产生传导中断(称为阻滞的或未下传的房性期前收缩)或缓慢传导(下传的PR间期延长)现象。

(2)发生很早的房性其前收缩的P波可重叠于前面的T波之上，且不能下传心室，故无QRS波发生，易误认为窦性停搏或窦房传导阻滞。

(3)应仔细检查T波形态是否异常加以识别。

(4)房性期前收缩使窦房结提前发生除极，因而包括其前收缩在内的前后两个窦性P波的间期，短于窦性 PP 间期的两倍，称为不完全性代偿间歇。若房性期前收缩发生较晚，或窦房结周围组织的不应期长，窦房结的节律未被扰乱，期前收缩前后 PP 间期恰为窦性者的两倍，称为完全性代偿间歇。

(5)房性期前收缩发生不完全性代偿间歇居多。房性期前收缩下传的 QRS 波群形态通常正常，有时亦可出现宽阔畸形的 QRS 波群，称为室内差异性传导。

(四)治疗

房性期前收缩通常无须治疗。当明显症状或因房性期前收缩触发室上性心动过速时，应给予治疗。吸烟、饮酒与咖啡因可诱发房性期前收缩，应劝导患者戒除或减量。治疗药物包括镇静药、β 受体阻滞剂等，亦可选用洋地黄或钙通道阻滞剂。

二、房性心动过速

房性心动过速简称房速。根据发生机制与心电图表现的不同，可分为自律性房性心动过速、折返性房性心动过速与混乱性房性心动过速三种。

(一)病因

大多数伴有房室传导阻滞的阵发性房性心动过速因心房局部自律性增高引起。心肌梗死、慢性肺部疾病、大量饮酒及各种代谢障碍均可导致房性心动过速。洋地黄类药物服用过量，导致洋地黄中毒，特别在低钾血症时易发生此种心律失常。折返性房性心动过速多发生在手术瘢痕或解剖缺陷的邻近部位。紊乱性房性心动过速即多源性房性心动过速，常发生于患慢性阻塞性肺病或充血性心力衰竭的老年人，也可见于洋地黄中毒与低钾血症患者，紊乱性房性心律易蜕变为心房颤动。

通过普通的方法很难明确局灶冲动的产生机制。已有的资料提示，引起局灶电活动的原因可能有自律性异常过高，延迟后除极引起的触发活动或微折返。房性心动过速开始发作时常常有频率的逐渐增加和(或)房性心动过速终止之前有频率的逐渐降低，上述现象提示自律性异常可能是局灶性房性心动过速的主要机制。

(二)临床表现

房性心动过速患者可出现心悸、头晕、疲乏无力、胸痛、呼吸困难及晕厥等症状。发作可呈短暂、阵发性或持续性。局灶性房性心动过速的频率多在 130～250 次/分，受儿茶酚胺水平和自主神经张力的影响。当房室传导比率发生变动时，听诊心律不齐，第一心音强度不等。颈静脉可见 a 波数目超过听诊心搏次数。

(三)诊断

主要根据病因、临床表现及心电图检查做出诊断。其心电图的表现如下：①心房率通常为 150～200 次/分；②P 波形态与窦性者不同，根据心房异位激动灶的部位或房性心动过速发生的机制不同而形态各异；③常出现二度Ⅰ型或Ⅱ型房室传导阻滞，呈现 2∶1 房室传导者亦属常见；④P 波之间的等电线仍存在(与典型心房扑动时等电线消失不同)；⑤刺激迷走神经不能终止心动过速，仅加重房室传导阻滞；⑥发作开始时心率逐渐加速。

Holter 同样可以诊断房性心动过速，如果患者心慌发作时间短，来不及发作当时做心电图，但发作比较频繁，可做 24 小时或 48 小时动态心电图(即常说的 Holter)监测来确诊房性心动过速。动态心电图会连续记录下患者 24 小时所有心电信号，通过计算机分析，发现事件，得出诊断。

(四)治疗

房性心动过速合并房室传导阻滞时,心室率通常不太快,不会导致严重的血流动力学障碍,患者通常不会有生命危险,因此无须紧急处理。若心室率达140次/分以上,由洋地黄中毒所致,或有严重充血性心力衰竭或休克征象,应进行紧急治疗。对于不同的诱因应采取不同的处理方法。

1.洋地黄中毒引起者

(1)立即停用洋地黄。

(2)如血钾水平不高,首选氯化钾,口服或静脉滴注氯化钾,同时进行心电图监测,以避免出现高钾血症。

(3)已有高钾血症或不能应用氯化钾者,可选用β受体阻滞剂。心室率不快者,仅需停用洋地黄。

2.非洋地黄引起者

(1)积极寻找病因,针对病因治疗。

(2)洋地黄、β受体阻滞剂、非二氢吡啶类钙通道阻滞剂可用于减慢心室率。

(3)如未能转复窦性心律,可加用Ⅰa、Ⅰc或Ⅲ类抗心律失常药。

(4)持续性药物治疗无效的房性心动过速可考虑作射频消融。

3.经导管射频消融治疗房性心动过速的适应证

不管房性心动过速的机制是异常自律性、触发活动还是微折返,局灶性房性心动过速都可以通过导管消融其局灶起源点而得到根治,而且目前已经成为持续性房性心动过速尤其是无休止房性心动过速的首选治疗方法。对于药物无效或无休止性的房性心动过速,尤其在出现心律失常性心肌病时,导管消融其局灶起源点是最佳治疗。

三、心房扑动

心房扑动是指快速、规则的心房电活动。在心电图上表现为大小相等、频率快而规则(心房率一般在240~340次/分)、无等电位线的心房扑动波。

(一)病因

心房扑动多由房性冲动在右心房内环形折返所致,少数心房扑动由于房性异位灶自律性增高所致。阵发性心房扑动发生于无器质性疾病患者,持续性心房扑动可见于风湿性心脏病、冠心病、肺源性心脏病、酒精性心肌病和甲亢性心脏病等。

(二)临床表现

患者常感觉心慌、胸闷,严重时感觉头晕、头痛,此外患者的症状与原发病存在关联,比如诱发心绞痛、心力衰竭等。查体时患者的心房扑动心室率可规则或不规则,颈静脉搏动次数常为心室率的数倍。按摩颈静脉窦可使心率减慢或不规则,运动可使心率增加。

(三)诊断

主要根据患者的病史、临床表现及心电图表现诊断。心房扑动患者心电图主要表现如下:①P波消失,出现F波,其形态、间距及振幅均相同,呈锯齿状,频率在250~350次/分,F-F之间无等电位线;②QRS波形态和时间正常,或稍有差异;③常见房室传导比例为2∶1,也可呈3∶1或者4∶1,房室传导比例不固定者心室率可不规则;④有时F波频率和形态不是绝对规则,称不纯性心房扑动或心房扑动-颤动。

(四)治疗

心房扑动的治疗包括以下几项。①病因治疗;②转复心律:包括同步电复律、经食管心房调搏术、经导管射频消融术和药物复律;③控制心室率:可选β受体阻滞剂或维拉帕米,伴心力衰竭时首选洋地黄;④抗凝治疗。

四、心房颤动

心房颤动(atrial fibrillation,AF)简称房颤,是最常见的心律失常之一,是由心房主导折返环引起许多小折返环导致的房律紊乱。它几乎见于所有的器质性心脏病,在非器质性心脏病也可发生。可引起严重的并发症,如心力衰竭和动脉栓塞,严重威胁人体健康。临床上根据心房颤动的发作特点,将心房颤动分为阵发性心房颤动(心房颤动发生时间常小于 24 小时,可自行转复为窦性心律)、持续性心房颤动(心房颤动发生时间大于 2 天,多需电转复或药物转复)、永久性心房颤动(不可能转为窦性心律)。

(一)病因

多种疾病均可导致心房颤动的发生,主要包括以下几种。

1.风湿性心脏瓣膜病

风湿性心脏瓣膜病仍是心房颤动的最常见原因,尤其多见于二尖瓣狭窄合并关闭不全。其中二尖瓣狭窄患者当中,心房颤动为 41%。

2.冠心病

随着冠心病发病率的增加,在很多国家和地区,冠心病已成为心房颤动的首要原因。

3.心肌病

各种类型的心肌病均可以发生心房颤动,发生率在 10%～50%,成人多见,儿童也可发生,以原发性充血性心肌病为主,约占 20%。

4.原发性高血压

原发性高血压在心房颤动原因中的比率为 9.3%～22.6%。心房颤动的发生与原发性高血压所致肥厚心肌的心电生理异常、肥厚心肌缺血及肥厚心肌纤维化有关。

5.缩窄性心包炎

一般患者的发病率为 22%～36%,高龄患者心房颤动的发生率可达 70%,心包积液患者也可伴发心房颤动。

6.肺心病

肺心病发生心房颤动的原因与肺内反复感染、长期缺氧、酸中毒及电解质紊乱有关。

7.先天性心脏病

在先天性心脏病中,心房颤动主要见于房间隔缺损患者。

8.病态窦房结综合征

当窦性心动过缓时,心房的异位兴奋性便增强,易于发生心房颤动。

9.预激综合征

预激综合征的主要并发症是阵发性房室折返性心动过速,其次为心房颤动,一般认为心室预激的心房颤动发生率与年龄有关,儿童患者很少发生,而高龄患者则心房颤动发生率较高。

10.甲状腺功能亢进

心房颤动是甲亢的主要症状之一,甲亢患者中心房颤动的发生率在 15%～20%,老年人甲亢者可能存在心肌的器质性损害，易发生慢性心房颤动。

(二)临床表现

1.症状

心房颤动发作时，除基础心脏病引起的血流动力学改变外，由于心房颤动使心房的收缩功能丧失，心室收缩变得不规律，心室率增快，患者最常见的症状是心慌。如合并冠心病，患者可出现心绞痛、眩晕、晕厥，严重可出现心力衰竭及休克。如合并风湿性心脏病二尖瓣狭窄者，常诱发急性肺水肿，伴有肺动脉高压者可发生咯血。

某些慢性心房颤动，患者可以无任何症状，尤其在老年人多见，常在体检或心电图检查时发现。

2.体征

对于原有心脏病的患者，心房颤动者体征因原发心脏病的不同而不同。听诊可发现心尖部第一心音强弱不等，心律绝对不齐，脉搏短绌。此外，心房颤动患者可发生脑、肺及四肢血管栓塞征，栓塞的发生率与年龄、心房大小和基础心脏病有关。心房颤动患者脑梗死发生率比正常人群高 5 倍。

(三)诊断

心房颤动患者心电图表现：①P 波消失代之以振幅、形态、节律不一的f 波，频率为 350～600 次/分，f 波可以相当明显，类似不纯心房扑动，也可以纤细而难以辨认；②RR 间距绝对不规则。患者一般有病理和生理传导性异常，有时可与其他类型的心律失常并存，如期前收缩、阵发性室上性或室性心动过速，以及各种房室传导阻滞等，而使心电图表现不典型。

(四)治疗

1.病因治疗

积极治疗原发性心脏病才容易使心房颤动转复为窦性心律，并使之转复后长期维持，即使不能治愈病因，能解除血流动力学异常也很重要。在缺血性心脏病、高血压性心脏病、心肌病等所致心房颤动者，当心肌缺血改善，心力衰竭纠正，在血压控制良好的情况下，心房颤动转复的机会增加，并能长时间维持窦性心律。风湿性心脏病二尖瓣狭窄并心房颤动患者，实行手术去除病因后许多患者能在复律后长期维持窦性心律。

2.药物治疗

包括药物复律、控制心室率及抗凝治疗。

3.射频消融治疗

射频消融主要应用于抗心律失常药无效，或有明显症状的阵发性心房颤动患者及心室率不易控制的持续心房颤动患者。目前常用的是肺静脉隔离术，Carto 的引导使得射频消融术更加精确。

4.外科治疗

主要包括希氏束离断术——“走廊术”及“迷宫术”，目前临床普遍采用“迷宫术”。其主要机制是在一系列切口之间，引导心房同时激动，以消除心房颤动，即通过一系列切口打断常见的折返环，建立一条特殊的传导通路使心房电活动同步。

5.抗凝治疗，预防栓塞

心房颤动时心房失去了有效的收缩，血液在心房内淤滞有利于血栓的形成。血栓脱落后可随血流移动，导致全身不同部位的栓塞。因此积极予以抗凝治疗非常重要。目前常用的是

CHA_2DS_2-VASc 评分，见表 6-1。评分≥2 分，推荐口服抗凝血药治疗，如华法林；评分为 1 分，可以选择华法林抗凝或阿司匹林抗血小板治疗，推荐选用华法林治疗；评分为 0 分，可以选择阿司匹林或不用抗凝治疗，推荐不抗凝治疗。

表 6-1 CHA_2DS_2-VASc 评分

字母	危险因素	积分
C	慢性心力衰竭/左室功能障碍	1
H	高血压	1
A	年龄≥75 岁	2
D	糖尿病	1
S	卒中/短暂脑缺血发作(TIA)/血栓栓塞病史	2
V	血管疾病	1
A	年龄 65～74 岁	1
Sc	性别(女性)	1
合计	最高积分	9

（张　咪）

第三节 房室交界区心律失常

房室交界区心律失常是由房室结及其周围组织引起的心律失常，常见类型包括房室交界区性期前收缩、交界区性逸搏与逸搏心律、非阵发性交界区性心动过速、房室结折返性心动过速、预激综合征。

一、房室交界区性期前收缩

房室交界区性期前收缩又称为房室交界区性早搏，指起源于房室交界区域的期前激动。房室交界区域包括房室结、心房下部和希氏束。房室交界区性期前收缩可见于无或有器质性心脏病的患者。

(一)病因及临床表现

病因与临床表现和房性期前收缩相似。

(二)诊断

房室交界区性期前收缩依据心电图而诊断。其心电图特征为交界区提前出现的激动向上逆传心房产生逆行 P 波，向下激动心室产生提前的 QRS 波；逆传 P 波出现在 QRS 波之前(PR 间期<0.12 秒)、之后(PR 间期<0.20 秒)或埋藏在 QRS 波之中；QRS 波多形态正常，一般多出现完全性代偿间歇，若存在室内差异传导，则出现宽大畸形的 QRS 波，不易与室性期前收缩鉴别。

(三)治疗

房室交界区性期前收缩一般不需要治疗，重点为治疗原发病。

二、房室交界区性逸搏与逸搏心律

当窦房结或心房内的激动，不能按时传到房室交界区，其间歇超过交界区组织内潜在起搏点的自律周期的时限时，此潜在起搏点即发放冲动，由此引起的一次异位心搏，称为交界区性逸搏。连续 3 个或 3 个以上的交界区性逸搏即构成交界区性逸搏心律。

（一）病因与发病机制

房室交界区性逸搏或逸搏心律既可以是对迷走神经刺激的反应，也可以见于病理情况如严重的心动过缓或房室传导阻滞，此时的房室交界区性逸搏和逸搏心律可替代高位节律点激动心室。在正常情况下，房室交界区并不表现出自律性，为潜在心脏起搏点。当窦房结的频率低于房室交界区，或者窦房结的冲动未能传导至房室交界区，后者可以发放冲动而引起逸搏，连续出现的逸搏形成逸搏心律。可见于心脏结构正常或有器质性心脏病的患者。

（二）临床表现

患者可有胸闷、头晕、乏力，与心动过缓有关。若心房收缩正逢三尖瓣处于关闭状态，查体时可见颈静脉搏动时的大 a 波。

（三）诊断

心电图特征：在长于正常窦性 PP 间期的间歇之后出现一个正常的 QRS 波，P 波缺如，或可见逆行性 P 波位于 QRS 波之前或之后；有时也可以见到未下传到心室的窦性 P 波，即 QRS 波前有窦性 P 波，PR 间期＜0.12 秒；房室交界区性逸搏的频率多为 40～60 次/分，QRS 波形态多正常。

（四）治疗

需要根据具体情况进行个体化治疗，有些情况可能不需要任何治疗，但有些情况时需应用增加逸搏频率和改善房室传导的药物，或给予心脏起搏治疗。

三、非阵发性房室交界区性心动过速

（一）病因与发病机制

非阵发性房室交界区性心动过速与房室交界区自律性增高或触发活动有关，多见于急性下壁心肌梗死、心肌炎、心脏手术后，偶见于正常人。服用洋地黄过程中出现非阵发性房室交界区性心动过速多提示洋地黄中毒。

（二）临床表现

患者可表现为阵发性心悸、胸闷、头晕以及原有心脏病症状加重，但一般没有明显的血流动力学改变。洋地黄中毒者还会有洋地黄中毒的其他表现。

（三）诊断

心电图特征：非阵发性房室交界区性心动过速的发作渐始渐止，心率逐渐变化，心动过速频率多为70～130 次/分；QRS 波多呈室上性，其前或后可伴逆行P 波；心电图多呈规则节律，但洋地黄中毒常合并房室交界区文氏传导阻滞而表现不规则的心室节律；多数情况下，心房活动由窦房结或心房异位节律点支配，表现为房室分离。

（四）治疗

首先应治疗基础疾病。血流动力学稳定的患者可以密切观察而无须特殊处理。若怀疑为洋地黄中毒，则必须停用洋地黄，同时给予钾盐。

四、房室结折返性心动过速

房室结折返性心动过速(AV nodal reentrant tachycardia,AVNRT)是阵发性室上性心动过速的一种常见类型,一般不伴有器质性心脏病,可发生于不同年龄和性别。

(一)发病机制

其发病机制是由于房室结内(或房室交界区)存在着电生理特性不同的两条传导通路,即房室结双径路,其中快径路表现为不应期长、传导速度快;慢径路表现为不应期短、传导速度慢。AVNRT 可分为慢-快型(常见型)和快-慢型(少见型)两种类型。慢-快型者冲动经慢径路下传,经快径路逆传;快-慢型者冲动经快径路下传,经慢径路逆传。

(二)临床表现

其症状与有无器质性心脏病、心动过速时的心室率及发作持续时间有关。心动过速呈突发突止的特点,轻者可有心悸、胸闷、紧张和焦虑;重者可出现心绞痛、心力衰竭、晕厥甚至休克。如果发作时心室率过快,或心动过速终止时未能及时恢复窦性心律可发生晕厥。查体时可见心率增快、第一心音强度固定和心室律绝对规则。不伴有器质性心脏病的患者通常预后良好。

(三)诊断

心电图特征:起始突然,常由房性期前收缩诱发;QRS 波呈室上性;心率130～250 次/分,成人多为 150～200 次/分,儿童可能更快,偶有低于 130 次/分的情况;慢-快型者 P 波常埋于 QRS 波内不易辨认,也可在 QRS 起始形成假性q 波,或在 QRS 终末形成假性 s 波或 r′波;快-慢型者可见逆行 P 波,RP′>P′R;少数患者由于心动过速频率过快可能出现 QRS 电交替现象。

(四)治疗

心动过速急性发作的处理选择治疗措施时应根据患者的病史、是否伴有器质性心脏病及症状的耐受程度等综合考虑。

1.刺激迷走神经

Valsalva 动作、颈动脉窦按压,以及双手用力握拳做下蹲动作,诱导恶心,将面部浸于冷水内等。

2.药物终止心动过速

静脉用药过程中应持续监测心电图变化。常用药物有腺苷、钙通道阻滞剂、洋地黄和 β 受体阻滞剂等,Ⅰa 和Ⅰc 类抗心律失常药虽能阻断快径路逆向传导,但很少用于室上性心动过速(PSVT)的复发。

3.直流电复律

对于血流动力学不稳定的患者尽早考虑电复律。电复律时使用能量10～50 J。

4.经食管心房调搏

经食管心房调搏用于药物禁忌、药物无效和有电复律禁忌证的患者。

此外,针对已经转复的患者,可考虑采取措施预防复发,可采取以下方案。①药物预防:事先应评价患者是否有必要长期应用抗心律失常药预防心动过速反复发作。对于心动过速偶发、发作持续时间短、发作时心率不是很快、症状不重的患者可不必长期使用药物预防其发作。②导管射频消融:导管射频消融是根治阵发性室上性心动过速的成熟方法,具有安全、迅速和有效的优点。对于 AVNRT,目前主要采用阻断慢径路传导的方法,根治率高达 95%以上。导管射频消融根治 AVNRT 的主要风险是房室传导阻滞和心脏压塞，这些并发症在有经验的心脏中心已极少发生，因此，可作为发作频繁、症状明显患者的首选方法。

五、预激综合征

（一）病因及发病机制

预激综合征又称 Wolf-Parkinson-White 综合征（简称 WPW 综合征），是指心电图上有预激表现，同时伴有心动过速。当房室之间存在除房室结以外的具有快速传导特性的异常传导通路（房室旁路）时，心房冲动可经该异常通路提前激动（即所谓的预激）局部心室肌甚至整个心室肌。大多数患者不伴有心脏结构异常，在部分患者可伴有心肌病和 Ebstein 畸形、二尖瓣脱垂等先天性心脏病。

WPW 综合征患者伴有的心动过速有以下几种。①顺向型或正向房室折返性心动过速：心动过速时冲动经房室结下传心室，经旁路逆传心房形成折返，形成房室折返性心动过速；②逆向型或逆向房室折返性心动过速：心动过速时冲动经旁路下传心室，经房室结逆传心房，同时因心室经旁路激动产生宽大畸形的 QRS 波；③心房颤动（房颤）：发生心房颤动可能与心室激动经旁路逆传心房有关。WPW 综合征伴心房颤动时由于心房激动同时经房室结和旁路前传，心室率的快慢和 QRS 畸形程度取决于旁路的电生理特性和激动心室成分的比例。

（二）临床表现

房室旁路本身不会引起症状。心动过速主要类型是房室折返性心动过速，也可为心房颤动或心房扑动（房扑）。心动过速可以发生在任何年龄，在某些患者，随着年龄增加发作会减少。房室折返性心动过速有突发突止的特点。心动过速的症状可因基础心脏疾病、心律失常类型、心室率及发作持续时间等而轻重不一，发生心房颤动时可因极快的心室率和明显不规则的节律导致心室颤动，甚至发生猝死。

（三）诊断

1.窦性心律的心电图表现

PR 间期短于 0.12 秒；QRS 波起始部粗钝（预激波），QRS 宽大畸形，部分导联 QRS 波宽度大于0.12 秒；ST-T 呈继发性改变，方向通常与预激波或向量方向相反；旁路位置不同引起的心电图 QRS 波形态也不同：根据胸前导联，尤其是 V_1 导联可将 WPW 综合征分为 A、B 两型，A 型胸前导联的 QRS 波均为正向，提示为左侧旁路，B 型 V_1 导联的 QRS 波负向而 V_5、V_6 导联的 QRS 波正向，提示为右侧旁路。部分患者的心电图预激波间歇出现，为间歇性预激现象，是由于传导特性的变化造成。部分房室旁路不具有前向传导（心房到心室的传导）的特性，但具有逆向传导（心室到心房的传导）功能，窦性心律时心电图无预激现象，但由于具有逆向传导功能，故可通过室房传导引起阵发性室上性心动过速，这种旁路称为隐匿性旁路。

2.心动过速的心电图表现

绝大多数房室折返性心动过速表现为顺向型，此时 QRS 波形态正常，频率 150～250 次/分，有时在 QRS 波后可见逆行 P 波。逆向型房室折返性心动过速 QRS 波宽大畸形，类似心室完全预激时的形态，需要与室性心动过速鉴别。在极少数患者，由于存在多条房室旁路，心电图形态可能变化较多，不同旁路与房室结之间、不同旁路之间形成的折返环路会使心电图的表现更为复杂。心房颤动时冲动除经过房室结激动心室外，还可经旁路下传心室，出现不规则的 QRS 波节律和正常 QRS 波与宽大畸形 QRS 波并存或交替的现象。若旁路不应期很短，心室率可以极快，甚至演变为心室颤动致猝死。

（四）治疗

心电图上预激但从无心动过速发作的患者可以不进行治疗，或可以先行心电生理检查以对旁路的不应期特征进行评价。对于心动过速反复发作或有心房颤动发作病史的患者则需要治疗。

对于急性发作期的患者，顺向型房室折返性心动过速可参考房室结折返性心动过速治疗原则处理。可静脉应用腺苷、维拉帕米或普罗帕酮终止心动过速。对伴有心房颤动或心房扑动的患者，应选用延长房室旁路不应期的药物，如胺碘酮、普罗帕酮或普鲁卡因胺。洋地黄、利多卡因、维拉帕米会加速预激伴心房颤动时的心室率，所以应避免使用。出现频率很快的逆向型房室折返性心动过速，或心房颤动快速的心室率造成血流动力学不稳定者应立即同步电复律。

导管射频消融是根治 WPW 综合征的有效方法，由于成功率高、复发率低，并且安全，已成为治疗 WPW 综合征的首选方法。特别适用于心律失常反复发作、药物预防效果不佳或旁路不应期短及不愿意长期服用药物预防心动过速发作的患者。对于不接受导管射频消融的患者，可选用Ⅰc 类抗心律失常药、胺碘酮和索他洛尔。

（张　咪）

第四节　室性心律失常

室性心律失常指起源于心室的心律紊乱，是常见的心律失常，包括室性期前收缩（室早）、室性心动过速（室速）、心室颤动（室颤）等。

一、室性期前收缩

室性期前收缩是由希氏束分支以下异位起搏点提前产生的心室激动，中老年人多见，有的可无明显临床症状，有的可导致严重后果不容忽视。常见于冠心病、风湿性心脏病与二尖瓣脱垂患者。

（一）临床表现

一般偶发的期前收缩不引起任何不适。当期前收缩频发或连续出现时，可使心排血量下降及重要器官灌注减少，可有心悸、胸闷、乏力、头晕、出汗、心绞痛或呼吸困难等症状。听诊时可听到突然提前出现心搏，第一心音较正常响亮，第二心音微弱或听不到，随后有较长的代偿间歇。脉诊可以触到提前出现的微弱脉搏，随后有一较长的代偿间歇。

（二）诊断

心电图表现：①提前发生 QRS 波群，时限通常超过 0.12 秒，宽大畸形，ST 段与 T 波的方向与 QRS 主波方向相反，其前无 P 波；②室性期前收缩与其前面的窦性搏动的间期恒定；③完全性代偿间期：即包含室性期前收缩在内，前后两个下传的窦性搏动的间期等于两个窦性 RR 之和；④有室性并行心律的心电图表现。

（三）治疗

经过全面详细的检查不能证明有器质性心脏病的室性期前收缩可认为是良性的，无须治疗。

有器质性心脏病并具有下列条件之一者认为是具有潜在恶性或恶性室性期前收缩，必须治疗：①频率平均≥5次/分者；②多形性或多源性，但要注意除外房性期前收缩伴差异传导；③呈二联律或三联律；④连续3个以上呈短暂阵发性室性心动过速；⑤急性心肌梗死，即使偶发室性期前收缩，亦应及时治疗。

其治疗包括针对病因治疗、抗心律失常药治疗和射频消融治疗。

二、阵发性室性心动过速

由心室异位激动引起的心动过速，起始和终止突然，频率150～250次/分，规则，称为阵发性室性心动过速，若持续30秒以上称为持续性室性心动过速。

(一)病因

阵发性室性心动过速多见于器质性心脏病如冠心病、心肌病、心肌炎、心肌梗死等，此外，可见于药物中毒如抗心律失常药、氯喹、洋地黄及拟交感神经药过量等，少数见于无器质性心脏病。

(二)临床表现

阵发性室性心动过速突然发作，可持续数分钟、数小时或数天。发作时心率不过快、又无器质性心脏病者症状轻微，可仅有心悸。有器质性心脏病且心室率较快时，由于心排血量降低，常有心悸、气短、胸闷、头晕，严重时可出现晕厥、心力衰竭、心绞痛、休克，少数可发展为心室扑动或心室颤动。听诊发现心率快，150～260次/分，心律规则或有轻度不齐，心尖部第一心音响度改变及大炮音，可有第一心音宽分裂，刺激迷走神经不能终止发作。

(三)诊断

心电图特征表现：①3个或以上的室性期前收缩连续出现。②QRS波群宽大畸形，时限超过0.12秒，ST-T波方向与QRS波群主波方向相反。③心室率通常为100～250次/分，心律规则，但也可轻度不规则。④心房独立活动与QRS波群无固定关系，形成室房分离。偶尔个别或所有心室激动逆传夺获心房。⑤心室夺获与室性融合波。⑥室性融合波、心室夺获、全部心前区导联QRS波群主波方向呈同向性等心电图表现提示室性心动过速。

(四)治疗

其治疗包括电复律治疗、病因治疗、抗心律失常药治疗及射频消融治疗。

三、心室扑动与心室颤动

心室扑动与心室颤动是严重的异位心律，心室丧失有效的整体收缩能力，而是被各部心肌快而不协调的颤动所代替。两者的血流动力学的影响均相当于心室停搏。心室扑动常为心室颤动的前奏，也常是临终前的一种致命性心律失常。

(一)病因

心室扑动与心室颤动的病因可包括以下几种。①急性冠状动脉综合征：不稳定型心绞痛、急性心肌梗死、心功能不全；②扩张型和肥厚型心肌病；③心房颤动伴预激综合征；④长QT综合征、Brugada综合征等心脏离子通道病；⑤病态窦房结综合征或完全性房室传导阻滞所致严重心动过缓；⑥电击或雷击；⑦继发于低温；⑧药物毒副作用：洋地黄、肾上腺素类及抗心律失常等药物。

(二)临床表现

临床症状包括发病突然、意识丧失、抽搐、呼吸停顿甚至死亡。听诊心音消失，无大动脉搏动，血压测不出，发绀和瞳孔散大等。

（三）诊断

依据心电图特征。

1.心室扑动

QRS波群和T波难以辨认，代之以较为规则、振幅高大的正弦波群，每分钟150～300次（平均约200次）。

2.心室颤动

波形、振幅与频率均极不规则，无法辨认P波、QRS波群、ST段与T波，频率达150～300次/分。

（四）治疗

（1）直流电复律和除颤为治疗心室扑动和心室颤动的首选措施，应争取在短时间内（1～2分钟）给予非同步直流电除颤，一般用300～400 J电击若无效可静脉或气管注入、心内注射肾上腺素或托西溴苄铵（溴苄铵）或利多卡因，再行电击，可提高成功率。若在发病后4分钟内除颤，成功率50%以上，4分钟以后仅有4%。若身边无除颤器应首先作心前区捶击2～3下，捶击心脏不复跳，立即进行胸外心脏按压，70～80次/分。

（2）药物除颤：静脉注射利多卡因或普鲁卡因胺。若是洋地黄中毒引起心室颤动，应用苯妥英钠静脉注射。

（3）经上述治疗恢复自主心律者，可持续静脉滴注利多卡因或普鲁卡因胺维持。此外，托西溴苄铵（溴苄铵）、索他洛尔、胺碘酮静脉滴注，也有预防心室颤动的良好疗效。洋地黄中毒者可给苯妥英钠。

（4）在坚持上述治疗的同时要注意保持气道通畅，坚持人工呼吸，提供充分氧气。

（5）在抢救治疗的同时，还应注意纠正酸碱平衡失调和电解质紊乱。因为心室扑动、心室颤动持续时间稍长，体内即出现酸中毒，不利于除颤。此时可给11.2%乳酸钠或4%～5%碳酸氢钠静脉滴注。

（张　咪）

第五节　心脏传导阻滞

当心脏的某一部分对激动不能正常传导时称为心脏传导阻滞。冲动在心脏传导系统的任何部位传导均可发生阻滞，如发生在窦房结与心房之间称为窦房传导阻滞；在心房与心室之间称为房室传导阻滞；位于心房内称房内传导阻滞；位于心室内称室内传导阻滞。

一、房室传导阻滞

心脏电激动传导过程中，发生在心房和心室之间的电激动传导异常，可导致心律失常，使心脏不能正常收缩和泵血，称为房室传导阻滞。房室传导阻滞可发生在房室结、希氏束及束支等不同的部位。根据阻滞程度的不同，可分为一度、二度和三度房室传导阻滞。三种类型的房室传导阻滞其临床表现、预后和治疗有所不同。

(一)病因

常见于器质性疾病如冠心病、心肌炎、心肌病、风湿性心脏病、药物中毒、电解质紊乱等,也可见于高钾血症及药物不良反应。偶尔一度和二度Ⅰ型房室传导阻滞可见于正常健康人睡眠时,与迷走神经张力增高有关。

(二)临床表现

一度房室传导阻滞的患者通常无症状。二度Ⅰ型房室传导阻滞的患者可以无症状,如有症状多为心悸或是心搏暂停的感觉。三度房室传导阻滞的患者其症状与心室率的快慢和伴随疾病相关,患者可感到疲倦、乏力、头晕、晕厥、心绞痛等,如并发心力衰竭时会有胸闷、气促及活动受限。

(三)诊断

1.一度房室传导阻滞

是指从心房到心室的电激动传导速度减慢,心电图表现为PR间期延长超过0.20秒,但是每个心房激动都能传导至心室。

2.二度房室传导阻滞

又分为Ⅰ型(文氏或称莫氏Ⅰ型)和Ⅱ型(莫氏Ⅱ型)。二度Ⅰ型房室传导阻滞是最常见的二度房室传导阻滞类型,是指从心房到心室的传导时间逐渐延长,直到有一个心房的激动不能传递到心室。二度Ⅱ型房室传导阻滞是指心房的激动突然阻滞不能下传至心室,心电图表现为QRS波群有间期性脱漏。

3.三度房室传导阻滞

又称完全性房室传导阻滞,是指全部的心房激动都不能传导至心室,其特征为心房与心室的活动各自独立,互不相干;且心房率快于心室率。

(四)治疗

首先应针对病因治疗,一度和二度Ⅰ型房室传导阻滞无须抗心律失常药,二度Ⅱ型以上的房室传导阻滞可选用M受体拮抗药等药物。对于二度Ⅱ型和高度房室传导阻滞伴有心率过慢、血流动力学障碍或阿-斯综合征症状者可选择临时或长久起搏器治疗。

二、室内传导阻滞

心室内传导阻滞指的是希氏束分支以下部位的传导阻滞,一般分为左、右束支传导阻滞及左前分支、左后分支传导阻滞。

(一)病因

右束支传导阻滞较为常见,发生于风湿性心脏病、高血压性心脏病、冠心病、心肌病与先天性心脏病,也可发生于大面积的肺梗死,此外,右束支传导阻滞亦可见于健康人。

左束支传导阻滞常发生于充血性心力衰竭、急性心肌梗死、急性感染、奎尼丁与普鲁卡因胺中毒、原发性高血压、风湿性心脏病、冠心病与梅毒性心脏病。左前分支阻滞较为常见,左后分支阻滞则较为少见。

(二)临床表现

束支及分支传导阻滞本身多无明显症状,多支阻滞可发生心脏停搏而出现心悸、头晕甚至晕厥等症状。

(三)诊断

1.完全性右束支传导阻滞

(1)V_1导联呈 rsR 型，r 波狭小，R′波高宽。

(2)V_5、V_6导联呈 qRs 或 Rs 型，S 波宽。

(3)Ⅰ导联有明显增宽的 S 波、aVR 导联有宽 R 波。

(4)QRS≥0.12 秒。

(5)T 波与 QRS 波群主方向相反。

2.完全性左束支传导阻滞

(1)V_5、V_6导联出现增宽的 R 波，其顶端平坦，模糊或带切迹(M 形 R 波)，其前无 q 波。

(2)V_1导联多呈 rS 或 QS 型，S 波宽大。

(3)Ⅰ导联 R 波宽大或有切迹。

(4)QRS≥0.12 秒。

(5)T 波与 QRS 波群主波方向相反。

3.左前分支阻滞

(1)电轴左偏－45°～－90°。

(2)Ⅰ、aVL 导联为 qR 型，R 波在 aVL＞Ⅰ导联。

(3)Ⅱ、Ⅲ、aVF 导联为 rS 型，S 波在Ⅲ导联＞Ⅱ导联。

(4)QRS＜0.11 秒，大多数正常。

4.左后分支阻滞

(1)电轴右偏(达＋ 120°或以上)。

(2)Ⅰ、aVL 导联为 rS 型，Ⅱ、Ⅲ、aVL 导联为 qR 型。

(3)QRS＜0.11S。

5.双束支或多束支分支传导阻滞

常见的双束支传导阻滞为右束支伴左前分支传导阻滞或左后分支，常见的三支传导阻滞为右束支、左前分支传导阻滞和左后分支传导阻滞。

若两侧阻滞程度不一致，必然造成许多形式的组合，出现间歇性，规则或不规则的左、右束支传导阻滞，同时伴有房室传导阻滞。下传心动周期的 PR 间期、QRS 波群规律大致如下：①仅一侧束支传导延迟，出现该侧束支阻滞的图形，PR 间期正常；②如两侧为程度一样的一度阻滞，则 QRS 波群正常，PR 间期稍延长；③如两侧传导延迟(一度)而程度不一，QRS 波群呈慢的一侧束支传导阻滞图形，并有 PR 间期延长，QRS 波群增宽的程度取决于两束支传导速度之差，PR 间期延长程度取决于下传的束支传导性；④两侧均有二度或一侧为一度，另一侧为二度、三度阻滞，将出现不等的房室传导和束支传导阻滞图形；⑤两侧都阻断，则 P 波之后无 QRS 波群。

(四)治疗

首先，应针对病因治疗，对于单分支传导阻滞通常无须治疗，三支传导阻滞和双束支传导阻滞伴头晕、晕厥者，可以考虑安装人工起搏器。

(张　咪)

第七章

心包疾病的西医治疗

第一节 心 包 炎

心包炎按病程可分为急性心包炎和慢性心包炎。

急性心包炎是指心包的脏层和壁层的急性炎症。常见的原因是非特异性炎症、细菌病毒感染、自身免疫系统疾病、肿瘤、代谢性疾病、物理性损伤和邻近器官的病变等。急性心包炎可能是单独疾病,也可能是全身性疾病的局部反应或并发症。近年来随着心血管介入诊疗的广泛开展,心脏/血管穿孔或破裂所导致的急性心包炎及心脏压塞也并不少见,如心房颤动的导管消融治疗,其伴发心包积液/积血的发生率可高达5%。

慢性心包炎是由急性心包炎迁延不愈或反复发作,造成心包的慢性炎症性损伤。部分患者并无明显的急性心包炎病史。发展中国家最常见的病因是结核感染。

一、病因

(一)特发性

特发性又称急性非特异性,病因不明。

(二)感染

1.病毒

埃可病毒、柯萨基病毒、腺病毒、巨细胞病毒、乙型肝炎病毒、传染性单核细胞增多症病毒、人类免疫缺陷病毒等。

2.细菌

葡萄球菌、链球菌、肺炎球菌、支原体、莱姆病、嗜血杆菌、脑膜炎双球菌等。

3.分枝杆菌属

结核杆菌、胞内鸟型分枝杆菌。

4.真菌

组织胞浆菌病、球孢子菌病、曲球菌、念珠菌等。

(三)系统性炎性疾病

1.结缔组织病

系统性红斑狼疮、类风湿关节炎、硬皮病、混合型结缔组织病。

2.动脉炎

多发性结节性动脉炎。

3.肉芽肿性疾病

结节病等。

4.自体炎症性疾病

地中海热、肿瘤坏死因子受体-1相关的周期性综合征。

(四)邻近器官的病变

慢性心力衰竭、心肌梗死后心包炎、肺动脉高压、心脏外伤后综合征、心包外伤、主动脉夹层等。

(五)肿瘤

1.原发性

间皮瘤、纤维肉瘤、脂肪瘤等。

2.继发性

乳腺癌、肺癌、淋巴瘤、卡波西肉瘤。

(六)药物/毒素

普鲁卡因胺、肼苯达嗪、异烟肼、利血平、苯妥英、甲基多巴、盘尼西林、左旋色氨酸、色甘酸钠、米诺地尔、胺碘酮、环孢霉素、多柔比星、血液制品和抗血清、蝎毒素、云母、石棉、硅胶和四环素等。

(七)其他

胆固醇性心包炎,乳糜性心包炎和淀粉样变性等。

二、正常心包的解剖和生理

心包膜腔由内外两层组成。心包内层为脏层心包,又称心外膜,由一层间皮细胞构成,紧密附着于心脏表面。心包外层为壁层心包,包绕心脏的绝大部分,约2 mm厚,主要由非细胞成分-胶原和弹力纤维构成。胶原是外层心包的主要成分,呈波浪状的胶原束分布,因此能承受一定限度的延展力。心包内外层构成一个封闭的腔,即心包膜腔,正常情况下心包腔内含有不超过50 mL的润滑液。

尽管心包并非维持生命的必须器官,外科切除心包或先天性心包缺损也未见到明显的临床后果。但是,心包依然存在很多重要的生理作用,例如,它可以保持心脏的位置相对稳定,限制心腔的过度舒张,易化心房和心室之间的相互作用和机械耦联,维持心腔的压力-容积关系和心脏输出,平衡重力、惯性和静水力的影响。心包膜本身也是感染的机械屏障,心包液可以在心脏壁层之间起到润滑作用等。心包上分布的机械感受器和化学感受器接受神经支配,而且心包上有膈神经的传入神经。这些感受器可能参与心包和(或)心肌外层的神经反射及心包的痛觉传导。心包还能分泌前列腺素和相关物质来调节神经传递,并能作用于冠状动脉的受体调节其张力。

三、病理

早期急性心包炎的病理改变为干性心包炎,无明显心包积液,主要为纤维蛋白渗出。心包积液时由于伴血细胞、血浆成分渗出,其颜色也由无色透明而变为浑浊、黄色、褐色,甚至血性积液。渗出的纤维蛋白在后期可形成粘连、增厚及局部形成瘢痕。心外膜心肌存在不同程度的炎性改变，炎症也可累及纵隔和胸膜。

慢性心包炎根据病例特点分为慢性粘连性心包炎、慢性渗出性心包炎和缩窄性心包炎。大多数慢性心包炎只有轻微瘢痕和局部、疏松的心包粘连，一般心包无明显增厚，也不影响心功能。个别发展为缩窄性心包炎，心包壁形成坚厚的瘢痕组织，心包的弹性丧失，严重影响心脏功能。

四、病理生理机制

心包腔内的压力和心脏对此压力的代偿能力是心包炎引起的心包积液影响血流动力学后果的决定因素。心包腔内的压力受到积液量和心包的压力-容积关系影响，而心包的储备容积很少，因此积液出现快，即便量不大，也能严重影响心脏功能，导致心脏压塞和急性循环衰竭；而在慢性心包炎由于心包的代偿缓慢积累的大量心包积液，而心包腔压力比没有明显升高，不出现心脏压塞。

正常情况下右侧心脏充盈压低于左侧，因此心包积液时右侧充盈压的上升较左侧迅速。心包积液进一步聚集，左心房、右心房和心室舒张末压上升，严重的心脏压塞时这些压力与心包腔内压力接近，典型的为 2.0～2.7 kPa(15～20 mmHg)，在吸气时压力最接近，这时心包腔内压指示着心腔内压，心腔的跨壁充盈压非常低，相应地心脏容积进行性减低。

大量心包积液或填塞时，除了心排血量下降，另一个特征性改变是奇脉或反常脉，表现为吸气时脉搏减弱和动脉血压的异常下降，通常收缩压下降＞1.3 kPa(10 mmHg)。吸气时体循环静脉回流增加，右心系统充盈量增加，但由于大量心包积液或填塞时心腔总容积固定，室间隔向左移位，因而导致左心容量明显减少，左心室搏出量减少，最终动脉压下降。

五、临床表现

(一)症状

1.心前区疼痛

心前区疼痛是急性心包炎早期的主要症状，多在呼吸运动、咳嗽和体位变化时出现，疼痛可呈尖锐性或压榨样，并可向颈部、左肩壁部及肩胛区放射。心包积液出现后疼痛消失。

2.气短和呼吸困难

取决于心包积液的量和增长的速度。慢性心包炎心包积液患者，尽管有大量积液，呼吸困难症状可能不明显；而介入治疗并发症引起的心包出血，即使心包积血量不大，但可能因出现速度快而有明显的气短或呼吸困难，甚至发生晕厥。

3.急性循环衰竭

心脏压塞导致出现意识丧失、血压下降、脉压变小、心动过速等症状。

4.其他

大量心包积液可压迫气管、食管出现干咳、声音嘶哑及吞咽困难症状。亦可有发热、食欲缺乏、疲乏、烦躁等症状。

(二)体征

视心包积液量和出现或增长的速度不同，体征也有差别。

(1)与原发病相关的体征，一些患者可能有发热、贫血貌等。

(2)在纤维蛋白性心包炎时，可听到心包摩擦音，是由于心包炎时脏壁两层心包表面变得粗糙，随心脏搏动互相摩擦而产生振动形成。在心前区，以胸骨左缘第 3、4 肋间明显，呈粗糙的抓

刮样的额外心音，声音呈三相，即心房收缩相、心室收缩相和心室舒张相，与心脏搏动一致，与呼吸无关，坐位前倾时更明显，在心包积液出现后消失。

(3)大量心包积液早期出现反射性心率增快，心排血量降低导致血压下降。

(4)体循环淤血特征，颈静脉明显充盈或曲张，后期可见肝脏肿大、肝-颈静脉回流征阳性、下肢水肿和腹水体征。

(5)大量心包积液压迫左肺受，局部支气管引流不畅导致左肺下叶不张，在左肩胛区叩诊呈浊音及局部可闻及支气管呼吸音，称心包积液征。

(6)心脏压塞时出现典型的贝克氏三联症心音遥远、动脉压下降或奇脉、颈静脉曲张。

六、实验室和辅助检查

(一)实验室检查

1.血常规检查

多于原发病有关，感染性心包炎时白细胞计数升高，淋巴细胞增多。

2.肌酸激酶同工酶和肌钙蛋白

一般情况下，急性心包炎时血中肌酸激酶同工酶和肌钙蛋白有轻度升高，提示炎症反应损伤心外膜浅表心肌组织。如出现肌酸激酶同工酶和肌钙蛋白升高明显，要注意有无合并心肌炎或急性心包炎继发于急性心肌梗死。

(二)X 线检查

X 线对纤维蛋白性心包炎诊断价值有限。渗出性心包炎(即心包积液)有一定的临床意义。少量心包积液(成人＜250 mL，儿童＜150 mL)难以观察到，中至大量积液见心影向两侧扩大，呈"烧瓶"样或球形，左右心缘的弧度消失，上腔静脉增宽(图 7-1)。

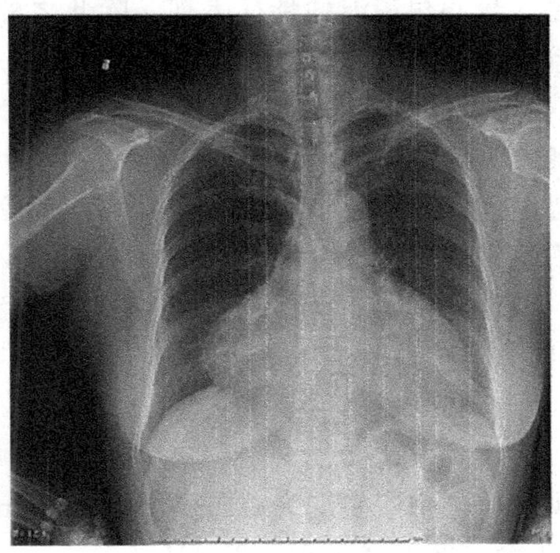

图 7-1　心包积液 X 线

(三)心电图

心电图是诊断急性心包炎最重要的辅助检查手段，尤其在早期，心脏超声和 X 线没有明显改变时。典型表现是广泛的 ST 段抬高(除 aVR 外)，多为弓背向下型，与急性心肌梗死的 ST 段弓背向上抬高变化不同。心电图的改变主要是因为心外膜心肌的炎性损伤。PR 段压低也是急性心包炎的重要心电图改变。急性心包炎的心电图也有动态改变，通常分 4 个阶段。阶段Ⅰ：前壁和下壁 ST 段弓背向下抬高，PR 段朝 P 波的反方向偏离（图 7-2）；阶段Ⅱ早期：ST 段回到基线水平，PR 段仍偏离；阶段Ⅱ晚期：T 波逐渐变平、倒置；阶段Ⅲ：广泛 T 波倒置；阶段Ⅳ：心电图变化恢复正常。

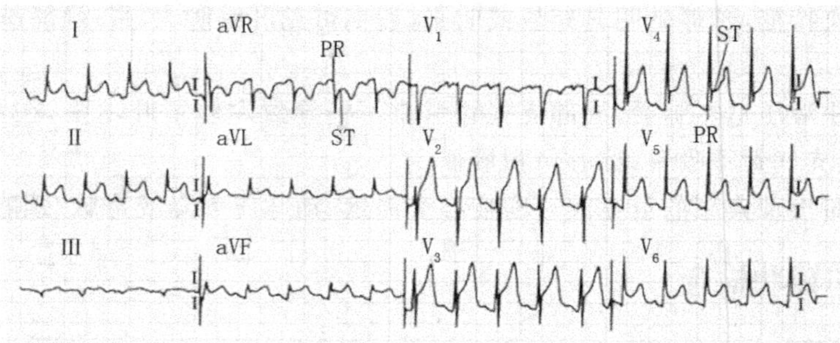

图 7-2　急性心包炎时心电图

显示除 aVR、V1 外，广泛的 ST 段弓背向下型抬高

（四）超声心动图

心脏周围心包腔内可见环形无回声区，液体量较多时，无回声区范围较大。心包积液的半定量诊断如下。①少量心包积液：指心包腔内液体为 50～100 mL。一般情况下，少量心包积液首先表现于后房室沟，再沿较低部位，如心脏后、下壁分布，并不扩展到心尖部、前部和侧部。②中等量心包积液：指心包内液体在 100～500 mL。中等量的心包积液的分布更为均匀，在心脏的前部、心尖部、侧部均可发现。此外，心脏的后部和下部的积液在少量的基础上又有所增加，甚至扩展至心包斜窦。③大量心包积液：指心包积液量达 500 mL 以上。心脏的周围均有较宽的无回声区，心脏前方应有 8 mm 以上，悬吊在大血管下的心脏可在液体内自由摆动，即收缩期向前，舒张期向后，称为摇摆心脏，这是大量心包积液的特征表现。除此之外，超声心动图还可以明确心脏压迫征象，表现为：心脏活动受限，右心舒张期塌陷，右心室及右心室流出道较正常范围减小。同时各瓣膜开放幅度较低，二尖瓣舒张早期速度增快，舒张晚期速度减慢。二尖瓣口血流频谱出现明显“限制性充盈不良”征象，即舒张早期峰值流速 E 峰较高，舒张晚期峰值流速 A 峰降低，E/A比值明显增大。由于右心房、右心室受压后右心房压增高，下腔静脉回流受阻，管腔扩大且不随呼吸而发生改变。由于右心室舒张压极度增高，超过肺动脉压，致使肺动脉瓣提前于舒张期开放。此外，多普勒超声可测得右心房、右心室、肺动脉和左心室内压，由于心脏舒张受限，因而上述部位的舒张压均明显增高。

（五）CT 和 MRI 检查

1.CT 表现

纤维蛋白性心包炎或极少量心包积液表现为心包增厚（＞2 mm）。较多量心包积液表现为左心室后外侧、右心右前方弧形液体密度，CT 值＞25 HU。

2.MRI 表现

心包增厚，由于心脏搏动，积液流动可引起信号不均匀。延迟增强成像可见心包明显强化。

（六）心包穿刺或活检检查

心包穿刺或引流液的检查：通过积液的常规检查、涂片镜检或加特殊染色、细菌或微生物培养、病毒抗体测定和病理检查，可初步判断心包积液的性质，对急性心包炎原因确定有帮助。如为出血所致，镜检可见满视野红细胞。心包活检可以见到相关的特异性病理改变。

(七)纤维心包镜检查

纤维心包镜检查通常在严格无菌条件的手术室或心导管室内进行。在剑突下小切口切开皮肤,逐层分离皮下组织,沿腹横肌筋膜浅面向后斜上方钝性剥离,直到膈肌与心包结合处,暴露出心包。至心包,切开心包,将纤维心包镜送入心包腔内大约 10 cm,依次检查心包腔的前侧、左侧、右侧和下侧壁,可以清晰地看到心包腔内的病变。在清晰的观察下,钳取心包壁层病变部位,做病理检查。可以置管引流,引流液明显减少后 2 天可拔除引流管。

通过纤维心包镜可以直视异常心包组织并获得病变组织,进行活检和病理检查,对明确诊断及指导治疗有重要的临床价值。纤维心包镜检查的活检阳性率要好于心包穿刺和外科心包开窗检查。对于临床上其他手段无法确立诊断的患者,尤其有意义。纤维心包镜检查还可以对化脓性心包炎进行冲洗给药,引流也更充分。并发症较少,主要为心血管迷走反射。

七、诊断与鉴别诊断

(一)诊断

急性心包炎根据胸痛病史,心电图的特征性改变和心包摩擦音即可作出诊断。超声心动图、胸部 CT 和(或)MRI 可进一步明确。心包穿刺检查、纤维心包镜检查对病因诊断有帮助。

慢性心包炎多有急性心包炎病史,如无缩窄或大量心包积液,可无明显症状和体征。超声心动图、胸部 CT 和(或)MRI 可以明确诊断。病因不清时心包活检有助于诊断。

(二)鉴别诊断

(1)急性心包炎可引起胸痛,需要与缺血性胸痛、胸膜炎、肋间神经炎、主动脉夹层进行鉴别。①心绞痛:常伴高血压、糖尿病和血脂异常等危险因素,胸痛发作与体力活动、情绪激动、饱食或寒冷等诱因相关,胸痛为胸骨后或心前区压榨样、憋闷样,持续 1 分钟至数分钟,不稳定性心绞痛持续时间更长。多在休息后缓解或含服硝酸甘油后缓解。发作时心电图有相应缺血部位的 ST-T改变,缓解后消失。运动平板试验、动态心电图、心肌核素灌注显像、超声心动图可资鉴别。②急性心肌梗死:疼痛性质和心绞痛相似,但程度更重,伴濒死感。持续时间更长,休息和含服硝酸甘油后不缓解。心电图有特征性改变和动态演变,心肌酶和心肌肌钙蛋白明显升高且有动态演变。心电图、心肌损害标志物、超声心动图可资鉴别。③胸膜炎:疼痛多位于胸廓下侧部,多为刺痛或撕裂样疼痛,呼吸动作可加重,有时伴发热。可闻及胸膜摩擦音。心电图、胸部 X 线、超声心动图对鉴别诊断有帮助。④肋间神经炎:以脊柱、腋中线和胸骨旁多见,为持续性刺疼或烧灼样疼痛。疼痛可呈放射性沿着肋间神经分布,局部有压痛。一般心电图和超声心动图无变化。⑤主动脉夹层:剧烈胸背部疼痛,呈刀割样、撕裂样疼痛,患者往往难以忍受。常伴高血压、突发的主动脉瓣关闭不全甚至急性心肌梗死、双侧肢体脉搏不等及其他动脉压迫和神经压迫症状和体征。超声心动图、主动脉计算机体层血管成像、主动脉 MRI 有助于鉴别诊断。

(2)大量心包积液可引起呼吸困难,需要与哮喘、肺气肿、介入操作引起的气胸等进行鉴别。

(3)急性心脏压塞引起急性循环衰竭,需要肺栓塞、主动脉夹层、急性心力衰竭等鉴别。

八、治疗

(一)内科治疗和介入治疗

急性心包炎大多数需要住院观察和治疗,以明确病因,观察有无心脏压塞并开始进行抗感染治疗和对症治疗。

非甾体抗炎药是主要的治疗手段。布洛芬因治疗剂量窗口宽，对冠脉血流无不良影响，很少有不良反应，因此常作为首选药物。一般根据严重程度和药物反应，初始剂量为300～800 mg，每6～8小时1次，持续用药数天至数周，直到心包积液消失。阿司匹林和吲哚美辛等亦可考虑使用。同时应给予胃肠道保护剂，防止消化道出血。秋水仙碱单药治疗或加用一种非甾体抗炎药治疗对急性心包炎有良好的治疗效果，并对预防复发有作用。系统的糖皮质激素治疗仅限于结缔组织病、自体反应性疾病的治疗。尿毒症性心包炎、肿瘤引起的心包炎等应针对病因治疗。恢复期的患者应观察复发情况和是否发生了限制性心包炎。

心包穿刺术用于出现心脏压塞、高度怀疑为化脓性心包炎或经过1周以上药物治疗仍存在大量心包积液并有明显症状者。

(二)外科治疗

如化脓性心包炎患者经内科治疗效果不佳时，应及早施行心包切开引流术。

(王　姮)

第二节　心脏压塞

一、病因

各种引起急性或慢性心包炎的疾病，造成大量和(或)快速心包积液，均可能导致急性或慢性的心脏压塞。近年来随着心血管介入诊断和治疗的广泛开展，心脏/血管穿孔或破裂所导致的急性心包炎及心脏压塞也越来越多见。

心血管疾病介入诊疗操作引起的心脏压塞，多与操作不当和特殊解剖部位或解剖异常相关。常见的引起心脏压塞的心血管疾病介入诊疗操作如下。

(一)经皮冠脉介入术

导丝穿孔；钙化病变，球囊过度扩张，导致冠状动脉破裂。

(二)电生理检查和射频消融

鞘管操作不当；消融导管张力、接触力过大，能量选择不当、组织气化的爆裂伤；消融部位特殊，薄弱部位如心耳、冠状窦、憩室；房间隔穿刺不当。

(三)起搏器植入

导线张力过大。

(四)先心病介入

鞘管操作不当。

二、病理生理机制

心脏压塞时血流动力学的改变，通常表现为心房和心包压力同等升高，吸气时动脉收缩压显著下降，产生奇脉或反常脉及动脉性低血压。尽管，偶尔也会因升高的交感肾上腺素状态引起体循环高血压，但动脉性低血压往往是慢性心包积液的后期体征。由于心包内压力持续升高，导致静脉压相应升高以维持心脏充盈，以防发生心腔的塌陷。尽管心腔内的绝对压力升高了，但是跨壁压(心腔舒张压-心包压)实际上是零或负值。前负荷的明显减少是心排血量降低的重要原因。当代偿机制不能维持时就会出现动脉性血压下降。

心腔内压力在整个心动周期中保持升高的状态,仅在心室射血,心脏容积减少时心腔内压力可出现短暂的改善。正常情况下,存在2次静脉回流高峰,第一次出现在心室射血开始,伴心包内压力小幅度下降时静脉回流增加。第二次静脉回流高峰出现在舒张早期三尖瓣开放,心房压下降时。而在心脏压塞时,由于心腔内压力持续升高,仅在心室射血时出现一次静脉回流高峰。严重的心脏压塞,舒张期静脉回流终止,这时心脏容积和心包内压达到最高。心包压力和右心房压升高且彼此相等。

尽管心脏压塞时的心室收缩功能强于正常状态,但当静脉压不能继续升高等于心包内压并维持循环时,心脏压塞最终将会是致命性的。一些严重患者,由于心外膜冠状动脉直接受压、异常的跨室壁血流异常分布,会恶化心肌灌注,进一步损害心室收缩功能。

三、临床表现

(一)症状

1.呼吸困难

由于心包积液快速和(或)大量出现,患者有明显的气短或呼吸困难,往往取前倾坐位。

2.急性循环衰竭

心脏压塞导致心排血量和血压明显下降,出现晕厥、意识丧失。

(二)体征

(1)反射性心率增快。

(2)心排血量降低导致血压下降,脉搏减弱。

(3)体循环淤血特征:颈静脉明显充盈或曲张。

(4)心脏压塞时出现典型的三联征:心音遥远、动脉压下降或奇脉、颈静脉曲张。

(5)奇脉或反常脉:健康人平静吸气时收缩压下降最多不超过1.3 kPa(10 mmHg)。心脏压塞时出现奇脉是这种生理反应的异常放大。心脏压塞时奇脉发生的机制是多方面的。首先,吸入气使体循环静脉血回流增加,右侧心腔血容量增加。但心脏总容积由于心脏压塞而固定,因此右心室血容量增加会引起室间隔突向左心室,导致左心室舒张期血容量减少;其次,心脏压塞时跨心包压力的增加会减少肺静脉回流;另外,吸气时产生的胸内负压传导至主动脉,增加左心室后负荷并减少每搏输出量;吸气时膈肌运动对心包的牵紧、血管收缩性和阻力的反射性变化,以及由于肺淤血引起的用力呼吸都会对反常脉的出现产生影响。

(6)出汗,四肢末梢发凉,周围性发绀,感觉减退。

四、辅助检查

(一)X线、CT和MRI检查

急性心脏压塞起病急,病情重,一般出现在心包积液或积血的快速增加时,心动过速,血压下降等。X线表现为心影明显增大,呈烧瓶状或球形,心缘弧度消失,CT或MRI更清楚显示心包积液的量和性质。

(二)心电图

心脏压塞时常常可以见到QRS波振幅减低和电交替现象。电交替在心脏压塞或大量心包积液时有一定特异性但敏感性不高，QRS 波振幅的交替变化与心脏逐跳前后摆动引起的电轴变化有关。

(三)超声心动图

心室腔径随呼吸而变化，呼气末右心室明显缩小，左心室径稍增大，吸气末右心室明显增大而左心室缩小。右心舒张期塌陷现象：左心室长轴切面和心底大动脉短轴切面显示右心室前壁和右心室游离壁后外侧壁于舒张期向心腔方向移行，室壁塌陷，这种现象是心脏压塞敏感而特异的指标。二尖瓣活动曲线射血分数斜率变慢，DE 幅度变小。右心室前壁舒张期向后运动。和左心室大小变化相对应的，多普勒超声心动图探查二尖瓣口和三尖瓣口血流频谱可见：吸气时，二尖瓣最大血流速度下降，二尖瓣血流速度的积分减低；而三尖瓣最大血流速度及血流速度积分增加；二尖瓣充盈时间延长。心包腔内可见大片无回声暗区包绕心脏表面。

(四)中心静脉压测定

中心静脉压是指血液对右心房、上下腔静脉胸腔段的侧压力。正常范围是 0.6～1.2 kPa (6～12 cmH_2O)。急性心脏压塞时中心静脉压明显升高，进行中心静脉压监测，了解其变化，对判断病情和指导治疗有重要意义。

一般选择颈内静脉或锁骨下静脉穿刺，穿刺成功后置入深静脉留置管，留置管先端送到上腔静脉或右心房，留置管尾端接三通接头和压力监测器，后者可连接在心电血压监测设备上进行实时的压力监测。管道定期使用肝素盐水冲管，防止血栓形成。

穿刺技术和硬件条件有限的基层单位，可应用肘静脉压替代中心静脉压测定。一般患者取平卧或取半坐卧位，患者上肢外展伸直，肌肉放松，使上肢静脉不受压迫。取外肘前静脉作为穿刺部位，穿刺静脉高度位于腋中线水平。选用 18 号针头连烈注射器，预先抽取生理盐水 1～2 mL。行肘前静脉穿刺，穿刺成功后，注入少量生理盐水，观察静脉是否通畅。取下注射器，松开止血带，将测压管连接于针头上，记录测压管血柱的高度，即为肘静脉压。

五、诊断与鉴别诊断

(一)诊断

既往有心包炎、胸部外伤或手术、心血管病介入诊疗等病史，结合呼吸困难、急性循环衰竭的症状和典型的颈静脉曲张、低血压、反常脉、四肢末梢发凉，周围性发绀等体征，诊断心脏压塞症并不困难。再结合心电图的特征性改变，尤其是超声心动图或 CT/MRI 检查结果可进一步明确诊断。

快速诊断是心脏压塞症诊断的关键，尤其在一些特殊临床情况下确定诊断后须立即进行心包穿刺引流和进一步治疗。

(二)鉴别诊断

1.呼吸困难

呼吸困难需要与哮喘、肺气肿、介入操作引起的气胸等进行鉴别。

(1)哮喘：多有反复发作的呼吸困难病史，多于接触变应原和理化刺激有关，发作时呼气相为主的哮鸣音。呼吸功能检查、支气管激发试验、支气管扩张试验及心脏超声可资鉴别。

(2)肺气肿：多有慢性支气管炎病史，桶状胸、呼气相明显延长，结合胸部 X 线、肺功能检查、心脏超声可资鉴别。

(3)介入操作引起的气胸：主要因介入操作时进行颈部或胸部皮下血管穿刺引起，可出现胸痛和呼吸困难症状。血管穿刺过程中发生，穿刺侧呼吸音减低，伴皮下积气。胸部X线、超声心动图可鉴别。

2.急性循环衰竭

急性循环衰竭需要与肺栓塞、主动脉夹层、急性心力衰竭等鉴别。

(1)肺栓塞：可出现胸痛、呼吸困难、血压明显下降、心动过速、脉搏减弱、四肢末梢发凉、晕厥和意识丧失。患者可能有骨科手术、卧床、下肢静脉血栓等病死，心电图变化、动脉血气分析、胸部X线、胸部计算机体层血管成像、胸部MRI、肺通气血流灌注显像、D-二聚体、心脏超声可资鉴别。

(2)主动脉夹层：出现剧烈胸痛、血压升高、突然发生的主动脉瓣关闭不全，伴有双侧肢体脉搏不等，有时主动脉夹层可累及冠状动脉开口引起急性心肌梗死。超声心动图、主动脉计算机体层血管成像有助于鉴别诊断。

(3)急性心力衰竭：可出现呼吸困难和急性循环衰竭。心脏病、高血压史，不能平卧、心脏扩大、奔马律、双肺湿啰音或喘鸣音、血浆脑利尿钠肽、胸部X线、超声心动图可资鉴别。

六、治疗

(一)心包穿刺和引流术

心包穿刺术是采用穿刺针经皮穿刺，将心包内异常积液或出血抽吸或通过引流管引流出来，以缓解心脏压塞或获取心包积液，达到治疗或协助临床诊断的操作方法。

心包穿刺术的适应证：心脏压塞出现急性循环障碍，应施行紧急心包穿刺术；需要心包内注入药物治疗；虽经特殊治疗，心包积液仍进行性增长或持续不缓解；化脓性心包炎；原因不明的心包积液，需要获取积液进行诊断。

心包穿刺术的禁忌证：①绝对禁忌证：主动脉夹层。穿刺引流可能导致心包内出血增加和夹层扩展，危及生命。②相对禁忌证：患者不能配合，不能保证安全操作；未纠正的凝血障碍、正在接受抗凝治疗、血小板计数$<5\times10^9/L$；积液量少，位于心脏后部，已被分隔的心包积液；无心胸外科后备支持。

(二)支持和药物治疗

心脏压塞应积极治疗原发病因，在准备心包穿刺的同时应立即给予适当扩容、支持生命的治疗。如合并血容量不足时，给予生理盐水和胶体液；静脉应用升压药物，如多巴胺等；同时给予吸氧等支持治疗。

（张国瑞）

第八章

心肌疾病的西医治疗

第一节 原发性心肌病

一、扩张型心肌病

扩张型心肌病(dilated cardiomyopathy,DCM)是一种以左心室或双心室心腔扩大,心肌收缩功能受损为特征的心肌病,主要表现为进行性心力衰竭,也可发生心律失常、血栓栓塞及猝死。本病是原发性心肌病的常见类型,病死率高,5年病死率为5%~50%。近年来,DCM的发病呈明显上升趋势,我国新近调查的患病率约为19/10万。

(一)病因

病因尚未完全明确,可能的主要原因包括遗传因素、感染因素、自身免疫。

1.遗传因素

家系研究表明,大约有1/3的DCM患者有阳性家族史,说明遗传性基因缺陷是DCM发病的重要原因之一,其中以常染色体显性遗传最为常见,也可表现为常染色体隐性遗传或X-连锁遗传。DCM的致病基因主要编码细胞骨架蛋白和肌节蛋白。已经证实与DCM发病相关的细胞骨架蛋白有抗肌萎缩蛋白、结蛋白、laminA/C、δ-肌聚糖、β肌聚糖等,肌节蛋白包括β肌球蛋白重链、肌球蛋白结合蛋白C、肌动蛋白、α-原肌球蛋白及心肌肌钙蛋白T和心肌肌钙蛋白C。

2.感染因素

越来越多的证据表明,病毒感染可能是DCM发生的另一重要原因。运用聚合酶链式反应可在部分DCM患者的心肌标本中检测到病毒颗粒。病毒感染可通过直接损伤组织和引起自身免疫反应损伤心肌细胞,持续性的心肌细胞损伤可导致心脏重构而最终演变为DCM,但机制尚未完全阐明。

3.自身免疫

DCM患者存在体液及细胞免疫的异常,提示自身免疫反应可能与DCM的发病相关。可能的机制包括病毒组分进入心肌细胞,导致出现抗原刺激反应及各种原因所致的心肌损伤导致产生抗心肌抗体。

(二)病理

DCM患者心脏大体标本可见心腔增大,以左心室或双心室扩张为主,心室壁厚度可以正常或稍增厚，可见瘢痕形成。附壁血栓常见，多位于心尖部。心脏瓣膜结构及冠状动脉通常是正常的。组织学表现为不同程度的心肌细胞肥大、变性、肌原纤维稀疏、排列紊乱及心肌间质纤维化。

（三）临床表现

DCM 起病缓慢，表现为进行性左心功能衰竭，疲劳、乏力常见，也可出现心悸、气促、不能平卧等症状。右心衰竭的症状出现较迟，其发生提示预后不佳。有的患者可出现胸痛，可能是冠状动脉微循环障碍导致心内膜下心肌缺血所致。其他临床表现包括室性和室上性心律失常、血栓栓塞及心源性猝死。

体格检查常发现不同程度心脏扩大及充血性心力衰竭的体征。体循环动脉压一般正常或偏低，脉压减小。右心衰竭时出现颈静脉曲张、外周水肿及腹水。

心前区视诊可有左心室搏动，偶尔也可有右心室搏动。心尖冲动的位置常向外侧移位且范围弥散。心尖部第一心音减弱，常可听到第三或第四心音，心率快时呈奔马律。收缩中期杂音常见，多由于二尖瓣反流、三尖瓣反流引起。

（四）辅助检查

1.心电图检查

DCM 患者无特异的心电图表现。常见的心电图改变：非特异性的 ST 段和 T 波异常，心室内传导延迟，以及左束支传导阻滞等。宽 QRS 波群预示提后较差。有严重左心室纤维化的患者可能会出现前壁 Q 波。24 小时动态心电图可见多种心律失常包括非持续性室性心动过速、持续性的室上性或室性心律失常等。

2.X 线检查

心影增大，以左心室增大为主，可有肺淤血的表现。

3.超声心动图检查

左右心房、心室均有不同程度增大，以左心室增大较显著，呈球形。左心室流出道增宽，室间隔右心室侧膨出。由于左心室明显扩大及心脏收缩力减弱，舒张期二尖瓣口血流量减少，活动幅度减低，可显示“大心腔、小开口”征象。主动脉瓣开放幅度亦减小。左心室壁普遍性运动幅度降低，收缩期增厚率下降，左心室收缩功能明显减低。室间隔与左心室后壁厚度正常或稍增厚。附壁血栓多见于左心室心尖部，表现为单发或多发的形态各异回声团。因心腔扩大，可出现多个瓣膜口反流，包括二、三尖瓣及主动脉瓣。

4.心脏磁共振检查

心脏磁共振检查显示心肌壁厚度一般正常，心腔内见慢血流信号，电影序列见心肌收缩运动弥漫性减弱，心肌首过灌注成像示心肌灌注正常，延迟增强可见心肌中间条状强化灶。

5.心导管检查

右心导管检查可反映患者的容量状态，有心力衰竭时，左、右心室舒张末压及左心房压、肺毛细血管楔压增高，心排血量、心脏指数减低。心室造影可见心腔扩大，室壁运动减弱，心室射血分数降低。冠状动脉造影多无明显异常，有助于与冠状动脉粥样硬化性心脏病鉴别。

6.心内膜活检

心内膜心肌活检可见心肌细胞肥大、变性、间质纤维化等，有助于与部分继发性心肌疾病及急性心肌炎相鉴别，但对扩张型心肌病诊断无特异性。

7.心肌灌注显像

表现为左心室扩大，呈球形，左心室壁节段状放射性稀疏，左心室收缩及舒张功能降低，室壁运动异常及室壁增厚率异常。部分患者伴右心室扩大，右心室功能降低。

8.免疫学检查

许多循环抗心肌抗体已经在 DCM 患者中检测到，包括抗肌球蛋白重链，β 肾上腺素能受体，毒蕈碱受体，细胞膜钠钾腺苷三磷酸酶，层粘连蛋白和线粒体蛋白抗体等。但尚未用于临床诊断。

9.基因检测

目前 DCM 的基因检测多用于科学研究，尚未在临床推广使用。但在有较为明确的基因型-表型相关性的特定的患者中，可考虑进行基因检测。例如，在患有 DCM 和传导系统疾病的家庭中进行心肌病核纤层蛋白 A 基因检测。

(五)诊断和鉴别诊断

根据典型的临床症状、体征及辅助检查，排除可引起心肌损害的其他疾病，如高血压、冠心病、心脏瓣膜病、先天性心脏病、酒精性心肌病、心动过速性心肌病、系统性疾病、肺心病和神经肌肉性疾病等，可考虑诊断扩张型心肌病。临床多采用超声心动图作为诊断依据，以左心室舒张期末内径＞5.0 cm(女性)和＞5.5 cm(男性)及 LVEF＜45％和(或)左心室缩短速率＜25％作为 DCM 的诊断标准。超声心动图可作为重要的诊断依据，表现为左心室或双心室扩大及收缩功能减低。X 线检查、心脏磁共振、心肌灌注显像等检查有助于诊断。若一个家系中有两个或两个以上患者，或在患者的一级亲属中有不明原因的 35 岁以下猝死者，则考虑诊断家族性 DCM。

(六)治疗

DCM 的治疗主要是改善症状，预防并发症和延缓病情进展，包括心力衰竭、心律失常的治疗及猝死和栓塞的预防等。

1.心力衰竭及心律失常的治疗

使用神经激素拮抗剂(ACEI/ARB、β 受体阻滞剂、醛固酮受体拮抗剂)防止心力衰竭进展、减少猝死发生及使用利尿剂维持容量平衡是扩张型心肌病患者治疗的基石。现有的抗心力衰竭药物能在一定程度上提高患者的生存率，但至今仍无有效的治疗措施可从根本上逆转心肌细胞损害、改善心脏功能。在心力衰竭治疗的基础上，可针对性使用抗心律失常药物，如快速室性心律失常给予胺碘酮，快心室率房颤使用洋地黄制剂等，但需密切监测不良反应且剂量不宜过大。

2.猝死的预防

对于猝死风险显著增高的 DCM 患者，可考虑植入埋藏式心脏复律除颤器。

3.栓塞的预防

对于有心房颤动或深静脉血栓形成等发生栓塞性疾病风险转高的患者及已有附壁血栓形成和曾发生血栓栓塞的患者，无禁忌证时须长期进行抗凝治疗。

4.改善心肌代谢

改善能量代谢的药物如辅酶 Q_{10} 和曲美他嗪可能对 DCM 患者心功能及预后的改善有一定效果，但没有确切的证据。

5.中医药疗法

黄芪具有抗病毒、调节免疫和正性肌力的功效，生脉饮、真武汤等中药对心功能的改善可能起到一定的辅助作用。

6.干细胞移植、基因治疗和靶向治疗

近年来，采用自体骨髓源性干细胞移植、基因治疗和靶向疗法治疗严重的 DCM 已成为研究的热点。这是治疗心力衰竭很有前途的新方法,但广泛应用于临床尚有许多问题需要解决。

7.心脏移植

目前心脏移植技术日益成熟,是晚期 DCM 患者的有效治疗方法,但存在供体缺乏、费用高及术后排斥反应等问题尚有待解决。

二、肥厚型心肌病

肥厚型心肌病(hypertrophic cardiomyopathy,HCM)是一种以心肌显著肥厚不伴心室腔扩张,左心室舒张期充盈受限、室壁顺应性下降为特征的心肌病。以室间隔基底段肥厚最为常见,可导致左心室流出道梗阻,称肥厚型梗阻性心肌病。心尖部肥厚型心肌病(apical hypertrophic cardiomyopathy,AHCM)是肥厚型心肌病中的特殊类型,其肥厚的心肌主要位于室间隔和左心室近心尖部。

本病是临床较常见的原发性心肌疾病,是青少年及运动员猝死最常见的原因。通过超声心动图检出的人群患病率为 1∶500。

(一)病因和发病机制

HCM 是一种常染色体显性遗传疾病,主要由编码心脏肌节蛋白的基因突变引起,包括编码粗肌丝和细肌丝组分的基因突变,编码 Z 盘的基因突变及一些线粒体基因突变也可导致 HCM 的发生。HCM 最常见的致病基因为 β 肌球蛋白重链基因、肌球蛋白结合蛋白 C 基因及心脏肌钙蛋白 T 基因。这些基因突变可改变肌动-肌球交联桥的构成,影响粗肌丝和细肌丝的运动和动力的生成,使肌小节功能不全而导致"代偿性"心肌肥厚,最终导致肥厚型心肌病的发生。但引起肥厚的精确驱动因素尚不明确。

但是,携带相同致病基因突变的 HCM 患者,其表型并不完全相同,可能是由于修饰基因的异质性及环境因素的影响不同所致。

(二)病理生理

HCM 的病理生理学改变,包括左心室流出道梗阻、舒张功能不全、心肌缺血、二尖瓣反流和自主调节功能异常。

1.左心室流出道梗阻

HCM 患者有产生左心室流出道梗阻的结构基础:室间隔基底段肥厚,在心脏收缩期可侵入左心室流出道,对二尖瓣前叶产生文氏管效应,将二尖瓣前叶"吮吸"向左心室流出道,造成梗阻;二尖瓣瓣叶和腱索冗长及乳头肌位置异常,导致在心室的收缩期,朝向异常位置二尖瓣装置的血流对部分二尖瓣瓣叶产生拉力,将二尖瓣瓣叶"推向"左心室流出道,也可造成左心室流出道梗阻。另外,肥厚的乳头肌贴向室间隔也可导致心室腔中部出现梗阻。

左心室流出道梗阻是动力性的,随心室负荷状态和收缩力的变化而变化。心肌收缩力增加,心室容量减少,或后负荷减低均可增加梗阻的程度。部分在静息状态下有轻微或没有左心室流出道梗阻的患者,在应力状态下或有药物诱发时,左心室流出道压力阶差可能会增高。

2.舒张功能不全

左心室舒张功能不全可见于绝大多数 HCM 患者,其病理生理机制包括左心室流出道梗阻导致的收缩期高负荷,心室收缩和舒张的不均匀及细胞内钙的重吸收异常导致钙的灭活延迟。心肌重度肥厚导致心室壁僵硬度增加也是舒张功能不全的重要原因。另外,弥漫性心肌缺血可进一步影响心室的舒张功能和室壁的僵硬度。运动或任何类型的儿茶酚胺刺激,均可导致舒张期充盈时间缩短，使心脏舒张期充盈障碍进一步加重，肺静脉压力增高，引起呼吸困难。

3.心肌缺血

HCM患者可出现严重的心肌缺血甚至心肌梗死。心肌缺血常与冠状动脉粥样硬化无关，是由于重度肥厚心肌的需氧量超过了冠状动脉循环的容量，使心肌氧的供需失衡所致。冠脉造影可予鉴别。心肌室壁张力增加和左心室压力阶差增高也可导致心肌缺血。

4.二尖瓣反流

二尖瓣反流常见于左心室流出道梗阻的HCM患者，是引起呼吸困难的主要原因之一。通常情况下，二尖瓣反流是由继发于左心室流出道梗阻的二尖瓣收缩期前向运动(systolic anterior motion，SAM)引起的二尖瓣装置变形所致。二尖瓣反流喷射向侧后方，且在收缩中期和后期明显。二尖瓣反流的严重程度与左心室流出道梗阻的程度成比例关系。对左心室流出道梗阻程度有影响的左心室负荷和收缩力的改变同样可以影响二尖瓣反流的程度，即后负荷增加或前负荷增加都将使二尖瓣反流减少，反之则增加。

5.自主调节功能异常

运动时，接近25%的HCM患者会出现异常的血压反应，即收缩压的增加不超过2.7 kPa(20 mmHg)或收缩压下降，是由动力性左心室流出道梗阻或运动时全身血管舒张所致，推测HCM患者存在自主调节功能异常。若血压降低同时伴随心动过缓，可能是机体对梗阻的异常反射。

(三)临床表现

1.症状

HCM患者的临床表现各异。大多数HCM患者并无症状，临床常见的症状包括呼吸困难、胸痛和晕厥三联症。

呼吸困难是HCM最常见的症状，主要表现为劳力性呼吸困难，夜间阵发性呼吸困难较少见。除左心室流出道梗阻或并存二尖瓣反流的患者外，重度的舒张功能不全者，即使无流出道梗阻或二尖瓣反流也可出现呼吸困难。1/3的HCM患者合并劳力性胸痛，但冠状动脉造影正常。胸痛可持续较长时间或间断发作，或进食过程引起。接近20%的HCM患者出现晕厥，其中一半以上可出现晕厥先兆。心律失常是晕厥最可能的原因，左心室压力感受器激活导致的血管扩张反应可能是另一个原因。

除上诉三联征外，HCM患者还易发生多种形态的快速心律失常，包括室性心动过速、心室颤动、心房颤动、心房扑动等。另外，HCM也是青少年和运动员猝死的主要原因：心脏骤停(心室颤动)存活者；自发性持续性室性心动过速；未成年猝死的家族史；晕厥史；运动后血压反应异常，收缩压不升高或反而降低；左心室壁或室间隔厚度超过或等于30 mm；流出道压力阶差超过6.7 kPa(50 mmHg)等是猝死的主要危险因素。

2.体格检查

HCM体格检查的典型异常见于存在左心室流出道压力阶差的患者。左心室流出道梗阻的经典杂音是位于胸骨左缘中下段的收缩期增强-减弱型杂音。杂音通常在第二心音前结束，可以放射至心底部和心尖部。但是与主动脉瓣狭窄的杂音不同，它很少放射至颈根部。该杂音受心肌收缩力、左心室容量和外周阻力影响明显。凡能增加心肌收缩力、减少左心室容量和外周阻力的因素均可使杂音加强，反之则减弱。如含服硝酸甘油片、体力活动、Valsava动作、静脉滴注异丙肾上腺素使左心室容量减少或增加心肌收缩力，均可使杂音增强；使用β受体阻滞剂、下蹲位使心肌收缩力减弱或左心室容量增加，则均可使杂音减弱。

二尖瓣反流时可以在心尖部听到单独的杂音，时限为全收缩期。重度二尖瓣反流的患者在心尖部，或左心室流出道梗阻的患者在胸骨左下缘，可触及收缩期震颤。

（四）辅助检查

1.心电图检查

绝大多数 HCM 患者都存在心电图的异常，表现为 ST 段和 T 波改变、左心室肥厚、病理性 Q 波等，异常 Q 波常出现在下壁导联（Ⅱ、Ⅲ、avF）和（或）胸导联（$V_{2\sim6}$）。室上性心动过速、室性期前收缩、非持续性室性心动过速及房颤也较为常见，有时可见束支传导阻滞和房室传导阻滞。心尖部肥厚型心肌病患者的心电图显示心前区导联普遍对称性 T 波倒置。

2.X 线检查

心影增大多不明显，左心缘心室段向左凸出圆隆，提示心肌肥厚。

3.超声心动图检查

超声心动图是最常用的影像学检查手段。可显示左心室壁和（或）室间隔的肥厚。肥厚梗阻性心肌病患者可见室间隔流出道部分向左心室内突出、并于 M 型超声心动图见二尖瓣前叶活动曲线上出现一个向上突起的异常波型。运用彩色多普勒法可计算左心室流出道的压力阶差，对鉴别梗阻与非梗阻提供帮助，当压力阶差＞4.0 kPa（30 mmHg）时提示有梗阻。心尖肥厚型心肌病患者心肌肥厚限于心尖部，以前侧壁心尖部尤为明显，如不仔细检查，很容易漏诊。

4.心脏磁共振

心脏磁共振可直观反映心室壁肥厚及心室腔的改变，能清晰显示特殊部位的肥厚（如心尖肥厚），特别是当超声心动图的图像质量不佳时。目前已成为诊断 HCM 的重要手段。较为特异的表现为，心肌首过灌注见肥厚心肌灌注低于正常心肌，延迟增强成像见心肌内斑片状强化灶。

5.心肌灌注显像

心肌灌注显像表现为局限性左心室壁肥厚，放射性核素异常浓聚。

6.心导管检查

心导管检查在判断流出道梗阻程度、血流动力学状态及左心室解剖结构，尤其是冠状动脉解剖结构方面具有重要意义，是有创治疗前重要的评估手段。可表现为左心室舒张末压上升；有梗阻者在左心室腔与流出道间有收缩期压差；心室造影显示左心室腔变形，呈香蕉状、犬舌状、纺锤状（心尖部肥厚时）等。冠状动脉造影多无异常，可确定间隔支的数量、分布和大小，为酒精化学消融术做准备。

7.基因诊断

HCM 的基因检测目前已较为成熟，可用于对常见致病基因突变的筛查。

（五）诊断和鉴别诊断

非梗阻性 HCM 患者的症状及体征多无特异性，诊断主要依靠影像学，任意一种影像学检查发现左心室壁和（或）室间隔厚度超过 15 mm 可考虑诊断该病，但需排除可导致心脏肥厚的其他疾病如高血压、瓣膜病、先天性心脏病、运动员心脏等，尤其是左心室对称性肥厚时。另外，还需要警惕高血压性心脏病与 HCM 并存的现象。若彩色多普勒测定左心室与主动脉流出道压差超过 4.0 kPa（30 mmHg），则诊断为梗阻性 HCM。该类患者常表现呼吸困难、胸痛和晕厥三联征及典型心脏杂音的特点。

若肥厚病变集中在室间隔和左心室近心尖部，心电图Ⅰ，avL，V_4，V_5，V_6导联深度、对称、倒置T波,则考虑诊断为心尖HCM,确定诊断依靠超声心动图、心脏磁共振等影像检查。

除发病就诊的先证者以外,三代直系亲属中有两个或以上成员诊断HCM或存在相同DNA位点变异,可诊断家族性HCM。

(六)治疗

需要根据患者有无症状进行个体化治疗,还应预防高危患者猝死的发生。

1.无症状的HCM患者治疗

大部分的HCM患者无症状,可以生存至正常寿命。对于此类患者需进行定期复查及相关专业知识的教育。日常可以进行低强度的有氧运动。

2.症状明显的HCM患者治疗

(1)药物治疗:对于有症状的HCM患者的治疗目标为缓解劳力性呼吸困难、心悸和胸部不适等症状。常用的药物有β受体阻滞剂及非二氢吡啶类钙通道阻滞剂。

β受体阻滞剂:β受体阻滞剂可改善HCM患者胸痛和劳力性呼吸困难的症状,是主要的一线用药。其机制包括抑制心脏交感神经兴奋性,减慢心率,降低左心室收缩力和室壁张力,降低心肌需氧量,减轻流出道梗阻等。此外,β受体阻滞剂可能有助于降低肥厚型心肌病患者猝死的风险,且应将其剂量滴定至静息心率<60次/分。有窦性心动过缓或严重传导阻滞的患者慎用。

非二氢吡啶类钙通道阻滞剂:非二氢吡啶类钙通道阻滞剂选择性抑制细胞膜Ca^{2+}内流,降低细胞内Ca^{2+}利用度和细胞膜Ca^{2+}结合力,减少心肌细胞内ATP的消耗,干扰兴奋-收缩耦联过程,从而降低左心室收缩力和左心室流出道梗阻,改善左心室顺应性。若β受体阻滞剂无效或存在禁忌证,则推荐维拉帕米或地尔硫䓬,但对压力梯度高、严重心力衰竭或窦性心动过缓者,应慎用。若临床必须以β受体阻滞剂与维拉帕米或地尔硫䓬二者之一联合治疗时,应注意观察心率和心功能。二氢吡啶类CCB具扩张血管效应,可加剧流出道梗阻,故肥厚型梗阻性心肌病患者慎用。

其他:若对以上两种药物都无效的患者,可联合应用丙吡胺来改善心绞痛或呼吸困难症状。伴心房颤动时,心房对心室充盈的促进作用丧失,通常应及时行药物复律或电复律。胺碘酮可减少成功转律以后房颤的再发生率。慢性心房颤动者若无禁忌证,应给予抗凝治疗。

(2)侵入性治疗:室间隔减容术包括化学消融或室间隔切除。适应证:①应用最佳药物治疗后,仍存在严重的呼吸困难或胸痛(通常达NYHA心功能Ⅲ或Ⅳ级),或出现影响日常活动和生活质量的其他劳力性症状(如晕厥或晕厥前兆);②室间隔肥厚伴收缩期前向运动(systolic anterior motion,SAM),静息或运动激发左心室流出道动态压力阶差≥6.7 kPa(50 mmHg);③根据有经验术者的判断,目标室间隔的厚度足以安全有效地完成减容术。化学消融即通过冠状动脉导管给前降支分支间隔支内注入无水乙醇,造成间隔心肌局灶性坏死,以达到降低流出道压差的目的。室间隔切除是通过手术切除最肥厚部分心肌,以解除机械梗阻,可同时修复二尖瓣,减少反流。对于不适宜行室间隔减容术的患者,若药物治疗无效,可考虑植入双腔永久起搏器改善症状。

3.预防猝死

HCM患者是猝死高危人群,尤其青少年和竞赛运动员,主要原因为恶性室性心律失常。植入埋藏式心律转复除颤器,能有效终止致命性室性心律失常,恢复窦性心律,降低HCM高危患者的猝死风险。

植入埋藏式心律转复除颤器的适应证:心脏骤停存活者,有家族成员猝死记录,恶性基因型患者，不能解释的晕厥，反复发作的多形性持续性室性心动过速，运动时低血压，最大左心室壁厚度≥30 mm。

三、限制型心肌病

限制型心肌病（restrictive cardiomyopathy，RCM）是一种以心室壁僵硬度增加，心室舒张充盈受损为主要特征的心肌病。患者的心脏收缩功能大多正常或仅有轻度受损，而舒张功能多表现为限制性舒张功能障碍。

（一）病因

根据病因不同，限制型心肌病可分为特发性、家族性和继发性。特发性限制型心肌病在临床上较为少见，最近的研究表明，编码心脏肌节蛋白（包括肌钙蛋白 I 和肌钙蛋白 T）的基因突变可能是特发性限制型心肌病的重要原因。家族性限制型心肌病多为常染色体显性遗传，与肌钙蛋白 I 基因及结蛋白基因突变有关，也可与一些常染色体隐性遗传（如血色病、糖原储积病）或X-连锁遗传疾病有关。继发性限制型心肌病可为淀粉样变、血色病、肿瘤、结节病、硬皮病累及心脏及药物和放射线引起的心脏损害所致。其中心肌淀粉样变性是成人最常见的继发性限制型心肌病。根据病变部位不同，限制型心肌病可分为心肌性及心内膜心肌性。

心肌性包括非浸润性（特发性、家族性、硬皮病等）、浸润性（淀粉样变性、类肉瘤等）和贮积性疾病（血色病、糖原累积症等）；心内膜心肌性包括心内膜心肌纤维化、嗜酸性粒细胞增多综合征、类癌心脏病等。

（二）临床表现

主要表现为心脏舒张功能不全的症状。病变以左心室为主者有左心衰竭和肺淤血的表现，如呼吸困难、咳嗽、咯血、肺部湿啰音等；病变以右心室为主者有右心功能不全的表现，如颈静脉曲张、肝大、下肢水肿、腹水等。心脏搏动常减弱，浊音界轻度增大，心音低，心率快，可有舒张期奔马律及心律失常。心包积液也可存在。血栓栓塞事件较为常见，也可发生猝死。

（三）辅助检查

1.心电图检查

最具特征性的心电图表现是电压普遍减低，还可出现 ST-T 改变、巨大 P 波、病理性 Q 波及各种类型快速性心律失常，以心房颤动较多见。当心脏传导系统受累时，可出现病态窦房结综合征、房室传导阻滞、束支传导阻滞等。

2.X 线检查

双心房增大为主，心影可呈球形增大。

3.超声心动图检查

超声心动图显示室间隔和左心室后壁对称性增厚，左、右心房增大，心室腔通常不增大或缩小。M 型超声心动图可见室间隔和左心室后壁活动幅度减低，舒张期活动受限且有僵硬感。脉冲多普勒显示二尖瓣舒张期血流频谱 E 峰高尖，减速时间缩短，A 峰减低，E/A≥2，并不随呼吸而变化。

4.心导管检查

心导管检查示心室舒张末压逐渐上升，造成下陷后平台波形，左心室为主者肺动脉压升高，右心室为主者右心房压力升高。

5.心脏磁共振

CMR显示心室大小一般正常，心房明显扩大，伴不等量心包积液。电影序列可观察到心肌舒张运动减弱，心肌灌注见心内膜下低信号灶，延迟增强成像可见心内膜多种形态的强化灶。

6.心内膜活检

心内膜心肌活检对鉴别限制型心肌病的病因具有一定价值。

(四)诊断和鉴别诊断

目前缺乏公认的诊断标准，需要结合临床表现和影像学检查综合诊断。对于出现左心或右心衰竭的症状，影像学检查显示心室没有明显扩大而心房扩大的患者，应考虑本病。心内膜心肌活检有助于确定病因。

主要与缩窄性心包炎鉴别，二者在症状上很相似，心内膜心肌活检正常可支持心包炎的诊断。

(五)治疗

限制型心肌病预后较差，尚缺乏有效的药物治疗手段。对于继发性限制型心肌病患者，首先应积极治疗其原发病。对于限制型心肌病本身，主要针对舒张性心力衰竭进行治疗。利尿治疗是缓解患者心力衰竭症状的重要手段，适当使用利尿剂可改善患者的生活质量和活动耐量。但加强利尿后患者会出现血压下降，故应严密观察使用。β受体阻滞剂尽管在其他心肌病中的使用越来越多，但是在限制型心肌病治疗中的作用并不肯定，可能有助于降低患者出现恶性心律失常的风险。地高辛具有潜在的致心律失常风险，应慎用，且剂量不宜过大。心房颤动会潜在地影响心室充盈功能，应尽可能维持窦性心律。另外，伴有房颤和附壁血栓的患者，可使用华法林等药物抗凝。

四、致心律失常性右心室心肌病

致心律失常性右心室心肌病(arrhythmogenc right ventricular cardiomyopathy，ARVC)又称为右心室心肌病、致心律失常性右心室发育不良，以右心室心肌，特别是右心室游离壁心肌逐渐被脂肪及纤维组织替代为特征。部分患者左心室亦可受累。临床主要表现为室性心律失常、心力衰竭及猝死，多见于青少年男性。

(一)病因和发病机制

ARVC是一种常染色体显性遗传性疾病，目前已经发现有12个基因与ARVC发病相关，其中大多数是编码桥粒的基因。推测ARVC可能是由细胞桥粒病变所致。桥粒的功能异常导致细胞连接受损，在机械负荷下，突变细胞黏着蛋白作用减弱，导致肌细胞的分离和死亡，引起细胞局部纤维化。除遗传外，炎症反应在ARVC的发病中也可能起到一定作用。ARVC发生室性心律失常可能涉及多种机制，通常认为常见的持续单形性室性心动过速是由于纤维脂肪组织替代了心肌细胞，产生了折返所致。

(二)病理改变

典型的病理改变为透壁的脂肪或纤维脂肪组织替代了右心室心肌细胞。脂肪或纤维脂肪组织主要位于右心室流出道、流入道和右心室心尖部即所谓的“发育不良三角”区。也可以发现右心室瘤样扩张或膨胀，瘢痕及室壁变薄等病理改变。

(三)临床表现

ARVC最常见的症状为心悸、晕厥和猝死，部分患者可发生心力衰竭。在疾病早期，右心室结构改变较轻微，可以发生或不发生室性心律失常。随着疾病的进展，可出现症状性的心律失常，范围从孤立的左束支传导阻滞形态的室性期前收缩到持续性室性心动过速，严重时甚至可表现为心室颤动导致的心搏骤停，同时伴有明显的右心室结构、功能异常。到后期，由于右心室进行性的病变可导致右心衰竭的症状进一步加重，左心室功能相对正常。最后，病变可能会累及左心室导致双心室功能衰竭。终末期患者较易与双室扩张的 DCM 混淆。

本病的主要体征为右心室增大，部分患者出现肺动脉瓣听诊区 S_2 固定分裂、相对性三尖瓣关闭不全收缩期杂音、右心室 S_3 等。

(四)辅助检查

1.常规及 24 小时动态心电图检查

常见的心电图表现如下。

(1)不完全性右束支传导阻滞或完全性右束支传导阻滞。

(2)无右束支传导阻滞患者右胸导联(V_1、V_2、V_3)QRS 波增宽，超过 110 毫秒。

(3)部分患者可在右胸导联(V_1、V_2、V_3)的 QRS 波群终末部分出现 epsilon 波，是由部分右心室纤维延迟激活形成，使用高倍放大及校正技术心电图可以在 75%的患者中记录到 epsilon 波。

(4)右胸导联(V_1、V_2、V_3)可出现倒置的 T 波，与右束支传导阻滞无关。

(5)24 小时动态心电图检查可见频发室性期前收缩，伴有非持续性和(或)持续性室性心动过速，多呈左束支传导阻滞形态。

室性心律失常可由儿茶酚胺刺激引起，半数患者运动试验可诱发室性心动过速，应用异丙肾上腺素后诱发率增加到 85%。

2.影像学检查

ARVC 患者右心室结构和功能的异常可通过多种影像学手段检测。结构上从小的室壁瘤到明显的心腔扩张，功能上从轻度室壁运动障碍至广泛室壁运动功能减退，也可见右心室肥厚及小梁形成。超声心动图是临床最广泛使用的影像学方法，常作为疑似患者的筛查方法，对中度以上病变诊断价值最高。心脏磁共振除了能更好地显示心脏结构改变外，还可显示 ARVC 患者心肌脂质浸润的组织学特点。另外，右心室造影和 CT 也可用于诊断 ARVC。

3.心肌活检

对于证实脂质的存在具有较好的特异性，但敏感性较低。活检时需要采集到异常的区域，可能错过了小的纤维脂肪组织，且活检多在室间隔上取样，该部位少有病变累及，而右心室游离壁活检易引起穿孔及心脏压塞。

(五)诊断及鉴别诊断

典型病例根据家族史，频发室早或发作性室速呈左束支阻滞形态、右胸导联(V_1、V_2、V_3)的 QRS 波群终末部分出现 epsilon 波，或 QRS 波群局部性增宽(>110 毫秒)及影像学检查发现右心室扩张或局限性室壁瘤可以确诊。对于不典型病例，需心内膜心肌活检显示心肌被纤维脂肪组织取代才能确诊。

ARVC 的诊断应排除其他导致右心室改变的疾病，如肺心病、右心室心肌梗死、先天性心脏病(如Ebstein畸形)等，还需与特发性起源于右心室流出道的室性心动过速鉴别，特别是早期 ARVC 患者。

(六)治疗

ARVC目前尚无治愈的方法,治疗主要针对心律失常及心力衰竭,主要目的是降低恶性心律失常的发病率,防止猝死,降低病死率,提高患者的生活质量。

(1)生活方式的改变对确诊ARVC的患者应避免剧烈运动并进行家系筛查,主要包括突变基因的筛查及对相关亲属定期进行ECG、动态心电图及超声心动图等无创检查。

(2)心律失常和心力衰竭的治疗常用的抗心律失常药有β受体阻滞剂、胺碘酮、索他洛尔。但目前认为,应用抗心律失常药物治疗并不能降低猝死的发生率。心力衰竭的治疗与一般的治疗方法基本相同。

(3)埋藏式心脏复律除颤器及射频消融心脏复律除颤器是预防猝死最主要的手段,高风险的ARVC患者推荐植入埋藏式心脏复律除颤器。包括:①不明原因的晕厥;②有心搏骤停或持续性室性心动过速;③右心衰竭的临床表现;④左心室受累;⑤有心源性猝死家族史。

射频消融没有作为ARVC的常规治疗手段,但当患者出现起源于局灶病变的单形性室性心动过速,药物难治性或持续性室性心动过速及埋藏式心脏复律除颤器植入后频繁放电等情况,可考虑使用。

终末期患者可考虑心脏移植。

(程美丽)

第二节 继发性心肌病

一、缺血性心肌病

缺血性心肌病(ischemic cardiomyopathy,ICM)是由冠状动脉粥样硬化使心肌供血长期不足,心肌组织发生营养障碍和萎缩,或反复发生局部的坏死和愈合,以至于纤维组织增生所致的一种心脏疾病。临床表现类似于扩张型心肌病,预后差。可有各种类型的心律失常。

存在心肌梗死病史或严重冠状动脉病变(主要的内膜下动脉狭窄程度≥70%)的患者,出现扩张型心肌病的表现,可考虑诊断该病。

治疗主要是针对心肌缺血及心力衰竭。对于心绞痛或心肌梗死后合并心力衰竭的患者尽早进行经皮冠状动脉介入治疗或冠脉搭桥手术,心肌血运重建后可以逆转顿抑或者冬眠心肌,增加存活心肌,改善心功能。

二、糖尿病性心肌病

糖尿病性心肌病是有别于冠心病及高血压性心脏病的一种独立的疾病。其发病机制尚未完全清楚,目前研究认为,主要是由高血糖、胰岛素抵抗与高胰岛素血症或胰岛素缺乏通过对心肌细胞的直接毒性作用或引发代谢紊乱、氧化应激、神经内分泌系统异常激活、非酶促糖基化产物堆积、钙调控机制异常等引起的一系列级联反应所致。病理表现为心肌细胞肥大,心室重量/体重比(心脏重量指数)增加,细胞外基质沉积,心肌纤维化。临床表现为不同程度的左心室收缩和舒张功能不全,其中舒张功能特别是松弛能力受损出现于收缩功能受损之前,甚至在无已知糖尿病并发症的年轻糖尿病患者中即可出现。

治疗上主要包括糖尿病及心力衰竭的治疗。

三、酒精性心肌病

酒精性心肌病是指长期大量饮酒，使心肌细胞变性、心脏扩大、心功能不全的一种心肌疾病。临床主要表现为心悸、胸闷、胸痛、心律失常，常合并心力衰竭，类似于扩张型心肌病。上述症状每于饮酒或劳累时加重，同时合并肝、肾、肺、脑等脏器损害。

长期大量饮酒后出现心脏扩大和心力衰竭的临床表现，辅助检查示心室扩大、心功能减低、肺淤血征，在排除其他心脏病后可考虑诊断该病。部分患者戒酒后，上述表现可逆转。

治疗上首先需要严格戒酒，余同扩张性心肌病。

四、围生期心肌病

围生期心肌病(peripartum cardiomyopathy，PPCM)是指发生在孕妇分娩前后，首发以心肌病变为基本特征及充血性心力衰竭为主要临床表现的心脏病变。有较高的栓塞发生率。PPCM 的病因和发病机制不明，可能与病毒感染、自身免疫反应、血流动力学异常、营养不良等因素有关。

诊断依据为：发生于妊娠末月或产后 5 月内的心力衰竭；超声心动图证实为收缩性心力衰竭。

PPCM 与扩张型心肌病治疗方法相类似，严重病例发病早期要求卧床休息。产前 1 个月内发生的心力衰竭，心功能Ⅱ级以上或估计不能胜任产程应尽早行剖宫术。另外，由于 PPCM 有较高的栓塞发生率，对于高血栓危险患者需要抗凝治疗。PPCM 患者临床预后与左心室大小、心功能恢复程度相关。约 50%PPCM 患者心脏功能在产后 6 个月内可基本恢复正常，而持续心力衰竭患者 5 年病死率达 85%。再次妊娠复发危险性高。

五、心脏淀粉样变性

心脏淀粉样变性(cardiac amyloidosis，CA)是淀粉样蛋白在心脏沉积所致的一种心肌疾病，心房、心室、心瓣膜和心脏传导系统均可受累。淀粉样变在临床上分为四种类型，一型即原发性淀粉样变，是由源于浆细胞的免疫球蛋白轻链引起，此型常累及心脏，多见于多发性骨髓瘤；二型即继发性淀粉样变，是由慢性感染(如结核病)或自身免疫性疾病(如类风湿关节炎)引起；三型是指家族性淀粉样变，是常染色体显性遗传疾病，起因于一种称为甲状腺素运载蛋白的变异性前清蛋白血浆载体蛋白；四型为老年性淀粉样变，常见于年长者，是由心钠素样蛋白或甲状腺素运载蛋白生成所致。

心脏淀粉样变性多表现为限制型心肌病，病程晚期出现充血性心力衰竭。由于淀粉样蛋白累及心脏传导系统，可发生晕厥、猝死。部分患者出现直立性低血压，可能与淀粉样蛋白对自主神经系统或血管的浸润及低血容量相关。

心电图的特征性表现为 QRS 波电压普遍减低，此与室壁肥厚呈现分离现象，可合并各种类型的心律失常，如心房颤动、室性心律失常、房室传导阻滞等；超声心动图表现为室壁增厚、心室腔缩小、心房扩大、房间隔增厚、舒张功能异常等。特异性表现为增厚的心壁出现散在的颗粒样斑点状强回声，可能由淀粉样蛋白沉积物所致。CMR 的典型改变为延迟钆显像呈不同程度延迟强化，常位于左心室心内膜下或为心肌弥漫性，强化可为线样、颗粒样或斑片状。

根据典型的临床症状和辅助检查结果，可考虑该疾病的诊断，但确诊需通过组织活检。腹部脂肪、直肠、齿龈、骨髓、肝脏、肾脏及其他各种组织的活检也可根据病情选用。活检结果显示刚果红染色阳性且偏光显微镜下呈苹果绿双折射为淀粉样变诊断的金标准。多发性骨髓瘤的患者可于血清蛋白电泳发现M蛋白增多，骨髓穿刺活检显示骨髓瘤改变及出现蛋白尿和查见蛋白轻链（本周蛋白）等。

心脏淀粉样变性患者总体预后差，以积极治疗基础疾病为主，对症治疗效果欠佳。淀粉样变为全身性疾病，心脏移植效果差。

六、药物性心肌病

药物性心肌病是指接受某些药物治疗的患者，由于药物对心肌的毒性作用，而引起的急性和（或）慢性心肌疾病。临床表现为心力衰竭，心律失常，室内传导阻滞，ST-T改变等，也可发生猝死。常见的药物包括抗肿瘤药（如阿霉素、柔红霉素、环磷酰胺、白消安、顺铂、紫杉醇），抗精神病药物（如氯丙嗪、奋乃静、三氟拉嗪）及三环类抗抑郁药（如氯丙咪嗪、多米替林、多塞平）等。

若病情需要服用上述药物者，应在用药期间定期监测。确诊为药物性心肌病的患者应停用有关药物，可用辅酶Q_{10} 10～20 mg，1天3次。也可适当选用改善心肌营养和代谢的药物，如肌苷三磷腺苷（ATP）、维生素B_1、维生素B_6和二磷酸果糖等并针对心力衰竭、心律失常采用相应的治疗措施。

七、心肌致密化不全

心肌致密化不全目前认为是胚胎发育过程中心内膜和心肌层发育停滞引起的心肌病，常与其他先天性心脏病并存，也可单独存在。肌致密化不全患者的临床表现差异很大，症状轻重不一，缺乏特异性。有的患者可以终身没有症状，在合并其他心脏疾病时可使心力衰竭症状加重，诊断需要依靠超声心动图。

目前对肌致密化不全没有特殊治疗。

（程美丽）

第三节　细菌性心肌炎

一、病因

（一）布鲁菌病

布鲁菌病对心脏的影响主要表现为心内膜炎，其次是心肌炎，其心电图特征为T波改变及房室传导阻滞，值得注意的是，部分患者可出现暴发性心肌炎临床表现，病情较凶险，主要是由于细菌对淋巴细胞及多巨核细胞浸润所致。

（二）梭菌感染

梭菌感染可对多脏器功能造成损害，尤其是心脏。其对心肌的损害主要是细菌毒素引起，病理学有特征性改变，表现为心肌组织中有气泡形成、心肌纤维化，但炎性浸润不易见到。梭菌感染可能引起心肌穿孔、化脓性心包炎导致心肌脓肿。

(三)白喉性心肌炎

尽管对白喉采取了积极预防和早期治疗，白喉性心肌炎的发病率显著下降，但白喉性心肌炎仍然是白喉最严重的并发症，约 1/4 的白喉患者并发心肌炎，也是引起死亡的最主要原因，占死亡病例的一半以上。白喉性心肌炎并不是白喉杆菌侵及心肌所引起，而是由于其内毒素通过干预氨基酸从可溶性 RNA 转运到多肽链，从而抑制了蛋白质的合成，造成循环系统特别是心肌细胞和传导系统出现病理损害。

二、病理学特征

外观可见心脏扩大、心肌收缩无力。显微镜下观察，心肌细胞脂肪浸润、间质炎症浸润、心肌细胞溶解、心肌透明变性是白喉性心肌炎的主要病理学改变，此种病变常见于第 1 周之末及第 2 周之初。在第2 周可出现恢复性变化，包括成纤维细胞、肉芽组织及胶原组织的增生，瘢痕组织多在第 3 周形成。白喉内毒素不仅可以损害心肌纤维，而且可以损害心脏传导系统引起变性、坏死及瘢痕形成。这些病变是造成传导系统功能障碍的病理基础。

三、临床表现

典型的心脏异常表现出现在细菌感染后第 1 周，也会有心肌肥厚和严重充血性心力衰竭。临床体征表现为第一心音减弱、舒张期奔马律、肺淤血。血清转氨酶升高，其升高的水平与预后密切相关。多数患者心电图有 ST-T 改变、房性或室性心律失常及传导阻滞。多数患者预后良好，部分患者因严重而广泛性心肌损害常引起心排血量急剧下降，可突然出现循环衰竭、心源性休克甚至猝死，这部分患者在心电图上均有明显心肌损害证据，但白喉内毒素对周围小血管或血管舒缩中枢的损害也可能是造成休克的原因之一。

四、治疗及预后

由于白喉内毒素对心肌的损伤是严重的，因此一定要尽快、尽早应用抗毒素，抗生素治疗效果不明显。急性心肌炎期患者必须绝对卧床休息，因极轻度的体力劳动即可能引起猝死，卧床休息应持续到心脏完全恢复正常时为止。充血性心力衰竭时可考虑用小剂量洋地黄，但其疗效不佳。急性心肌损害是白喉最严重的并发症，心肌损害病例的死亡率在儿童期为 50%～100%，在成人期约为 25%。如心电图提示完全性房室传导阻滞或完全性束支阻滞或临床上出现休克或充血性心力衰竭征象，则预后极其恶劣。完全性房室传导阻滞或束支传导阻滞患者 90%均在急性期内死亡，即使安装了永久起搏器死亡率仍然很高；在急性期幸免于死亡的传导阻滞病例可恢复健康，但也可能演变为慢性心脏传导阻滞。

(程美丽)

第四节　病毒性心肌炎

病毒性心肌炎是指由病毒直接或与病毒感染有关的心肌炎症反应。心肌的损伤可以由病毒直接引起，也可由细胞介导的免疫过程所致。病毒性心肌炎不一定限于心肌组织，也可累及心包及心内膜。临床可呈暴发性、急性和慢性过程。大多数患者预后良好，少数患者可由急性病毒性心肌炎转成慢性，个别患者发展成扩张性心肌病。

一、病因

许多病毒可引起病毒性心肌炎，最常见的是肠道柯萨奇 A(CVA)和 B 型病毒(CVB)、埃可病毒(ECHO)、骨髓灰质炎病毒和呼吸道流感病毒、副流感病毒、腺病毒、风疹病毒、流行性腮腺炎病毒及全身性感染的 EB 病毒等。其中 CVB 为最常见的病毒，约占心肌炎病毒的 50%，以 CVB_3 最常见，CVB_3 中有对心肌有特殊亲和的亲细胞株。近年来轮状病毒所致心肌炎报道也很多。

近年来由于细胞毒性药物的应用，致命性巨细胞(CMV)时有报道，特别是在白血病及肿瘤化疗期间常并发此致命性 CMV 心肌炎。丙肝病毒(HCV)不但可引起病毒性心肌炎，也可引起扩张性心肌病。更重要的是以上两种病毒性心肌炎血中特异性病毒抗体常为阴性，临床诊断困难，均经尸体解剖及心内膜活检发现病毒 RNA 得以确诊。

二、发病机制

病毒性心肌炎的发病机制目前尚未完全明了。多数学者认为其发病机制主要包括两个方面，即病毒直接损害感染的心肌细胞和多种因素包括病毒本身触发的继发性免疫反应引起的心肌损伤。

(一)病毒直接损害心肌

对病毒性心肌炎动物模型的研究显示，CVB_3 病毒感染小鼠 3 天，就可产生心肌坏死病灶，出现心肌细胞纤维断裂、溶解和坏死，1 周之内有明显的细胞浸润和心肌坏死。利用无免疫功能的动物模型如裸鼠或去胸腺小鼠研究显示，感染柯萨奇病毒后，细胞浸润等心肌炎症可以减轻或消失，但心肌细胞坏死仍然存在表明病毒对心肌可以产生直接损害。既往因检测方法的限制，心肌组织不容易分离出病毒，但近年来随着分子生物学技术的发展，使病毒性心肌炎心肌病毒检出率明显增高。有研究显示，通过心肌活检证实为急性心肌炎的患者，利用原位杂交和 PCR 技术，发现患者心肌几乎均能检测出肠道病毒 mRNA；对那些免疫组织学阴性而临床考虑急性或慢性的心肌炎患者，也有 30%可检测出肠道病毒 mRNA。目前认为，病毒性心肌炎的急性期可能与病毒直接损害心肌有关。病毒感染后对心肌的损伤可能与细胞受体有关，病毒作用于受体，引起病毒复制和细胞病变，最终细胞功能丧失，细胞溶解。

(二)自身免疫对心肌细胞的损伤

病毒性心肌炎急性期由于病毒的直接侵袭和在心肌细胞的大量复制，对心肌细胞产生直接损害，此时心肌的损害和心脏功能降低程度取决于病毒的毒力。急性期过后机体的体液和细胞免疫开始发挥作用，这既可能局限心肌的损害程度和损伤范围，也可能引起心肌的持续损害。在这一过程中，可产生抗心肌抗体、细胞因子的释放、体液和细胞毒性反应及细胞浸润。对轻度的病毒性心肌炎进行免疫组织学分析发现，心肌组织首先出现活化的巨噬细胞，提示免疫反应的初期过程。

三、病理解剖

病毒性心肌炎早期表现为感染细胞肿胀，细胞纹理不清，细胞核固缩和碎裂。随着病情进展，前述病变发展可形成大小不一的炎症病灶和散在、小灶性的心肌坏死及细胞浸润，浸润的炎性细胞主要为单核细胞和淋巴细胞。疾病晚期纤维细胞逐渐增加，胶原纤维渗出增多，直至瘢痕形成。组织病理学分析是诊断病毒性心肌炎尤其是急性心肌炎的重要手段。根据美国心脏病学会制定的 Dallas，标准病毒性心肌炎急性期组织学检查应有淋巴细胞的浸润和心肌细胞的坏死，慢性心肌炎则应有淋巴细胞的浸润，而无其他心肌组织损伤的形态学改变。

四、临床表现

(一)症状

起病前 1～4 周有上呼吸道和消化道感染病史，暴发性和隐匿性起病者，前驱感染史可不明显。乏力、活动耐力下降、面色苍白、心悸、心前区不适和胸痛为常见症状。重症患者出现充血性心力衰竭和心源性休克时可有呼吸急促、呼吸困难、四肢发凉和厥冷等。有三度房室传导阻滞时，可出现意识丧失和 Adams-Stokes 综合征。

(二)体征

心脏可增大；窦性心动过速，与体温和运动没有明确的关系；第一心音低钝，偶可听到第三心音。出现充血性心力衰竭时，心脏增大、肺底部可听到细湿啰音、心动过速、奔马律、呼吸急促和发绀等；出现心源性休克时有脉搏细弱、血压下降和面色青灰等。病毒性心肌炎心力衰竭和心源性休克除心肌泵功能本身衰竭外，也可继发于合并的心律失常（如室上性心动过速和室性心动过速）导致的血流动力学改变。

新生儿病毒性心肌炎可在宫内和分娩时感染，也可在出生后感染。前者多在出生后 3～4 天起病，后者在出生后 1～2 周起病。部分患者起病前可有发热和腹泻等。病情进展，可出现高热、食欲缺乏、嗜睡、呼吸困难、皮肤苍白和发绀等，严重者可很快发展为心力衰竭和心源性休克。由于新生儿免疫功能发育不完善，病毒除侵犯心肌外，尚可累及到神经系统引起惊厥和昏迷，累及肝脏引起肝功能损害，累及肺脏引起肺炎等。

五、辅助检查

(一)X 线检查

心脏大小正常或不同程度的增大。有心力衰竭时心脏明显增大，肺静脉淤血。透视下可见心脏搏动减弱。

(二)心电图

心电图可见以下变化：①窦性心动过速。②ST-T 改变，QRS 波低电压，异常 Q 波（类似心肌梗死 QRS 波型），QT 间期延长。③心律失常：包括各种期前收缩（房性、室性和房室交界性）、室上性和室性阵发性心动过速、心房颤动、心房扑动及各种传导阻滞（窦房、房室及束支阻滞）等，其中以室性和房性期前收缩多见，24 小时动态心电图可显示上述各种心律失常。

病毒性心肌炎心律失常的发生机制可能与心肌细胞膜的完整性、流动性和通透性等性质改变有关。病毒性心肌炎心电图改变缺乏特异性，如能在病程中和治疗过程中动态观察心电图变化，将有助于判断心肌炎的存在和心肌炎症的变化过程。

(三)心肌血生化指标

1.心肌酶谱

心肌酶谱包括乳酸脱氢酶（LDH）、门冬氨酸氨基转移酶（AST）、肌酸激酶（CK）及其同工酶（CK-MB）、α-羟丁酸脱氢酶（α-HBDH），心肌炎早期主要是 CK 和 CK-MB 增高，其高峰时间一般在起病1周内，以2～3天最明显，1周后基本恢复正常；晚期主要是LDH和α-HBDH增高为主。由于影响心肌酶谱的因素较多，儿童正常值变异较大，在将其作为心肌炎诊断依据时，应结合临床表现和其他辅助检查。

(1)LDH：由M、H两种亚基按不同比例组成四聚体，形成5种不同的同工酶$LDH_{1\sim5}$，这5种同工酶在各种组织中分布各异，大致分为3类。第一类为LDH含H亚基丰富的组织，如心脏、肾脏、红细胞、脑等，同工酶的形式主要为LDH_1和LDH_2。第二类为LDH含H、M亚基大致相同的组织，如胰、脾、肺、淋巴结等，同工酶主要为LDH_3、LDH_4，LDH_2。第三类为LDH含M亚基丰富的组织，如肝脏、皮肤、骨骼肌等，同工酶形式主要为LDH_5，由此可以看出，LDH广泛分布在人体的多种脏器、组织中，能引起各脏器损伤的许多疾病都可导致血清中LDH总活性增高，而其同工酶在各种组织中的分布却显著不同，具有较高的组织特异性。健康小儿血清中LDH同工酶以LDH_2为多，其次为LDH_1、LDH_3、LDH_4、LDH_5。心肌的LDH同工酶主要由LDH_1、LDH_2组成，且以LDH_1占优势，当发生心肌损伤时，LDH_1、LDH_2从心肌细胞中逸出，使血清LDH_1、LDH_2明显增高，并接近心肌组织酶谱的型式，一般认为，若$LDH_1 \geqslant 40\%$，$LDH_1/LDH_2 > 1.0$提示多存在心肌损伤。当血清LDH_1、LDH_2都明显增高时，区别是来源于心肌还是红细胞可用LDH/AST比值来判断，若比值<20，一般情况下表明主要来源于病损的心肌细胞。

(2)CK：CK为由M亚基、N亚基组成的二聚体并进一步形成3种异构同工酶，即CK-MM、CK-MB、CK-BB。骨骼肌中主要含CK-MM；心肌中70%为CK-MM，20%～30%为CK-MB；脑组织、胃肠、肺及泌尿生殖系统主要含CK-BB。就CK-MB来说，主要分布在心肌内，在骨骼肌、脑等组织中也有少量。检测CK同工酶可以区分增高的CK究竟来源于哪种病变组织。正常人血清中CK几乎全是CK-MM，占94%～96%，CK-MB约在5%以下。若血清中CK-MB明显增高，则多提示心肌受累，与CK总活性增高相比，对判断心肌损伤有较高的特异性和敏感性。目前CK-MB检测方法较多，一般认为血清CK≥6%(即MB占CK总活性的6%以上)是心肌损伤的特异性指标。骨骼肌病变时CK-MB虽可增高，但通常<5%。

CK-MM同工酶的亚型：近年来发现CK-MM有3种亚型，即$CK\text{-}MM_1$、$CK\text{-}MM_2$、$CK\text{-}MM_3$。人体心肌、骨骼肌中的CK-MM均以$CK\text{-}MM_3$的型式存在，又称组织型或纯基因型。当心肌损伤时$CK\text{-}MM_3$从心肌细胞中逸出，入血后在羧肽酶-N的作用下，其中一个M亚基C末端肽链上的赖氨酸被水解下来而转变为$CK\text{-}MM_2$，随后另一个赖氨酸又从$CK\text{-}MM_2$的M亚基C末端被水解下来，$CK\text{-}MM_2$转变成$CK\text{-}MM_1$。正常血清中以$CK\text{-}MM_1$为主，$CK\text{-}MM_2$和$CK\text{-}MM_3$较少。当心肌损伤时$CK\text{-}MM_3$释放入血，使$CK\text{-}MM_3/CK\text{-}MM_1$比值迅速升高。若比值>1，常提示心肌损伤且为早期。

(3)AST：AST广泛分布于人体的心、肝、脑、肾、胰腺和红细胞等组织中，对心肌损伤的敏感性低于CK，且特异性较差。目前已知AST有两种同工酶：S-GOT存在于细胞质中，m-GOT存在于线粒体中。正常血清中仅有S-GOT，一般无m-GOT。当心肌损伤，尤其心肌细胞发生坏死时，血清m-GOT含量增高。若m-GOT含量/T-GOT含量>0,25，并除外其他组织病变时则提示已发生心肌细胞坏死。

(4)α-HBDH；本检测实际上是用α-羟丁酸代替乳酸或丙酮酸作底物，测定LDH总活性。用本法测定的LDH_1、LDH_2的活性比LDH_5大得多，因此等于间接测定LDH_1、LDH_2，然而其特异性低于由电泳等方法分离的LDH同工酶。

(5)丙酮酸激酶(PK):近年来国内外学者的研究表明,血清丙酮酸激酶对判断心肌损伤是一项比较敏感而特异的指标,与 CK-MB 具有相同的诊断价值。

(6)糖原磷酸化酶(GAPP):国外已有人把 GAPP 作为判断心肌急性损伤的早期诊断指标,由于目前没有商品化试剂供应,故临床应用受到限制。

2.心肌肌钙蛋白(cTn)

心肌肌钙蛋白是心肌收缩单位的组成成分之一,主要对心肌收缩和舒张起调节作用。cTn 有 3 个亚单位,分别为 cTnT、cTnI 和 cTnC,目前认为 cTn 是反映心肌损伤的高敏感和特异性的标志物,常用的指标是 cTnT 和 cTnI。

(1)心肌肌钙蛋白 T(cTnT):Katus 于 1989 年首先建立一种夹心酶免疫分析法来测定 cTnT。近10 年的临床研究表明它是一种高度敏感、高度特异反映心肌损伤的非酶类蛋白标志物。cTnT 是心肌细胞特有的一种抗原,与骨骼肌中的 TnT 几乎没有交叉反应,而心肌细胞中的 CK-MB 与骨骼肌中的CK-MB却有 12% 的同源性,存在一定的交叉反应,也就是说血清 CK-MB增高对判断心肌损伤可有假阳性,所以 cTnT 的特异性高于 CK-MB。心肌细胞内的 TnT 94%呈复合体状态,6%游离在胞质中且为可溶性。在心肌细胞膜完整的情况下不能透过。正常人血清中 cTnT 含量很少(0～0.3 μg/L,一般低于0.1 μg/L),几乎测不到。当心肌细胞受损时,cTnT 分子量较小容易透过细胞膜释放入血,使血清中 cTnT 迅速增高。有资料表明若心肌发生急性重度损伤(如心肌梗死),血清 cTnT 可明显升高,常达正常参考值上限的 40 倍左右(15～200 倍),而 CK、CK-MB 的增高幅度多为正常参考值上限的数据。在心肌损伤急性期血清 cTnT 浓度均高于正常上限,敏感性可达 100%。也有资料显示发生心肌轻度损伤时血清 cTnT 就明显升高,而 CK-MB 活性仍可正常,因此它对检测心肌微小病变的敏感性高于 CK-MB,这一点对诊断心肌炎有重要意义。cTnT 半衰期为 120 分钟。在急性重度损伤时发病后 2～3 小时血清 cTnT 开始升高,1～4 天达高峰,2/3 病例持续 2 周左右才降至正常,约 1/3 的病例可持续 3 周以上。cTnT 与 CK-MB、LDH 相比持续时间长,存在一个"长时间诊断窗"。

(2)心肌肌钙蛋白 I(cTnI):cTnI 与 cTnT 一样是心肌肌钙蛋白的一个亚单位,属抑制性蛋白。它有自己独立的基因编码,为心肌所特有,仅存在于心房肌和心室肌中。在心肌细胞膜受损前 cTnI 不能透过胞膜进入血液中,只有当心肌细胞发生变性、坏死时 cTnI 才能被释放入血。正常人血清中 cTnI 含量很少,用不同检测方法测得的正常值上限也有差异,0.03～0.5 μg/L 不等。较常用的方法有放射免疫法(RIA)、酶免疫测定法(EIA)、酶免疫化学发光法等。在急性重度心肌损伤时,多呈阳性或强阳性,发病2 周后开始转阴,少数可延至 3 周后,但未见阳性持续 1 个月以上者;病毒性心肌炎时多数呈弱阳性,常于发病 1 个月后转阴,少数可持续 3 个月以上。有资料显示,对心肌病变较轻微、损伤持续时间较长者 cTnI 的敏感性明显高于心肌酶学。同时 cTnI 对心肌损伤诊断的特异性优于 CK-MB。它是反映心肌损伤的高度敏感、特异性指标。

(四)超声心动图

超声心电图可显示心房和心室大小、收缩和舒张功能的受损程度、心肌阶段性功能异常和心室壁增厚(心肌水肿)及心包积液和瓣膜功能情况。超声心电图在病毒性心肌炎诊断中的重要价值在于其能很快排除瓣膜性心脏病(左心房室瓣脱垂)、心肌病(肥厚性心肌病)、心脏肿瘤(左心房黏液瘤)和先天性心脏病等心脏结构病变。

(五)放射性核素显像

放射性核素心肌灌注显像对小儿病毒性心肌炎有着较高的灵敏度和特异性。心肌的坏死、损伤及纤维化，使局部病变心肌对^{201}Tl或^{99m}Tc-MIBI的摄取减少，由于这一改变多呈灶性分布，与正常心肌相间存在，因此在心肌平面或断层显像时可见放射性分布呈“花斑”样改变。断层显像优于平面显像。^{67}Ga心肌显像是直接显示心肌炎症病灶，因^{67}Ga能被心肌炎症细胞摄取，对心肌炎的诊断具有重要意义。

（六）心肌活检

目前沿用的诊断标准是美国心脏病学会提出的Dallas标准，虽然它对规范心肌炎的诊断标准起了重要作用，但由于其临床阳性率过低，限制了其临床广泛使用。为此，近年来提出应用免疫组织学来诊断心肌炎，通过相应的单克隆抗体来检测心肌组织中具有各种标志的浸润淋巴细胞，可明显提高诊断阳性率。曾有学者对359例临床诊断病毒性心肌炎的患者依据Dallas标准进行病理形态学分析，发现阳性率（包括确诊和临界）仅为10%，而应用免疫组织学分析阳性率达到50%以上。对心肌活检组织进行原位杂交和PCR方法检测，可使病毒的检出率明显提高。

（七）病毒学检查

可以通过咽拭子、粪便、血液、心包穿刺液和心肌进行病毒分离、培养、核酸和抗体检测等。

六、诊断标准

（一）临床诊断依据

（1）心功能不全、心源性休克或心脑综合征。

（2）心脏扩大（X线检查、超声心动图检查具有表现之一）。

（3）心电图改变：以R波为主的2个或2个以上主要导联（Ⅰ、Ⅱ、aVF、V_5）的ST-T改变持续4天以上伴动态变化，窦房传导阻滞、房室传导阻滞，完全性右束支或左束支阻滞，成联律、多形、多源、成对或并行性期前收缩，非房室结及房室折返引起的异位性心动过速，低电压（新生儿除外）及异常Q波。

（4）CK-MB升高或心肌肌钙蛋白（cTnI或cTnT）阳性。

（二）病原学诊断依据

1.确诊指标

自患者心内膜、心肌、心包（活检、病理）或心包穿刺液检查，发现以下之一者可确诊心肌炎由病毒引起。

（1）分离到病毒。

（2）用病毒核酸探针查到病毒核酸。

（3）特异性病毒抗体阳性。

2.参考依据

有以下之一者结合临床表现可考虑心肌炎系病毒引起。

（1）自患者粪便、咽拭子或血液中分离到病毒，且恢复期血清同抗体滴度较第一份血清升高或降低4倍以上。

（2）病程早期患者血中特异性IgM抗体阳性。

（3）用病毒核酸探针自患者血中查到病毒核酸。

（三）确诊依据

（1）具备临床诊断依据2项，可临床诊断为心肌炎。发病同时或发病前1～3周有病毒感染的证据支持诊断。

(2)同时具备病原学确诊依据之一,可确诊为病毒性心肌炎,具备病原学参考依据之一,可临床诊断为病毒性心肌炎。

(3)凡不具备确诊依据,应给予必要的治疗或随诊,根据病情变化,确诊或除外心肌炎。

(4)应除外风湿性心肌炎、中毒性心肌炎、先天性心脏病、结缔组织病及代谢性疾病的心肌损害、甲状腺功能亢进症、原发性心肌病、原发性心内膜弹力纤维增生症、先天性房室传导阻滞、心脏自主神经功能异常、β受体功能亢进及药物引起的心电图改变。

(四)分期

1.急性期

新发病,症状及检查阳性发现明显且多变,一般病程在半年以内。

2.迁延期

临床症状反复出现,客观检查指标迁延不愈,病程多在半年以上。

3.慢性期

进行性心脏增大,反复心力衰竭或心律失常,病情时轻时重,病程在1年以上。

七、分型

自国内九省市VMC协作组首先提出VMC诊断标准以来,其后虽经全国小儿心血管会议几次修订,但始终未涉及VMC的分型问题。临床上常简单地按病情分为轻型、重型,或按病程分为急性型、迁延型、慢性型,缺乏统一标准。1984年美国达拉斯标准曾就心肌炎的定义和病理分类进行过如下描述:心肌炎即为心肌以炎细胞浸润为特征,并有心肌细胞坏死和(或)变性(但不如冠状动脉疾病的缺血性改变那么典型)。

心肌炎病理类型按首次活检分为3类。①心肌炎:有炎症细胞浸润或纤维化;②可疑心肌炎:病理检查为临界状态,可能需重做心内膜心肌活检(EMB);③无心肌炎:活检正常。

治疗后EMB复查,结果也可分3类。①进行性心肌炎:病变程度与首次检查相同或恶化,有或无纤维化;②消散性心肌炎:炎症浸润减轻,并有明显的修复改变;③已愈心肌炎:无炎细胞浸润或细胞坏死溢流。

(一)暴发型心肌炎

暴发型心肌炎起病急骤,先有(或无)短暂的非特异性临床表现,病情迅速恶化,短时间内出现严重的血流动力学改变、心源性休克、重度心功能不全等心脏受累征象。心肌活检显示广泛的急性炎细胞浸润和多发性(≥5个)心肌坏死灶。免疫抑制剂治疗不能改变自然病程,1个月内完全康复或死亡(少数)。

(二)急性心肌炎

急性心肌炎起病为非特异性临床表现,逐渐出现心功能降低征象,可有轻度左心室增大及心力衰竭表现。心肌活检早期显示Dallas病理诊断标准中的急性活动性或临界性心肌炎改变,持续3个月以上转为消散性改变,无纤维化。免疫抑制剂治疗部分有效,多数预后好,可完全康复,少数无反应者继续进展,或恶化,或转为终末期扩张型心肌病。

(三)慢性活动型心肌炎

慢性活动型心肌炎起病不典型,以慢性心功能不全为主要临床表现,有反复性、发作性、进行性加重的特点。心肌细胞活检早期显示活动性心肌炎改变,但炎性持续(1年以上),可见巨细胞、有心肌细胞肥大和广泛纤维化。免疫抑制剂治疗无效。预后差,最终转为终末期扩张型心肌病。

(四)慢性持续型心肌炎

慢性持续型心肌炎起病为非特异性临床表现,可有胸闷、胸痛、心动过速等心血管症状,但无心力衰竭,心功能检查正常。心内膜心肌活检显示持续性(1年以上)轻微炎性浸润,可有灶性心肌细胞坏死,无纤维化。免疫抑制剂治疗无效,预后较好。

上述临床病理分型是否恰当,尚待进一步探讨。

八、鉴别诊断

(一)风湿性心肌炎

风湿性心肌炎多见于5岁以后学龄前和学龄期儿童,有前驱感染史,除心肌损害外,病变常累及心包和心内膜,临床有发热、大关节肿痛、环形红斑和皮下小结,体检心脏增大,窦性心动过速,心前区可听到收缩期反流性杂音,偶可听到心包摩擦音。抗链"O"增高,咽拭子培养A族链球菌生长,血沉增快,心电图可出现一度房室传导阻滞。

(二)β受体功能亢进症

β受体功能亢进症多见于6~14岁学龄儿童,疾病的发作和加重常与情绪变化(如生气)和精神紧张(如考试前)有关,症状多样性,但都类似于交感神经兴奋性增高的表现。体检心音增强,心电图有T波低平倒置和ST改变,普萘洛尔试验阳性,多巴酚丁胺负荷超声心动图试验心脏β受体功能亢进。

(三)先天性房室传导阻滞

先天性房室传导阻滞多为三度阻滞,患者病史中可有晕厥和Adams-Stokes综合征发作,但多数患者耐受性好,一般无胸闷、心悸、面色苍白等。心电图提示三度房室传导阻滞,QRS波窄,房室传导阻滞无动态变化。

(四)自身免疫性疾病

自身免疫性疾病多见全身型幼年类风湿关节炎和红斑狼疮。全身型幼年型类风湿关节炎主要临床特点为发热、关节疼痛、淋巴结、肝脾大、充血性皮疹、血沉增快、C反应蛋白增高、白细胞增多、贫血及相关脏器的损害。累及心脏可有心肌酶谱增高,心电图异常。对抗生素治疗无效而对激素和阿司匹林等药物治疗有效。红斑狼疮多见于学龄儿童,可有发热,皮疹,血白细胞、红细胞和血小板减低,血中可查到狼疮细胞,抗核抗体阳性。

(五)皮肤黏膜淋巴结综合征

皮肤黏膜淋巴结综合征多见于2~4岁幼儿,发热,眼球结膜充血,口腔黏膜弥散性充血,口唇皲裂,杨梅舌,浅表淋巴结肿大,四肢末端硬性水肿,超声心动图冠状动脉多有病变。需要注意的是,重症皮肤黏膜淋巴结综合征并发冠状动脉损害严重时,可出现冠状动脉梗死心肌缺血,此时心电图可出现异常Q波,此时应根据临床病情和超声心动图进行鉴别诊断。

(六)癫痫

急性心肌炎合并三度房室传导阻滞发生阿-斯综合征应与癫痫区分。由于儿科惊厥很常见,年长儿发生的未明原因惊厥者常想到癫痫。这两种惊厥发作时症状不同,癫痫无明确感染史,发作时因喉痉挛缺氧而发绀,过后面色苍白。阿-斯综合征发作时心脏排血障碍、脑血流中断,发作时面色苍白,无脉,弱或缓,过后面色很快转红。

(七)甲状腺功能亢进

甲状腺功能亢进儿科较为少见，由于近年来对心肌炎较为重视，因此一见到不明原因窦性心动过速，就想到心肌炎，常将甲状腺功能亢进误为心肌炎。当心脏增大时诊断为慢性心肌炎。但患者心功能指数不是减少而是增加，和心肌炎不一样。有青春发育期女孩出现不明原因窦性心动过速时，应常规除外甲状腺功能亢进。

九、治疗

本症目前尚无特殊治疗。应结合患者病情采取有效的综合措施，可使大部患者痊愈或好转。

(一)休息

急性期至少应卧床休息至热退 3～4 周，有心功能不全或心脏扩大者更应强调绝对卧床休息，以减轻心脏负荷及减少心肌耗氧量。

(二)抗生素的应用

细菌感染是病毒性心肌炎的重要条件因子之一，为防止细常感染，急性期可加用抗生素，青霉素 1～2 周。

(三)维生素 C 治疗

大剂量高浓度维生素 C 缓慢静脉推注，能促进心肌病变恢复。用 10%～12.5%溶液，每次 100～200 mg/kg，静脉注射，在急性期用于重症病例，每天 1 次，疗程 15～30 天；抢救心源性休克时，第一天可用 3～4 次。

(四)心肌代谢酶活性剂

多年来常用的如极化液、ATP 等均因难进入心肌细胞内，故疗效差，近年来多推荐下列药物。

1.辅酶 Q_{10}

辅酶 Q_{10} 存在于人细胞线粒体内，参与能量转换的多个酶系统，但需特殊的脱辅基酶的存在才能发挥作用，而其生物合成需 2～3 个月时间。剂量：1 mg(kg · d)口服。

2.1,6-二磷酸果糖

1,6-二磷酸果糖是一种有效的心肌代谢酶活性剂，有明显的保护心肌的作用，减轻心肌所致的组织损伤。剂量为 0.7～1.6 mL/kg 静脉注射，最大量不超过 2.5 mL/kg(75 mg/mL)，静脉注射速度 10 mL/min，每天1 次，每 10～15 天为 1 个疗程。

(五)免疫治疗

1.肾上腺皮质激素

应用激素可抑制体内干扰素的合成，促使病毒增殖及病变加剧，故对早期一般病例不主张应用。仅限于抢救危重病例及其他治疗无效的病例可试用，一般起病 10 天内尽可能不用。口服泼尼松每天 1～1.5 mg/kg，用 3～4 周，症状缓解后逐渐减量停药。对反复发作或病情迁延者，依据近年来对本病发病机制研究的进展，可考虑较长期的激素治疗，疗程不少于半年，对于急重抢救病例可采用大剂量，如地塞米松每天 0.3～0.6 mg/kg，或氢化可的松每天 15～20 mg/kg，静脉滴注。

2.抗病毒治疗

动物试验中联合应用利巴韦林和干扰素可提高生存率，目前欧洲正在进行干扰素治疗心肌炎的临床试验，其疗效尚待确定。

3.丙种球蛋白

动物及临床研究均发现丙种球蛋白对心肌有保护作用。在美国波士顿及洛杉矶儿童医院已将静脉注射丙种球蛋白作为病毒性心肌炎治疗的常规用药。

(六)控制心力衰竭

心肌炎患者对洋地黄耐受性差,易出现中毒而发生心律失常,故应选用快速作用的洋地黄制剂。病重者用地高辛静脉滴注,一般病例用地高辛口服,饱和量用常规的 2/3 量,心力衰竭不重,发展不快者,可用每天口服维持量法。

(七)抢救心源性休克

镇静;吸氧;扩容,为维持血压,恢复循环血量,可先用 2∶1 液,10 mL/kg;有酸中毒者可用 5% $NaHCO_3$ 5 mL/kg 稀释成等渗液均匀滴入。其余液量可用 1/3～1/2 张液体补充,见尿补钾;激素;升压药,常用多巴胺和多巴酚丁胺各 7.5 μg(kg・min),加入 5%葡萄糖维持静脉滴注,根据血压调整速度,病情稳定后逐渐减量停药;改善心功能;改善心肌代谢;应用血管扩张剂硝普钠,常用剂量为 5～10 mg 溶于 5%葡萄糖注射液 100 mL 中,开始 0,2 μg/(kg・min)静脉滴注,以后每隔 5 分钟增加 0.1 μg/kg,直到获得疗效或血压降低,最大剂量每分钟不超过 4 μg/kg。

(张　咪)

第九章 主动脉与周围血管疾病的西医治疗

第一节 主动脉夹层

主动脉夹层(AD)是指在主动脉壁存在或不存在自身病变的基础上,并在一系列外因(如高血压、外伤等)的作用下导致主动脉内膜撕裂,血液由内膜撕裂口进入主动脉壁中层,造成其中层沿长轴分离,从而使主动脉管腔呈现真假两腔的一种病理状态。主动脉壁滋养血管破裂后产生的壁间血肿也可进一步发展为夹层。

主动脉夹层平均发病年龄为63岁。男性占65%,约62%为Stanford A型。动脉夹层是一种严重威胁人类健康的血管疾病,其起病急骤、进展快,且病情凶险,如不及时进行诊治,死亡率极高,有报道显示急性夹层发病后24小时内死亡率约为50%,48小时后升高至68.2%。主动脉夹层年自然发病率为(2.5～3.6)/10万,因研究人群中高危因素和地区医疗以及尸检水平等而异。近年随着人们生活水平的提高,社会人口老龄化,同时由于经食管超声、磁共振血管造影、CT血管造影、数字减影血管造影等影像检查技术的临床应用,主动脉夹层的临床检出率提高,使得主动脉夹层发病率呈上升趋势。

一、病因学

主动脉夹层的发病因素主要涉及动脉壁自身结构异常和血流动力学异常两方面。

(一)高血压

有资料显示,约70%主动脉夹层患者既往有高血压病史,约44%的患者发病时仍伴有高血压,主动脉夹层的发生与高血压密切相关。血压升高可增加血管壁所受到的切应力,还可以通过影响血流状态来促发夹层的形成。血压变化率增大可能也是促发主动脉夹层的重要因素。长期高血压可促进动脉壁内膜增生、纤维化、钙化以及细胞外酸性脂肪沉积;同时,细胞外基质成分加速降解、凋亡,动脉壁弹性组织降解和胶原蛋白透明样变。所有这些最终都可能导致内膜破裂。

(二)特发性主动脉中层退行性变

30%～35%的夹层患者主动脉中层弹力纤维和胶原呈进行性退变,并出现黏液样物质,称为中层囊性坏死,常发生于40岁以下患者,中层退行性变的另一种类型是平滑肌细胞的丢失,这种类型病变多见于高龄患者。

(三)动脉粥样硬化

主动脉夹层平均发病年龄男性为69岁,女性为76岁,动脉粥样硬化在主动脉夹层的发病中可能占重要作用。动脉粥样硬化发生到一定程度后,动脉管壁变得僵硬,顺应性下降,动脉壁营养和氧供应不足,中层发生退行性变,中膜平滑肌细胞变性、坏死和发生纤维化,管壁所能承受的机械应力变小,当累及升主动脉根部及降主动脉近段等受机械应力较大的部位时则容易发生夹层。

(四)遗传性疾病

在主动脉夹层患者中常见以下几种遗传性疾病:马方综合征、Ehlers-Danlos 综合征、特纳(Turner)综合征。这些疾病均为常染色体显性遗传病,具有家族性特点,患者常在年轻时发病。其中尤以马方综合征最为常见,为一种结缔组织病,发病率约为 1/7 000,可影响眼睛、心血管系统、骨骼、呼吸系统、皮肤等多个系统。马方综合征患者血液中基质金属蛋白酶表达水平增高,促进了动脉中层弹力层的断裂和弹性组织的酶性降解,因此是主动脉夹层发病的高危人群。Ehlers-Danlos 综合征患者表现为关节过度运动、皮肤伸展性大、组织脆性大,目前临床上已发现该病的 11 种亚型,其中 W 型与大动脉疾病发病有关。

(五)炎症

梅毒、巨细胞性动脉炎等一方面可通过主动脉壁的炎症反应直接破坏动脉壁各层结构,造成其薄弱、扩张;另一方面,还可通过引起自身免疫反应影响动脉壁内滋养血管,进而影响动脉壁各层的营养供应,从而造成动脉壁中层平滑肌细胞缺血、坏死和弹性组织降解。

(六)其他因素

除上述动脉壁自身结构异常和高血压两大方面外,其他因素如外伤、医源性损伤、滥用可卡因和妊娠等也可促发主动脉夹层。医源性主动脉夹层主要是进行导管介入操作引起的,通常发生在介入手术当时或稍后,常见部位为降主动脉或腹主动脉。近年随着导管介入手术逐渐增多,其发病率也呈上升趋势,有报道其发生率约为 5%。腔内操作造成的夹层通常为逆行撕裂。随访中常发现夹层逐渐缩小至血栓完全形成,多数可能不需手术治疗。可卡因滥用引发夹层的可能机制是儿茶酚胺介导的动脉血压急性明显升高和心率加快,实际上是一个血流动力学的作用,妊娠女性中夹层发病风险增加,40 岁以下女性中近一半夹层发生于妊娠期间,最常见部位为近端主动脉,夹层破裂常发生于妊娠晚期或分娩时。

二、发病机制

主动脉夹层发生的机制:①内膜退行性变,内膜撕裂后高压血流进入中层;②中层囊性坏死,中层滋养动脉破裂产生血肿后压力增高导致内膜撕裂;③内膜撕裂口好发于主动脉应力最强部位。心脏搏动引起的主动脉移位使移动的主动脉弓和较固定的降主动脉交界处易受屈曲引力循环作用,这可能是内膜撕裂多发生在升主动脉近心端与主动脉峡部,并且裂口多为横面的重要原因。另外左心室射血对主动脉壁的应力作用主要与脉压陡度及血压幅度有关,可促使夹层继续发展直至发生夹层破裂,故心脏收缩力与外周血管阻力对病理进程至关重要。

夹层血肿在上述因素作用下,可根据主动脉中层滋养血管分布的不同,血液进入中层不同深度。夹层血肿多在内膜与中层内 1/3 和中 1/3 之间层面发展,少数以中层内 2/3 更为严重,可使内膜撕裂达中层,并常止于外 1/3。夹层血肿可顺行或逆行蔓延,若向外膜破裂可引起大出血、心脏压塞、左侧胸腔积血、纵隔积血、腹膜后出血及失血性休克而危及生命,也可向内破入主动脉内形成双通道主动脉使病情趋于稳定。

三、临床分型

De.bakey 等根据解剖、病理、主动脉造影及主要内膜撕裂口的部位将主动脉夹层分为三型(DeBaKey 分型)。

Ⅰ型:内膜裂口多位于主动脉瓣上 5 cm,夹层病变顺逆两端扩展,向近端扩展引起主动脉瓣关闭不全及冠脉阻塞,向远端扩展到升主动脉、胸降主动脉、腹主动脉,甚至达髂动脉部位。

Ⅱ型:内膜破裂口与Ⅰ型相同,夹层血肿仅限于升主动脉。此型多见于马方综合征。

Ⅲ型:内膜裂口多位于主动脉峡部,即左锁骨下动脉开口下 2～5 cm 内,夹层向两侧扩展。向下扩展到腹主动脉及髂动脉;向上波及主动脉弓,未累及心脏部位,故此型不产生主动脉瓣关闭不全或心脏压塞等严重并发症,预后相对较好,多见于高血压老年人及主动脉硬化者,后来又分为Ⅲa(夹层仅限膈上降主动脉者)和Ⅲb(扩展仅限于膈下腹主动脉者)。

Miller 等根据手术需要又将 DeBaKey 分型简化为 AB 两型(Stanford 分型)。A 型:无论起自何部位,只要累及升主动脉即为 A 型,其实际包含了 DeBakeyⅠ型和Ⅱ型;起自并局限于降主动脉者为 B 型。

四、临床表现

多数病例在起病后数小时至数天内死亡,在开始的 24 小时死亡率为 1%～2%,视病变部位、范围及程度而异,越在远端,范围越小,出血量少者预后较好。临床表现取决于主动脉夹层的部位、范围、程度、主动脉分支受累的情况,有无主动脉瓣关闭不全以及向外破溃等并发症。按发病时间分为:急性期,发病 48 小时以内;亚急性期,48 小时至 6 周内;慢性期,超过 6 周。

(一)疼痛

疼痛是本病最重要和突出的特征。约 90%呈突发腹背部持续性刀割样或撕裂样疼痛。根据疼痛部位对判断病变部位有帮助。少数起病缓慢者疼痛不著。

(二)高血压

1/3～1/2 患者有面色苍白,出冷汗及四肢发冷,心率加速,神志改变等休克表现;但与一般休克不同,血压常较高,即使血压一度下降,若能度过急性期后血压仍要升高,可能与弓降部中动脉阻塞或肾脏缺血有关。血压下降多见于夹层血肿破溃于空腔脏器,如胸腔、腹腔等可突然死亡。

(三)心血管系统

(1)心脏:约半数患者发生主动脉瓣关闭不全与主动脉瓣区闻及舒张期杂音,为近端型主动脉夹层的严重并发症。重度主动脉瓣关闭不全可发生心力衰竭。其发生机制:①主动脉根部夹层使瓣环扩张;②主动脉根部一侧发生假腔,其假腔使该侧瓣叶明显下移;③瓣叶或瓣环撕脱。

(2)肢体无脉或搏动减弱:约 1/4 患者近段夹层累及头臂动脉,或远端夹层累及降主动脉延伸到髂动脉及其分支动脉中,均可致肢体无脉或脉搏减弱,主要是分支受压或内膜片堵塞开口所致,约 20%患者腹部可闻及血管杂音,临床上应注意与无动脉者或休克相区别。

(3)胸锁关节处出现搏动或在胸骨上窝可触到搏动性肿块。

(4)可有心包摩擦音,夹层破裂入心包腔可引起心脏压塞。

(四)神经系统

约 40%患者出现神经系统症状,为夹层累及颈动脉,无名动脉造成动脉缺血,患者可有头晕，暂时性晕厥昏迷，甚至发生缺血性脑卒中，夹层压迫颈上交感神经节常出现 Horner 综合征，压迫喉神经引起声带麻痹，声音嘶哑。远端夹层向下延伸到第二腰椎水平，累及脊髓前根动脉，出现截瘫，大小便失禁。

(五)呼吸系统

近段夹层血肿可压迫支气管导致支气管痉挛，呼吸困难，夹层破裂到胸腔引起胸腔积血甚至死亡。

(六)消化系统

1/3～1/2 患者出现消化系统症状。多见于远端夹层，由于夹层血肿延伸到肠系膜上动脉开口处，夹层血肿压迫或假腔堵塞动脉开口，导致肠系膜动脉缺血，出现上腹痛，恶心呕吐等症状，类似急腹症。

(七)泌尿系统

夹层波及肾动脉可出现腰疼或肾区触痛，部分患者可有血尿。肾动脉急性阻塞可引起急性肾衰竭或肾血管性高血压，若有原发性高血压，血压可更高。

五、诊断

(一)心电图

可见左心室肥厚劳损改变，病变累及冠状动脉时可出现急性心肌缺血甚至急性心肌梗死心电图改变。

(二)X 线片

胸部平片检查：对主动脉夹层诊断符合率为 67.5%，其中Ⅰ型、Ⅱ型 70% 以上可表现为：①主动脉弓增宽及外形改变；②纵隔增宽；③主动脉结消失伴气管向右移位；④主动脉弓出现局部隆起；⑤升主动脉与降主动脉直径比不对称；⑥主动脉增宽，出现内膜外钙化影。

(三)超声心动图检查

对诊断升主动脉夹层有重要意义，且易识别并发症(如心包积血、主动脉瓣关闭不全和胸腔积血等)从超声中可见主动脉根部扩大，由主动脉壁正常的单条回声带变成两分离的回声带。在二维超声中可见主动脉内膜片呈内膜摆动征。

(四)X 线计算机断层扫描(CT)

(1)可显示病变的主动脉扩张。

(2)发现主动脉内膜钙化优于 X 线片，可显示主动脉内膜撕裂所致内膜瓣，此瓣将主动脉夹层分为真假两腔。

CT 对降主动脉各层分离准确性高，而动脉升高段由于动脉扭曲可产生假阳性或假阴性。

(五)磁共振显象(MRI)

(1)能直接显示主动脉夹层的真假腔。

(2)清楚显示内膜撕裂的结果和脱离的内膜片或血栓。

(3)能确定夹层的范围和分型，以及与动脉分支的关系。

(4)但不能用于装有起搏器和磁铁性的人工瓣膜患者。

(六)血管造影

在 UCG 及 MRI 诊断技术问世前，血管造影曾被认为是诊断主动脉夹层的最可靠的方法，其诊断敏感性为 80%，特异性为 95%。

六、治疗

(一)内科治疗

主动脉夹层患者均以内科治疗开始。需立即给予降血压和降低心肌收缩力的治疗，并密切进行临床、血流动力学和主动脉影像学的观察。

1.药物治疗的指征

(1)无并发症的DeBakeyⅢ型主动脉夹层：DeBakeyⅢ型患者，经大量的治疗随访观察和比较研究显示，内科治疗可明显降低早期病死率；而急性期手术死亡率仍然相当高，约为50%，内科与外科治疗的远期结果经随访观察并无显著区别。

(2)稳定孤立的主动脉弓夹层。

(3)稳定的慢性夹层。

(4)病情已不可能实施手术的主动脉夹层。

2.药物治疗的目标

通过控制疼痛、降低血压、减轻血流搏动波对主动脉壁的冲击和降低左心室收缩力及收缩速率(dp/dr)。使心率到60～80次/分，收缩压控制在100～120 mmHg的理想水平，以预防主动脉夹层破裂及其他并发症。

3.药物治疗的措施

胸痛剧烈者可加重高血压及心动过速，应迅速使之缓解。可静脉注射吗啡5 mg甚至给予冬眠疗法。急性阶段，β_2受体阻滞剂适合于轻度高血压患者，对于重度高血压患者则需与硝普钠联合静脉应用。正确的方法是在应用血管扩张剂之前服用β_2受体阻滞剂。否则血管扩张剂会因减少心脏后负荷而使心室收缩率提高，造成夹层扩展。应用β_2受体阻滞剂可降低左心室收缩率。开始静脉滴注时，硝普钠剂量为20 μg/min，根据血压测量值缓慢递增，可用至100 μg/min。

常用β_2受体阻滞剂有以下3种。

(1)普萘洛尔：每3～5分钟静脉注射1 mg直至奏效。通常以不超过0.15 mg/kg体重(或10 mg)为宜。

(2)拉贝洛尔(柳胺苄心安)：为一种兼具α及β肾上腺素能受体的阻滞剂，能在降低dp/dt的同时，降低动脉血压。尤适于主动脉夹层的治疗。首剂用量为20 mg缓慢(>2分钟)静脉注入。随后，每10～15分钟给予40～80 mg至心率及血压控制为度(总量<300 mg)。维持疗效需持续静脉滴注，2 mg/min可缓慢递增至5～10 mg/min。

(3)艾司洛尔(艾司心安)：为一种超短作用的β_2受体阻滞剂。可用于血压不稳定患者的治疗。由于该药具有在特殊状态下骤然停药的优点。故适用于有手术意向患者的治疗。地尔硫䓬及维拉帕米兼具血管扩张及负性肌力作用，可酌情选并缓慢静脉输注。血压控制后应改为β受体阻滞剂、血管紧张素转换酶抑制剂(ACEI)、钙通道阻滞剂(CCB)、血管紧张素受体拮抗剂(ARB)或利尿剂等药物口服。

(二)外科手术治疗

DeBakeyⅠ、Ⅱ型患者发病初即因病变累及主动脉瓣、冠状动脉或主动脉弓各分支，出现严重心脑并发症，或因夹层动脉瘤破裂而死亡。对这类患者应果断施行急诊手术。近来国内外倾向于对无并发症的DeBakeyⅢ型AD进行非手术治疗，有并发症的DeBakeyⅢ型患者则应接受手术治疗。近年来，由于人工血管、无创缝线等新型材料、生物胶、抑肤酶、深低温停循环及术中脑灌注技术、肝素涂层管道等在临床的应用，使 AD 手术并发症发生率不断下降，即使行全弓部主动脉人工血管置换，手术死亡率也已下降至 9%～23.3%。对于并发轻中度主动脉瓣反流的 DeBakeyⅠ、Ⅱ型患者，是否保留主动脉瓣尚有争议。有人主张同期行主动脉瓣置换或带瓣膜人工血管置换，也有人主张保留主动脉瓣，仅做主动脉瓣膜修补和成形，也取得了较好疗效。

手术治疗也存在一些不足，早期并发症有出血、感染、呼吸衰竭、肾衰竭等；降主动脉修补有可能引起脊髓缺血，导致截瘫；急性期撕裂的内膜周围组织很脆弱，缝合困难；外科治疗后残余夹层者有一部分又发展成动脉瘤，多在 2 年内破裂。夹层累及远端重要脏器，尤其是肠系膜上动脉受累的病例，外科手术的病死率更高，对于这类患者的治疗成为临床难题之一。

（三）介入治疗

近年来，介入性治疗技术已应用于主动脉夹层的治疗。介入治疗作为一种新的治疗途径，成功率高，损伤小，并发症发生率低。对改善主动脉夹层的预后有重要意义。

1.经皮主动脉内膜开窗术

主动脉内膜开窗术(PTF)指在真假腔之间的内膜片上开窗，使假腔内血流通过开窗的破口返回真腔，降低假腔内压力；同时使真腔内压力增加，从而既降低了假腔扩张和破裂的危险性，又能改善被堵塞的分支血管的灌注，解决缺血并发症。PTF 主要用于治疗有主动脉夹层分支血管缺血并发症的患者，它也可以作为急诊手术或支架治疗前后的辅助治疗，以解决缺血并发症。PTF 死亡率低，多见于急性主动脉夹层。死亡原因主要与开窗术前已经发生的不可逆的缺血并发症有关。

2.经皮主动脉腔内覆膜支架置入术

主动脉夹层的覆膜支架治疗是在真腔内置入覆膜支架，封堵夹层原发破口，使假腔内血流失去交通，诱发血栓形成，降低假腔内压力，减少主动脉扩张或破裂的危险。同时真腔扩大，改善分支血管灌注，从而稳定主动脉夹层。目前所用的覆膜支架多为自弹性镍钛合金支架，外面覆以涤纶或聚酯材料。近年来随着科技进步，覆膜支架的稳定性有了很大提高。目前应用较多的有美国的 Excluder 支架、Talent 支架、Zenith 支架等，国产支架有 Aegis 支架(上海微创医疗公司生产)等。支架型号的选择标准是其直径大于主动脉近端锚定部位直径的 20%。夹层的支架治疗是外科手术治疗的重大变革，它不仅缩短手术时间，损伤小，而且安全有效、成功率高、并发症发生率和死亡率较外科手术明显降低。Nienaber 等报道两组夹层患者分别进行支架和手术治疗，支架组死亡率和并发症发生率均为 0，手术组分别为 33%和 42%。支架组 12 例患者术后假腔均达到完全的血栓化，并且假腔直径显著缩小。主动脉夹层覆膜支架治疗开始仅限于 Stanford type B 型夹层，之后 Kato 等报道了 10 例破口位于降主动脉的 Stamfrd type A 型夹层，覆膜支架治疗也取得了很好效果。

目前，主动脉夹层覆膜支架治疗的适应证国际上尚无统一标准。Shimono 等总结的支架治疗主动脉夹层的解剖适应证如下：①原发破口位于降主动脉或距左锁骨下动脉以远 1 cm 以上。②降主动脉破口位于胸 10 动脉近侧段。③与支架近端接合的主动脉无明显扩张(直径＞38 mm)或动脉粥样硬化。④无严重的主动脉瓣反流。⑤无冠状动脉或头臂动脉缺血。⑥股动脉和髂动脉的直径和质量可以保证传输系统的进入(最小 18Fr)。

（王　敏）

第二节　血栓性静脉炎

血栓性静脉炎是指静脉血管腔内急性非化脓性炎症的同时伴有血栓形成，是一种常见的血管血栓性疾病，病变主要累及四肢浅静脉和深静脉。根据病变部位不同，静脉炎可分为浅静脉炎和深静脉炎。血栓可以引起炎症，炎症也可以引起血栓，两者互为因果。

促发静脉血栓形成的因素包括：静脉血流缓慢、血管损伤及高凝状态。临床上很多涉及以上三方面的因素均可导致静脉血栓形成，常见者如下。①手术：特别是骨科、胸腔、腹腔及泌尿生殖系的手术；②肿瘤：胰腺、肺、生殖腺、乳腺及泌尿道恶性肿瘤；③外伤：特别是脊柱、骨盆及下肢骨折；④长期卧床：如急性心肌梗死、中风、手术后；⑤妊娠、雌激素的作用；⑥高凝状态：抗凝血酶Ⅲ、C蛋白或S蛋白的缺乏，循环内狼疮抗凝物质、骨髓增生性疾病、异常纤维蛋白血症、弥散性血管内凝血（DIC）；⑦静脉炎及静脉介入诊断或治疗导致静脉损伤。以上各种病因导致静脉血栓形成的机制并非是单一的，往往是综合因素，如手术除可对局部静脉造成损伤外，术后长期卧床使静脉血流缓慢，大手术后还使血液处于高凝状态。

一、病理生理

深静脉血栓形成：主要是由于血流缓慢及高凝状态所引起，故血栓大部分由于红细胞伴有少量纤维蛋白和血小板组成，所以血栓的远端与血管壁仅有轻度粘连，容易脱落而形成肺栓塞。同时深静脉血栓形成使血液回流受阻，导致远端组织水肿及缺氧，以及浅表静脉曲张，形成慢性静脉功能不全综合征。

浅静脉血栓形成：本症常见于长时间或反复静脉输液，特别是输入刺激性较大的药物时，在曲张的静脉内也常可发生。其病理特点是静脉壁常有不同程度的炎症反应，血管内膜增生、增厚，血管腔内血栓形成，血栓常与管壁粘连而不易脱落。由于交通支的联系有时可同时形成深、浅静脉血栓。由于浅静脉血栓形成不致造成肺栓塞和慢性静脉功能不全，因此在临床上远不如深静脉血栓形成重要。

二、临床表现

（一）血栓性浅静脉炎

血栓性浅静脉炎多发生于四肢表浅静脉，如大、小隐静脉，头静脉或贵要静脉。急性期患肢局部红肿、疼痛，沿受累静脉走行可触及痛性索状硬条或串珠样结节，其周围皮肤温度增高，稍红肿。患者多无全身症状。1周后静脉炎症逐渐消退，局部遗留有硬条索状物和皮肤色素沉着。游走性血栓浅静脉炎，是指浅静脉炎症发生部位不定、此起彼伏、反复发作，是人体浅静脉炎中的一种特殊类型。胸腹壁血栓性浅静脉炎，是指胸壁，乳房，两肋缘及上腹部出现静脉血栓形成，并同时有炎性病理改变的一种常见疾病，亦称 Monder 病。

（二）深部静脉炎

其症状轻重不一，取决于受累静脉的部位、阻塞的程度和范围。其主要临床表现是肢体肿胀、疼痛和浅静脉怒张，后期出现营养障碍性改变，伴有瘀积性皮炎，色素沉着或浅表性溃疡，股、胫周径较健肢粗1 cm以上，行走时肿痛加重、静卧后减轻，静脉造影可见患肢深静脉血管狭窄或堵塞。但仍有些患者可全无症状，而以大块肺栓塞表现为第一症状。

三、实验室和其他检查

(一)静脉压测定

患肢静脉压升高，提示测压处近心端静脉有阻塞。

(二)超声检查

二维超声显像可直接见到大静脉内的血栓，配合 Doppler 测算静脉内血流速度，并观察呼吸和压迫动作的正常反应是否存在。此种检查对近端深静脉血栓形成的诊断阳性率可达 95%；对远端者诊断敏感性仅为 50%～70%，但特异性可达 95%。

(三)放射性核素检查

对腓肠肌内的深静脉血栓形成的检出率可高达 90%，而对近段深静脉血栓诊断的特异性较差。

(四)阻抗容积描记法和静脉血流描记法

对近端深静脉血栓形成诊断的阳性率可达 90%，对远端者诊断敏感性明显降低。

(五)深静脉造影

从足部浅静脉内注入造影剂，在近心端使用压脉带，很容易使造影剂直接进入到深静脉系统，如果出现静脉充盈缺损，即可作出定型及定位诊断，并可明确侧支循环的情况。

(六)*D*-二聚体

D-二聚体＜400/L，对于深静脉血栓形成的阴性预测值＞96%。

四、诊断

血栓性浅静脉炎有静脉壁损伤病史及典型临床表现，诊断较容易。对于长期卧床、骨科手术后或合并恶性肿瘤等危险因素的患者，当其出现一侧肢体肿胀和(或)突发呼吸困难时，应考虑深静脉血栓形成，多普勒血管超声检查可确诊本病。

五、治疗

(一)浅静脉血栓形成

治疗上采取保守支持疗法，如休息、患肢抬高、热敷。非甾体抗炎药可止痛并可防止血栓发展。对大隐静脉血栓应密切观察，如发展至隐-股脉连接处，则应考虑抗凝治疗以防止深静脉血栓形成。

(二)深静脉血栓形成

治疗深静脉血栓形成的主要目的是预防肺栓塞，特别是病程早期，血栓松软与血管壁粘连不紧，极易脱落，应采取积极的治疗措施。

1.一般治疗

急性期应卧床 3～5 天，抬高患肢超过心脏水平改善静脉回流，直至水肿及压痛消失。

2.抗凝治疗

抗凝治疗是深静脉血栓形成最重要的治疗。抗凝治疗的目的是阻止已形成血栓的延伸及新血栓的形成。疑诊深静脉血栓形成而又无强烈禁忌证者即可开始抗凝治疗。常用的抗凝药物有普通肝素、低分子肝素及华法林。抗凝治疗必须开始于肝素或低分子肝素，长期维持治疗改为华法林。华法林必须与肝素或低分子肝素重叠使用5天以上，其后若连续2天国际标准化比率(INR)≥2.0方可停用肝素。抗凝治疗应尽早开始，疗程至少3个月，高危患者需持续6～12个月，甚至终身抗凝治疗。

3.溶栓治疗

血栓形成早期尿激酶等也有一定的效果，虽不能证明预防肺栓塞方面优于抗凝治疗，但如早期应用，可加速血栓溶解，有利于保护静脉瓣，减少后遗的静脉功能不全。

4.下腔静脉滤器放置术

出血素质不宜抗凝治疗者，或深静脉血栓进展迅速已达膝关节以上者，为预防肺栓塞可考虑使用。

六、预防

佩戴弹力袜改善下肢静脉曲张。对于血液高凝状态的患者在积极纠正基础疾病的同时，应注意避免四肢、躯干等好发部位的外伤。此外，静脉穿刺过程中避免同一部位反复穿刺及使用强刺激性药物。同时严格无菌操作，防止静脉植入物造成的感染。

（王　敏）

第三节　多发性大动脉炎

多发性大动脉炎是一种主要累及主动脉及其主要分支血管的慢性非特异性炎性病变，常引起不同部位动脉狭窄或闭塞，少数也可引起动脉扩张或动脉瘤，出现相应部位缺血表现。历史上本病有不同的病名描述，如无脉症、主动脉弓综合征、Takayasu病等。

本病好发于亚洲、中东地区，西欧与北美少见。发病年龄多为5～45岁，约90%患者在30岁以内发病，多发生于年轻女性。

一、病因及病理

病因尚不明确，多认为与遗传因素、内分泌异常、感染(结核杆菌、链球菌或立克次体等)后机体发生免疫功能紊乱以及细胞因子的炎症反应有关。在遗传因素中，现已确认大动脉炎的发病与人类白细胞抗原系统相关联，且不同种族患者和不同的*HLA*基因相关联。

基本病变呈急性渗出、慢性非特异性炎症和肉芽肿表现。病变好发部位为主动脉弓及头臂动脉、锁骨下动脉、颈总动脉及肾动脉等，也可累及肺动脉和冠状动脉。大多数患者病变侵及2支以上动脉。病变累及动脉全层，可见弥漫性纤维组织增生，导致动脉管腔不同程度狭窄或闭塞，偶合并血栓形成。如病变进展较快，动脉壁弹力纤维和平滑肌纤维遭受破坏或断裂而纤维化不足，可引起动脉扩张或动脉瘤形成。

二、临床表现

在发病初期可有全身不适、易疲劳、发热、食欲缺乏、恶心、出汗、体重下降等全身症状。血管狭窄或闭塞后,根据受累血管不同,出现不同器官缺血的症状。根据受累部位的不同,临床常见类型如下。

(一)头臂动脉型(主动脉弓综合征)

颈动脉和椎动脉狭窄或闭塞,可引起脑部不同程度缺血,出现头晕、眩晕、头痛,视力减退,视野缩小甚至失明、咀嚼无力等,缺血严重者可有反复晕厥、抽搐、失语、偏瘫。锁骨下动脉或无名动脉受累,可引起单侧或双侧上肢缺血,出现上肢无力、发凉、酸痛、麻木,甚至肌肉萎缩。少数患者可发生锁骨下动脉窃血综合征而引起晕厥。体格检查可发现单侧或双侧颈动脉、桡动脉和肱动脉搏动减弱或消失,上肢血压明显降低或测不出。约半数患者于颈部或锁骨上部可闻及收缩期血管杂音,如有侧支循环形成,可出现连续性血管杂音。

(二)胸腹主动脉型

由于下肢缺血出现下肢无力、酸痛、发凉和间歇性跛行等症状。肾动脉受累可引起顽固性高血压。体格检查可见股动脉和足背动脉搏动减弱,单纯胸或腹主动脉狭窄时上肢血压增高而下肢血压降低或测不出。胸主动脉狭窄者可于背部脊柱两侧或胸骨旁闻及收缩期血管杂音,肾动脉受累时大多数患者可于上腹部闻及收缩期血管杂音。

(三)广泛型

具有上述两种类型的临床表现和相应体征。

(四)肺动脉型

上述三种类型中约50%的病例均可合并肺动脉受累,各类型中肺动脉受累的比例无明显差别,单纯肺动脉受累者罕见。临床上出现心悸、呼吸困难,晚期可并发肺动脉高压而出现相应症状。肺动脉瓣听诊区可闻及收缩期杂音和肺动脉瓣第二音亢进。

(五)其他

累及冠状动脉开口处,可出现心绞痛,甚至心肌梗死。累及肠系膜动脉可有腹痛等腹部症状。

三、辅助检查

(一)实验室检查

疾病活动期可见红细胞沉降率增快、C反应蛋白增高,白细胞计数增多,血清蛋白降低而α、γ球蛋白增高。抗内皮细胞抗体及抗主动脉抗体阳性对诊断有一定帮助。

(二)影像学检查

多层螺旋CT和磁共振血管造影(MRA)已经取代X线血管造影,成为多发性大动脉炎诊断和分型的首选检查。

(三)其他检查

如多普勒血管超声、X线检查、眼底检查、同位素等可用于评价血管病变形态和靶器官损害情况。

四、诊断及鉴别诊断

典型临床表现者诊断并不困难,具有以下一种以上表现者,应怀疑本病:①单侧或双侧上肢出现缺血症状,伴脉搏减弱或消失,血压降低或测不出;②脑缺血症状伴有单侧或双侧颈动脉搏动减弱或消失,以及颈部血管杂音者;③按期发生高血压或顽固性高血压伴上腹部二级以上高调收缩期血管杂音者；④原因不明低热，伴有血管杂音及四肢脉搏或上下肢血压差有异常改变者；⑤无脉病有眼底改变者。有怀疑者需进一步做相关检查以明确动脉狭窄部位、程度及范围。

多发性大动脉炎主要与先天性主动脉缩窄、动脉粥样硬化、肾动脉纤维肌发育不良、血栓闭塞性脉管炎、白塞病、结节性多动脉炎等疾病鉴别。

五、治疗

如有感染应积极控制感染。糖皮质激素对急性活动期有助于防止或减缓病变发展，但对已有狭窄或闭塞的血管病变并无效果。对活动期患者可用泼尼松（龙）1 mg/(kg·d)，病情好转后递减，直至病情稳定，5～10 mg/d 维持。单用糖皮质激素疗效不佳者可合用免疫抑制剂如甲氨蝶呤等。对症治疗可用降压药物、周围血管扩张剂、改善微循环药物和抗血小板药物等。对静止期患者，因重要血管狭窄或闭塞，影响脏器供血，可考虑手术治疗，如介入治疗，人工血管重建术、内膜血栓清除术和血管搭桥术等。

（王　敏）

第四节　雷诺综合征

雷诺综合征属动脉痉挛性疾病，是肢端小动脉痉挛引起手或足部一系列皮肤颜色改变的综合征，常于寒冷刺激或情绪波动时发病。可分为原发性和继发性两类。原发性者即雷诺病，本病的发生无任何与之相关的全身疾病或可确定的基础病因。继发性者又称雷诺现象，即有引起雷诺现象的基础疾病。临床上较常见和重要的是后者，约占本症的 2/3，而雷诺病则少见。

一、发病机制

目前关于雷诺综合征的具体发病机制不明，一般认为可能与下列因素有关：神经精神因素、寒冷刺激、内分泌因素和职业因素。如患者对寒冷刺激比较敏感，在寒冷地区本病的发病率较高。且患者多是交感神经兴奋型，可能与中枢神经功能紊乱，交感神经功能亢进有关。长期从事震动性机械的工人如气锤操作工，其发病率高达 50%。此病女性占 70%～90%，症状在月经期加重，妊娠期减轻，可能与性激素有关。同时相当多的患者患有结缔组织疾病。

二、分期

雷诺综合征的病理生理变化可分三期。

（一）痉挛缺血期

指、趾动脉最先发生痉挛，继之毛细血管和小静脉亦痉挛，皮肤苍白。

（二）淤血缺氧期

动脉痉挛先消退，毛细血管内血液淤滞、缺氧，皮肤出现发绀。

（三）扩张充血期

痉挛全部解除后，出现反应性血管扩张充血，皮肤潮红，然后转为正常肤色。

三、临床表现

雷诺综合征多见于30岁以下的女青年，男女发病比例约为1∶10，常于寒冷季节发病。典型临床表现是手冷或情绪激动后出现肢端皮肤颜色间歇性改变。其发作的特点主要如下。

(1)发病时手指皮肤苍白，数分钟后转为发绀，再由发绀转为潮红，继而肤色恢复正常。一般由苍白转至正常为15～30分钟。当苍白和发绀时，有指端麻木、刺痛、发凉、感觉迟钝。转为潮红时有轻度烧灼，胀痛。随肤色恢复正常而消失。

(2)双手同时发病，且呈对称性。发自指末节、逐渐向全指和掌指扩展，但不超过掌面。

(3)反复频繁发作者，表现为手指皮肤变薄，紧缩、硬韧，伴有关节失灵或僵硬，甚则静息痛和指端溃疡。

(4)患者常伴有情绪易激动、忧郁、伤感、多疑、失眠、多梦、周身痛无定处等精神症状。

(5)常在寒冷季节或遇到冷刺激、或情绪刺激时发作。

四、诊断

依据以下临床表现基本可诊断为雷诺综合征：20～40岁女性，常在寒冷季节或遇到冷刺激或情绪刺激时发作，患者常伴有情绪易激动、忧郁、伤感、多疑、失眠等症状，典型的发作性、对称性、间歇性手指皮肤颜色的变化。此外，还可以进行一些辅助实验。

(一)冷水试验

双手浸入4 ℃水中1分钟，观察是否诱发皮肤变化。或在30 ℃室温下测手指皮温后，将手浸入4 ℃水中2分钟，观察皮温恢复时间，正常不超过10分钟，超过30分钟为阳性。

(二)微循环检查

发病时检查有助于诊断。

(三)动脉造影

必要时，作上肢动脉造影，了解手指动脉情况，有助于确定雷诺综合征的诊断，还能显示动脉是否有器质性病变。

(四)免疫学检查

提示全身结缔组织疾病的抗核抗体、类风湿因子、免疫球蛋白电泳、补体值、抗天然DNA抗体、冷凝球蛋白，以及库姆斯氏试验等，应作为常规检查。

本病应与腕管综合征、手足发绀症及红斑性肢痛症鉴别。腕管综合征是由于正中神经在腕管内受压迫而引起，主要临床表现是手指烧灼样疼痛，活动后手指麻木可解除。手指痛觉减退或感觉消失，长期病史可伴有鱼际肌肉萎缩，但无间歇性皮肤颜色改变，无对称性等特点。手足发绀症是一种原因未明的，以手足对称性、持续性皮色发绀为特征的末梢血管功能性疾病。发病年龄多在20岁左右，以青年女性为多见，患者较瘦弱，常述周身怕冷，双手足皮肤呈发绀色，皮肤温度明显降低(触之冰冷)，手发胀，此症在寒冷季节和肢体下垂时加重，在温暖季节和双手上举时减轻，按摩双手双足可使发绀色减轻或恢复正常肤色。红斑性肢痛症是一种原因不明的末梢血管舒缩功能障碍性疾病，本病多见于20～40岁青壮年，男性多于女性。多同时累及两侧肢端，以双足更为多见。表现为足趾、足底、手指和手掌发红、动脉搏动增强，皮肤温度升高，伴有难以忍受的烧灼样疼痛。多在夜间发作或加重，通常持续数小时。受热、环境温度升高，运动、行立、足下垂或对患肢的抚摸均可导致临床发作或症状加剧；静卧休息、抬高患肢，患肢暴露于冷空气中或浸泡于冷水中可使疼痛减轻或缓解。患者不愿穿着鞋、袜及将四肢放于被内,惧怕医师检查。肢端可有客观感觉减退,指(趾)甲增厚,肌肉萎缩,但少有肢端溃疡、坏疽,可与雷诺综合征相鉴别。

五、治疗与预防

雷诺综合征治疗的最重要的方面是查找并治疗原发病。对症治疗分为药物疗法和手术治疗,依据患者具体情况加以选用。

(一)一般治疗

避免寒冷刺激和情绪激动,解除患者精神上顾虑;禁忌吸烟;避免应用麦角胺、β受体阻滞剂和避孕药;明显由职业原因所致者(长期使用震动性工具、低温下作业)尽可能改换工种;防止手指局部创伤。

(二)药物治疗

用交感神经阻滞药物及其他血管扩张药,以解除血管痉挛,降低周围血管对寒冷刺激的反应。临床上采用的药物有下述几种。

1.α受体阻滞药

阻断去甲肾上腺素和肾上腺素与血管壁的受体结合,使血管扩张,常用酚苄明、哌唑嗪和妥拉苏林。以妥拉苏林为例,口服每次25～50 mg,每天4～6次,饭后服用;症状严重者,每次剂量可增至50～100 mg;肌内注射、静脉或动脉内注射剂量每次25～50 mg,每天2～4次。

2.肾上腺素能神经阻滞药

肾上腺素能神经阻滞药可选用胍乙啶、甲基多巴和利血平等口服,1 mg/d,疗程为1～3年,可使症状发作次数减少、程度减轻。

3.钙通道阻滞剂

钙通道阻滞剂可阻滞细胞对钙的摄入,降低平滑肌收缩力,使肌肉松弛,从而使血管扩张。以硝苯地平为例,口服20 mg,每天3次,疗程2周至3个月,可明显改善中、重度雷诺综合征的临床症状。

近来,一些专家报道下述药物治疗雷诺氏征也获得良好疗效。①前列腺素:前列腺素 E_1 和前列环素都具有扩张血管和抑制血小板聚集的作用,对手指感染坏疽的雷诺综合征疗效满意。静脉输注PGE 110 ng/min,共72小时;输注 PGI_1(7.5 ng/kg/min,连续5小时)每周1次,共3次;疗效一般持续6周。②司坦唑醇:是一种具有激活纤维蛋白溶解酶作用的同化类固醇激素,据报道能溶解沉积于指动脉的纤维蛋白以及降低血浆黏稠度。口服5 mg,每天2次,共3月。

此外,局部涂擦硝酸甘油软膏,每天4～6次,经临床使用能明显减少雷诺征发作次数,麻木和疼痛显著减轻。

(三)外科治疗

绝大多数(80%～90%)雷诺综合征患者,经内科治疗后可使症状缓解或停止进展,仅少数患者经足够剂量和疗程的药物治疗无效、病情恶化,症状严重影响工作和生活,或指端皮肤存在营养性改变者,可考虑施行交感神经节切除,但手术前应进行血管舒缩反应测定,如果血管舒缩指数不足,则交感神经节切除术就不能获得预期的效果。据报道术后症状能改善者仅占40%～60%,但症状缓解时间不长,往往术后2年症状复发;对伴有动脉闭塞性病变的患者疗效肯定;对伴有结缔组织病的患者疗效不佳。

(王　敏)

第五节　闭塞性周围动脉粥样硬化

闭塞性周围动脉粥样硬化的主要病因是动脉粥样硬化，可导致下肢或上肢动脉狭窄甚至闭塞，是全身动脉粥样硬化的一部分。本病表现为肢体缺血症状与体征，多数在60岁后发病，男性明显多于女性。在美国＞70岁人群的患病率＞5％。

一、病因与发病机制

本病是多因素疾病，病因复杂，尚不完全清楚，但可以各种因素引起的血管内皮损伤学说、脂质渗入学说、血栓形成学说等结合解释。以下易患因素应引起充分关注并应用于防治：吸烟使发病增加2～5倍，糖尿病使发病增加2～4倍；多影响远端血管并以胫、腓动脉为著，也较多发展至坏疽而截肢。血脂异常、高血压和高半胱氨酸血症也可致发病增加且病变广泛易钙化。纤维蛋白原、C反应蛋白增高也易增加发病。

二、病理生理

本病产生肢体缺血症状的主要病理生理机制是肢体的血供调节功能减退，包括动脉管腔狭窄的进展速度与程度、斑块增厚的进程、出血或血栓形成和侧支循环建立不足，以及代偿性血管扩张不良，包括NO产生减少，对血管扩张剂反应减弱和循环中血栓烷、血管紧张素Ⅱ、内皮素等血管收缩因子增多以及一些血液流变学异常，由此导致血供调节失常和微血栓形成。在骨骼肌运动时耗氧量增加而上述调节功能减退，以致出现氧的供需平衡失调，从而诱发缺血症状。由于缺氧以致运动早期就出现低氧代谢，增加了乳酸和乙酰肉毒碱的积聚也可加重疼痛症状。

三、临床表现

本病下肢受累远多于上肢，病变累及主-髋动脉者占30％，股-腘动脉者占80％～90％，而胫-腓动脉受累者占40％～50％。

(一)症状

主要和典型的症状是间歇性跛行和静息痛，肢体运动后引发局部疼痛、紧束、麻木或无力，停止运动后即缓解为其特点。疼痛部位常与病变血管相关：臀部、髋部及大腿部疼痛导致的间歇跛行常提示主动脉和髂动脉部分阻塞；临床最多见的小腿疼痛性间歇跛行常为股、腘动脉狭窄；踝、趾间歇跛行则多为胫、腓动脉病变；病变进一步进展致血管完全闭塞时，可出现静息痛。

(二)体征

(1)狭窄远端的动脉搏动减弱或消失，狭窄部位可闻及收缩期杂音，若远端侧支循环形成不良致舒张压很低则可为连续性杂音。

(2)患肢皮温降低及营养不良：皮肤薄、亮、苍白，毛发稀疏，趾甲增厚，严重时可有水肿、坏疽与溃疡。

(3)肢体位置改变测试：肢体自高位下垂，若肤色转红时间＞10秒和表浅静脉充盈时间＞15秒，提示动脉有狭窄及侧支形成不良；反之，肢体上抬60°角，若在60秒内肤色转白也提示有动脉狭窄。

四、辅助检查

(一)节段性血压测量

在下肢不同动脉供血节段用 Doppler 装置测压，如发现节段间有压力阶差则提示其间有动脉狭窄存在。

(二)踝/肱指数(ABI)测定

ABI 测定是对下肢动脉狭窄病变实用与公认的节段性血压测量；用相应宽度的压脉带分别测定踝动脉及肱动脉的收缩压计算而得 ABI。ABI＝踝动脉收缩压/肱动脉收缩压，正常值≥1，＜0.9 为异常，敏感性达 95％；＜0.5 为严重狭窄。

(三)活动平板负荷试验

以缺血症状出现的运动负荷量和时间客观评价肢体的血供状态，有利于定量评价病情及治疗干预的效果。正常人运动后外周血管扩张，ABI 保持不变或轻度升高，而下肢动脉闭塞症患者运动后血管狭窄两侧压差增大，ABI 低于正常。通常以运动后 ABI 下降 15％～20％作为平板运动试验阳性的诊断标准。平板运动试验前后联合 ABI 检查，可鉴别动脉性因素引起的跛行及其他因素引起的跛行(假性跛行)。临床上部分患者不适宜行平板试验，如严重主动脉狭窄，难以控制的高血压及严重充血性心力衰竭或慢性阻塞性肺疾病，6 分钟步行试验可作为另一客观方法来评估下肢运动功能受限的程度以及对治疗的反应。

(四)多普勒血流速度曲线分析及多普勒超声显像

应用多普勒听诊器，根据动脉音的强弱判断血流强弱。超声多普勒血流仪记录动脉血流波形，正常呈三相波，波峰低平或呈直线状，表示动脉血流减少或已闭塞。对比同一肢体不同节段或双侧肢体同一平面的动脉压，如差异超过 2.7～4.0 kPa(20～30 mmHg)，提示压力降低侧存在动脉阻塞性改变。彩色多普勒超声显像可显示管壁厚度、狭窄程度、有无附壁血栓及测定流速。

(五)磁共振血管造影和 CT 血管造影

磁共振血管造影和 CT 血管造影具有肯定的诊断价值。MRI 可清晰显示主动脉及髂动脉部位凸入管腔的粥样硬化斑块。管腔的狭窄和阻塞，以及做血管术后的并发症，如血管瘤、动脉扩张等。但较难显示股动脉以下较小分支的狭窄病变，亦不能显示钙化的斑块。因此，MRI 尚不能完全代替手术前的血管造影。

(六)动脉造影检查

动脉造影检查可直观显示血管病变及侧支循环状态，可对手术或经皮介入的治疗决策提供直接依据。

五、诊断与鉴别诊断

当患者有典型间歇性跛行的症状与肢体动脉搏动不对称、减弱或消失，再结合诸多危险因素的存在及上述某些辅助检查的结果，诊断并不困难。然而，有资料提示在确诊患者中有典型间歇跛行症状者不足 20％，应引起高度重视。按目前公认的 Fontain 分期可提示早期识别本病。Ⅰ期为无症状期：患肢无明显临床症状，或仅有怕冷、皮温稍低、易疲乏或轻度麻木，检查发现患肢皮温较低，色泽较苍白，足背和(或)胫后动脉搏动减弱，ABI 为正常，此时，患肢已有局限性动脉狭窄病变。Ⅱ期以活动后出现间歇性跛行为主要症状，根据最大间歇性跛行距离分为：

Ⅱa 期，轻度间歇跛行，>200 m；Ⅱb 期，中、重度间歇跛行，<200 m。患肢皮温降低、苍白更明显，可伴有皮肤干燥、脱屑、趾(指)甲变形、小腿肌肉萎缩，足背动脉和(或)胫后动脉搏动消失，动脉狭窄的程度与范围较Ⅰ期严重，肢体依靠侧支代偿而保持存活，ABI 0.7～0.9。Ⅲ期：以静息痛为主要症状，疼痛剧烈且为持续性，夜间更甚，迫使患者屈膝护足而坐，或辗转不安，或借助肢体下垂以求减轻疼痛。此时除Ⅱ期所有症状加重外，趾(指)腹色泽暗红，可伴有肢体远侧水肿。动脉已有广泛、严重的狭窄，侧支循环已不能代偿静息时的血供，组织濒临坏死，ABI 0.4～0.7。Ⅳ期：症状继续加重，患肢除静息痛外，出现趾(指)端发黑、干瘪，坏疽或缺血性溃疡。如果继发感染，干性坏疽可转为湿性坏疽，出现发热、烦躁等全身毒血症状。此时病变动脉完全闭塞，侧支循环所提供的血流已不能维持组织存活。ABI<0.4。

本病除了需排除非血管疾病如腰椎管狭窄、椎间盘脱出、坐骨神经痛、多发性神经炎等引起下肢疼痛或跛行外，尚应与多发性大动脉炎累及腹主动脉-髂动脉者及血栓栓塞性脉管炎(Buerger 病)相鉴别，前者多见于年轻女性，主要累及主动脉及其分支起始部位，活动期有全身症状，发热、血沉增高及免疫指标异常；后者好发于青年男性重度吸烟者，累及全身中、小动脉，上肢也经常累及，常有反复发作浅静脉炎及雷诺现象。缺血性溃疡伴有剧痛应与神经病变与下肢静脉曲张所致溃疡鉴别。

六、治疗

控制易患因素、合理用药，具有积极的预防作用，改善症状。症状严重影响生活和工作，应考虑手术治疗。

(一)内科治疗

积极干预发病相关的危险因素：戒烟、控制高血压与糖尿病、调脂等以及对患肢的精心护理；清洁、保湿、避免外伤，对有静息痛者可抬高床头，以增加下肢血流，减少疼痛。

1.步行锻炼

鼓励患者坚持步行 20～30 分/次，每天尽量多次，可促进侧支循环的建立，也有认为每次步行时间应直至出现症状为止。

2.抗血小板治疗

阿司匹林或氯吡格雷可抑制血小板聚集，对动脉粥样硬化病变的进展有效，有报道认为，其可使与本病并存的心血管病病死率降低 25%。

3.血管扩张剂的应用

无明确长期疗效，肢体动脉狭窄时，在运动状态下，其狭窄的远端血管扩张而使组织的灌注压下降，而因肌肉运动所产生的组织间的压力甚至可超过灌注压，此时使用血管扩张剂将加剧这种矛盾，除非血管扩张剂可以促进侧支循环扩张，否则不能使运动肌肉的灌注得到改善，换言之，缺血症状不可能缓解。对严重肢体缺血者静脉滴注前列腺素，对减轻疼痛和促使溃疡的愈合可能有效。

4.其他

抗凝药无效，而溶栓剂仅在发生急性血栓时有效。

(二)手术治疗

目的在于通过手术或血管腔内治疗方法，重建动脉通路。经积极内科治疗后仍有静息痛、组织坏疽或降低生活质量严重致残者可作血运重建再管化治疗，包括导管介入治疗和外科手术治疗。

1.经皮腔内血管成形术(PTA)合并支架术

这是目前治疗该病的首选方法。单个或多个狭窄或闭塞病变,可经皮穿刺,在导丝引导下穿越病变段,插入球囊导管,以适当的压力使球囊膨胀,扩大病变管腔,恢复血流,结合血管腔内支架的植入,可以提高中远期预后。这一治疗手段创伤小,术后恢复快。

2.内膜剥脱术

剥除病变段动脉增厚的内膜、粥样斑块及继发血栓,主要适用于短段的主-髂动脉闭塞病变者。

3.动脉旁路手术

动脉旁路手术采用自体静脉或人工血管,与闭塞段近、远端之间做搭桥转流。施行旁路转流术时,应具备通畅的动脉流入道和流出道,吻合口应有适当口径,尽可能远离动脉粥样硬化病灶。局限的粥样硬化斑块,可先行内膜剥脱术,为完成吻合创造条件。

4.静脉动脉化

静脉动脉化治疗仅适用于无流出道而静息痛严重的患者,但中远期疗效不佳。原理为在患肢建立人为的动静脉瘘,使动脉血通过静脉逆灌入毛细血管床,增加组织灌注。但术后易发生患肢水肿,易使干性坏疽变为湿性坏疽,且可增加回心血流,造成严重后果,因此应慎重考虑后方可试用此法。

5.创面处理

干性坏疽创面,应予消毒包扎,预防继发感染。感染创面可做湿敷处理。组织坏死已有明确界限者,或严重感染引起毒血症的,需作截肢(趾、指)术。合理选用抗生素。

七、预后

由于本病是全身性疾病的一部分,其预后与同时并存的冠心病、脑血管疾病密切相关。经血管造影证实,约50%有肢体缺血症状的患者同时有冠心病。寿命表分析表明,间歇性跛行患者5年生存率为70%,10年生存率为50%。大多死于心肌梗死或猝死,直接死于周围血管闭塞的比例甚小。伴有糖尿病及吸烟患者预后更差,约5%患者需行截肢术。

(王　敏)

第六节　静脉血栓形成

静脉血栓形成是静脉的一种急性非化脓性炎症,并伴有继发性血管腔内血栓形成的疾病。病变主要累及四肢浅表静脉或下肢深静脉。其临床特点为患肢局部肿痛、皮下可扪及有压痛的条索状物或伴有病变远端浅表静脉曲张等静脉回流受阻现象。可因血栓脱落而造成肺栓塞。

一、发病情况

本病的发生率因年龄的增长、体重指数的增加和吸烟等因素而增加。<80岁的男性人群中10.7%患有本病,80岁人群的发病率是30岁人群的30余倍。手术、外伤、恶性肿瘤、妊娠、休克、

心脏病、慢性阻塞性肺疾病及系统性疾病如结缔组织病等，均是本病的前期阶段。

二、病因

(一)静脉壁损伤

静脉内壁为一层扁平的内皮细胞，其表面由含蛋白聚糖的多糖-蛋白质复合物所覆盖。内皮细胞表面的覆盖物中含有大量的肝素，具有良好的抗凝作用，并能防止血小板的黏附；正常的内皮细胞能分泌一系列的抗凝物质，如前列环素(PGI2)、抗凝血酶辅助因子血栓调节素和组织型纤溶酶原活化剂等。但在某些情况下，静脉内皮层可从抗凝状态转化为前凝血状态，内皮细胞产生组织因子、von Willebrand 因子和纤维连接蛋白等，内皮层通透性增加，并可见到白细胞黏附于内皮细胞表面，而内皮细胞原有的抗凝功能受到抑制。炎症细胞对血栓形成起着触发和增强的作用，其分泌的白介素-1 和肿瘤坏死因子能促使纤维蛋白原沉积，并抑制纤溶；肿瘤坏死因子可抑制内皮细胞血栓调节素的表达，使内皮细胞从抗凝状态转化为前凝血状态。此外，内皮细胞还能合成一些基膜的组成部分，如第Ⅳ和第Ⅲ类胶原等。因此，完整的内膜是防止纤维蛋白沉积的必要条件。病理证实，在静脉入口和汇合处，管壁的结构最为薄弱，淤血可使静脉管腔扩大，薄弱的内膜上发生极为微小的裂伤，从而使血小板黏附，出现纤维蛋白沉积。

(二)静脉血流缓慢

因手术或重病卧床、心力衰竭、腹内压增高、下肢静脉曲张或因其他原因而长时间静坐后，均易引起深静脉血栓形成。静脉血流缓慢时可因组织缺氧导致细胞代谢障碍，使局部产生凝血酶积聚；并由于细胞的破坏而释出血清素和组胺，使内皮细胞收缩及其下方的基膜裸露，使血流中的血小板黏附其上，引起凝血物质的释放和激活。

(三)异常的血液高凝状态

血细胞和血浆蛋白的改变，如血小板黏附性增高，血小板数增加，血浆纤维蛋白原增加，凝血因子增多和抗纤维蛋白溶酶尤其是 α_2 球蛋白和 α_1 抗胰蛋白酶的含量增高等，有助于静脉血栓形成。其他如创伤、烧伤、分娩或严重脱水所致的血液浓缩；脾切除后血小板的急剧升高和红细胞增多症的血液黏稠度增高；因为内脏肿瘤浸润组织及其破坏所释出的一些促凝物质，其中以肺癌最易引发本病；大型手术时对血小板的刺激，使血小板聚集；某些药物的反应，如长期口服女性避孕药可降低抗凝血酶Ⅲ的水平，使深静脉血栓形成的发生率增高 8 倍；妊娠或某些感染等也可使血凝增高；家族性缺乏某种抗凝因子的患者有反复发生血栓性静脉炎的倾向。

三、易患因素

(一)年龄

深静脉血栓可见于任何年龄的人群，但统计显示，随着年龄增大，发病率逐步增高，80 岁人群的发病率是 30 岁人群的 30 倍。年龄对于深静脉血栓发病的影响是多方面的，年龄增加，易患因素也增加，实验表明，老年人血液中的凝血因子活性较高，小腿肌肉的泵作用减弱使得血液在比目鱼肌静脉丛和静脉瓣袋内淤滞较严重，因此深静脉血栓的发病率较年轻人高。

(二)制动

临床上长期卧床的患者容易患深静脉血栓。尸体解剖发现卧床 0～7 天的患者深静脉血栓的发病率为 15%，而卧床 2～12 周的患者，深静脉血栓的发病率为 79%～94%。卒中患者中，下肢麻痹的患者深静脉血栓的发病率为 53%，而无下肢麻痹的患者只有 7%；在坐长途汽车和飞机旅行的人群中，深静脉血栓的发病率也较高。小腿肌肉的泵作用对于下肢静脉的回流起着重要的作用，制动后静脉回流明显减慢，从而增加了深静脉血栓的发生。

（三）静脉血栓史

有23％～26％的急性深静脉血栓的患者既往有过静脉血栓的病史，这些新形成的血栓往往来自原来病变的静脉。研究发现，复发的深静脉血栓患者血液常呈高凝状态。

（四）恶性肿瘤

统计发现，19％～30％的深静脉血栓的患者合并有恶性肿瘤，而肺癌是最容易引发深静脉血栓的一种恶性肿瘤，其他如泌尿生殖系统和胃肠道的恶性肿瘤也容易引发深静脉血栓。恶性肿瘤引发的深静脉血栓的原因是多方面的，其中最重要的是恶性肿瘤能释放促凝物质，提高血液凝血因子的活性。另外，肿瘤的手术治疗以及化疗也是导致深静脉血栓的重要因素。

（五）手术

患者的年龄、手术种类、创伤大小、手术时间以及术后卧床的时间等都影响深静脉血栓的发生。其中手术类型尤为重要。普外科手术术后深静脉血栓的发生率在19％左右，而神经外科手术在24％左右，而股骨骨折、髋关节成形术、膝关节成形术则分别高达48％、51％和61％。手术诱发的深静脉血栓的原因包括围术期的制动、术中和术后体内凝血、抗凝及纤溶系统的异常，以及静脉血管壁的损伤。

（六）创伤

创伤死亡的尸体在解剖中发现有62％～65％的死者有深静脉血栓发生。由于创伤可以导致下肢骨折、脊髓损伤、静脉血管损伤需要手术治疗等，使创伤患者容易发生深静脉血栓。另外机体创伤后血液处于高凝状态，也促进血栓形成。

（七）原发性血液高凝状态

常见于有基因突变或遗传性抗凝物质缺陷的患者，在所有深静脉血栓的患者中有5％～10％是由原发性血液高凝状态引起的。

（八）妊娠

孕产期妇女容易患深静脉血栓，女性深静脉血栓患者中有近一半发生在这一时期。孕期、分娩和产后3段时间均可发病，但以产褥期最为多见，发病率为0.23％～0.61％，孕产期妇女深静脉血栓高发的原因可能与血液高凝及血流异常有关。增大的子宫压迫髂静脉以及下腔静脉，使静脉回流变慢，下肢静脉血液淤滞；而孕产期血液中的凝血因子浓度有所增加，抗凝物质水平有所降低，纤溶活性受抑制，使孕产期妇女易患深静脉血栓。

（九）口服避孕药

早在20世纪60年代有报道口服避孕药容易引发深静脉血栓，现在已经证实育龄妇女的深静脉血栓中有1/4与应用避孕药有关，停用避孕药后由深静脉血栓引发的肺栓塞明显降低。雌激素还用于治疗男性前列腺肥大和女性更年期综合征，以及哺乳期妇女的退乳。这些人中深静脉血栓的发病率也较高。雌激素有升高血液黏滞度、提高血液纤维蛋白原、血浆凝血因子的浓度、增加血小板的黏附性和聚集作用，因此容易形成血栓。

（十）血型

现已发现血型与深静脉血栓存在一定的关系，A型血的人最容易患深静脉血栓，而O型人患病的风险最小。目前原因还未明了。

(十一)人种

深静脉血栓在欧洲的发病率较亚洲高得多,虽然种族差异可能导致群体凝血,但生活习惯以及饮食结构的不同,同样也可能影响深静脉血栓的发生。

(十二)中心静脉插管

临床上中心静脉插管越来越多,尤其在上肢深静脉血栓的患者中有65%与中心静脉插管有关。静脉插管不仅损伤血管壁,同时在静脉插管的表面也容易形成血栓。导管的种类对于深静脉血栓也有很大的影响,此外,导管的口径、静脉插管的次数、保留的时间以及所灌注的药物均会导致血栓形成。

(十三)肠炎

临床上常有报道肠炎患者合并肺栓塞,具体原因还不清楚,只是发现这些患者血液中血小板计数、凝血因子以及纤维蛋白原浓度明显升高。

(十四)系统性红斑狼疮

系统性红斑狼疮常合并动静脉血栓形成、反复流产、血小板减少症及神经系统疾病等。这可能与活动期体内狼疮性抗凝血酶抗体及抗心肌磷脂抗体较高有关。其他一系列自身免疫性疾病患者也有类似的情况。

(十五)其他

肥胖、静脉曲张以及心功能不全等是否与深静脉血栓形成有关目前还有很多争论。

四、病理

血栓性浅表静脉炎和深部静脉血栓形成目前认为是一种疾病的两个不同阶段,且两者可相互转变。血栓性浅表静脉炎的病理变化特点是静脉壁有不同程度的炎症、增厚和血管腔内血栓形成。浅表静脉的血栓多与静脉壁紧粘,不易脱落。深部静脉血栓形成主要是因为静脉血流滞缓和血液高凝状态所致,血栓大部分由红细胞伴有少量纤维蛋白和血小板组成,血栓的远侧端与血管壁仅有轻度粘连,而近侧端则漂浮在血管腔内,容易脱落而导致肺栓塞。静脉血栓形成后可产生肢体静脉回流障碍,远端的静脉压增高和组织缺氧,导致毛细血管内静水压和血管壁通透性增加,出现浅表静脉曲张和肢体肿胀;在静脉血栓形成的同时,可伴有一定程度的动脉痉挛。在动脉搏动减弱的情况下可引起淋巴淤滞和回流障碍,从而加重肢体肿胀;此外,在静脉血栓形成过程中,静脉本身及其周围的炎症可引起患肢不同程度的疼痛。

五、临床表现

(一)血栓性浅静脉炎

血栓性浅静脉炎多发生于四肢浅表静脉,如大、小隐静脉,头静脉或贵要静脉。急性期时患肢局部疼痛、肿胀,沿受累静脉的行径可摸到一条有压痛的索状物,其周围皮肤温度增高、稍红肿。一般无全身症状。1周后静脉炎症逐渐消退,局部遗留有硬条索状物和皮肤棕色色素沉着,常经久不退。本病有复发倾向。

(二)深部静脉血栓形成

其症状轻重不一,取决于受累静脉的部位、阻塞的程度和范围。有些患者可全无症状,而以大块肺栓塞表现成为第一症状,其炎症和血栓形成多发生于小腿静脉或腘静脉内,局部疼痛,行走时加重。轻者仅有局部沉重感、站立时明显。患肢肿胀,小腿肌肉、腘窝、腹股沟内侧等处有压

痛。直腿伸踝试验阳性，检查时让患者下肢伸直，将踝关节急速背屈时，由于腓肠肌和比目鱼肌被动拉长而刺激小腿中病变的静脉，引起小腿肌肉深部疼痛。同理，压迫腓肠肌试验亦阳性。此外，常可见远侧静脉压增高所致的浅静脉曲张。当静脉血栓延伸至髂静脉、股静脉时，患肢疼痛加剧，呈痉挛性痛，伴有凹陷性水肿，出现股内侧及同侧下腹壁静脉曲张。发生于左侧者比右侧多2～3倍。检查时患侧股三角区有明显压痛，并可在股静脉部位摸到一条有压痛的索状物。同时，可伴有轻度的全身症状，如发热、乏力、心动过速，并有血白细胞计数增高和血沉增快等。当一侧髂静脉、股静脉血栓向下腔静脉延伸时，可出现上述两侧髂静脉、股静脉血栓形成的症状和体征。两下肢和外阴部均出现明显水肿，疼痛也向上扩展。后期，两侧腹壁、胸壁和臀部均有浅静脉曲张。但有时这种曲张的浅静脉可被明显的水肿所掩盖。偶可因下肢回流血量锐减而导致低血容量性休克。上肢深静脉和上腔静脉血栓形成较少见。

六、实验室检查

血栓性浅表静脉炎一般不需要特殊实验室检查。深部静脉血栓形成时可做下列检查。

(一)血液检查

发生静脉血栓时D-二聚体增高，其阳性价值不大，但阴性预测值高达97%～99%。

(二)静脉压测量

患肢的静脉压升高。正常站位时足背静脉弓的平均压力为18.4 kPa(18.8 cmH_2O)，而颈静脉压力为0.7 kPa(7 cmH_2O)。平卧位时在上、下肢的相当部位，下肢静脉压比上肢稍高。周围大静脉的正常压力平均为0.6～1.2 kPa(6～12 cmH_2O)，但患肢常＞2.0 kPa(20 cmH_2O)。

(三)非创伤性检查

1.放射性核素检查

(1)放射性核素^{125}I纤维蛋白原摄取试验：局部血栓形成时，^{125}I标记的纤维蛋白原进入血栓内，使患病部位的放射性增高。此法特别适用于膝关节以下的静脉血栓的定位检查，但不适宜对腹股沟韧带以上的静脉血栓检查。

(2)高^{99m}Tc酸盐法：左或右髂总静脉完全闭塞时，显影延迟30秒。本法适用于骨盆及下肢深静脉血栓形成的诊断。

(3)^{99m}Tc大颗粒聚合白蛋白或^{99m}Tc大颗粒微球体法检查：静脉无病变时，大隐静脉清晰可见。静脉有血栓时，阻塞部位有放射性降低或缺损区。

2.超声血管检查

利用多普勒原理来检测静脉阻塞，在采用改变静脉血流的各种动作时，如深呼吸、Valsalva动作或腿部挤压，可检出存在有阻塞的静脉；用彩色血流多普勒实时显像法对膝以上深静脉血栓形成有良好的特异性和敏感性，可替代X线静脉造影检查。

3.体积描记法

体积描记法包括电阻抗体积描记法，应变体积描记法，静脉血流描记法和充电体积描记法。血流是体内良好的电导体，电阻抗体积描记法的原理是通过测量电阻抗的改变来了解血容量的变化。此法适用于髂、股、腘静脉的急性血栓形成者，准确率可达到96%。

4.皮肤温度测定

检测深静脉血栓形成：①用扫描照相机检测红外线放射的方法进行下肢皮肤温度标测。②液晶温度记录仪：可检出静脉炎所致的轻微皮温增高。

(四)X 线静脉造影

本法是诊断深静脉血栓形成的金标准,它可显示静脉阻塞的部位、程度、范围和侧支循环血管建立的情况。具体方法是:①患者仰卧于 X 线检查平台上,头高足低,倾斜 30°～45°;②踝部扎一根橡皮止血带,使其恰能阻断浅静脉回流;③用静脉留置针穿刺足背浅静脉后松弛止血带;④患者患肢呈悬垂状态,并略向外展;⑤静脉内注入造影剂约 50 mL;⑥在电视屏幕跟踪下,对小腿、膝、大腿做连续摄片;⑦当造影剂至髂静脉时,将检查平台倾斜度调整到 60°,嘱患者尽量屏气,使造影剂在髂静脉内浓聚,再行髂静脉摄片。

下列征象提示有深静脉血栓形成:①静脉主干有固定的造影剂充盈缺损;②造影剂在正常静脉内阶段,通过侧支,在血栓的近端再显影;③小腿静脉丛一次造影可能无法显示全部,如反复多次造影,同一静脉始终部分显影,提示可能有静脉血栓存在。

(五)磁共振静脉显像

磁共振静脉显像对近端主干静脉(如下腔静脉、髂静脉、股静脉等)血栓的诊断有很高的准确率。

(六)螺旋 CT 肺血管造影检查

如阴性则可以排除明显肺栓塞。

七、诊断和鉴别诊断

根据浅表静脉区的红肿和扪及压痛的条索状物等特点,血栓性浅静脉炎的诊断即可确立。凡在术后、产后或因全身性疾病长期卧床的患者中,突然出现小腿深部疼痛、压痛、肿胀,直腿伸踝试验和压迫腓肠肌试验阳性时,应首先考虑小腿深部静脉血栓形成的可能。结合超声检查,放射性核素扫描和静脉造影即能确诊。但尚需与急性小腿肌炎、小腿蜂窝织炎、急性动脉阻塞和淋巴水肿等疾病相鉴别。

八、治疗

(一)血栓性浅静脉炎的治疗

1.一般治疗

卧床休息,抬高患肢超过心脏水平,局部热敷,必要时可穿弹力袜或用弹性绷带包扎。避免久立或久坐。

2.药物治疗

吲哚美辛或阿司匹林。一般不必用抗生素或抗凝剂治疗。

(二)深部静脉血栓形成的治疗

深静脉血栓能导致致命性的肺梗死,因此治疗应该包括深静脉血栓本身和预防肺栓塞的治疗。急性期治疗方案主要有手术治疗和非手术治疗两种;慢性期治疗方法有药物治疗、手术治疗和压迫治疗。

1.急性下肢深静脉血栓形成

(1)一般治疗:①卧床休息 1～2 周,可减轻疼痛,并使血栓紧粘于静脉壁的内膜上。抬高患肢有利于静脉回流,促使肿胀消退;②保持大便通畅,以免用力排便使血栓脱落导致肺栓塞;③开始起床后应穿有压差或无压差长筒弹力袜。

(2)抗凝治疗:抗凝治疗是深静脉血栓治疗中应用最早且最广泛的方法,抗凝本身不能使已经形成的血栓溶解，但它能抑制血栓的蔓延，配合机体自身的纤溶系统溶解血栓，同时减少肺栓塞的发生。抗凝时间可贯穿整个病程，一般需要1～2个月，严重患者可持续用半年至1年，有的需要终身服药抗凝。

(3)溶栓疗法：主要为静脉溶栓疗法和介入溶栓疗法。

静脉溶栓疗法：主要针对新鲜血栓，越早使用效果越好，适用于发病后24小时内。常用的药物有链激酶、尿激酶和重组组织型纤溶酶原激活物。链激酶先25万～50万U静脉注射，然后10万U/h静脉滴注24～72小时。尿激酶先4 400 U/kg静脉注射，然后每小时4 400 U/kg静脉滴注24～72小时。也可用重组组织型纤溶酶原激活物，特别适用于合并肺栓塞时，总剂量50～100 mg，先在1～2分钟内静脉注射10 mg，剩余剂量在2小时内静脉滴入。

介入溶栓疗法：适用于发病后10天内或合并肺栓塞时。方法：用尿激酶灌注。①高剂量法：导管到位后先行团注量灌注，15分钟内注入尿激酶25万U，然后以每小时25万U速度连续灌注4小时，以后剂量减为每小时12.5万U灌注；②低剂量法：先团注，15分钟内注入5万U，然后以每小时5万U速度灌注；③中等剂量法：15分钟内团注10万U，然后以每小时10万U灌注。尿激酶的剂量范围为140～1 600万U，平均用量为400万U。灌注时间为15～74小时，平均30小时。血栓溶解后，经导管团注肝素5 000 U，然后以每小时800～1 000 U速度静脉滴注，以防血栓再形成。另一方案为尿激酶每分钟4 000 U连续灌注，直至血运建立，再以每分钟2 000 U灌注，直至血栓完全溶解。溶栓率可高达88%。亦可考虑应用相应剂量的链激酶溶栓治疗。

(4)介入治疗：腔内法下腔静脉滤网置放术，目的是通过在下腔静脉内放置滤网，使下腔静脉血栓脱落后不至于引起肺栓塞。

(5)手术治疗：静脉血栓摘除术自20世纪70年代起，随着取栓后血栓复发的报道越来越多，使得人们对取栓术的价值提出质疑，而溶栓治疗的安全性逐步提高，也使得取栓手术受到一定的限制。然而仍然有些学者认为取栓手术见效快、安全且简单，只要掌握好适应证，方法改进，并配合抗凝治疗，其成功率还是相当高的。

近年来，随着科技进步和腔内技术的发展，各种新型器材和介入下消除血栓的方法不断涌现例如经导管直接溶栓术、腔内超声血栓消融术、Amplatz血栓消融术、Oasis血栓消融术、药物-机械联合血栓切除术、血栓负压抽吸术等，未来会有更加多样化、有效化的器材和方法不断运用在临床上。

2.慢性下肢静脉阻塞的治疗

物理治疗利用弹力绷带或弹力袜，能明显改善患者的症状，减轻患肢胀痛感，加速肿胀消退。药物治疗一般选择口服华法林、氯吡格雷等，近年来新型口服抗凝药NOACs因其不用监测国际标准化比值的优势得到人们的喜爱，这类药物有：达比加群、利伐沙班、阿哌沙班和依度沙班等。达比加群和阿哌沙班，每12小时口服1次；利伐沙班和依度沙班每天固定时间服药1次。腔内介入治疗主要针对大血管，利用静脉造影明确狭窄的部位后，用球囊导管扩张，并放置支架，恢复管腔内经。手术治疗主要是再建静脉旁路，主要有大隐静脉-腘静脉旁路术，耻骨上静脉旁路术和股-腔静脉等人造血管旁路术。

（王　敏）

第十章

常见心血管疾病的中医治疗

第一节　动脉粥样硬化

一、概述

（一）定义

动脉粥样硬化是一组称为动脉硬化的血管病中常见而最重要的一种。各种动脉硬化的共同特点是动脉管壁增厚变硬、失去弹性和管腔缩小。动脉粥样硬化的特点是病变从动脉内膜开始，先后有脂质和复合糖类积聚，出血和血栓形成，纤维组织增生和钙质沉着，并有动脉中层的逐渐退变和钙化。由于在动脉内膜积聚的脂质外观呈黄色粥样，因此称为动脉粥样硬化。

动脉粥样硬化的病理变化主要累及体循环系统的大型肌弹力型动脉（如主动脉）和中型肌弹力型动脉（以冠状动脉和脑动脉罹患最多，肢体各动脉、肾动脉和肠系膜动脉次之，下肢多于上肢），而肺循环动脉极少受累。病变分布多为数个组织器官的动脉同时受累。最早出现病变的部位多在主动脉后壁及肋间动脉开口等血管分支处。正常动脉壁由内膜、中膜和外膜 3 层构成，动脉粥样硬化时相继出现脂质点和条纹，粥样和纤维粥样斑块，复合病变 3 类变化。美国心脏病学会根据其病变发展过程将其细分为 6 型。

Ⅰ型：脂质点。动脉内膜出现小黄点，为小范围的巨噬细胞含脂滴形成泡沫细胞积聚。

Ⅱ型：脂质条纹。动脉内膜见黄色条纹，为巨噬细胞成层并含脂滴，内膜有平滑肌细胞也含脂滴，有 T 淋巴细胞浸润。

Ⅲ型：斑块前期。细胞外出现较多脂滴，在内膜和中膜平滑肌层之间形成脂核，但尚未形成脂质池。

Ⅳ型：粥样斑块。脂质积聚多，形成脂质池，内膜结构破坏，动脉壁变形。

Ⅴ型：纤维粥样斑块。为动脉粥样硬化最具特征性的病变，呈白色斑块突入动脉腔内引起管腔狭窄。斑块表面内膜被破坏而由增生的纤维膜（纤维帽）覆盖于脂质池之上。病变可向中膜扩展，破坏管壁，并同时可有纤维结缔组织增生变性坏死等继发病变。

Ⅵ型：复合病变。为严重病变，由纤维斑块发生出血、坏死、溃疡、钙化和附壁血栓所形成。粥样斑块可因内膜表面破溃而形成所谓粥样溃疡，破溃后粥样物质进入血流成为栓子。

近年来由于冠脉造影的普及和冠脉内超声成像技术的进展，对不同的冠状动脉粥样硬化性心脏病患者的斑块性状有了更直接和更清晰的认识。从临床的角度来看，动脉粥样硬化的斑块基本上可分为2类：一类是稳定型即纤维帽较厚而脂质池较小的斑块；而另一类是不稳定型（又称为易损型）斑块，其纤维帽较薄，脂质池较大易于破裂。而就是这种斑块的破裂导致了心血管急性事件的发生。导致动脉粥样硬化斑块不稳定的因素包括血流动力学变化、应激、炎症反应等。其中炎症反应在动脉粥样硬化斑块不稳定和斑块破裂中起着重要作用。动脉粥样硬化斑块不稳定反映其纤维帽的机械强度和损伤强度的失平衡。斑块破裂释放组织因子和血小板活化因子，使血小板迅速黏附聚集形成白色血栓，血栓形成使血管急性闭塞而导致严重的持续的心肌缺血。同时斑块破裂导致大量的炎症因子的释放，可以上调促凝物质的表达，并能促进纤溶酶原激活物抑制物-1的合成，从而加重血栓形成，并演变为红色血栓。血栓形成使血管急性闭塞而导致严重的持续性心肌缺血。

从动脉粥样硬化的慢性经过来看，受累动脉弹性减弱，脆性增加，其管腔逐渐变窄，甚至完全闭塞，也可扩张而形成动脉瘤。视受累的动脉和侧支循环建立情况的不同，可引起整个循环系统或个别器官的功能紊乱。

（二）分类

1.主动脉粥样硬化

主动脉粥样硬化大多数无特异症状。主动脉广泛粥样硬化病变，可出现主动脉弹性降低的相关表现，如收缩期血压升高、脉压增宽、桡动脉触诊可类似促脉等。X线检查可见主动脉结向左上方凸出，有时可见片状或弧状钙质沉着阴影。主动脉粥样硬化最主要的后果是形成主动脉瘤，以发生在肾动脉开口以下的腹主动脉处为最多见。其次在主动脉弓和降主动脉。腹主动脉瘤多在体检时查见腹部有搏动性肿块而发现，腹壁上相应部位可听到杂音，股动脉搏动可减弱。胸主动脉瘤可引起胸痛、气急、吞咽困难、咯血、声带因喉返神经受压而麻痹引起声音嘶哑，气管移位、阻塞，上腔静脉、肺动脉受压等表现。X线检查可见主动脉的相应部位增大；主动脉造影可显示梭形或囊样的动脉瘤。二维超声、X线或磁共振成像可显示瘤样主动脉扩张。主动脉瘤一旦破裂，可迅速致命。

2.冠状动脉粥样硬化

冠状动脉粥样硬化可致心脏缺血、缺氧，导致心绞痛、心肌梗死，乃至猝死。

3.脑动脉粥样硬化

短暂性脑缺血发作可引起眩晕、头痛与昏厥等症状。随着动脉粥样硬化过程的进展，脑动脉管腔变窄，血流量明显减少，可造成脑的慢性缺血和缺氧。如脑动脉血栓形成或脑出血时，可有头痛、呕吐、意识丧失、瘫痪、失语等表现。后期脑萎缩时引起痴呆，有精神变态、行动失常、智力和记忆力减退以至性格完全变态等。

4.肾动脉粥样硬化

夜尿增多常为肾动脉粥样硬化的早期症状之一。严重者可导致肾动脉高度狭窄引起肾血管性高血压。年龄在55岁以上而突然发生高血压者，应考虑本病的可能。肾动脉并发血栓形成可引起肾区疼痛、尿闭发热等。长期肾脏缺血可致肾萎缩并发展为肾衰竭。可引起顽固性高血压，如发生肾动脉血栓形成，可引起肾区疼痛、尿闭。

5.肠系膜动脉粥样硬化

肠系膜动脉发生动脉粥样硬化可能引起消化不良、肠道张力减低、肠绞痛、便血与便秘等症状。血栓形成时，有剧烈腹痛、腹胀和发热。肠壁坏死时，可引起便血、麻痹性肠梗阻及休克等症状。

6.下肢动脉粥样硬化

下肢动脉可由于血供障碍可出现下肢冰冷、麻木和间歇性跛行，休息后消失；严重者可有持续性疼痛，下肢动脉尤其是足背动脉搏动减弱或消失。当动脉管腔完全闭塞时可产生坏疽。

7.小动脉粥样硬化

小动脉粥样硬化为末梢小动脉的弥漫性增生性病变，主要发生在高血压的患者。小动脉的硬化对脑和肾的血液供应影响最大。

(三)分期

1.隐匿期

隐匿期即临床无症状期。其过程长短不一，包括从较早的病理变化开始，如出现内皮细胞轻度受损、血小板黏着、结缔组织增生、平滑肌细胞轻度增殖或移位，以及脂质沉积等动脉粥样硬化的初始病变。此期管腔轻度狭窄。但尚无器官或组织受累的临床表现。

2.缺血期

缺血期即临床心绞痛期。上述冠状动脉硬化损害继续发展，形成粥样斑块突向管腔，并部分阻塞管腔造成狭窄，引起心绞痛发作。

3.坏死期

某些动脉硬化斑块发展很快，可破坏管壁，形成血栓或斑块破裂，进而部分或全部阻塞血管，引起器官组织坏死，临床可表现为不稳定型心绞痛、心肌梗死、心功能不全、心律失常，甚至猝死。

4.纤维化期

长期缺血或坏死，器官组织可发生纤维化和萎缩，临床可表现为心功能不全、心律失常等。

(四)中医对动脉粥样硬化的认识

动脉粥样硬化作为现代医学病名，虽然在中医的经典论著中并无“动脉粥样硬化”之称，但根据其受累部位的不同及所表现的各种临床症状，可涉及“痰浊”“眩晕”“中风”“胸痹”“头痛”“真心痛”“健忘”“肾痹”“痴呆”“脱疽”等各篇中。有学者认为脉属“奇恒之腑”，为气血之通道，结合动脉粥样硬化作为动脉血管的病变，可表现为血管壁弹性减退、管腔狭窄导致血流动力学异常，所以他们将其归为“脉痹”范畴。

痰瘀互结、结于血脉是动脉粥样硬化的关键病机。动脉粥样硬化病变部位主要在血脉，气血的运行又以经络血脉为通道，血脉不仅是其生理通道，也是其主要受邪部位。一方面，膏脂虽为正常营养物质，但过剩则为害，其主要病理变化在于清从独化，变生痰湿。另一方面，血脉中之瘀亦可致痰，同样引发本病。如《诸病源候论·诸痰候》中说：“诸痰者，此由血脉壅塞，饮水积聚而不消散，故成痰也。”阐明了瘀血化痰的病理过程，血中之痰浊是痰与血的混合物，是造成痰瘀互结的主要因素。这种病理状态持续发展下去，痰借血体，血借痰凝，凝血为瘀，痰瘀互结，着于血脉，血脉上凝着之痰瘀结块使脉管本身受损，局部气血的运行和温煦受阻，日久胶结不解，凝之愈坚，这种痰浊瘀血相凝之结块就是动脉粥样硬化斑块，即《丹溪心法卷二》所说的“痰挟瘀血，遂成窠囊”。由于痰浊黏滞重着，且易凝聚，随血流注，则身困重滞，肢麻沉重；痰浊上泛，蒙闭清窍，则头脑晕沉，头重如蒙；痰浊中阻，窒塞胸脘，则胸脘痞闷，泛恶欲吐；痰浊停聚，故见脉滑苔腻；痰瘀互结而有胸痹心痛，舌紫或瘀斑脉细涩等一系列病变。

（五）中医治疗动脉粥样硬化的优势

在动脉粥样硬化治疗方面，西医无外乎降脂、抗凝、抗栓，以及扩血管，虽然能缓解患者的症状表现，并不能从根本上彻底解决问题。中医治疗方法多种多样，具有多靶点、多环节、多途径的优势。对于动脉粥样硬化的防治采取辨病与辨证相结合选药，借鉴中药药理试验结果选药组方，既考虑中医宏观证型，也顾及现代医学的微观辨病的治疗。不稳定斑块形成的主要机制是斑块的炎症反应、细胞外基质的重塑、脂质核心较大三大要素。在长期的应用和研究过程中，已经发现了很多具有抑制炎性细胞黏附、激活、降低血脂、维持血管内膜功能、抑制平滑肌细胞凋亡和基质降解等药理作用的中药及其有效成分，将中医辨证论治指导下的传统组方理论与针对发病机制的对症治疗相结合，充分发挥中药多靶点、多途径整体调节的优势，这也可能将为中医药稳定斑块、防治缺血性中风、冠状动脉粥样硬化性心脏病及血管性痴呆等疾病开辟一条新途径。

二、病因、病机

（一）病因

1.饮食不节，脾虚不运

《素问·经脉别论》记载："饮入于胃，游溢精气，上输于脾，脾气散精，上归于肺，通调水道，下输膀胱，水精四布，五经并行"，《灵枢·决气》曰："中焦受气取汁，变化而赤是谓血"，《景岳全书·脏象别论》所列："血者，水谷之精气也，源源而来，而实生化于脾"，《脾胃论》曾指出："夫饮食入胃，阳气上行，津液与气入于心，贯于肺，充实皮毛，散于百脉"为后世"脾为生痰之源"的主要理论依据，以上均说明脾胃为气血生化之源，若饮食不节，恣食肥甘厚味，嗜酒豪饮，损伤脾胃，或正气亏虚，脾胃虚弱，运化失司，湿邪内生，胃失受纳，脾失健运，致所食水谷肥甘，不能化生精微，反成痰浊聚集体内。如《素问·痹论》言："饮食自倍，肠胃乃伤"，《素问·奇病论》曰："数食甘美而多肥"，《灵枢·逆顺肥瘦篇》云："此肥人也……其为人也，贪于取与"，《素问·通评虚实论》说："肥贵人，则膏粱之疾也"，说明过食肥甘，易致湿邪困脾，甘性缓，缓则脾气滞，使脾之清气不能化浊，血中脂质增高，阻遏经行，脉络不畅，而证见百出；《丹溪心法》云："肥白之人，沉困怠惰是气虚"，明·李中梓在《医宗必读》篇说："脾土虚弱，清者难升，油者难降，留中滞脑，凝聚为痰。"，明·张介宾亦云："夫人之多痰，皆由中虚使然"，《诸病源候论·虚劳痰饮候》有云：劳伤之人，脾胃虚弱，不能克消水架，故为痰饮也。"再者《证治汇补》所言："脾虚不运清迪，停滞津液而为痰生。"皆指正气不足或过度安逸，致使脾胃虚弱，运化无力，痰湿内生，从而血中脂质增高，最终导致动脉粥样硬化的形成。

2.邪犯机体，日久成病

邪气主要有毒邪及湿热之邪。毒邪其有内外之分，如唐·王冰注《素问·五常政大论》中曰："夫毒者，皆五行标盛暴烈之气所为也。""毒，厚也，害人之草"，这里多指烟草之毒，《金匮要略·心典》记载："毒，邪气蕴结不解之谓。"喻嘉言曾说："外因者，天行不正之时毒也，起居传染之秽毒也。内因者，醇酒厚味之热毒也，郁怒横决之火毒也"，可见外感六淫之邪及烟毒，可因外邪内侵，久而不除，蕴结而成；内生之毒邪多指脏腑功能气血运行紊乱，阴阳失和，致使体内毒邪化生。总之，内外毒邪侵犯机体日久，损伤正气，浸淫脉络，脉络受伤，气血津液运行失常而酿成痰瘀等邪，正是“无邪不有毒，热从毒化，变从毒起，瘀从毒结”，所以毒邪是导致动脉粥样硬化的重要因素。现代医家认为湿热之邪是导致动脉粥样硬化的重要病因，《临证指南医案》篇中曾说：“初病湿热在经，久则瘀热入络”，他们认为，无论是外感湿热之邪，还是内生湿热，湿为阴邪，其性枯滞，阻碍气机，气机失调，血行不畅，易滞为瘀，热为阳邪，煎熬津液，成为痰瘀，均可影响经络的气血运行，最终导致动脉粥样硬化的发生。有医者认为湿热之邪是导致动脉粥样硬化的主要因素，因此主张治疗动脉粥样硬化的主要治则是清热化湿。

3.情志失调

情志失调，七情内伤，肝失疏泻，如《血证论·脏腑病机论》记载“木之性主于疏泻，食气入胃，全赖肝木之气以疏泻之，而水谷乃化。”因此肝的疏泻功能失调，则气机升降失调，易气滞血瘀，同时肝气横逆克脾胃，脾胃亏虚，水谷运化无力，聚而化痰。再者忧思伤脾，脾失运化，津液输布失调，聚而成痰；思虑伤心，心气郁结，则气血运行不畅，以致成瘀，痰瘀与脉络相互搏结，形成动脉粥样硬化。

4.先天禀赋不足，年老体衰

肾主骨，生髓，为先天之本，其元气为一身诸气之根本，《医林改错》中曰：“元气既虚，必不能达于脉管，血管无气，必停留而瘀”，肾气亏虚，无力推动血液运行，易成瘀血，导致动脉粥样硬化的形成，而且肾阴虚则脉道涩滞，肾阳虚无力温晚，血行不畅，瘀血内生，阻于络脉。再者年老脾胃亏虚，痰湿内生，如《医宗必读》云：“脾土虚弱，清者难升，浊者难降，留中滞膈，瘀而成痰。”另有心肾相交，水火相济，心为“君主之官”，心主血脉，心气推动血液运行，对人体各脏腑器官具有滋养的作用，《素问·五脏生成篇》说：“诸血者，皆属于心”，《灵枢·决气》曰：“中焦受气取汁，变化而赤，是谓血”“壅遏营气，令无所避，是谓脉”，皆指出心的生理功能，若年老体虚及先天不足造成肾阴阳亏虚，心脉失养，则心气虚弱，血行不利，血停脉中，阻塞脉道，发为“瘀血”，如《灵枢·经脉》云：“手少阴气绝则脉不通，脉不通则血不流。”有学者认为动脉粥样硬化与心主血脉功能失调有密切关系，强调在治疗动脉粥样硬化中，应以益气行血，活血通脉，调治心主血脉功能失调为主。随着年龄的增大，肝气衰弱，肝条达舒畅无力，易致痰瘀内生，这与动脉粥样硬化发病年龄相关，治疗上应以温养暖肝，振奋肝阳为主，恢复其功能。正如《灵枢·天年》记载：“五十岁，肝气始衰”，《素问·上古天真论》“丈夫八岁肾气实……七八肝气衰，筋不能动”，《素问·阴阳应象大论》“年五十，体重，耳日不聪明矣”，上述诸论指出人五十岁左右，肝气开始衰弱，即出现病变征象。

5.脉络瘀阻

《灵枢·经水》曾记载：“若夫八尺之士，皮肉在此，外可切循度量而得之，其死可解剖而视之……脉之长短，血之清油，皆有大数”，《素问·五脏别论》说：“夫脉者，血之府也”“心主身之血脉”“心者其充在血脉”“肺朝百脉”“脑、髓、骨、脉、胆……名曰奇恒之腑”等，对脉与心、肺的关系进行了明确的阐述，汉·张仲景则在《伤寒杂病论》中明确提出“脉络”的概念，如《金匮要略·水气病脉并治》记载：“沉则脉络虚”，并以专篇论述脉络病变，并创立治疗脉络病变的通络方药，其后清代名家叶天士在继承其理论基础上，提出“络以辛为泄”的治疗法则，同时针对脉络病证的病机，提出理气、活血、化痰、补虚等法，丰富了脉络病变的辨证及治疗内容。有学者在此基础上提出“脉络-血管系统病”概念，其认为狭义的“脉络-血管系统病”是指以动脉粥样硬化为主要发病机制的心脑血管疾病及动脉粥样硬化闭塞症等疾病，提出络气郁滞（或虚滞）为其始动因素与动脉粥样硬化形成过程的血管内皮功能障碍有关，并因此认为的脉络瘀阻是导致动脉粥样硬化的病理环节，根据其所处部位不同分别表现为心、脑、周围血管等不同疾病，中医统称为络病。

（二）病机

1.气虚血瘀

《素问·举痛论》曰："百病生于气"，气为血帅，气行则血行，气虚血行无力，血液瘀阻于心脉。气虚血瘀与动脉粥样硬化的发生、发展有着内在的重要联系。

2.痰浊凝聚

动脉粥样硬化病变部位主要在血脉，其既是生理通道，也是主要的受邪部位。"痰瘀同病"，痰浊内生，阻碍气机，气机不畅则瘀血内生，痰浊留滞血脉之中是动脉粥样硬化的重要病理因素之一。血瘀证的出现是动脉粥样硬化进一步发展，病情加重的重要标志，是演变成一系列心脑血管疾病的必然转归。《医学正传》曰："津液稠黏，为痰为饮，积久渗入脉中，血为之浊。"另一方面，血脉中之瘀亦可致痰，引发本病。《诸病源候论·诸痰候》曰："诸痰者，此由血脉壅塞，饮水积聚而不消散，故成痰也。"《血证论》则明确指出："瘀血既久，亦能化为痰水"。血中之痰浊是痰与血的混合物，是造成痰瘀互结的初始阶段，阐明了瘀血化痰的病理过程。这种病理状态持续发展，痰借血体，血借痰凝，凝血为瘀，痰瘀互结，着于血脉，血脉上凝着之痰瘀结块，即成动脉粥样硬化斑块。

3.湿热内蕴

《临证指南医案》指出："初病湿热在经，久则瘀热入络"，湿性黏滞，易阻碍气机，血行失畅，滞而为瘀。热为阳邪，其性耗散，煎液成痰，熬血成瘀，或热伤血络，血不归经，离经之血成瘀。说明湿热蕴蒸日久可以导致血瘀。湿热化瘀是动脉粥样硬化发生、发展的主要病理环节，无论是外感湿热证，还是内伤杂病湿热证，湿热蕴化日久，入营动血，瘀血内生，均可影响经络血脉。从而导致动脉粥样硬化相关性疾病的发生。其病理机制可能为以下几点。

（1）《血证论》曰："病水者亦未尝不病血也。"湿性凝滞，易阻碍气机，血行失畅，则滞而为瘀。

（2）热为阳邪，其性耗散，煎液成痰，熬血成瘀，痰瘀互结。

（3）热伤血络，血热妄行，离经之血则为瘀。

（4）湿热日久，必耗气伤阴，气虚则无力行舟，阴虚则无水行舟，必生血瘀诸证。

4.毒邪致病

毒邪多指热毒，源自脏腑虚损，阴阳失衡，气血运行失利，终致营卫失和而壅滞，积瘀成热，蓄热成毒，则热毒内生。吸烟、饮酒、多食肥甘厚味皆生痰，痰瘀交阻，瘀久化热，热极生毒，痰瘀化热，久而蕴毒等。毒邪致病，亦可因毒而成痰成瘀。其病理机制可能为以下几点。

（1）因毒成痰：因毒成痰的原因有两个方面：①毒邪侵犯机体，造成脏腑功能障碍，津液不能正常输布代谢，滞留体内，凝聚而为痰饮；②津液受热毒煎熬成痰。

（2）毒邪致瘀：毒邪致瘀的原因有五个方面：①毒邪煎熬熏蒸血液，血凝成瘀；②毒邪伤络，血溢成瘀；③毒邪伤津耗阴，阴伤血滞为瘀；④毒塞气机，血脉凝滞；⑤热毒损脏，血行失司。反之，痰饮、瘀血作为津液代谢的病理产物，其本身皆能化毒为害，形成痰毒、瘀毒，且津血同源，痰瘀相关，毒、痰、瘀三者相互促生，形成恶性循环，以毒为引发关键，以痰、瘀为有形之病灶，中医认为感染、炎症是毒邪所致的病理变化。

5.脏腑功能失调

(1)脾虚失运:脾胃为气血生化之源,脾主运化,主升清降浊。脾胃是化生水谷精微的主要脏腑,血由水谷精微化生而来,《景岳全书》说:"血者水谷之精气也,源源而来,而实生化于脾。"脾之运化失常,过盛水谷化为脂浊入脉中形成痰浊;或素体脾虚,不能运化水谷而聚湿成痰,痰入脉中,血行不利,成为瘀血,都可影响机体血脂代谢,导致动脉粥样硬化的发生。

(2)肝失疏泄:《血证论·脏腑病机论》曰"木之性主于疏泻,食气入胃,全赖肝木之气以疏泻之,而水谷乃化。"可见后天脾胃需在肝气正常,疏泻有序的基础上,其自身气机才能升降协调。肝气衰弱,肝条达舒畅无力,气机易郁滞失疏,气滞则血瘀;同时肝气横逆脾胃,脾胃升降功能受限制,水津湿气不布,聚而化痰。

(3)肾气虚衰:肾主元气,而元气为一身诸气之根本,《医林改错》说:"元气既虚,必不能达于脉管,血管无气,必停留而瘀",肾气虚无力驱邪外出,形成瘀血,可导致动脉粥样硬化斑块的缓慢进展,皆以肾脏阴阳的虚衰、失调为基础。

综上所述,本病病因、病机不外乎脏腑亏虚,加之湿热、痰纯、瘀血、毒邪等实邪所致本虚标实之证,其病理变化主要表现为本虚标实,虚实夹杂,本虚以心、脾、肝、肾四脏为本病之本,标实以湿热、痰浊、瘀血及毒邪等为本病之标,其间又往往交错夹杂,相互并见,因此无论外因致虚,还是本虚致实,引发的实邪病理产物,最终导致五脏虚损,发为本病,其关键为正虚邪实相互夹杂,邪留血脉,脉络损伤,血府失柔。

三、诊断与鉴别诊断

(一)诊断

1.临床表现

(1)一般表现:脑力和体力衰退,触诊体表动脉如颞动脉、桡动脉、肱动脉等可发现变窄、变长、迂曲和变硬。

(2)主动脉粥样硬化:大多数无特异性症状。叩诊时可发现胸骨柄后主动脉浊音区增宽;主动脉瓣区第二心音亢进而带金属音调,并有收缩期杂音。收缩期血压升高,脉压增宽,桡动脉触诊可类似促脉。X线检查可见主动脉结向左上方凸出,主动脉扩张与扭曲,有时可见片状或弧状的斑块内钙质沉着影。主动脉粥样硬化还可形成主动脉瘤。腹主动脉瘤多因体检时查见腹部有搏动性块肿而发现,腹壁上相应部位可听到杂音,股动脉搏动相应部位可听到杂音,股动脉搏动可减弱。胸主动脉瘤可引起胸痛,气急,吞咽困难,咯血,声带因喉返神经受压而麻痹,气管移位或阻塞,上腔静脉或肺动脉受压等表现。X线检查可见主动脉的相应部位增大;主动脉造影可显示出梭形或囊样的动脉瘤。二维超声显像可显示瘤样主动脉扩张。主动脉瘤一旦破裂,可迅速致命。

(3)冠状动脉粥样硬化:冠状动脉粥样硬化可引起心绞痛、心肌梗死及心肌纤维化等。

(4)脑动脉粥样硬化:脑缺血可引起眩晕、头痛与昏厥等症状。脑动脉血栓形成或破裂出血时引起脑血管意外,有头痛、眩晕、呕吐、意识突然丧失、肢体瘫痪、偏盲、失语等表现。脑萎缩时引起痴呆,有精神变态,行动失常,智力及记忆力减退以致性格完全变化等症状。

(5)肾动脉粥样硬化:肾动脉粥样硬化临床并不多见,可引起顽固性高血压,年龄在55岁以上而突然发生高血压者,应考虑本病的可能。如有肾动脉血栓形成,可引起肾区疼痛、尿闭及发热等。

(6)肠系膜动脉粥样硬化:肠系膜动脉粥样硬化可能引起消化不良、肠道张力减低、便秘与腹痛等症状。血栓形成时，有剧烈腹痛、腹胀和发热。肠壁坏死时，可引起便血、麻痹性肠梗阻及休克等症状。

（7）四肢动脉粥样硬化：四肢动脉粥样硬化以下肢较多见，尤其是腿部动脉，由于血供障碍而引起下肢发凉、麻木和间歇性跛行，即行走时发生腓肠肌麻木、疼痛以致痉挛，休息后消失，再走时又出现；严重者可有持续性疼痛，下肢动脉尤其是足背动脉搏动减弱或消失。动脉管腔若完全闭塞时可产生坏疽。

2.实验室及其他检查

（1）血脂检查：动脉硬化患者多有脂代谢失常，主要表现为血总胆固醇增高、高密度脂蛋白胆固醇降低、血甘油三酯增高、血β脂蛋白增高、载脂蛋白β增高、载脂蛋白A降低、脂蛋白电泳图形异常，90%以上的患者表现为Ⅱ或Ⅳ型高脂蛋白血症。

（2）血流动力学检查：血黏滞度增高，血小板活性可增高。

（3）X线检查：选择性动脉造影可以显示其硬化所造成的管腔狭窄性病变，以及病变的部位、范围和程度。

（4）其他检查：心电图、超声心动图、脑血流图、脑地形图、多普勒超声检查、肢体电阻抗图、脑电阻抗图、脑X线、磁共振电脑断层显像图。

（二）鉴别诊断

1.梅毒性主动脉炎

梅毒性主动脉炎是梅毒螺旋体进入主动脉外层与中层导致的主动脉炎，有梅毒病史且未经充分治疗，梅毒血清反应阳性，患者无主动脉硬化的危险因素，如高血压、高血脂、糖尿病等，梅毒螺旋体极易在升主动脉内生长，因此病变主要影响升主动脉。而主动脉粥样硬化自升主动脉根部向弓部蔓延，常累及腹主动脉、肾动脉及其他大、中、小动脉。梅毒性主动脉炎病程长，升主动脉和主动脉弓局部增宽、膨出，部分患者可见升主动脉线条状钙化，而主动脉粥样硬化显示块状钙化。

2.纵隔肿瘤

纵隔可分为前、中、后纵隔，气管和心脏大血管所在的部位为中纵隔。中纵隔常见的肿瘤有淋巴瘤、支气管囊肿、心包囊肿。纵隔肿瘤不受年龄限制，从儿童到老年各个年龄均可发病，多数通过常规X线检查发现，肿块常无膨胀性搏动。而主动脉粥样硬化所致的主动脉扩张，可见纵隔增宽，X线透视下有明显的搏动。血管造影、MRI和CT检查均有助于鉴别。

3.其他鉴别

（1）冠状动脉粥样硬化引起的心绞痛和心肌梗死，须与其他冠状动脉病变所引起者相鉴别。

（2）心肌纤维化须与其他心脏病，特别是心肌病相鉴别。

（3）脑动脉硬化所引起的脑血管意外，需与其他原因引起的脑血管意外相鉴别。

（4）肾动脉粥样硬化所引起的高血压，须与其他原因引起的高血压相鉴别；肾动脉血栓形成须与肾结石相鉴别。

（5）四肢动脉粥样硬化所产生的症状，须与其他病因的动脉病变所引起的症状相鉴别。

四、治疗

(一)临床常用中药

1.芳香开窍类

(1)麝香:本品能改变血-脑屏障的通透性,增强中枢神经系统的耐缺氧能力,改善脑循环,具有兴奋中枢、抗脑损伤、改善学习记忆的作用。麝香还有明显的强心作用,能增强心肌收缩力和心排血量。麝香注射液可促进损伤神经的功能修复。麝香水剂具有扩血管作用。麝香酮能明显增加子宫收缩频率和强度,并有抗早孕和抗着床作用;麝香有一定的抗炎作用,其抗炎作用与氢化可的松相似;麝香还有抗肿瘤、免疫抑制等作用。其药性为味辛,性温。归心、脾经。具有开窍醒神,活血通经,消肿止痛的功效。多入丸散用,外用适量。孕妇禁用。

(2)冰片:从樟科植物樟中提取的天然冰片主要成分为右旋龙脑,从菊科植物艾纳香中提取的冰片主要含左旋龙脑,含少量桉油精、左旋樟脑、倍半萜醇等。机制冰片除含有龙脑外,还含有大量异龙脑。本品对中枢神经系统具有兴奋和抑制双重作用,龙脑、异龙脑均有耐缺氧作用,并改善缺血脑组织能量代谢,减轻脑损伤;还能抗心肌缺血,局部应用对感觉神经有轻微刺激,有一定的止痛及温和的防腐作用;对金黄色葡萄球菌、乙型溶血性链球菌、甲型溶血性链球菌、肺炎链球菌和大肠埃希菌等在试管内均有明显抗菌作用,呈现出低浓度抑菌,高浓度杀菌的作用;还能抗生育,并具有促进药物吸收、影响药物分布等作用。其药性为味辛、苦,性微寒。归心、脾、肺经。具有开窍醒神,清热止痛的功效。入丸散用,外用研粉点敷患处。孕妇慎用。

(3)苏合香:本品具有穿透血-脑屏障、兴奋中枢、抗缺氧等作用,并能对抗心肌梗死,增强耐缺氧能力,能减慢心率,改善冠状动脉流量和降低心肌耗氧;苏合香脂有明显抗血小板聚集作用,苏合香还能明显延长血浆复钙时间和凝血酶原时间,降低纤维蛋白原含量和促进纤溶酶活性。苏合香有祛痰作用,并有较弱的抗菌作用,可用于各种呼吸道感染;可缓解局部炎症,促进溃疡与创伤的愈合,所含桂皮酸具有抗菌、防腐、利胆、止泻等作用。其药性为味辛、性温。归心、脾经。具有开窍醒神,辟秽,止痛的功效。宜入丸散服。

(4)石菖蒲:石菖蒲水提液、挥发油或细辛醚、β-细辛醚均有镇静、抗惊厥、抗抑郁、改善学习记忆和抗脑损伤作用,并能调节胃肠运动。石菖蒲总挥发油对豚鼠气管平滑肌具有解痉作用;β-细辛醚能增加小鼠腹腔注射酚红后离体气管段酚红排出量,并延长二氧化硫致小鼠咳嗽的发作潜伏期,减少咳嗽次数,呈现出较好的平喘、祛痰和镇咳作用;石菖蒲还有改善血液流变性、抗血栓、抗心肌缺血损伤等作用。其药性为味辛、苦,性温。归心、胃经。具有开窍豁痰,醒神益智,化湿开胃的功能。常煎服。

2.活血化瘀类

(1)川芎:川芎嗪能扩张冠状动脉,增加冠状动脉血流量,改善心肌的血氧供应,并降低心肌的耗氧量,可扩张脑血管,降低血管阻力,显著增加脑及肢体血流量,改善微循环。本品辛散温通,既能祛风通络止痛,又可治风湿痹痛,常配独活、秦艽、防风、桂枝等药同用。其药性为味辛、性温。归肝、胆、心包经。具有活血行气,祛风止痛的功效。常煎服。阴虚火旺、多汗、热盛及无瘀之出血症和孕妇均当慎用。

(2)乳香:乳香有镇痛、消炎、升高白细胞计数的作用,并能加速炎症渗出排泄,促进伤口愈合;所含蒎烯有祛痰作用;乳香能明显减轻阿司匹林、保泰松、利血平所致胃黏膜损伤及应激性黏膜损伤,减低幽门结扎性溃疡指数及胃液游离酸度。其药性为味辛、苦,性温。归心、肝、脾经。

具有活血行气止痛，消肿生肌的功效。常煎服，宜炒去油用。外用适量，生用或炒用，研末外敷。胃弱者慎用，孕妇及无瘀滞者忌用。

(3)丹参：本品能抗心律失常，扩张冠状动脉，增加冠状动脉血流量，调节血脂，抗动脉粥样硬化；能改善微循环，提高耐缺氧能力，保护心肌；可扩张血管，降低血压；能降低血液黏度，抑制血小板聚集，对抗血栓形成；能保护肝细胞损伤，促进肝细胞再生，有抗肝纤维化作用；能改善肾功能、保护缺血性肾损伤。此外，丹参还有一定的镇静、镇痛、抗炎、抗过敏作用。脂溶性的丹参酮类物质有抗肿瘤作用。丹参总提取物有一定的抗疲劳作用。其药性为味苦，性微寒。归心、肝经。具有活血调经，祛瘀止痛，凉血消痈，清心除烦的功效。常煎服，活血化瘀宜酒炙用。反藜芦，孕妇慎用。

(4)红花：本品有轻度兴奋心脏、降低冠状动脉阻力、增加冠状动脉流量和心肌营养性血流量的作用，可保护和改善心肌缺血，缩小心肌梗死范围。其药性为味辛，性温。归心、肝经。具有活血通经，祛瘀止痛的功效。常煎服，外用适量。孕妇忌用，有出血倾向者慎用。

(5)水蛭：水蛭水煎剂有较强抗凝血作用，能显著延长纤维蛋白的凝聚时间，水蛭提取物、水蛭素对血小板聚集有明显的抑制作用，抑制大鼠体内血栓的形成，对弥散性血管内凝血有很好的治疗作用。其药性为味咸、苦，性平。有小毒。归肝经。具有破血通经，逐瘀消癥的功效。可煎服，或研末服，以入丸、散或研末服为宜。或以鲜活者放置于瘀肿局部吸血消瘀。孕妇及月经过多者忌用。

(6)全蝎：东亚钳蝎毒和从粗毒中纯化得到的抗癫痫肽有明显的抗癫痫作用；全蝎对番木鳖碱、烟碱、戊四氮等引起的惊厥有对抗作用；全蝎提取液有抑制动物血栓形成和抗凝作用；蝎身及蝎尾制剂对动物躯体痛或内脏痛均有明显镇痛作用；蝎尾镇痛作用比蝎身强约 5 倍；全蝎水、醇提取物分别对人体肝癌和结肠癌细胞有抑制作用。其药性为味辛，性平。有毒。归肝经。具有息风镇痉，攻毒散结，通络止痛托功效。常煎服或研末吞服。外用适量。本品有毒，用量不宜过大。孕妇慎用。

(7)地龙：地龙水煎液及地龙解热碱有良好的解热作用；热浸液、醇提取物对小鼠和家兔均有镇静、抗惊厥作用；广地龙次黄嘌呤具有显著的舒张支气管作用；并能拮抗组织胺及毛果芸香碱对支气管的收缩作用；广地龙酊剂、干粉混悬液、热浸液、煎剂等，均有缓慢而持久的降压作用；地龙提取物具有纤溶和抗凝作用。此外，地龙还具有增强免疫、抗肿瘤、抗菌、利尿、兴奋子宫及肠平滑肌作用。其药性为味咸，性寒。归肝、脾、膀胱经。具有清热定惊，通络，平喘，利尿的功效。常煎服。

(二)辨证论治

1.肾精亏虚证

头晕头痛，目眩耳鸣，健忘，思维不易集中，或郁或呆，腰酸腿软，心烦不寐，肢体麻木，舌黯红苔少，脉弦细或细涩。

(1)治法：滋阴补肾，填补精髓。

(2)代表方剂：加减右归饮。熟地黄 15 g，怀山药 15 g，山茱萸 12 g，枸杞子 15 g，龟甲胶 12 g(烊化)，鹿角胶 12 g(烊化)，菟丝子 15 g，杜仲 15 g，何首乌 12 g，女贞子 12 g，益智仁 10 g。水煎服。

方中熟地黄、怀山药、山茱萸、枸杞子、龟甲胶、菟丝子、女贞子、杜仲补肾填精；何首乌、鹿角胶滋养精血；益智仁既可以固肾涩精，又可以温胃健脾，防止以上补益药的过分滋腻。诸药合用，有补益精血，充填脑髓功用。

(3)加减：若兼气短乏力，声低语微者，加黄芪20 g、人参10 g，以补气；精神呆钝者，加石菖蒲12 g、远志10 g，以醒神益智；若兼阳气不足，畏寒肢冷，腰膝酸软，夜尿频频者，加肉桂1.5 g(焗煎)、熟附子12 g，以温肾助阳；若腹胀，便溏者，去熟地黄、何首乌，加砂仁10 g，行气消滞；若肢肿者，加茯苓皮30 g、泽泻20 g，以利水消肿。

2.痰阻脉络证

胸闷如窒而痛，或痛引肩背，气短喘促，痰多，肢体沉重，形体肥胖，舌苔浊腻或白滑腻，脉滑。

(1)治法：通阳宣痹，化痰泄浊，健脾和胃。

(2)代表方剂：涤痰汤。陈皮10 g，法半夏12 g，胆南星10 g，枳实12 g，石菖蒲10 g，党参18 g，白术12 g，茯苓15 g，炙甘草6 g，生姜3片，大枣4枚。水煎服。

方中陈皮、法半夏、胆南星燥湿除痰；枳实行气宽胸消痞；党参、白术、茯苓、炙甘草健脾益气，化湿以除痰；石菖蒲化痰以开窍。

(3)加减：若痰浊化热者，加大黄3～6 g、荷叶15 g，以清热泄浊；若心胸翳闷痛明显者，加瓜蒌皮15 g、薤白15 g，以豁痰宽胸；若眩晕头痛者，加天麻12 g、川芎10 g，以熄风通络；胁下有痞块者，去党参、白术，加香附10 g、延胡索12 g、丹参18 g、鳖甲18 g(先煎)，以行气活血软坚散结。

3.瘀血痹阻证

胸部疼痛如针刺状，固定不移，入夜更甚，时有心悸不宁，时而项僵肢麻。舌质紫暗，或瘀斑瘀点，舌下络脉迂曲，脉沉涩。

(1)治法：疏肝理气，活血通脉。

(2)代表方剂：血府逐瘀汤。桃仁12 g，红花9 g，当归9 g，地黄15 g，赤芍12 g，川芎9 g，牛膝12 g，桔梗10 g，柴胡10 g，枳壳10 g，甘草6 g。水煎服。

方中桃仁、红花、赤芍、当归、地黄、川芎活血化瘀，其中当归、川芎、地黄、赤芍尚兼有养血之功，柴胡、枳壳、赤芍疏肝理气，行气开胸；桔梗载药上行，升提肺气；牛膝引药下行，疏通血脉；甘草和调诸药。

(3)加减：若胁痛明显者，加香附15 g、延胡索12 g，以疏肝理气；眩晕明显者加天麻12 g、法半夏15 g，以熄风化痰；乏力，短气懒言者，加人参9 g(另炖)、黄芪20 g，以益气扶正；手足麻木者，加桂枝10 g、姜黄12 g，以祛风通络。

4.湿热内蕴证

头重身倦，心胸烦闷，头昏目矇，腹胀纳呆，口干口苦，便溏秽臭，小便黄浊，肌肤、眼睑常有痰核，色橙黄，舌质偏红，苔黄浊腻，脉象滑数。

(1)治法：清热化湿，行气消滞。

(2)代表方剂：茵陈蒿汤加减。茵陈蒿18 g，大黄3 g，栀子10 g，虎杖12 g，荷叶12 g，山楂15 g，泽泻15 g，藿香12 g，甘草6 g。水煎服。

方中茵陈蒿汤清泄肝胆湿热；虎杖、泽泻、荷叶清热祛湿；加藿香、山楂化湿消滞，甘草调和诸药。诸药配合共奏清热化湿、行气消滞之效，对于由于饮食不节，恣食膏粱厚味、醇酒乳酪引起的湿热阻滞者甚效。

(3)加减：若大便秘结者，大黄、虎杖可适当加量，并加枳实12 g、决明子15 g以加强通便之力；寐差者，加黄连6 g、淡竹叶9 g，以清心泄热；症见胁痛、目赤、口干、脉弦数者，加龙胆草10 g、

柴胡 9 g、夏枯草 15 g,以清泄肝胆之火;肌肤眼睑有橙色痰核者,加夏枯草 15 g、海藻 15 g、昆布 15 g,以化痰消脂;饮酒成癖者,加枳椇子 15 g、葛花 9 g,以解酒;心下病,加黄连 6 g、法半夏 9 g、瓜蒌皮 18 g。以宽胸消痞。

5.脾虚湿盛证

头重体倦,腹胀纳呆,乏力懒言,口淡不渴,大便溏薄,小便清长,健忘,面色欠华,或有下肢肿,眼睑虚浮,或肢体麻木,舌体淡胖,边有齿痕,苔白浊腻,脉缓无力。

(1)治法:益气健脾,和胃渗湿。

(2)代表方剂:加味参苓白术散。党参 18 g,茯苓 15 g,白术 12 g,怀山药 15 g,炙甘草 6 g,薏苡仁 20 g,桔梗 12 g,砂仁 8 g(后下),泽泻 15 g,猪苓 12 g,荷叶 12 g。水煎服。

方中党参、茯苓、白术、怀山药、炙甘草益气健脾;砂仁行气和胃;泽泻、猪苓、薏苡仁渗湿;荷叶、桔梗除痰化湿。诸药配合,有益气健脾、和胃渗湿、除痰化浊消滞之效。

(3)加减:健忘、失眠者,加益智仁 10 g、石菖蒲 12 g,以安神益智;肢肿面浮者,加黄芪 24 g、防己 9 g,以加强益气利水消肿;兼食滞者,加山楂 15 g、莱菔子 15 g,以消食导滞;肢体麻木者,加桂枝 12 g、赤芍 12 g,以温通活血。

6.阴虚阳亢证

眩晕头痛,烦躁易怒,失眠多梦,腰膝酸软,耳鸣目涩,五心烦热,夜间盗汗,肢体麻木,舌红少苔乏津或无苔,脉弦细数。

(1)治法:滋阴补肾,平肝潜阳。

(2)代表方剂:天麻钩藤饮。天麻 12 g,钩藤 18 g,杜仲 18 g,牛膝 12 g,白芍 12 g,茯苓15 g,桑寄生 15 g,栀子 10 g,石决明 30 g,夜交藤 18 g,女贞子 12 g,決明子 15 g,甘草 6 g。水煎服。

方中杜仲、牛膝、女贞子补肾;白芍、桑寄生养血和肝;天麻、钩藤、石决明、决明子平肝熄风;栀子清热除烦,夜交藤养血安神;甘草协调诸药,共同发挥补肾平肝潜阳之功效。

(3)加减:若烦躁失眠者,去桑寄生、牛膝,加酸枣仁 18 g、合欢皮 18 g,以安神除烦;若兼气短、心悸者,去牛膝、桑寄生,加党参 18 g、麦冬 15 g、五味子 10 g,以益气养阴;若兼心翳胸痛者,去女贞子、石决明,加丹参 18 g、三七 3 g(冲服),以活血通痹;五心烦热者,去桑寄生、茯苓、牛膝,加牡丹皮 15 g、知母 9 g、黄柏 9 g,以滋阴清热;多汗者,加龙骨 30 g(先煎),以固涩敛汗;肢体麻木者,去石决明、栀子,加毛冬青 20 g、丹参 15 g,以活血通络;头项强痛者,加葛根 30 g,以解肌止痛。

(三)外治法

1.针灸

(1)动脉粥样硬化心阳虚者:①常用穴位:内关、神门或大椎、关元、足三里。②手法:针刺,用补法,得气后留针 5～20 分钟。日针 1 次,10 次为 1 个疗程,休息 2～5 天后可行第 2 个疗程,共 1～4 个疗程。

(2)动脉粥样硬化心血瘀阻者:①常用穴位:心俞、巨阙、膻中、血海、膈俞。②手法:针刺用泻法,得气后留针 20 分钟。日针 1 次,10 次为 1 个疗程,休息 2～5 天后可行第 2 个疗程,共 1～4 个疗程。

(3)动脉粥样硬化痰浊阻滞者:①常用穴位:足三里、丰隆、脾俞、肺俞。②手法:针刺用泻法,每次 10 分钟。日针 1 次,10 次为 1 个疗程,休息 2～5 天后可行第 2 个疗程,共 1～4 个疗程。

(4)动脉粥样硬化肝阳上亢者:①常用穴位:风池、肝俞、曲池、太冲、太溪。②手法:针刺用泻法或平补泻法，留针 20 分钟。日针 1 次，10 次为 1 个疗程，休息 2～5 天后可行第 2 个疗程，共 1～4 个疗程。

2.推拿

(1)心阳虚：心阳虚者取左灵墟、天池、心俞、屋翳等穴，采用掌擦法，复合震颤法，每分钟 200 圈左右。

(2)心气虚：心气虚者推拿心前区、内关、膻中、三阴交、足三里等穴，每穴 3～4 分钟，早晚各 1 次。

(3)心血瘀阻：心血瘀阻者揉擦涌泉，按摩内关、合谷、膻中、足三里等，每天早晚各 1 次；再按心前区、天池、灵墟等穴 12 分钟，再按背部心俞 4 分钟，每天 2 次。

(4)痰浊内阻：痰浊内阻者取腹部中脘、天枢穴，用一指禅推法及摩法治疗 6～8 分钟，再按揉脾俞、胃俞、足三里、内关、丰隆；然后在左侧背部横擦，以透热为度。

(5)肝阳上亢：肝阳上亢者先推桥弓，自上而下，每侧各 20 余次，交替进行，再用扫散法在头侧胆经循行部自前向上方后下方操作，两侧交替进行各数 10 次，配合按角孙穴，然后按揉太冲、行间穴，以酸胀为度，最后擦两足涌泉，以透热为度。

（董占领）

第二节　心　绞　痛

一、概述

(一)定义

心绞痛属于冠状动脉粥样硬化性心脏病中最常见的类型，是冠状动脉供血不足、心肌急剧且暂时缺血与缺氧所引起的临床综合征。现代医学认为其发病机制是由于脂质代谢异常，血液黏稠度增高导致冠状动脉壁损伤、脂质沉着、冠状动脉粥样硬化斑块形成，引起冠状动脉管腔狭窄或冠状动脉痉挛导致心肌供血不足而致。

当冠状动脉的供血与心肌的需血之间发生矛盾，冠状动脉血流量不能满足心肌的代谢的需要，引起心肌急剧的、暂时的缺血与缺氧时，即产生心绞痛。心肌氧耗的多少由心肌张力、心肌收缩强度和心率所决定，故常用“心率×收缩压”作为估计心肌氧耗的指标。在多数情况下，劳累诱发的心绞痛常在同一“心率×收缩压”值的水平上发生。产生疼痛的直接因素，可能是在缺血、缺氧的情况下，心肌内积聚过多的代谢产物，如乳酸、丙酮酸、磷酸等酸性物质；或类似激肽的多肽类物质，刺激心脏内自主神经的传入纤维末梢，经 1～5 胸交感神经节和相应的脊髓节段，传至大脑，产生疼痛感觉。这种痛觉反映在与自主神经进入水平相同脊髓段的脊神经所分布的皮肤区域，即胸骨后及两臂的前内侧与小指，尤其是在左侧，而多不在心脏解剖位置处。

随着现代社会生活方式、饮食习惯的改变，生活节奏的加快、工作压力增大及环境污染等因素影响，冠状动脉粥样硬化性心脏病心绞痛的发病率不断上升且日趋年轻化，具有进展迅速、病变容易演变为急性心肌梗死或猝死的特点，不仅严重影响了人们的生活质量，也影响着人类的健康。

(二)分类

根据世界卫生组织“缺血性心脏病的命名及诊断标准”，将心绞痛分为劳力性和自发性两大类。结合近年对心绞痛患者深入观察提出的一些类型，现将心绞痛归纳为如下的三大类。

1.劳力性心绞痛

劳力性心绞痛由体力劳累、情绪激动等引起心肌需氧量增加的情况诱发的，休息或舌下含服硝酸酯制剂后疼痛很快消失。劳力性心绞痛又分为以下几种类型。

(1)稳定型心绞痛：稳定型心绞痛是最常见的临床类型。指在1～3个月内心绞痛每次发作的性质、部位无改变，疼痛持续时间相近(3～5分钟)，每天或每周疼痛发作的次数大致相同，诱发疼痛发作的劳累和情绪激动程度相同，使用硝酸酯制剂后发生疗效的时间相同。

(2)初发型心绞痛：初发型心绞痛指既往未发生过心绞痛或心肌梗死的患者，劳力性心绞痛初次发作时间不到1个月；或既往有过稳定型心绞痛发作的患者已数月不再发生疼痛，但再次发作劳力型心绞痛时间未到1个月。

(3)恶化型心绞痛：恶化型心绞痛指既往为稳定型心绞痛的患者，但在3个月内疼痛发作的程度、频率、时限、诱因等发生变动，有进行性恶化发展为心肌梗死或猝死的可能，经治疗也可逐渐恢复为稳定型心绞痛。

2.自发性心绞痛

心绞痛的发生与冠状动脉血流贮备减少有关，而与体力或脑力活动引起心肌需氧量增加无明显关系。心绞痛发作时疼痛程度较重，时限较长，舌下含化硝酸酯制剂疼痛不易缓解。自发性心绞痛又分为以下几种类型。

(1)卧位型心绞痛：卧位型心绞痛在休息或熟睡时发生心绞痛，常在半夜或午睡时发作，含服硝酸酯制剂疼痛不易缓解，可发展为心肌梗死或猝死。与平卧时静脉回心血量增加，心脏工作量和需氧量增加有关。

(2)变异型心绞痛：变异型心绞痛为冠状动脉突然发生痉挛所致，与卧位型心绞痛临床表现相似。但心电图显示发作时有关导联的ST段抬高，而与之对应的导联出现ST段压低。患者发展为心肌梗死的可能性大。

(3)中间综合征：中间综合征也称为冠状动脉功能不全。在休息或睡眠时发生心绞痛，疼痛持续时间长，可达30分钟以上，甚至超过60分钟。但没有心肌梗死的客观证据，常被认为是心肌梗死的前奏。

(4)梗死后心绞痛：梗死后心绞痛指在急性心肌梗死发生后1个月内出现的心绞痛，随时有再次发生心肌梗死的可能。

3.混合性心绞痛

混合性心绞痛指患者在心肌需氧量增加时和心肌需氧量无明显增加时，均可发生心绞痛，说明冠状动脉狭窄使冠状动脉血流贮备量减少，而且经常波动地发生进一步减少所致。

近年临床上较为广泛地应用不稳定型心绞痛一词，指介于稳定型心绞痛与急性心肌梗死和猝死之间的临床状态，包括了初发型、恶化型心绞痛和各型自发性心绞痛在内。其病理基础是在原有病变上发生冠状动脉内膜下出血、粥样硬化斑块破裂、血小板或纤维蛋白凝集、冠状动脉痉挛等。

（三）分级

按劳累时发生心绞痛的情况，根据加拿大心血管学会分类，将心绞痛分为4级，见表10-1。

表10-1　加拿大心血管学会心绞痛严重度分级

分级	心绞痛严重度
Ⅰ级	日常活动时无症状。较日常活动重的体力活动，如平地小跑、快速或持重物上三楼、上陡坡等时引起心绞痛
Ⅱ级	日常活动稍受限制。一般体力活动，如常速步行1.5～2.0 km、上三楼、上坡等即引起心绞痛
Ⅲ级	日常活动明显受损。较日常活动轻的体力活动，如常速步行0.5～1.0 km、上二楼、上小坡等即引起心绞痛
Ⅳ级	轻微体力活动（如在室内缓行）即引起心绞痛，严重者休息时亦发生心绞痛

（四）中医对心绞痛的认识

心绞痛属于中医学的“胸痹”“心痛”“厥心痛”等范畴。“胸痹”一词最早见于《黄帝内经》，《灵枢·本脏》中记载：“肺小则少饮，不病喘喝；肺大则多饮，善病胸痹”。对于胸痹的辨证，《金匮要略·胸痹心痛短气病脉证治》论述为“阳微阴弦”，谓“夫脉当取太过不及，阳微阴弦，即胸痹而痛，所以然者，责其极虚也。今阳虚知在上焦，所以胸痹、心痛者，以其阴弦故也。”认为心痛是胸痹的表现，其病机以阳微阴弦为主，并设有瓜蒌薤白半夏汤、瓜蒌薤白白酒汤及人参汤等。

胸痹心痛是由于正气亏虚，痰浊、瘀血、气滞、寒凝而引起心脉痹阻不畅，临床以膻中或胸部发作性憋闷、疼痛为主要表现的一种病证。轻者偶发短暂轻微的胸部沉闷或隐痛，或发作性膻中或左胸含糊不清的不适感；重者疼痛剧烈，或呈压榨样绞痛。常伴有心悸，气短，呼吸不畅，甚至喘促、惊恐不安、面色苍白、冷汗自出等。多由劳累、饱餐、寒冷及情绪激动而诱发，亦可无明显诱因或安静时发病。

（五）中医治疗心绞痛的优势

1.强调整体观念和辨证论治

中医是以整体观作为整个医治基础的，阴阳失调、正邪不衡等是诱发疾病的重要原因。如中医认为心绞痛因发病时间、地区、患者的个人因素等差异，或者疾病的发展阶段有差异等，可能会采取不同的治疗方式，这样的治疗更具针对性，能够显著提高临床疗效。即所谓的“证同治亦同，证异治亦异”。

2.调养手段丰富

中医作为一个庞大的治疗体系，内含多种诊治手段，除了人们熟悉的中药治疗方法，还包括食疗、情志养护、饮食起居调畅等；相较于其他疗法，中医在心绞痛的治疗当中，具有更佳的综合性和体系性，且治疗心绞痛的作用更佳，由于心绞痛患者身体机能各方面都受到诸多影响，通过多样化的调养方式，患者的治疗效果会更佳。

3.不良反应少

心绞痛之所以难治还有与其属于慢性难治愈疾病有关，如果采用西药治疗，不仅服药时间漫长，而且伴随有很多不良反应，患者长期服药也容易产生耐药性。但中药的不良反应或者药物毒性就比较低，即使长期服用出现不适症状，只要停止服药就可以逐渐恢复状态。针灸、推拿之法，常用的针刺疗法为通络开窍针法，除了在心绞痛领域应用广泛，针灸法在治疗其他各类慢性心血管疾病时也有重要作用，针灸、推拿疗法几乎不存在任何不良反应，还具有安全性高、治愈率高等优势，此外，除了具有不错的治疗效果以外，针灸、推拿法还具有调养的功效，可作为后期的康复手段。

二、病因、病机

(一)病因

1.脏腑虚弱,他脏及心

《医门法律》云:“胸痹心痛,然总因阳虚,故阴得乘之。”心肺同居上焦,一方面心生血有赖肺之主气,另一方面,肺可助心行血。若肺气不足,气虚则血行不利;肺气失于宣肃,可致水湿泛溢,湿聚成痰,甚者痰郁化热,痹阻心脉;又可因肺气虚弱,无以卫外,寒邪入侵,阴乘阳位而发寒凝心脉。脾胃与心经气相通,五行上乃母子关系,其次,脾胃乃气血生化之源泉,而心脏本身靠气血以营养,若脾胃亏虚,气血生化乏源,心血不足,心脉失养;脾失健运,生痰阻络,日久成瘀,心脉痹阻。心肾相交,肾精充足,才得以保证心主血、心藏神功能正常。中年以后,肾精渐亏,化血不足,心阴失养,不荣则痛;阴虚火旺,炼津为痰,痰瘀痹阻,则胸阳不运;肾阳不足,气化失司,水饮内停,上凌于心,则病肢体水肿,胸闷,心悸,咳喘不得卧等症,甚者心阳暴脱,见四肢厥冷,冷汗淋漓,脉微欲绝等症。

2.年过半百,肾气已虚

中年以后,肾气渐虚。因肾为先天之本,肾虚则其他脏腑也出现衰退,导致脏腑功能失调。肾阳虚衰无以温煦脾阳,而脾运化无权,营血虚少,脉道不充,血液运行不畅,以致心失所养,心阳不振,心气不足,血脉失于温运,痹阻不畅;或心肾阳虚,阴寒痰饮乘踞阳位,阻滞心脉;肾阴虚不能滋养五脏之阴,肾水不能上济于心,心阴不足,心火燔炽下汲肾水,则阴伤气耗,心脉失于充养而运行滞涩;或阴虚火旺,灼津为痰,痰瘀痹阻,皆可致胸阳不运,心脉阻滞而发生本病。

3.饮食不节,内伤脾胃

嗜食肥甘厚味、生冷、烟酒之品,日久损伤脾胃,运化失司,聚湿生痰,痰阻气机,血滞成瘀,痰瘀痹阻心脉则胸痹心痛。脾胃失调,气血生化乏源,不能上奉于心,久则脉络瘀阻,不荣则痛。中气衰弱,营卫生成不足,则无阳以护,更易受风寒邪气侵袭;心气亦不足,无力行血致脉道涩滞,气虚不能自护则心悸,日久可致心阳虚弱,寒邪易乘,痹阻胸阳,心脉闭阻,而成胸痹。正如清·喻嘉言所说:“胸中阳气,如离照当空,旷然无外,设地气一上,则窒塞有加,故知胸痹者,阳气不用、阴气上逆之候也。”此外,饮食偏嗜,尤其是食物过咸亦可导致心痛的发生,《素问·五脏生成篇》曰:“多食咸,则脉凝泣而变色”。

4.思虑过度,七情内伤

忧思伤脾,脾失健运,痰湿内生,痹阻脉络,思则气结,气滞血瘀,发为胸痛;思虑、用脑过度则暗耗气血,心失所养;心藏神,为君主之官,忧惕思恐则伤神,神伤脏乃应,则心虚;喜为心之志,暴喜可致气血涣散,心神失养,心亦虚矣,虚则阴邪易乘,痹阻胸阳,故言“心痹,得之外疾,思虑而心虚,故邪从之。”肝藏血,主疏泄,心主血脉,肝藏魂,心藏神,若突然、剧烈的精神刺激,致情志失调,如怒则伤肝,可使肝失条达,肝气郁结,心脉不通,拘急而痛;气病日久及血,血行不畅成瘀,心脉不通,发为胸痹。长期忧郁、精神紧张又易造成肝气郁结,木乘脾土,使脾病健运失司,痰浊水湿内生,致血行瘀滞。故《杂病源流犀烛》言:“七情之由作心痛,……除喜之气能散外,余皆足令心气郁结而为痛也。”

5.外邪侵袭,风寒为首

当气候变化异常(六气太过、不及或不应时)或者人长期在潮湿、高热、寒冷环境中生活或工作,人体均易于感受六淫之邪而发病,尤以风寒之邪最为常见。胸中为阳气所司,素体阳虚,阴寒之邪乘虚内侵,痹阻胸阳而发胸痹;寒凝气滞,血行不畅,心脉痹阻,不通则痛。如《济生方》云:"体虚之人寒气客之,气结在胸,郁而不散,故为胸痹。"亦有因暑热犯心,耗伤心气,致血行失畅而心痛,如《古今医鉴》:"凡痛在心,连两胁至两乳下,牵引背板,匙骨下而痛者,实热也"。酷暑炎热,犯于心君,耗伤心气,亦每致血脉运行失畅而心痛。故病者常于气候突变,特别是遇寒冷时,易猝然发生本病。

6.劳逸失度,气血失调

过劳包括劳力过度、劳神过度和房劳过度,"劳则气耗",过劳则耗伤气阴,心气不足,血不养心,更易耗伤元气,无力鼓动血行而致血脉瘀阻,发为胸痹心痛,如《玉机微义》中记载:"亦有病久,气血虚损,及素作劳羸弱之人患心痛者,皆虚痛也";"久卧伤气",过度安逸则气血运行不畅,复加饮食不节,痰浊内生,上扰胸阳,络脉瘀滞,遂发心痛。《儒门事亲》道:"膏粱之人,起居闭逸,奉养过度,酒食所伤,以致中脘留饮,胀闷、痞膈,醋心。"

(二)病机

胸痹心痛的病性有虚实两方面,然总以本虚标实,虚实夹杂为主。初期多见标实,晚期多见本虚。虚者多见气虚、血虚、阳虚、阴虚,尤以气虚、阳虚多见;实者多为气滞、寒凝、痰浊、血瘀,并可交互为患,其中又以痰浊、血瘀多见。《素问·评热病论》:"邪之所凑,其气必虚"。《金匮要略》:"夫脉当取太过不及,阳微阴弦,即胸痹而痛,所以然者,责其极虚也。今阳虚知在上焦,所以胸痹、心痛者,以其阴弦故也。"胸痹心痛的病机关键在于阳微阴弦,阴乘阳位,胸阳不展,痹阻心脉,不通则痛,不荣则痛。虽有虚之一面,但总以心脉痹阻为关键。其病位在心,但与肺、肝、脾、肾诸脏功能失调有密切关系。心主血脉的功能正常,与肺主气、肝主疏泄、脾主运化、肾藏精主水等密切相关。肺气不足,则血行不利而成瘀;通调水道失职,则水湿泛溢,聚湿成痰,痹阻心脉,不通则痛;长期情志不畅易造成肝之疏泄功能异常,气机郁滞,不能助心行血,而致心脉瘀阻;肝郁易乘脾土,或又因饮食不节,过食肥甘,酗酒好饮,以致脾胃受损,运化失司,聚湿生痰,上犯胸阳,阻塞心脉,不通则痛;年老体衰,五脏虚损,心失所养,不荣则痛;气血亏虚,无力行血,血瘀脉阻,不通则痛。心为阳中之太阳,诸阳不足,心阳必虚,无阳以护,在外易受邪气侵犯,在内则阴邪由生,寒、痰、食、瘀等实邪乘虚上犯胸中阳位,则胸阳痹阻,心脉不通,不通则痛矣。以上病因、病机可同时共存,交互为患,病情进一步发展,可见瘀血闭阻心脉,心胸猝然大痛,面青气冷,手足青至节而发为真心痛;心气不足,心阳受阻,鼓动无力,而表现为心动悸,脉结代,甚至脉微欲绝;心肾阳衰,寒水泛滥,甚则凌心射肺而为咳喘、水肿、心悸,此多为病情深重的表现,要注意结合有关病种相互参照,辨证论治。

三、诊断与鉴别诊断

(一)诊断

1.临床表现

(1)症状。①疼痛的部位:心绞痛的典型部位是在胸骨体上段或中段之后,可波及心前区,疼痛范围常不是很局限的,而是约有自己拳头和手掌大小,界线不很清楚,有时疼痛部位可偏左或偏右，即表现在左前胸或部分右前胸区域，但很少超过乳头线之外。近一半患者可出现放射痛，即在出现胸痛的同时还感到疼痛向身体的其他部位放射，其中以向左肩、左臂和手指内侧放射最常见。此外也可向上放射到颈部、咽部、下颌骨、牙齿、面颊及头部，向下放射到上腹部，少数也可放射到臀部及双腿，向后放射至左肩胛骨，向右放射至右肩、右臂及手指内侧。②疼痛的性质：典型的胸痛常表现为紧缩样感觉、压迫样感觉或绞榨样感觉，占心绞痛患者的60%左右，常伴有焦虑或濒死的恐惧感。不典型症状是将胸痛描述为烧灼样或钝痛，但很少形容为针刺样、刀扎样或抓痛等尖锐性疼痛；疼痛呈现出来势较慢、去势快的特点。③诱发因素：心绞痛最常见的诱发因素是体力活动、运动、脑力劳动和情绪激动；其他的诱发因素还有饱食、用力排便、寒冷、大量吸烟、心动过速所致的休克等。④持续时间：稳定性心绞痛呈阵发性发作，每次一般不超过3～5分钟，很少超过15分钟。疼痛持续时间短至数秒钟，长达几小时甚至几天。几周的胸痛不支持为心绞痛发作。⑤缓解方式：体力活动诱发的心绞痛，通常在中断活动后1～3分钟内可以自行缓解，或舌下含服硝酸甘油也能在数分钟之内使之缓解。⑥伴随症状：心绞痛发作时可伴有胸闷、气短、疲倦及衰弱等症状，有时甚至心绞痛的症状被这些非特异症状所掩盖，这应引起重视。

(2)体征。在心绞痛的发作间期，患者可能无任何体征。即使在心绞痛发作时进行体格检查者，也没有能确立诊断的特异性体征，不过仔细地认真体检能提供有用的诊断线索和确立患者患冠状动脉粥样硬化性心脏病的危险因素。在心绞痛发作期或发作后立即进行检查，能提高检查的价值。全身性检查，如皮肤的黄色瘤、角膜老年环和视网动脉瘤病变提示存在血脂、血糖紊乱，在心绞痛发作期间血压可能急剧升高，可先于心绞痛或由心绞痛引起。周围动脉疾病和冠状动脉粥样硬化性心脏病的关系紧密且充分肯定，如颈动脉、股动脉等，可闻及收缩期杂音，或末梢动脉搏动减弱等。心脏检查在心绞痛发作时可能出现下列变化：心率增快、可触及心尖部反常搏动、第四或第三心音奔马律、交替脉或伴有肺部湿啰音、第二心音逆分裂、心尖部收缩期杂音。

2.实验室及其他检查

(1)基本实验室检查。①了解冠状动脉粥样硬化性心脏病危险因素：空腹血糖、血尿酸、血脂检查，还包括总胆固醇、高密度脂蛋白胆固醇、低密度脂蛋白胆固醇及甘油三酯浓度水平检查。必要时查糖耐量试验。②了解有无贫血(可能诱发心绞痛)：测量红细胞、血红蛋白等。③甲状腺：必要时检查甲状腺功能和甲状腺B超。④需在冠状动脉造影前进行尿常规、肝肾功能、电解质、肝炎相关抗原、人类免疫缺陷病毒检查及梅毒血清试验。⑤胸痛较明显患者，需查血心肌肌钙蛋白、肌酸激酶及同工酶，以与急性心肌梗死相鉴别。

(2)心电图检查：①所有胸痛患者均应行静息心电图检查，ST段缺血型(水平型或下斜型)压低0.1 mV以上，为心肌缺血改变。②在胸痛发作时争取心电图检查，缓解后立即复查。静息心电图正常不能排除心绞痛，但如果有ST-T改变符合心肌缺血时，特别是在疼痛发作时检出，则支持心绞痛的诊断。心电图显示陈旧性心肌梗死时，则心绞痛可能性增加。静息心电图有ST段压低或T波倒置但胸痛发作时呈“假性正常化”，也有利于冠状动脉粥样硬化性心脏病心绞痛的诊断。24小时动态心电图表现如有与症状相一致的ST-T变化，则对诊断有参考价值。③静息心电图无明显异常者需进行心电图负荷试验。

(3)负荷试验。①心电图运动试验：目的是通过运动增加心脏负担以激发心肌缺血。运动方式主要有分级运动平板或蹬车。阳性标准：运动中或运动后出现典型的心绞痛；运动中或运动后

R 波为主的导联出现缺血性 ST 段水平或下垂性下降≥1 mm，持续 0.08 秒以上者；原有 ST 段下降者，运动中或运动后出现缺血性 ST 段下降，较原来增加 1 mm 者；运动中或运动后出现严重心律失常；运动中血压下降者。运动中出现步态不稳，室性心动过速或血压下降时，应立即停止运动。心肌梗死急性期，不稳定型心绞痛，心力衰竭，严重心律失常或罹患急性疾病者禁做运动试验。②药物负荷试验：包括双嘧达莫、腺苷或多巴酚丁胺药物负荷试验，用于不能运动的患者。适应证同运动负荷超声心动图或核素负荷试验。如负荷试验阴性者，冠状动脉粥样硬化性心脏病可能性较低；已知有冠状动脉粥样硬化性心脏病者负荷试验正常则是低危患者，随后的心血管事件的发生率也较低。

(4)胸部 X 线检查：胸部 X 线检查对稳定型心绞痛并无诊断性意义，一般情况都是正常的，但有助于了解心肺疾病的情况，如有无充血性心力衰竭、心脏瓣膜病、心包疾病等。

(5)超声心动图：通过超声心动图检查可迅速准确评价心脏结构和功能。如各心腔大小，心壁厚度，心肌、乳头肌的运动情况，心脏瓣膜的结构、运动和功能、是否存在室壁瘤、心包积液等；还可测出左室舒张和收缩末期内径的大小，计算出左室射血分数及每搏血量等，对收缩功能不全的心力衰竭具有重要的诊断价值。通过对心脏形态、厚度及跨房室瓣血流分析，对心室舒张功能不全也可提供有价值的诊断依据。

(6)放射性核素：心肌显像有病变的冠状动脉供血区的心肌血流灌注增加不如正常的冠状动脉供血区，从而导致局部心肌血流分布的不平衡，或心肌血流灌注绝对降低，心肌对显像剂的摄取绝对或相对减少，在心肌显像图上，表现为放射性稀疏或缺损区。

(7)多层 CT 或电子束 CT：多层 CT 或电子束 CT 平扫可检出冠状动脉钙化并进行积分。人群研究显示钙化与冠状动脉病变的高危人群相联系，但钙化程度与冠状动脉狭窄程度却并不相关，因此，不推荐将钙化积分常规用于心绞痛患者的诊断评价。

(8)磁共振：目前主要是用于在住院过程中对心肌受损程度进行定性，或除外心肌炎的诊断。然而，心脏 CT 或 MRI 检查对于鉴别诊断很有价值，可除外肺栓塞或主动脉夹层。

(9)有创性检查。①冠状动脉造影术：对心绞痛或可疑心绞痛患者，冠状动脉造影可以明确诊断及血管病变情况并决定治疗策略及预后。有创的血管造影至今仍是临床上评价冠状动脉粥样硬化和相对较为少见的非冠状动脉粥样硬化性疾病所引起的心绞痛的最精确的检查方法。经血管造影评价冠状动脉和左室功能也是目前评价患者的长期预后的最重要的预测因素。目前常用的对血管病变评估的方法是将冠状动脉病变分为单支病变、双支病变、3 支病变和左主干病变。②血管内超声检查：可较为精确地了解冠状动脉腔径，血管腔内及血管壁粥样硬化病变情况，指导介入治疗操作并评价介入治疗效果，但不是一线的检查方法，只在特殊的临床情况及为科研目的而进行。

(二)鉴别诊断

1.急性心肌梗死

本病疼痛部位与心绞痛相仿，但性质更剧烈，持续时间可达半小时至数小时，可伴有休克、心律失常及心力衰竭，含用硝酸甘油多不能使之缓解。心电图中面向梗死部位的导联 ST 段抬高，并有异常 Q 波(非 ST 段抬高型心肌梗死则多表现为 ST 段下移或 T 波改变)。实验室检查示白细胞计数及心肌坏死标志物(肌钙蛋白、肌红蛋白、肌酸磷酸肌酶等)增高，红细胞沉降率增快。

2.心包炎

急性心包炎、心包积液及心包压塞时，在胸内有持续性压迫感及钝痛，并可向颈、咽、肩、臂部放射，心电图可能出现S-T段抬高，几天以后T波倒置。须与心绞痛鉴别，心包炎时可听到心包摩擦音，并伴有发热、白细胞计数增多。

3.肋间神经痛

本病疼痛常累及1～2个肋间，但并不一定局限在前胸，为刺痛或灼痛，多为持续性而非发作性，咳嗽、用力呼吸和身体转动可使疼痛加剧，沿神经行径处有压痛，手臂上举活动时局部有牵拉疼痛。

4.肋软骨炎

肋软骨炎的主要症状为局部疼痛，痛点较为固定，咳嗽、深呼吸、扩展胸壁等引起胸廓过度活动时会加剧疼痛。常见的病变好发部位为左侧第二肋软骨，其次是右侧第二肋软骨及第三、四肋软骨。受累的软骨膨隆、肿大，有明显的自发性疼痛和压痛，表面皮肤并无红、肿、热等炎症改变。

5.食管病变

食管病变一般表现为胸骨后疼痛，以进食后、平卧时为甚，呈烧灼感、针刺感，部分患者可伴食管异物感，甚至出现吞咽困难。

6.心脏神经官能症

患者常诉胸痛，但为短暂(几秒钟)的刺痛或持久(几小时)的隐痛，患者常喜欢不时地深吸一大口气或作叹息性呼吸。胸痛部位多在左胸乳房下心尖部附近，或经常变动。症状多在疲劳之后出现，而不在疲劳的当时，做轻度体力活动反觉舒适，有时可耐受较重的体力活动而不发生胸痛或胸闷。含用硝酸甘油无效或在10多分钟后才见效，常伴有心悸、疲乏及其他神经衰弱的症状。

7.急性肺动脉高压

急性肺心病中，例如，多个性肺动脉小的栓塞、风湿性二尖瓣狭窄引起的肺动脉高压的更升高时，其胸痛用硝酸甘油无效，而应用支气管扩张药及吸氧可能缓解。

8.其他疾病引起的心绞痛

严重的主动脉瓣狭窄或关闭不全、风湿性冠状动脉炎、梅毒性主动脉炎、心肌桥引起冠状动脉狭窄或闭塞，肥厚型心肌病等均可引起心绞痛，根据其临床表现及相关检查可以鉴别。

四、治疗

(一)临床常用中成药

1.速效救心丸

速效救心丸具有增加冠脉血流量，缓解心绞痛的功能。适应于冠状动脉粥样硬化性心脏病心绞痛，症见胸闷憋气、心前区疼痛。每次5粒，每天含服3次，急性发作时含服10～15粒。

2.麝香保心丸

麝香保心丸具有芳香开窍，益气温阳，理气止痛之功效，从而使冠状动脉粥样硬化性心脏病心绞痛症状缓解，并改善心功能。发作时舌下含服2～6粒。也可每次2丸(每丸22.5 mg)，每天3次，口服，连服2周。

3.益心舒胶囊

益心舒胶囊具有益气复脉，活血化瘀，养阴生津之效。用于气阴两虚，心悸、脉结代、胸闷不舒、胸痛及冠状动脉粥样硬化性心脏病心绞痛见有上述症状者。口服，一次 3 粒，每天 3 次。

4.芪参益气滴丸

芪参益气滴丸具有益气通脉，活血止痛之效。用于气虚血瘀型胸痹，症见胸闷、胸痛、气短乏力、心悸、自汗、面色少华、舌体胖有齿痕、舌质暗或紫暗或有瘀斑，脉沉或沉弦。冠状动脉粥样硬化性心脏病、心绞痛见上述证候者。餐后半小时服用，一次 1 袋，每天 3 次，4 周为 1 个疗程。

5.心悦胶囊

心悦胶囊具有益气养心，和血之效。主要成分为西洋参茎叶总皂苷。用于冠状动脉粥样硬化性心脏病心绞痛属于气阴两虚证者。口服，一次 2 粒，每天 3 次。

6.愈心痛胶囊

愈心痛胶囊具有益气活血，通脉止痛的功效。用于气虚血瘀证的劳累型冠状动脉粥样硬化性心脏病心绞痛患者，症见胸部刺痛或绞痛，痛有定处，胸闷气短，倦怠乏力等。口服，一次 4 粒，每天 3 次。4 周为 1 个疗程。

7.补心气口服液

补心气口服液具有补益心气，理气止痛之效。用于气短、心悸、乏力、头晕等心气虚损型胸痹心痛。口服，一次 10 mL，每天 3 次。

8.芪冬颐心口服液

芪冬颐心口服液具有益气养心，安神止悸的功效。用于胸痹、心悸气阴两虚证，症见心悸、胸闷、胸痛、气短、乏力、失眠多梦、心烦、自汗、盗汗。病毒性心肌炎、冠状动脉粥样硬化性心脏病心绞痛见上述证候者。口服，一次 20 mL，每天3 次，将吸管插进瓶后直接口服。

9.丹红注射液

丹红注射液具有活血化瘀，通脉舒络之效。用于瘀血闭阻所致的胸痹及中风，症见胸痛，胸闷，心悸，口眼㖞斜，言语謇涩，肢体麻木，活动不利等症；冠状动脉粥样硬化性心脏病、心绞痛、心肌梗死、瘀血型肺心病、缺血性脑病、脑血栓。静脉滴注，一次 20～40 mL，加入 5%葡萄糖注射液 100～500 mL 稀释后缓慢静脉滴注，每天 1～2 次；伴有糖尿病等特殊情况时，改用 0.9%的生理盐水稀释后使用。

(二)辨证论治

1.心脉瘀阻证

心胸剧痛，如刺如绞，痛有定处，入夜尤甚，甚则心痛彻背，背痛彻心，心悸，舌质紫黯，或有瘀点瘀斑，脉沉涩或结代。

(1)治法：活血化瘀，通脉止痛。

(2)代表方剂：血府逐瘀汤加减。当归 10 g，地黄 15 g，桃仁 12 g，红花 8 g，枳壳 12 g，桔梗 10 g，赤芍 15 g，柴胡 12 g，川芎 10 g，牛膝 12 g，甘草 6 g。每天 1 剂，水煎服。

(3)加减：若兼胁痛者加郁金 15 g、延胡索 18 g，以增强疏肝理气止痛之力；若兼心气阴不足者加太子参 10 g、麦冬 15 g，以益气养心；若兼心烦失眠者加酸枣仁 15 g、夜交藤 20 g，以安神助眠；若胸痛剧烈，属血瘀重症者加水蛭、丹参、三七，以增活血之力；若伴气短神疲，自汗出，脉细弱或结代者，用加味人参养荣汤合桃红四物汤益气活血，加大方中人参、黄芪用量；若伴形寒肢冷，脉沉迟或沉细，属寒凝或阳虚者，加细辛、高良姜、桂枝温通散寒，或肉桂、人参、附子等温阳益气。

2.气滞心胸证

心胸满闷，疼痛阵发，痛无定处，善叹息，抑郁，遇情志波动时容易诱发或加重，常伴胃脘胀闷不适，得嗳气则舒。舌苔薄或薄腻，脉弦细。

(1)治法：疏肝理气，活血通络。

(2)代表方剂：柴胡疏肝散加减。陈皮 10 g，柴胡 15 g，川芎 10 g，香附 15 g，枳壳 12 g，芍药花 12 g，丹参 20 g，延胡索 15 g，炙甘草 5 g。每天 1 剂，水煎服。

(3)加减：若兼血瘀，心痛甚者，合丹参饮、失笑散；肝气不舒，郁而化热，可加栀子10 g、牡丹皮 10 g。若兼有胃脘胀闷不适，嗳气，食欲缺乏等，可用逍遥散以疏肝理脾。

3.痰浊痹阻证

胸闷如窒而痛，痛引肩背，气短喘促，遇阴雨天诱发或加重，多形体肥胖，倦怠乏力，肢体困重，痰多，或咳吐痰涎，纳呆便溏，舌体胖大边有齿痕，舌苔浊腻，脉象弦滑。

(1)治法：通阳泄浊，化痰开胸。

(2)代表方剂：瓜蒌薤白半夏汤加减。瓜蒌 15 g，薤白 15 g，法半夏 12 g，陈皮 10 g，茯苓 15 g，枳实 15 g，胆南星 12 g，生姜 3 片，甘草 6 g。每天 1 剂，水煎服。

(3)加减：若兼阳虚有寒者，加熟附子(先煎)12 g、肉桂(焗服)3 g 助阳散寒；兼心脉瘀阻者，加丹参 20 g、三七末(冲服)3 g，以活血通脉；若痰郁化火者，加黄连 9 g、天竺黄 15 g，以清热除痰；若痰热伤津，加地黄 10 g、麦冬 10 g、沙参 10 g，以养阴；若痰扰清窍眩晕者加天麻 12 g、石菖蒲 12 g，以定眩止晕。由于脾为生痰之源，临床应用时尚需注意在祛痰之时兼以健运脾胃，适当配伍健脾行气化湿之品，痰化则气行，血亦行。

4.寒凝心脉证

猝然心痛如绞，胸痛彻背，遇寒再发或加重，心悸气短，面色苍白，甚则四肢厥冷，冷汗自出，喘不得卧，小便清长，大便溏薄，舌淡苔白，脉沉迟或沉紧。

(1)治法：温通心阳，散寒止痛。

(2)代表方剂：瓜蒌薤白白酒汤合当归四逆汤加减。瓜蒌 15 g，薤白 15 g，当归 15 g，桂枝 10 g，白芍 10 g，细辛 3 g，通草 10 g，白酒若干。每天 1 剂，水煎服。

(3)加减：若兼血瘀心脉痛剧，伴痛有定处，舌紫黯或有瘀斑，脉结代或涩者，加丹参 20 g、三七末(冲服)3 g，以活血通脉；若阴寒极盛，见心痛彻背，背痛彻心，伴形寒肢冷，喘不得卧，脉沉紧或沉微者，加高良姜 10 g、乌头 10 g(先煎)散寒温通；若兼气虚，见心悸气短，乏力自汗，脉沉细者加人参 15 g，以补益心气。

5.气阴两虚证

胸闷隐痛，时发时止，心悸气短，易汗出，动则益甚，神疲懒言，声低气微，面色少华，舌偏红或有齿印，脉细数或结代。

(1)治法：益气养阴，通脉止痛。

(2)代表方剂：生脉散合炙甘草汤加减。太子参 10 g，麦冬 15 g，五味子 6 g，炙甘草 10 g，桂枝 9 g，地黄 15 g，阿胶(烊化)15 g，大枣 15 g。每天 1 剂，水煎服。

(3)加减：心血虚明显者，可加当归 12 g、川芎 10 g、白芍 12 g，以补心血；心烦不眠者，可加酸枣仁 18 g、夜交藤 20 g，以宁心安神；胸痹心痛明显者加丹参 18 g、三七末(冲服)3 g，以活血通络；兼气滞血瘀者，加郁金、川芎，以行气活血；心脾两虚者，可加茯苓 10 g，半夏 10 g，以健脾和胃。兼痰浊者，加白术、茯苓、白豆蔻，以健脾化痰。

6.心肾阴虚证

胸闷心痛，五心烦热，虚烦不寐，心悸不宁，腰膝酸软，头晕耳鸣，口干盗汗，大便秘结，舌红少苔或苔剥，脉细数。

(1)治法：滋阴补肾，养心安神。

(2)代表方剂：左归饮合天王补心丹加减。山茱萸 12 g，熟地黄 18 g，怀山药 15 g，枸杞子 15 g，茯苓 15 g，五味子 6 g，当归 10 g，麦冬 15 g，天冬 15 g，酸枣仁 15 g，柏子仁 12 g，丹参 15 g，炙甘草 10 g。每天 1 剂，水煎服。

(3)加减：心胸痛明显者加丹参 18 g、三七末(冲服)3 g，以活血止痛；心气虚弱者加人参 10 g，以补气养心；腰痛者加续断 15 g、杜仲 15 g，以固肾强腰；虚火上扰寐差者可合黄连阿胶汤。阴虚阳亢，风阳上扰者，加石决明、珍珠母、磁石，以重镇潜阳；阴阳气血失和致心动悸，脉结代者，可合用炙甘草汤。

7.心肾阳虚证

胸闷疼痛，心悸气短，乏力自汗，动则益甚，畏寒肢冷，面色苍白，或见唇甲发绀，四肢水肿，舌淡苔白，脉沉微或迟缓无力。

(1)治法：补气助阳，温通心脉。

(2)代表方剂：参附汤合右归饮加味。人参(另炖)15 g，熟附子(先煎)12 g，肉桂(焗服)3 g，鹿角胶 10 g，熟地黄 15 g，怀山药 15 g，山茱萸 15 g，枸杞子 10 g，菟丝子 15 g，杜仲 10 g，当归 10 g。每天 1 剂，水煎服。

(3)加减：若兼血瘀心痛者，可加丹参 20 g、三七末(冲服)3 g，以活血通脉；若阳虚不能治水，水饮上凌心肺，加黄芪 20 g、茯苓 20 g、猪苓 18 g、防己 10 g，以利水消肿；若阳损及阴，阴阳两虚，可加麦冬 15 g、五味子 10 g，以养阴。若阳虚欲脱，厥逆者，用四逆加人参汤或参附注射液以回阳救逆；若兼寒凝心脉，疼痛剧烈者，加高良姜 10 g、细辛 3 g、乌头 10 g(先煎)，以辛温散寒止痛。

8.气虚痰瘀证

心胸闷痛，疲倦乏力，形体肥胖，气短，或见食欲缺乏，舌淡胖，或有齿印，或质紫黯，或有瘀点、瘀斑，苔浊腻，脉弦滑或细涩。

(1)治法：调脾护心，益气化痰。

(2)代表方剂：温胆汤加减。党参 30 g，五爪龙 25 g，法半夏 15 g，橘红 6 g，三七 10 g，茯苓 15 g，竹茹 10 g，枳壳 6 g，白术 15 g，甘草 5 g。每天 1 剂，水煎服。

(3)加减：心肺气虚明显者，可加黄芪 25 g 或红参 10 g 另炖兑入；若痰浊壅盛者，加薏苡仁 30 g、石菖蒲 10 g；气阴不足者，可合用生脉散，加麦冬 15 g，五味子 6 g，党参改太子参。心肾两虚明显者，可加巴戟天 15 g，淫羊藿 15 g，桑寄生 15 g。

(三)外治法

1.针灸

(1)体针。①常用主穴：心俞、厥阴俞。②常用配穴：内关、足三里、间使。③手法：每次选用 4～5 穴，轮流使用，连续治疗 10 次后可停针数天，再行治疗。对心阳不振，寒凝心脉者可配合灸法。④加减：气滞血瘀配膈俞、巨阙、阴郄，针用泻法；心阴亏虚配阴郄、太溪、三阴交；心阳不振配命门、巨阙、天池、厥阴俞，针后加灸；痰浊中阻配太渊、中脘、丰隆、巨阙，针用泻法；寒凝心脉配关元、气海，针后加灸。

(2)耳针。①常用主穴：心、小肠、交感、皮质下。②常用配穴：脑点、肺、肝、胸、降压沟、兴奋点、枕等。③手法：每次选穴3～5个，少数心区刺两根针。针入后接电脉冲治疗仪，留针1小时，隔天1次，12次为1个疗程。④加减：伴失眠多梦可选神门、皮质下以安神镇静；伴胸闷、困倦、有痰湿可选脾、三焦、内分泌以化痰；头胀痛、血压高可选肝、降压点等；心绞痛较重可选心、交感、神门以镇静止痛。

(3)腹针。君(主穴)：引气归元(即中脘，脐上4寸。下脘，脐上2寸。气海，脐下1.5寸。关元穴，脐下3寸)；臣(次穴)：水分(脐上1寸)，商曲(下脘旁0.5寸，左侧)；佐：气旁(气海穴旁0.5寸，左侧)，气穴(关元旁0.5寸，双穴)。治疗胸闷胸痛、心慌心悸等症状。

2.推拿

推拿按摩以拇指或手掌按揉心俞、膈俞、厥阴俞、内关、间使、三阴交、心前区阿是穴，每次10分钟。

3.穴位敷贴

(1)心绞痛宁膏：每次2帖，贴敷心前区，24小时更换1次。适用于疼痛初缓解的维持治疗、预防复发尤其是预防夜间发作。

(2)麝香心绞痛膏：外敷心前区痛处与心俞穴。

(3)补气活血软膏：将软膏敷贴于胸骨的左缘及左第二肋间以下6 cm×6 cm的范围，每次5 g，每天2次，15天为1个疗程。

(董占领)

第三节　心肌梗死

一、概述

(一)定义

心肌梗死是在冠状动脉病变的基础上，冠状动脉血供急剧减少或中断，使相应的心肌严重而持久地急性缺血导致心肌坏死。急性心肌梗死临床表现有持久的胸骨后剧烈疼痛、发热、白细胞计数、血清心肌坏死标志物增高及心电图进行性改变；可发生心律失常、休克、心力衰竭，属急性冠脉综合征的严重类型。

绝大多数急性心肌梗死患者冠状动脉内可见在粥样斑块的基础上有血栓形成，使管腔闭塞，但是梗死的发生与原来冠状动脉受粥样硬化病变累及的支数及其所造成管腔狭窄程度之间未必成平行关系。

冠状动脉闭塞后20～30分钟，受其供血的心肌即有少数坏死，开始了急性心肌梗死的病理过程。1～2小时绝大部分心肌呈凝固性坏死，心肌间质充血、水肿，伴多量炎症细胞浸润。2小时以上或更长时间，坏死的心肌纤维逐渐溶解，形成肌溶灶，随后渐有肉芽组织形成。大块的梗死累及心室壁的全层或大部分者常见，心电图上相继出现ST段抬高、T波倒置、Q波，称为Q波性心肌梗死，或称为透壁性心肌梗死，是临床上常见的典型心肌梗死。它可波及心包引起心包炎症；波及心内膜诱致心室腔内附壁血栓形成。当冠状动脉闭塞不完全或自行再通形成小范围心肌梗死呈灶性分布，急性期心电图上仍有 ST 段抬高，但不出现 Q 波者，称为非 Q 波性心肌梗死，较少见。血栓坏死仅累及心室壁的内层，不到心室壁厚度的一半伴有 ST 段压低或 T 波变化，血清心肌坏死标志物增高者过去称为心内膜下心肌梗死，现已归类为非 ST 段抬高性心肌梗死。

在心腔内压力的作用下，坏死心壁向外膨出，可产生心脏破裂（心室游离壁破裂、心室间隔穿孔、乳头肌断裂）或逐渐形成心室壁瘤。坏死组织 1 周后开始吸收，并逐渐纤维化，在 6～8 周形成瘢痕愈合，称为陈旧性或愈合性心肌梗死。

左心室舒张和收缩功能障碍的发生，其严重程度和持续时间取决于梗死的部位、程度和范围。急性大面积心肌梗死者，可发生泵衰竭、心源性休克、急性肺水肿。右心室梗死在心肌梗死患者中少见，其主要病理生理改变是急性右心衰竭的血流动力学变化，右心房压力增高，高于左心室舒张末期压，心排血量减低，血压下降。

心室重塑作为心肌梗死的后续改变，表现为左心室体积增大、形状改变及梗死节段心肌变薄和非梗死节段心肌增厚，在心肌梗死急性期后的治疗中要注意对心室重塑的干预。

（二）分类

1.按病因分类

冠状动脉粥样硬化性心脏病，非冠状动脉粥样硬化性心脏病。

2.按病程及病变性质分类

急性心肌梗死，陈旧性心肌梗死，复发性心肌梗死。

3.按病灶解剖部位分类

心房（左心房、右心房）心肌梗死，心室（左心室、右心室）心肌梗死。

4.按病灶分布部位分类

前壁心肌梗死，侧壁心肌梗死，膈面心肌梗死，室间隔心肌梗死，乳头肌梗死。

5.按病灶范围分类

透壁性心肌梗死，非透壁性心肌梗死，心内膜下心肌梗死，小灶性心肌梗死。

6.按临床或心电图表现分类

无痛性心肌梗死，无 Q 波性心肌梗死。

7.其他分类

不完全性心肌梗死，溶栓后心肌梗死，心肌梗死扩展、伸展的心肌梗死。

（三）分型

1.1 型心肌梗死

1 型心肌梗死即自发性心肌梗死，由原发性冠状动脉事件如粥样斑块破裂，溃疡、侵蚀和（或）破裂、裂隙、夹层导致一个或多个冠状动脉内血栓形成。

2.2 型心肌梗死

2 型心肌梗死即继发性心肌缺血性心肌梗死，主要由心肌氧供减少或氧耗增加（如冠状动脉痉挛、冠状动脉栓塞、缓慢或快速心律失常、低血压等）而非冠状动脉本身疾病引起。

3.3 型心肌梗死

3 型心肌梗死即猝死性心肌梗死，此型患者有前驱心脏不适症状和心电图改变，但死亡发生在心脏生物标志物升高前，或没有采集到心脏生物标志物。

4.4 型心肌梗死

(1)4a 型：心肌梗死即经皮冠状动脉介入治疗相关性心肌梗死，存在支持诊断的阳性症状，心电图改变、血管造影结果和区域变化成像，心肌肌钙蛋白较 99%正常值上限升高需达 5 倍，如果基线值原本已升高，心肌肌钙蛋白再升高 20%并稳定且有下降趋势，也具有诊断价值。

(2)4b 型：心肌梗死即支架内血栓相关性心肌梗死，通过冠状动脉造影或尸检可检出与支架内血栓形成，心肌肌钙蛋白升高超过 99%正常值上限 1 倍。

5.5 型心肌梗死

5 型心肌梗死即冠状动脉旁路移植术相关性心肌梗死，心肌肌钙蛋白升高超过 99%正常值上限的 10 倍，还应具备以下标准之一：①新发病理性 Q 波或新发完全性左束支传导阻滞。②冠状动脉造影显示新的移植血管或原冠状动脉闭塞。③影像学证实新发的存活心肌丢失或室壁运动异常。

(四)中医对心肌梗死的认识

本病属中医“真心痛”的范围，其并发症属“心悸”“喘证”“厥脱”等范围。中医中虽无心肌梗死的病名，但对其临床表现早有记载。我国最早的古典医学文献《黄帝内经》中已有生动的描述。如《素问·脏气法时论》中提到“心病者，均中痛，胁支满，胁下痛，膺背肩胛间痛，两臂内痛”，颇类似于冠状动脉粥样硬化性心脏病心绞痛的症状及放射部位表现。又如《灵枢·厥病篇》中记载有“真心痛，手足青至节，心痛甚，旦发夕死，夕发旦死”，颇类似于急性心肌梗死时循环衰竭表现及恶劣的预后。汉朝末年，张仲景有进一步描述，在《金匮要略》中提到“胸痹之病，喘息咳嗽，胸背痛，短气……”以及“心痛彻背，背痛彻心……”“心中痞，诸逆，心悬痛……”至宋朝时，《圣济总录》中提及“包络之痛，痛于两乳中，鸠尾之间，即膻中也。”清朝时，医家林佩琴在《类证治裁》一书中叙述“心当岐骨陷处，居胸膈下，胃脘上……若真心痛，经言，旦发夕死，夕发旦死，无声，面青气冷，手足青至节，急温散其寒，亦死中求活也。”

中医对冠状动脉粥样硬化性心脏病发生心肌梗死的病因、病理的认识归结起来，一般是“气滞血瘀”。正如《素问·痹论》所述：“心痹者，脉不通”。正常人的血液在脉管中运行，主要靠心脏的正常功能来维持，即为“心气”。若心气不足或心气郁结，则脉管中血行受阻，循环不畅。气滞则血瘀，气结则血凝，“不通则痛”，从而发生了“心痛”的症候。

(五)中医治疗心肌梗死的优势

目前急性心肌梗死仍然以西医治疗为主流方式，急性期静脉溶栓与冠脉介入、支架植入等方法都确切有效，可以挽救患者生命。但不可否认的是，中医治疗可多靶点、多途径降低急性心肌梗死后心肌损伤，改善心功能，减轻患者症状，为患者的高生活质量提供保障。中医与西医在心肌梗死不同阶段有不同优势。

中药在心肌梗死治疗中也发挥重要作用，如心肌梗死发作时，舌下含服速效救心丸可以减轻患者胸痛症状。心肌梗死需要冠脉造影之前如果口服中成药，比如，服用通心络胶囊，可以明显改善梗死心肌无复流和慢血流，缩小心肌梗死面积。中药在心肌梗死后期或恢复期优势更为明显，配合中药治疗可以改善心肌梗死后心力衰竭患者临床症状，提升心功能。若西药治疗效果不佳，配合中药则可以有效缓解心肌梗死后顽固性心绞痛症状，并改善患者生活质量。某些通络中药还可以促进心肌梗死后心肌血管侧支循环尽早建立，改善心肌微循环，对患者预后有很大帮助。

二、病因、病机

(一)病因

1.年老体衰,气血不足

年老体衰或久病之后脾胃虚弱,气血乏生化之源,易致心脏气血不足,发展为心脾两虚。心气不足,鼓动不力,易致气滞血瘀。脾失健运,聚湿成痰,痰浊之邪上犯心胸,阻遏心阳,胸阳失展,气机不畅,心脉闭阻。

2.心肾阳虚,阴寒痰饮

阳气虚衰,不能鼓舞心阳,心阳不振,血脉失于温养,痹阻不通,发为心痛;心肾阳虚之时,阴寒痰饮之邪乘于阳位,阻滞心脉,遂致心痛。此乃汉·张仲景之“阳微阴弦”,是本病的主要病机之一。

3.过食肥甘,损伤脾胃

过食肥甘之品,日久易损脾胃,健运失司,饮食不能化生气血,聚湿成痰,痰阻于内,气机不畅,心脉痹阻,故发心痛。

4.寒邪侵袭,胸阳失展

寒邪入侵,寒主收引,抑遏阳气,易致胸阳失展。诸阳受气于胸中,心阳不振,复感寒邪,以致阴寒盛于内,阳气失展,寒凝心脉,营血运行失常,发为本病。寒为阴邪,本已心阳不振,感寒则阴寒更盛,易作心痛。

5.七情内伤,气滞心胸

七情内伤,情志抑郁,气滞上焦,胸阳失展,血脉不和,故而胸痛、善太息。忧思恼怒,心肝之气郁滞,血脉运行不畅故而心痛。正如《灵枢·口问》所言“忧思则心系急,心系急则气道约,约则不利”。

6.心病久延

由于先天禀赋不足;或因外邪侵袭,内舍于心;或因情志失调、饮食不节等因素,直接犯心,或间接由他脏得病而犯心,使心之气血亏虚、阴阳失调而致心病。如心痹、胸痹心痛,或眩晕、咳喘等证日久,使心气血阴阳受损。心为君主之官,心病则五脏六腑皆摇,致五脏衰败,出现心力衰竭之症。心主血脉,主神志,心病则血脉不通,心悸怔忡;心病及肺,因肺脉瘀阻,气道窒塞,或因肺气虚弱,则现咳逆气喘,咳痰咯血;心病及脾,脾阳不振,水湿泛溃,则肢体水肿,纳呆腹胀,乏力倦怠;心病及肝,肝失疏泄,气滞血瘀,可见胁下积,唇青甲紫,青筋显露;心病及肾,肾阳势微,水饮内停,外溢肌肤为肿,上凌心肺则致心悸、喘咳、不得卧。

7.劳倦、妊娠、分娩

劳倦伤心脾,气血不足则心悸,动则气促;耗气伤阴,肾不纳气则短气喘促。妊娠、分娩,耗血动气,损伤阴阳,均可诱发本病。

(二)病机

本病基本病机为心脉痹阻,心失所养。病位在心,与肝、脾、肾相关。发病基础是本虚,发病条件是标实。本虚主要表现为气血、阴阳的亏虚。标实主要为气滞、血瘀、痰浊、寒凝阻滞心之脉络。在本病的发展过程中,往往很快便出现脏腑亏损的表现,特别是以心的阴阳不足为多见;若正不胜邪,还可以出现心阳欲脱,心阴欲竭的危象。临证时,应辨别疼痛性质,刺痛多由血瘀或痰瘀互结所致；灼痛多由阴虚或痰火所致；绞痛多由阳虚阴寒凝滞心脉所致。闷痛伴胸胁痛，喜太息者属气滞；伴多痰，阴天易发多属痰浊；兼气短心慌者属正气不足。同时还应辨气血阴阳之虚。根据急则治其标的原则，治疗应温经散寒，益气活血化瘀，理气宽胸豁痰为主。解除疼痛，避免发生阴阳离决的危证。

三、诊断与鉴别诊断

（一）诊断

1.临床表现

（1）先兆：部分患者在发病前数天有乏力，胸部不适，活动时心悸、气急、烦躁、心绞痛等前驱症状，其中以新发生心绞痛（初发型心绞痛）或原有心绞痛加重（恶化型心绞痛）为最突出。心绞痛发作较以往频繁、程度较剧、持续较久、硝酸甘油疗效差、诱发因素不明显。同时心电图示 ST 段一过性明显抬高（变异型心绞痛）或压低，T 波倒置或增高（“假性正常化”），即前述不稳定型心绞痛情况，如及时住院处理，可使部分患者避免发生心肌梗死。

（2）症状。①疼痛：是最先出现的症状，多发生于清晨，疼痛部位和性质与心绞痛相同，但诱因多不明显，且常发生于安静时，程度较重，持续时间较长，可达数小时或更长，休息和含用硝酸甘油片多不能缓解。患者常烦躁不安，出汗，恐惧，胸闷或有濒死感。少数患者无疼痛，一开始即表现为休克或急性心力衰竭。部分患者疼痛位于上腹部，被误认为胃穿孔、急性胰腺炎等急腹症；部分患者疼痛放射至下颌、颈部、背部上方，被误认为骨关节痛。②全身症状：有发热、心动过速、白细胞计数增高和红细胞沉降率增快等，由坏死物质被吸收所引起。一般在疼痛发生后24～48 小时出现，疼痛程度与梗死范围常成正相关，体温一般在 37 ℃左右，很少达到 39 ℃，持续约 1 周。③胃肠道症状：疼痛剧烈时常伴有频繁的恶心、呕吐和上腹胀痛，与迷走神经受坏死心肌刺激和心排血量降低组织灌注不足等有关。④心律失常：见于 75％～95％的患者，多发生在起病 1～2 天，而以 24 小时内最多见，可伴乏力、头晕、昏厥等症状。各种心律失常中以室性心律失常最多，尤其是室性期前收缩，如室性期前收缩频发（每分钟 5 次以上），成对出现或呈短阵室性心动过速，多源性或落在前一心搏的易损期时（R 在 T 波上），常为心室纤颤的先兆。心室纤颤是急性心肌梗死早期，特别是入院前的主要死因。房室传导阻滞和束支传导阻滞也较多见，室上性心律失常则较少，多发生在心力衰竭者中。前壁心肌梗死如发生房室传导阻滞，则表明梗死范围广泛，情况严重。⑤低血压和休克：疼痛期血压下降常见，未必是休克。如疼痛缓解而收缩压仍＜10.7 kPa（80 mmHg），有烦躁不安，面色苍白，皮肤湿冷，脉细而快，大汗淋漓，尿量减少（＜20 mL/h），神志迟钝，甚至昏厥者，则为休克表现。休克多在起病后数小时至数天内发生，见于约 20％的患者，主要是心源性，为心肌广泛（40％以上）坏死，心排血量急剧下降所致，神经反射引起的周围血管扩张属次要，有些患者尚有血容量不足的因素参与。⑥心力衰竭：心力衰竭主要是急性左心衰竭，可在起病最初几天内发生，或在疼痛、休克好转阶段出现，为梗死后心脏舒缩力显著减弱或不协调所致，发生率为 32％～48％。患者可出现呼吸困难、咳嗽、发绀、烦躁等症状，严重者可发生肺水肿，随后可有颈静脉怒张、肝大、水肿等右心衰竭表现。右心室心肌梗死可一开始即出现右心衰竭表现，伴血压下降。

（3）体征。①心脏体征：急性心肌梗死时心脏体征可在正常范围内，体征异常者大多数无特征性。心脏浊音界可轻度至中度增大，心率可增快，心尖区第一心音减弱，可出现第三、四心音或房性、室性奔马律,可有各种心律失常。②血压:早期偶有血压增高,大部分患者都有血压下降,发病前血压增高者,血压可降至正常以下,且可能不再恢复到起病前水平。

2.实验室及其他检查

(1)心电图检查:心肌梗死典型的心电图有特征性改变,呈动态演变过程,对心肌梗死的诊断、定位、估计病情演变和预后都有帮助。

特征性改变:①ST段抬高性心肌梗死。a.ST段抬高,呈弓背向上型,在面向坏死区周围心肌损伤区的导联上出现。b.宽而深的Q波(病理性Q波),在面向透壁心肌坏死区的导联上出现。c.T波倒置,在面向损伤区周围心肌缺血区的导联上出现。在背向心肌梗死区的导联则出现相反的改变,即R波增高、ST段压低和T波直立并增高。②非ST段抬高性心肌梗死:a.无病理性Q波,有普遍性ST段压低≥0.1 mV,但aVR导联(有时还有V_1导联)ST段抬高,或有对称性T波倒置为心内膜下心肌梗死所致。b.无病理性Q波,也无ST段变化,仅有T波倒置改变。

心电图动态性改变:①ST段抬高性心肌梗死。a.起病数小时内,可尚无异常或出现异常高大不对称的T波,为超急性期改变。b.数小时后,ST段明显抬高,弓背向上,与直立的T波连接,形成单相曲线。数小时至2日内出现病理性Q波,同时R波减低,是为急性期改变,Q波在3～4天内稳定不变,以后70%～80%永久存在。c.在早期如不进行治疗干预,ST段抬高持续数天至2周,逐渐回到基线水平,T波则变为平坦或倒置,是为亚急性期改变。d.数周至数月后,T波呈V形倒置,对称,波谷尖锐,是为慢性期改变。T波倒置可永久存在,也可在数月至数年内逐渐恢复。②非ST抬高性心肌梗死:上述的类型a先是ST段普遍压低(除aVR,有时V_1导联外),继而T波倒置加深呈对称型。ST段和T波的改变持续数天或数周后恢复。类型b T波改变在1～6个月内恢复。

定位诊断:心电图上心肌梗死部位的诊断一般主要根据坏死型图形(异常Q波或QS波)出现于哪些导联而作出定位判断。发生心肌梗死的部位多与冠状动脉分支的供血区域相关,因此,心电图的定位基本上与病理一致。前间壁梗死时,V_1～V_3导联出现异常QS波或Q波;前壁心肌梗死时,异常Q波主要出现在V_3、V_4(V_5)导联;侧壁心肌梗死时,在Ⅰ、aVL、V_5、V_6导联出现异常Q波;如异常Q波仅出现在V_5、V_6导联,称为前侧壁心肌梗死,如异常Q波仅出现在Ⅰ、aVL导联,称为高侧壁心肌梗死;下壁心肌梗死时,在Ⅱ、Ⅲ、aVF导联出现异常Q波或QS波;后壁心肌梗死时,V_7、V_8、V_9导联记录到异常Q波或QS波,而与正后壁导联相对应的V_1、V_2导联出现R波增高、S-T段压低及T波增高。如果大部分胸导联或所有胸导联(V_1～V_6)都出现异常Q波或QS波,则称为广泛前壁心肌梗死。

(2)超声心电图检查:二维和M型超声心动图也有助于了解心室壁的运动和左心室功能,诊断室壁瘤和乳头肌功能失调等。

(3)放射性核素检查:目前多用单光子发射计算机断层显像来检查,新的方法正电子发射计算机断层成像可观察心肌的代谢变化,用以判断心肌的死活可能效果更好。

(4)心肌坏死标志物检测:心肌坏死标志物增高水平与心肌梗死范围及预后明显相关。①肌红蛋白起病后2小时内升高,12小时内达高峰,24～48小时内恢复正常。②肌钙蛋白Ⅰ或肌钙蛋白T起病3～4小时后升高,肌钙蛋白Ⅰ于11～24小时达高峰,7～10天降至正常。肌钙蛋白T于24～48小时达高峰,10～14天降至正常。这些心肌结构蛋白含量的增高是诊断心肌梗死的敏感指标。③肌酸激酶同工酶升高,在起病后4小时内增高,16～24小时达高峰,3～4天恢复正常，其增高的程度能较准确地反映梗死的范围，其高峰出现时间是否提前有助于判断溶栓治疗是否成功。对心肌坏死标志物的测定应进行综合评价，如肌红蛋白在急性心肌梗死后出现最早，也十分敏感，但特异性不很强；肌钙蛋白Ⅰ和肌钙蛋白T出现稍延迟，而特异性很高，在症状出现后6小时内测定为阴性，则6小时后应再复查，其缺点是持续时间可长达10～14天，对在此期间出现胸痛，判断是否有新的梗死不利。肌酸激酶同工酶虽不如肌钙蛋白Ⅰ和肌钙蛋白T敏感，但对早期（<4小时）急性心肌梗死的诊断有较重要价值。

此外，虽肌酸激酶、天门冬酸氨基转移酶和乳酸脱氢酶，其特异性及敏感性不强，但仍有参考价值。

（二）鉴别诊断

1.心绞痛

冠状动脉粥样硬化性心脏病心绞痛疼痛性质与心肌梗死相似，但发作较频繁，每次发作历时短，一般不超过15分钟，发作前常有诱发因素。不伴有发热、白细胞计数增加、红细胞沉降率增快或血清心肌酶增高，心电图无变化或有ST段压低、抬高。中老年糖尿病、脑血管病、肺心病、甲亢性心脏病、麻醉术后患者，突然出现严重心律失常、心力衰竭、血压下降、晕厥、抽搐等表现，虽然没有典型心绞痛症状，亦应想到急性心肌梗死的可能，应行必要的检查以助确诊。

2.急性心包炎

急性心包炎有胸闷、胸痛、咳嗽、发热和呼吸困难的病史，但疼痛于深吸气时加重，可有心包摩擦音，不伴休克。心电图除aVR导联外，多数导联有ST呈弓背向下的抬高，无异常Q波。血清酶无明显升高。X线及心脏超声检查对诊断有一定帮助。

3.急性肺动脉栓塞

急性肺动脉大块栓塞时，常引起胸痛、气急、休克，但有右心负荷急剧增加的表现。右心室增大、肺动脉瓣区第二心音亢进、三尖瓣区出现收缩期杂音，以及发热和白细胞计数增加。心电图示电轴右偏，Ⅰ导联出现S波或原有S波加深，Ⅲ导联出现Q波和T波倒置，aVR导联出现高R波，胸导联过渡区向左移，右胸导联T波倒置，与心肌梗死的心电图表现不同。肺部X线检查有助于鉴别。

4.主动脉夹层动脉瘤

主动脉夹层动脉瘤亦出现剧烈胸痛，似急性心肌梗死疼痛性质，但疼痛开始即达高峰，常放射到背、肋、腹、腰及下肢。双上肢血压及脉搏可有明显差别，少数患者有主动脉瓣关闭不全，可有下肢暂时性瘫痪或偏瘫。X线、超声等可测到主动脉壁夹层内的液体，可资鉴别。

5.急腹症

急性胰腺炎、消化性溃疡穿孔、急性胆囊炎、胆石症等，患者可有上腹部疼痛及休克，可与本病疼痛波及上腹部者相混，但急腹症多伴消化系统症状，心电图及血清酶测定有助于明确诊断。

6.重症心肌炎

重症心肌炎患者可有胸痛、心悸及气短等症状，心肌损伤标志物升高，心电图可见ST-T改变，病情进展快，预后不良，需要与急性心肌梗死鉴别。重症心肌炎一般有以下特征：①发病前一般有呼吸道、消化道等感染史。②心肌损伤标志物一般呈轻、中度升高，无明显峰值。③心电图一般为广泛导联改变，无急性心肌梗死的定位诊断。④心脏超声提示为广泛而非节段性室壁运动异常。⑤冠脉造影未见冠脉异常。

四、治疗

(一)临床常用中成药

1.宽胸气雾剂

宽胸气雾剂由檀香、细辛、荜茇、高良姜、冰片组成。具有温通、理气、止痛的功能,用于缓解心绞痛。症状发作时喷吸 2~3 次。

2.冠心苏合丸

冠心苏合丸由苏合香、冰片、制乳香、檀香、土木香等组成。具有理气、宽胸、止痛的功能,用于寒凝气滞、心脉不通所致的胸痹。嚼碎服,一次 1 丸,每天 1~3 次。

3.精制冠心片

精制冠心片由丹参、赤芍、川芎、红花、降香组成。具有活血化瘀的功能,用于瘀血内停所致的胸痛、胸闷、心前区刺痛等。口服,一次 6~8 片,每天 3 次。

4.速效救心丸

速效救心丸由川芎、冰片组成。具有行气、活血、止痛的功能,主治气滞血瘀证心绞痛。含服,每次 4~6 粒,急性发作 10~15 粒/次。

5.复方丹参滴丸

复方丹参滴丸由丹参、三七、冰片组成。具有理气、活血、止痛的功能,主治血瘀气滞证心绞痛、心肌梗死。口服或舌下含服,一次 10 丸,每天 3 次。

6.血府逐瘀胶囊或口服液

血府逐瘀胶囊或口服液由当归、红花、地黄、枳壳等组成。具有理气活血的功能,主治气滞血瘀证的急性心肌梗死。胶囊:每次 6 粒,每天 2 次;口服液:每次 10~20 mL,每天 3 次。

7.地奥心血康胶囊

地奥心血康胶囊由黄山药总皂苷组成。具有活血化瘀、行气止痛的功能,主治瘀血内阻之急性心肌梗死等。口服,一次 1~2 粒,每天 3 次。

8.心悦胶囊

心悦胶囊由西洋参茎叶总皂苷组成。具有益气、养心、和血的功能。主治冠状动脉粥样硬化性心脏病属气阴两虚者。口服,一次 2 粒,每天 3 次。

9.复方川芎胶囊

复方川芎胶囊由当归、川芎等组成。具有活血化瘀,通脉止痛的功能。主治冠状动脉粥样硬化性心脏病属心血瘀阻者。口服,一次 4 粒,每天 3 次。

10.芪参益气滴丸

芪参益气滴丸由黄芪、丹参、三七、降香油组成。具有益气通脉,活血止痛的功能。用于气虚血瘀证胸痹。口服,一次 1 袋,每天 3 次。

11.丹蒌片

丹蒌片由瓜蒌皮、薤白、葛根、川芎、赤芍、泽泻、黄芪、骨碎补、郁金组成。具有宽胸通阳,活血化瘀的功能。用于痰瘀痹阻证胸痹。口服,一次 5 片,每天 3 次。

12.通心络胶囊

通心络胶囊由人参、水蛭、全蝎、赤芍、蝉蜕、土鳖虫、蜈蚣、檀香、降香、乳香(制)酸枣仁(炒)、冰片组成。具有益气活血，通络止痛的功能。用于冠状动脉粥样硬化性心脏病心气虚乏、血瘀络阻证。口服，一次 2～4 粒，每天 3 次。

13.麝香保心丸

麝香保心丸由人工麝香、人参提取物、人工牛黄、肉桂、苏合香、蟾酥、冰片组成。具有芳香温通，益气强心的功能。用于胸痛、固定不移，胸闷或伴有心悸，气短的气滞血瘀证心绞痛。一次 1～2 丸，每天 3 次；或症状发作时服用，口服。

(二)辨证论治

1.气虚血瘀证

胸痛胸闷，动则加重，休息减轻，伴短气乏力，汗出心悸，舌体胖大，边有齿痕，舌质黯淡或有瘀点瘀斑，舌苔薄白，脉弦细无力。

(1)治法：益气活血，通脉止痛。

(2)代表方剂：加味保元汤合血府逐瘀汤加减。人参 10 g(另炖)，黄芪 20 g，当归 10 g，川芎 10 g，赤芍 15 g，地黄 15 g，桃仁 12 g，红花 8 g，牛膝 12 g，枳壳 12 g，桔梗 10 g，柴胡 12 g，甘草 6 g。方中人参通常采用东北人参或高丽参，兼有阴虚者采用西洋参，缺人参者可用党参 20 g 替代。每天 1 剂，水煎服。

(3)加减：兼脾气虚，腹胀便溏者，上方去地黄、枳壳，加茯苓 15 g、白术 12 g、砂仁 10 g(后下)以健脾行气；兼肾气不足，腰酸腿软，夜尿频数，则可加用金樱子 30 g、益智仁 12 g 以补肾固尿；兼虚烦不眠者，去当归、黄芪，加酸枣仁 18 g、远志 10 g 以益心安神。

2.寒凝心脉证

胸痛彻背，胸闷气短，心悸不宁，神疲乏力，形寒肢冷，舌质淡黯，舌苔白腻，脉沉无力、迟缓或结代。

(1)治法：温补心阳，散寒通脉。

(2)代表方剂：当归四逆汤加味。当归 10 g，白芍 15 g，桂枝 10 g，细辛 5 g，甘草 3 g，大枣 15 g，通草 10 g，熟附子 15 g(先煎)，人参 10 g(另炖)。方中人参的选择参照气虚血瘀证。每天 1 剂，水煎服。

(3)加减：兼胃寒、恶心呕吐者，加丁香 3 g、法半夏 15 g 以温中降逆止呕；兼血瘀心脉，加丹参 20 g、三七末 3 g(冲服)以通血脉。

3.阳脱阴竭证

心胸剧痛，四肢厥逆，大汗淋漓，或汗出如油，虚烦不安，皮肤青灰，手足青至节，甚至神志淡漠或不清，口舌青紫，脉微欲绝。

(1)治法：回阳救逆。

(2)代表方剂：四逆汤合人参汤加味。熟附子 15 g(先煎)，干姜 10 g，炙甘草 10 g，人参15 g(另炖)，白术 15 g，黄芪 25 g，煅龙骨 30 g(先煎)，煅牡蛎 30 g(先煎)。方中人参的选择参照气虚血瘀证。每天 1 剂，水煎服。

(3)加减：肢冷汗出、面色苍白者，加用参麦注射液或参芪扶正注射液 20 mL 加 5%葡萄糖生理盐水 20 mL 静脉推注，继用该注射液 40 mL 加 5%葡萄糖生理盐水250 mL静脉滴注；兼心脉瘀阻，胸痛甚，唇色紫黯，脉细涩者，以三七末 6 g 冲服活血通络。

4.痰浊痹阻证

心胸翳痛，胸中憋闷或有窒息感，或有头昏重，或有咳嗽咯痰，腹胀纳呆，舌质黯淡，舌体胖嫩有齿痕，舌苔白腻，脉象弦滑。

(1)治法：化痰泄浊，宣痹通阳。

(2)代表方剂：瓜蒌薤白半夏汤合涤痰汤加减。瓜蒌 15 g，薤白 15 g，法半夏 15 g，陈皮9 g，胆南星 12 g，枳壳 12 g，生姜 3 片，茯苓 15 g，甘草 6 g。每天 1 剂，水煎服。

(3)加减：痰浊中阻，心下痞满，恶心呕吐者，选加藿香 12 g、丁香 3 g 以和胃化浊止呕；痰浊郁久化热，心胸灼痛，痰稠色黄，心烦发热者，去胆南星，加天竺黄 15 g、黄芩 15 g、鱼腥草 25 g 以清热除痰；兼心脉瘀阻者，加丹参 20 g、三七末 3 g(冲服)以通心脉。

5.瘀热互结证

胸痛胸闷，面赤烦躁，发热，口苦或口臭，纳呆便秘，小便短赤，舌质黯红，舌苔黄腻，脉弦滑数。

(1)治法：活血化瘀，通脉泄热。

(2)代表方剂：血府逐瘀汤加减。地黄 15 g，桃仁 12 g，红花 10 g，赤芍 15 g，柴胡 12 g，枳壳 12 g，牛膝 12 g，丹参 18 g，三七末 3 g(冲服)，黄芩 15 g，桔梗 12 g，瓜蒌 15 g，甘草 6 g。每天 1 剂，水煎服。

(3)加减：若兼咳吐黄痰者，加鱼腥草 25 g、桑白皮 18 g 以清热化痰；便秘者加大黄3～9 g(后下)以通腑泄热。

6.气阴两虚证

胸翳气短，倦怠乏力，自汗、盗汗，咽干口燥，舌红少苔，脉细数无力。

(1)治法：益气养阴。

(2)代表方剂：生脉散加味。人参 10 g(另炖)，麦冬 15 g，五味子 6 g，黄芪 18 g，沙参 15 g，浮小麦 25 g，丹参 20 g，三七末 3 g(冲服)。方中人参的选择参照气虚血瘀证。每天 1 剂，水煎服。

(3)加减：心烦少寐明显者，宜加炒枣仁 18 g、莲子心 3 g 以清心安神；心悸、脉结代者，加炙甘草 12 g、甘松 12 g、苦参 12 g 以助原方止悸复脉；阴虚阳亢，证见眩晕、耳鸣者，方中去黄芪、浮小麦，加天麻 12 g、白芍 15 g、石决明 30 g 以养肝熄风潜阳；肾虚腰痛者加淫羊藿 15 g、续断 15 g 以补肾止痛。

(三)外治法

1.针灸

(1)血瘀心痛型体针。①常用主穴：内关(双)、膻中。②常用配穴：足三里(双)。③手法：膻中穴针尖向下平刺，反复运针，内关穴先用导气法待针感放射至前胸或侧胸，并用泻法；足三里用捻转加小幅度提插之补法。留针至胸痛显著缓解或消失，留针期间宜反复间断运针。

(2)寒性心痛型体针。①常用主穴：心俞、郄门(双)、巨阙。②常用配穴：厥阴俞。③手法：心俞、厥阴俞及郄门，均先用导气法，要求针感达前胸，巨阙针法同膻中。心俞、厥阴俞、巨阙均在施补法后，加用艾灸或温针灸。

(3)穴位注射：穴位注射取内关，用哌替啶 10 mg，水稀释后注射至 5 mL，垂直刺入上穴，得气后施强刺激，注入药液，每侧穴 2.5 mL，止痛效果显著。适用于本病各种类型心痛剧烈者。

(4)耳针：耳针取心、神门、皮质下，配交感、内分泌、肾上腺、胸等穴位。或以王不留行子籽于穴位上，时时按压。适用于本病各种类型心痛。

2.推拿

(1)常用按摩手法：患者取俯卧位，医师站于其旁，用手掌揉按后背俞至肾俞上下各15～20次，并点按心俞、神堂、大杼、风池穴3分钟。患者取仰卧位，医师站于其旁，用手掌自胸部肩前至上肢内侧做推法5～7次，然后在心前区做快速揉按10分钟，并点按巨阙、膻中、郄门、内关、神门穴各3分钟。以上手法均有扩张血管、活血化瘀、改善心脏供血等作用。

(2)随症选穴：如心胸持续疼痛、痛彻背部、胸闷憋气、心悸气短加揉气海，拿按血海和三阴交，点按太冲。如胸闷心悸、动则喘、头晕酸冷、面色苍白者加揉按肺俞、揉气海、按揉三阴交和命门。

(3)穴位按压：按压至阳穴可以缓解心痛。患者取坐位或侧卧位，由肩胛骨下角下缘划一垂直于脊柱的直线，直线交于脊背正中线处即为至阳穴，将伍分硬币边缘横放于穴位上，适当用力按压3～5分钟。亦可按摩腹部上脘、中脘、下脘、神阙、关元、心俞、厥阴俞或华佗夹脊压痛点等。治疗本病各种类型心痛。

(董占领)

第四节 心 肌 炎

一、概述

(一)定义

心肌炎是心肌的炎症性疾病。最常见病因为病毒感染。细菌、真菌、螺旋体、立克次体、原虫、蠕虫等感染也可引起心肌炎，但相对少见。非感染性心肌炎的病因包括药物、毒物、放射、结缔组织病、血管炎、巨细胞心肌炎、结节病等。起病急缓不定，少数呈暴发性导致急性泵衰竭或猝死。病程多有自限性，但也可进展为扩张型心肌病。本节重点叙述病毒性心肌炎。

多种病毒都可能引起心肌炎。柯萨奇B组病毒、细小病毒B-19、人疱疹病毒6型、埃可病毒、脊髓灰质炎病毒等为常见病毒。柯萨奇B组病毒是最为常见的致病原因，占30%～50%。此外，人类腺病毒、流感病毒、风疹病毒、单纯疱疹病毒、脑炎病毒、肝炎(A、B、C型)病毒、Epstein-Barr病毒、巨细胞病毒和人类免疫缺陷病毒等都能引起心肌炎。

病毒性心肌炎的发病机制：①病毒直接作用；②病毒与机体的免疫反应共同作用。直接作用造成心肌直接损害。而病毒介导的免疫损伤主要是由T淋巴细胞介导。此外还有多种细胞因子和NO等介导的心肌损害和微血管损伤。这些变化均可损害心肌组织结构和功能。目前认为病毒性心肌炎发病早期以病毒直接作用为主，以后则以免疫反应为主。本病患者的临床表现差别很大，轻者可无症状，重者可心力衰竭，甚至猝死。一般表现为心慌、胸闷、气短，甚至出现心律失常。

(二)分期

1.急性期

邪毒内侵是发病的关键，病毒性心肌炎的急性期多因风热毒邪外袭。侵犯肺卫、不得宣散，使肺卫失和，风扰热蕴，病及于心，邪热蕴结于心，阻遏心肺之气，使心脉不利，心肌受伤，心气心阴被耗，此即清·叶天士所谓"温邪上受，首先犯肺，逆传心包"之论，证见肺卫外感证并心悸、胸闷、气短、动则加剧、全身乏力、汗出等。诚如《诸病源候论》所言："凡惊悸者，由体虚心气不足，心之府为风邪所乘，或恐惧忧迫，令心气虚，亦受风邪。风邪搏于心，则惊恐不安。惊不自己，则悸动不安。"若热邪挟湿则影响脾胃，使湿热郁阻、气机升降失调，则症见心悸、身热不扬、纳呆、腹胀、呕恶口腻、大便不调等。

2.恢复期和迁延期

余邪未尽，气阴两虚，兼有血瘀本病恢复期和迁延期则见外感肺卫表证已解，邪气始退，但正气已伤，余邪未尽，因热为阳邪，蕴结于心，则易耗伤气阴。热毒之邪，既伤心体又伤心用，使心气不足，鼓动血行无力，血流不畅而形成瘀血。瘀血既成，阻塞脉络，进一步使气血滞塞不畅，加重病情，即所谓虚可致瘀，瘀亦可致虚。所以瘀血不仅是病毒性心肌炎病程中的病理产物，同时亦是致病、加重病情的重要因素，故活血化瘀是恢复期、迁延期治疗中不容忽视的一个重要环节。

3.后遗症期

脏腑失调，虚实夹杂，后遗症期虽然邪气已退，但正气亦损，脏腑失调，气血紊乱，变生气、火、虚、瘀并见，但以虚为本，火、瘀之实为标。临床上以各种心律失常多见，其实者多为血瘀心脉，症见胸痛、胸闷、脉律不整、心脏扩大、舌暗红或有瘀斑瘀点、脉涩或结代迟滞。其虚者则为心气亏虚，阴阳失调，症见心悸气短，胸闷憋气汗出，神疲乏力，舌淡苔白，脉虚结代等。

(三)分型

1.暴发型病毒性心肌炎

(1)起病急骤，先有(无)短暂的非特异性临床表现。

(2)病情迅速恶化，短时间内出现严重的血流动力学改变、心源性休克、重度心功能不全等心脏受累征象。

(3)心肌活体组织检查显示广泛的急性炎性细胞浸润和多发性(≥5 个)心肌坏死灶。

(4)免疫抑制剂治疗不能改变自然病程。

(5)1 个月内完全康复或死亡(少数)。

2.急性病毒性心肌炎

(1)起病为非特异性临床表现。

(2)逐渐出现心功能降低征象，可有轻度左心室增大及心力衰竭的表现。

(3)心肌活体组织检查早期显示 Dallas 病理诊断标准中的急性活动性或临界性病毒性心肌炎改变，持续 3 个月以上转为消散性改变，无纤维化。

(4)免疫抑制剂治疗部分有效。

(5)多数预后好，可完全康复，少数治疗无反应者病情继续进展，或恶化或转为终末期扩张型心肌病。

3.慢性活动性病毒性心肌炎

(1)起病不典型。

(2)以慢性心功能不全为主要临床表现，有反复性、发作性、进行性加重的特点。

(3)心肌活体组织检查早期显示活动性病毒性心肌炎改变，但炎性浸润持续 1 年以上，可见巨细胞病毒，并有心肌细胞肥大和广泛纤维化。

(4)免疫抑制剂治疗有效。

(5)预后差，最后转为终末期扩张型心肌病。

4.慢性持续性病毒性心肌炎

(1)起病为非特异性临床表现。

(2)可有胸闷、胸痛、心动过速等心血管症状，但无心力衰竭，心功能检查正常。

(3)心内膜心肌活体组织检查显示持续性(1 年以上)轻微炎性浸润，可有灶性心肌细胞坏死，无纤维化。

(4)免疫抑制剂治疗无效。

(5)预后较好。

(四)中医对病毒性心肌炎的认识

传统的中医学里没有“病毒性心肌炎”之病名。从其发病特点和临床表现来看，当属心悸、怔忡、胸痹、虚劳、温毒、猝死等范畴。病位在心，系外感温热病邪，或因手术等创伤，温毒之邪乘虚侵入，内舍于心，损伤心之肌肉、内膜，以发热、心悸、胸闷等为主要表现的内脏痹病。如《伤寒论》指出：“伤寒，脉结代，心动悸，炙甘草汤主之”，《温病条辨》谓：“下焦温病，热深厥深，脉细促，心中憺憺大动，甚则心中痛者，三甲复脉汤主之。”《临证指南医案》云：“热入膻中，夜烦无寐，心悸证，舌绛而干，不嗜汤饮，乃营中之热，治在手经。”《济生方・惊悸怔忡健忘门》说：“惊悸不已，变生诸证，或短气惊之，体倦自汗，四肢水肿”。“又有冒风寒暑湿，闭塞诸经，令人怔忡”。凡此种种，不一一列举。

中医治疗病毒性心肌炎多采用分期、分型治疗的原则，为我们今天运用中医学理论与方法认识进行治疗病毒性心肌炎奠定了基础。

(五)中医治疗病毒性心肌炎的优势

采用中医治疗病毒性心肌炎显示出其灵活的变化性，数据也显示出采用中医治疗比西医效果好、不良反应小，对于整个病情的控制和恢复作用显著。同时专家认为中医药治疗病毒性心肌炎主要优势在于辨证论治，掌握疾病的动态演变规律，与西医一般治疗可以相互补充，相得益彰，从而在抗病毒与调节免疫方面形成合力。这为病毒性心肌炎中医证候学研究奠定了基础，同时也为建立客观、统一的证候标准提供了重要的依据。也有研究充分显示出中药治疗病毒性心肌炎的价值和前景，临床运用十分可行，是一种很好的治疗途径。

二、病因、病机

(一)病因

1.先天禀赋不足

《灵枢・寿天刚柔》指出：“人之生也，有刚有柔，有弱有强，有短有长，有阴有阳”。先天禀赋不同，个体之间存在着差异，这种差异可影响机体正气的强弱。若先天禀赋不足，正气虚弱，则易于感染邪毒而发病。

2.调养失宜

后天调养适宜与否也是影响机体正气强弱的主要因素。若生活无规律、缺乏身体锻炼、饮食不节及偏嗜、营养失调，以及屡染他病或久病不愈者，均能使机体正气虚弱，抗邪无力而发病。

3.外感邪毒

外感邪毒是本病的致病主因。所谓邪毒，主要是指属于四时不正之气的六淫之邪，也包括具有强烈传染性的疫疠之气在内。《济生方》指出："冒风、寒、暑、湿，闭塞诸经，令人怔忡。"《温病条辨·下焦篇》指出："温病误用升散，脉结代，甚者脉两至者"。可见，六淫之邪均能引起心系症状。现今学者一致认为，以风邪为首的六淫之邪均可导致本病的发生，其中尤以风热邪毒最常见。

4.劳倦耗气

《素问·举痛论》指出："劳则气耗"。邪毒侵心之后，如正气抗邪有力，并非一定发病。若此时不注意休息，劳力过度而耗气，可使正气亏虚，抗邪无力，则邪毒日盛，进一步损伤心体，促进发病。在患病后如不注意休息，则往往使病情加重。

5.七情伤气

《素问·举痛论》有云："怒则气上、喜则气缓、悲则气消、恐则气下、惊则气乱、思则气结"。《内经提要·灵枢》指出："心者，五脏六腑之所主……故悲哀愁忧则心动，心动则五脏六腑皆摇"。各种情志的异常变化，均能导致各脏腑气机紊乱，而心为精神之所舍，故首先影响心脏功能，然后再波及其他脏腑，出现机体气血功能失调。在邪毒损伤心体心用的同时，加之情志失调，则可使机体气血功能紊乱，抵抗力减低，促进发病。在病程中如反复有情志失调，则可使病情更加复杂，甚至病情恶化。

6.食滞伤脾

《素问·痹论》指出："饮食自倍，肠胃乃伤"。如暴饮暴食，则可损伤脾胃。脾胃为后天之本，气血生化之源，若脾胃受损，则气血生化不足，并形成痰湿、食滞。气血不足，抗病能力低下，则易于发病；有形之邪滞阻脉络，痹阻心阳，则能加重病情。

7.屡染外邪

在机体正气充足的情况下，外邪入侵并不容易伤及作为君主之官的心脏。病毒性心肌炎患者，心宫既已受损，故复感外邪极易累及于心，造成心体心用的进一步受损。若屡染外邪，则可使病情反复波动，逐渐加重。

(二)病机

1.邪毒内侵，正气受伤

风热邪毒或风湿邪毒侵袭入体，均可从口鼻或皮毛而入。风热之邪首犯肺卫，然后由表入里。心肺同居上焦，肺朝百脉，与心脉相通，故肺脏受邪极易累及于心。风热入里酿毒，热毒销灼心阴，耗伤心气，故一般先有发热，微恶寒，咽痛，头痛，咳嗽，流涕等，随即出现乏力，心悸，气短，脉结代等。风湿之邪首犯肺胃，进而蕴于脾胃。湿为阴邪，最易损伤阳气。湿邪困脾，先损脾胃之阳气，继而累及于心，导致心阳不振。若素体阳盛，则风湿之邪可从阳化热，湿热由脾上攻于心，亦令心神不安。一般先见恶寒，发热，头重肢困，呕吐腹泻，食欲不振等，亦可出现发热起伏，缠绵不愈，脘腹胀满，恶心呕吐，腹泻，舌红苔黄腻等，继之出现心悸，胸闷，气短，脉濡缓、结代等。

2.邪毒内陷，正气不支

素体正气虚损较甚或婴幼儿抗邪能力低下，如感染邪毒深重则极易导致邪毒内陷，使正气不支，出现心阳虚衰、阳气暴脱、气血败乱等危重病理变化。一般是在邪毒感染症状的基础上，突然出现面色皝白，口唇发绀，呼吸困难，烦躁不安，心悸胸闷，颈脉胀大，胁下积块，脉沉细微弱或结代无力，恶心呕吐，肢体水肿等，此为心阳虚衰，脉络瘀阻，水湿停聚，上凌心肺之证；甚至出现面色苍白，汗出肢冷，唇甲青紫，皮肤发花，血压下降，气息低微不匀，脉微细欲绝等，此为心肾真阴耗竭，阴不敛阳，虚阳外脱之象；或见有头晕心悸，动则益甚，手足厥冷，脉迟涩，甚至发生昏迷、抽搐等，此为阴亏阳衰，血虚寒凝，血不养心，气血败乱之候。

3.余邪不尽，正气亏虚

经过剧烈的邪正斗争，邪毒虽已消减，但正气也已损伤，遂表现为正虚邪恋，虚中挟实之证。由风热邪毒引发者，多表现为热毒不尽，气阴两虚，症见低热不退，咽红肿痛，咳嗽，心烦口干，心悸怔忡，气短乏力，舌红苔少，脉细数无力等；由风湿邪毒引发者，常表现为湿热留恋，气阳不足，症见低热不解或发热起伏，神疲倦怠，心悸胸闷，面色苍白，肢凉汗多，舌苔腻，脉濡缓或结代等。

4.气阴虚损

由于心肌炎患者以外感风热邪毒致病者最多见，易于耗气伤阴，故气阴虚损为本病最常见的病理变化。心气虚则鼓动无力，血脉不得充盈，故心悸，气短，脉细弱或结代；心气虚则卫表不固，营卫失和，故易汗出。心阴虚则心失所养，故心悸；心阴不足，虚火内扰，故心烦，口干，盗汗，脉细数。

5.气阳虚衰

气阳虚衰既可因外感风湿之邪损伤阳气所致，又可为阴血之伤渐至阳气受损发展而来。心阳不振，则无力鼓动心脉，故见脉来迟缓，肢冷不温，胸闷心痛，面色㿠白；心阳虚衰，则血运失常，下及于肾，则阳虚水泛，故见面色苍白而青，呼吸浅促，虚烦不安，胁下积块，肢体水肿，恶心呕吐，脉微弱疾数；心阳衰败而暴脱，宗气大泄，则见大汗淋漓，四肢厥冷，口唇青紫，呼吸微弱，脉微细欲绝，神志模糊甚至昏迷等。

6.气血亏虚

心主血脉，气为血之帅，血为气之母。风热邪毒，伤阴耗血，阴血亏虚，血虚气弱，或风湿邪毒，损伤脾胃，使气血生化乏源，均可形成气血两虚的病理变化。气虚血亏，则心脉不足，故见心悸怔忡，头晕乏力，面黄无华，夜寐不宁，自汗盗汗，脉细弱或结代等。若偏于阴血亏损，则心脉失养，故见心中憺憺大动，心痛，脉细数或结代促，头晕，心烦，口干，盗汗等。

7.阴阳俱损

阴阳俱损多因病情反复波动、进行性加重，使精气内夺，心肾亏虚，积虚成损而形成。肾为先天之本，内寄真阴真阳，心病日久，穷及于肾，心肾亏虚，阴阳俱损，气血留滞，痰湿停聚，故见心悸头晕，神疲乏力，腰疫耳鸣，心脏扩大，肢体水肿，脉沉细结代或细涩无力等。

8.瘀血

瘀血既是血液运行不畅的病理产物，反过来又能影响气血的运行，成为新的致病因素。导致心肌炎瘀血内生的病理变化主要有以下几种原因。

(1)热毒壅滞于心，致使血运涩滞。

(2)心气亏虚，无力鼓动血脉。

(3)阴血亏虚，血液运行滞涩。

(4)阳气虚衰，阴寒内盛，血寒而凝滞。瘀血痹阻心脉，气血运行不畅，则见心悸怔忡，胸痛胸闷，脉迟涩或结代等，《素问·痹论》曾指出："心痹者，脉不通，烦则心下鼓"。

9.痰湿

痰湿同瘀血一样，既是病理产物又是新的致病因素。导致痰湿内生的病理变化主要有以下几种原因。

(1)邪热灼津，酿生痰浊。

(2)气虚湿聚成痰，如肺气虚则津液失布，脾气虚则水湿无制等，均能形成痰湿。

(3)阴亏火旺，煎液生痰。

(4)脾肾阳虚，水泛为痰。若痰湿痹阻心阳，则胸痛胸闷，心悸不宁，头晕目眩；若痰火上扰心神，则心悸时发时止，胸闷心烦，失眠多梦，脉促或滑细数；若水湿内停，上凌心肺，则见心悸胸闷，呼吸困难，咳嗽咯血，烦躁不安，肢体水肿等；若痰湿内阻，气机郁滞，则见胸闷，喘大气等。

三、诊断与鉴别诊断

(一)诊断

1.临床表现

(1)症状：由于病毒侵犯心肌广泛程度不同，病变部位不一，所以病毒性心肌炎的临床表现，病情的轻重相差悬殊。轻者可以没有任何症状，重者可于数小时至数天内死亡或猝死。急性心肌炎症状可发生在病毒感染的急性期或恢复期。半数以上患者于患病前1～3周内常有发热、周身酸痛、咽痛、咳嗽、肌痛、腹泻、皮疹等表现，反映全身性病毒感染，继而患者出现心悸(患者自觉心跳)、胸闷、气短、心前区隐痛等足以引起注意的心脏症状。但也有部分患者，发病前的这些病毒感染的症状较轻而不显著甚至被遗忘，仔细追问才被注意到；而心脏的症状则比较显著。

临床上诊断为心肌炎的患者中，90%左右以心律失常为最主要的诉说或首见的症状。心律失常又以各类期前收缩最多见。轻者多无自觉不适，往往医师听诊检查时发现似有期前收缩存在，如频繁的每分钟有多次期前收缩，部分患者感到心慌和心前区不适。自觉突然有一次很强的心脏跳动，然后有一段间歇，便到医院就诊诉说："心脏忽然有停跳感"，或"心脏有如坐电梯突然下降的感觉"，甚至感到"心脏突然跳到喉咙里了"。有的患者还有头晕、烦躁、注意力不能集中、情绪紧张等症状。但有的患者尽管心脏期前收缩很多次却没有什么感觉。可见人们对期前收缩的感觉敏感程度有一定差异。另外，极少数重症患者可产生"暴发性"临床表现。发病前，患者貌似健康，没有什么毛病，但是突然起病，大多突然出现严重的"致命性"的心律失常，如阵发性室性心动过速，或三度房室传导阻滞，继而引起急性心力衰竭、休克。患者表现为突然胸闷、心前区疼痛、面色苍白难看、气促、大汗淋漓、四肢湿冷、昏迷、抽筋，可在几小时内，或几天内猝死或死亡。

(2)体征。①心脏扩大：病情较轻者心脏大小正常，或者只有暂时性轻度扩大，不久即恢复。心脏扩大显著者反映心肌炎广泛而且严重。如长期不恢复，进入慢性期可逐渐发展为扩张型心肌病。②心率改变：即每分钟心跳的次数改变。患者的心率往往增快，而且与体温的变化不相称。一般认为体温升高1 ℃，心率每分钟增加10次左右。如果发生心肌炎，则心率增加超过这一标准。如体温已恢复正常，在安静时，成年患者其心率仍会持续过快，每分钟>100次(称心动过速)，或者有的患者心跳次数变得过分缓慢，成人每分钟≤60次(称心动过缓)，这可能为窦性心动过缓，或发生了心脏传导阻滞。因此，感冒、腹泻发热的患者，如果热退后心率明显增快或减慢，均为病毒性心肌炎的可疑征象。③心音改变：当发生心肌炎，心肌收缩力有所减退时，心尖区第一心音减弱，变得低钝。如果病情比较严重，心尖区出现 3 个心音，犹如一匹奔驰着的马的马蹄声，医师称它为奔马律。如在患者的心前胸壁上听到粗糙的摩擦音而且与患者的呼吸没有关系时，表明有心包摩擦音的存在，提示患者还发生了心包炎。④心律失常：当医师听诊发现患者心跳过快、过慢，或者心跳不规则；甚至心音的强弱也不规则，这表明患者有心律失常的存在。它是心肌炎最为常见的体征，各种心律失常都可出现，但以期前收缩最常见。听诊心脏时发现 2 次距离很近的心搏之后有较长的停顿；按其脉搏时，也可摸到 2 次距离很近的脉搏后有一较长的停顿。其次为房室传导阻滞；此外心房颤动、病态窦房结综合征均可出现，听诊时发现心跳不规则，甚至伴有心音的改变。当然，要明确心律失常的类型，必须配合心电图的检查。⑤心脏杂音：由于发热、贫血、左心室轻度扩大，心尖区可能有轻度收缩期杂音，舒张期杂音少见。心肌炎好转后，心脏恢复正常大小，杂音即消失。⑥心力衰竭：心肌炎病变广泛和严重时，心肌泵血功能衰竭，左、右心腔同时发生衰竭，引起心排血量急骤下降，患者出现心动过速、奔马律、呼吸困难、两侧肺部有细小水泡音、肝脏肿大、下肢水肿及血压下降，甚至神志不清、昏迷、抽筋等。这些症状的出现，医学上称之发生了急性心力衰竭合并有心源性休克。这种表现往往出现在少数重症病毒性心肌炎，甚至暴发型心肌炎的患者。

2.理化检查。①心电图特征：提前出现的宽大畸形的 QRS 波群，时限＞0.12 秒，其前无 P 波，其后有完全性代偿间期，T 波方向与 QRS 波群主波方向相反。②室性期前收缩的类型：室性期前收缩可孤立或规律出现。每个窦性 P 波后跟随一个室性期前收缩，称为二联律；每 2 个窦性 P 波后出现一个室性期前收缩，称为三联律；连续发生 2 个室性期前收缩，称成对室性期前收缩；连续 3 个或以上室性期前收缩称室速；位于 2 个正常窦性心律之间的室性期前收缩称为间位性室性期前收缩。若室性期前收缩的形态与窦性 QRS 波的偶联间期均固定称为单形性室性期前收缩；同一患者出现 2 种或 2 种以上形态的室性期前收缩，且与窦性 QRS 波的偶联间期存在差异称为多源性室性期前收缩。

3.诊断标准

(1)成人诊断标准：①在上呼吸道感染、腹泻等病毒感染后 1～3 周或急性期出现心脏表现(如舒张期奔马律、心包摩擦音、心脏扩大等)和(或)充血性心力衰竭或阿斯综合征者。②上述感染后 1～3 周或发病同时新出现的各种心律失常，而未服抗心律失常药物前出现下列心电图改变者：a.房室传导阻滞，束支传导阻滞；b.2 个以上导联的 S-T 段呈水平或下斜型下移≥0.05 mV，或多个导联 S-T 段异常抬高，或有异常 Q 波者；c.频发多形、多源成对或并行性期前收缩，短阵发性室上性心动过速或室性心动过速，心房(室)扑动或颤动等；d.2 个以上 R 波为主波的导联 T 波倒置、平坦或降低小于 R 波的 1/10；e.频发房性、交界性或室性期前收缩。具有上述 a 或 b 中的任何一项即可诊断。具有上述 d 或 e 及无明显病毒感染史者要补充指标以助诊断。③如有条件应进行以下病原学检查：粪便、咽拭分离出柯萨奇病毒或其他病毒，恢复期血清中同型病毒抗体效价较第一份血清升高 4 倍或以上(双份血清应相隔 2 周以上，一般为 3 周)或首次(或第 2 次)抗体效价≥640 者为阳性，＞320者为可疑阳性；心包穿刺液分离出柯萨奇病毒或其他病毒等；从心内膜、心肌或心包分离出病毒或用特异性荧光抗体检查显示阳性，或用分子杂交或超敏多聚酶联反应能检测到病毒核糖核酸。④对尚难明确诊断者可长期随访，有条件的可做心内膜和心肌活体组织检查以助诊断。要在心肌多处取得标本，因一个部位的心肌活体组织检查结果尚不能代表整个心脏的心肌变化，并需注意取样误差。⑤在考虑病毒性心肌炎诊断时，应排除甲状腺功能亢进、β 受体功能亢进症及影响心肌的其他疾病，如风湿性心肌炎、中毒性心肌炎、冠状动脉粥样硬化性心脏病、结缔组织及代谢性疾病等。

(2)幼儿诊断标准:具体有以下几个方面。

临床诊断依据。①心功能不全、心源性休克或心脑综合征。②心脏扩大(X线、超声心动图检查具有表现之一)。③心电图改变:以R波为主的2个或2个以上主要导联的ST-T改变持续4天以上伴动态变化,窦房传导阻滞,房室传导阻滞,完全性右或左束支阻滞,成联律、多形、多源、成对或并行性期前收缩,非房室结及房室折返引起的异位性心动过速,低电压(新生儿除外)及异常Q波。④肌酸激酶同工酶杂化型升高或心肌肌钙蛋白阳性。

病原学诊断依据。①确诊指标:自患儿心内膜、心肌、心包(活体组织检查、病理)或心包穿刺液检查,发现以下之一者可确诊心肌炎由病毒引起:a.分离到病毒;b.用病毒核酸探针查到病毒核酸;c.特异性病毒抗体阳性。②参考依据:有以下之一者结合临床表现可考虑心肌炎系病毒引起:a.自患儿粪便、咽拭子或血液中分离到病毒,且恢复期血清同型抗体滴度较第一份血清升高或降低4倍以上;b.病程早期患儿血中特异性免疫球蛋白M抗体阳性;用病毒核酸探针自患儿血中查到病毒核酸。

确诊依据:①具备临床诊断依据2项,可临床诊断为心肌炎。发病同时或发病前1～3周有病毒感染的证据支持诊断者。②同时具备病原学确诊依据之一,可确诊为病毒性心肌炎,具备病原学参考依据之一,可临床诊断为病毒性心肌炎。③凡不具备确诊依据,应给予必要的治疗或随诊,根据病情变化,确诊或排除心肌炎。④应排除风湿性心肌炎、中毒性心肌炎、先天性心脏病、结缔组织病及代谢性疾病的心肌损害;甲状腺功能亢进症、原发性心肌炎、原发性心内膜弹力纤维增生症、先天性房室传导阻滞、心脏自主神经功能异常、β受体功能亢进及药物引起的心电图改变。

分期。①急性期:新发病,症状及检查阳性发现明显且多变,一般病程在半年以内。②迁延期:临床症状反复出现,客观检查指标迁延不愈、病程多在半年以上。③慢性期:进行性心脏增大,反复心力衰竭或心律失常,病情时轻时重,病程在1年以上。

(二)鉴别诊断

1.中毒性心肌炎

化学毒物如砷、酒精、汞、铅、一氧化碳、氟化物,或药物如多柔比星等都可引起心肌炎,出现心悸、胸闷、乏力、恶心、呕吐、头痛等症状,心电图可出现各型心律失常、ST-T改变等。但中毒性心肌炎一般为急性起病,且有明确的化学毒物或药物的接触史。可与病毒性心肌炎相鉴别。

2.风湿性心肌炎

二者均有胸闷、憋气等症状及心电图的改变,但风湿性心肌炎往往有近期链球菌感染史(如咽痛、抗链球菌"O"升高、咽拭试验阳性等);常伴有风湿热的特征性大关节炎症,表现如多发性关节炎、皮下结节、环形红斑等;且多有心脏瓣膜受损性杂音,较明显且较恒定;糖皮质激素与抗风湿制剂有效。

3.冠状动脉粥样硬化性心脏病

冠状动脉粥样硬化性心脏病多见于中老年人,发病年龄较大,常有高血压、高血脂、糖尿病、肥胖等易患因素;多为慢性起病,发展缓慢,常有心肌缺血、损伤或坏死的心电图证据;时发心绞痛,服硝酸甘油后能缓解。冠状动脉造影对冠状动脉粥样硬化性心脏病具有确诊价值。另外,病毒性心肌炎患者的心电图出现了类似急性心肌梗死的Q波时,需与冠状动脉粥样硬化性心脏病、急性心肌梗死相鉴别。病毒性心肌炎的心电图有不同类型传导阻滞,其病理性 Q 波及 ST 段抬高，T 波均与急性心肌梗死的演变过程不同，病理性 Q 波恢复较快，冠状动脉造影正常。

4.二尖瓣脱垂综合征

二尖瓣脱垂综合征是指各种原因使二尖瓣瓣叶在心脏收缩时向左心房脱垂，导致二尖瓣关闭不全的一系列临床表现。二尖瓣脱垂综合征和病毒性心肌炎均有心悸、胸痛、乏力、头晕、心电图 ST-T 段变化等表现。但二尖瓣脱垂综合征的多数患者在心尖区有收缩中、晚期杂音和收缩晚期吹风样杂音；且超声心动图可明确诊断。

5.甲状腺功能亢进症

甲状腺功能亢进症和病毒性心肌炎均可出现心悸、窦性心动过速、期前收缩及房室传导阻滞等心律失常的心电图表现，但甲状腺功能亢进症的心率增快与代谢相关，且患者多伴有多汗、失眠、纳亢、消瘦、特殊眼征，以及基础代谢率增高，实验室检查甲状腺功能异常等，可与病毒性心肌炎相鉴别。

6.β 受体功能亢进综合征

β 受体功能亢进综合征病因未完全明确，一般认为主要是由于中枢神经系统功能失调，导致自主神经失衡，在过劳、高度紧张、精神创伤等应激情况下诱发起病。二者均有心悸、胸闷、气促、心电图 ST-T 段改变、期前收缩等症状，但本综合征起病前往往有精神因素的诱因，使用激素、休息后症状改善不大，给患者口服普萘洛尔 20 mg，0.5 小时、1 小时和 2 小时后分别记录心电图，本综合征大多数患者的 ST-T 段改变消失，心率减慢。

四、治疗

（一）临床常用中成药

1.荣心丸

荣心丸由玉竹、丹参等组成，主要作用为益气养阴、活血解毒。用于轻、中型心肌炎证属气阴两虚及气阴两虚兼有心脉瘀阻的病例，症状有胸闷、心慌、气短、乏力、头晕、多汗、心前区不适、疼痛等。服用方法为 1～3 岁每次 2 丸，3～6 岁每次 3 丸，6 岁以上每次 4 丸，成人每次 4～6 丸，每天 3 次。1 个月为 1 个疗程，症状消失后减半剂量继续服用 1 个疗程，以防病情复发。

2.丹参注射液

丹参注射液为病毒性心肌炎常用的药物。病毒性心肌炎时心肌缺血、缺氧及炎症细胞浸润可产生大量的自由基，如机体不能清除可加重心肌的破坏。丹参可以保护心肌细胞内的线粒体，促进心肌细胞再生，减少自由基产生，增加心肌血流量，对缺血或损伤的心肌有促进恢复的作用。临床应用于病毒性心肌炎的急、慢性期。丹参注射液为每支含生药 2 g。用量为＜1 岁每天用 1～2 支，1～3 岁用 3～4 支，3～7 岁用 5 支，7～14 岁用 6～7 支，成人用 8 支。将丹参加入 10% 葡萄糖液 250～500 mL 内静脉点滴，2 周为 1 个疗程。

3.黄芪注射液

黄芪是一味常用的补气药，近年证实对治疗病毒性心肌炎有良好的作用。动物试验证明黄芪可减小病毒感染后心肌的乳酸脱氢酶及谷草转氨酶值。细胞内的病毒滴定度也有明显降低、心肌在电镜下的病变也有减轻，可见黄芪对感染病毒后心肌有保护作用。临床给病毒性心肌炎患者注射黄芪后细胞免疫功能明显提高，心功能较治疗前也有明显改善。黄芪注射液每支 5 mL，含生药 10 g。用法为小儿每天 5 mL 加入 10% 葡萄糖液 250 mL 内静脉点滴，成人每天

10 mL 加入 10%葡萄糖液 500 mL 内静脉点滴，1 个月为 1 个疗程。如症状及心电图明显改善，可改口服，每次黄芪 15 g 加红枣 10 枚，煎汤服用，每天 1 次。

4.生脉饮

生脉饮由人参(或党参)、麦冬、五味子组成，有益心气、养心阴作用。每次1支，每天 3 次，口服。用于气阴两亏证心肌炎。

5.三七片

三七中含有三七总皂苷，可以减轻心肌细胞缺血性损害，减少细胞内酶的产生和释放。此外可阻止心肌缺氧时氧自由基对心肌的损害，减慢心率，减少心肌耗氧量。临床用量，儿童 2 片，每天 3 次，成人 3 片，每天 3 次，每疗程 1 个月。

6.金莲花片

每次 3～5 片，每天 3 次，口服。用于病毒性心肌炎各型。

7.穿心莲片

每次 4～6 片，每天 3 次，口服。用于病毒性心肌炎早期。

8.南板蓝根冲剂

每次 1 袋，每天 3 次，冲服。用于病毒性心肌炎早期。

9.柴胡注射液

柴胡注射液对病毒有一定抑制作用。每支 2 mL，每次 1 支，每天 2 次，肌内注射。用于病毒性心肌炎急性期。

10.天王补心丹

每次 3 g，每天 2 次。用于治疗气血不足的病毒性心肌炎。

11.归脾丸

每次 3 g，每天 2 次。用于病毒性心肌炎心脾两虚者。

12.珍合灵片

每次 3 片，每天 3 次，口服。用于治疗心悸明显的病毒性心肌炎。

(二)辨证论治

病毒性心肌炎急性期的辨证论治有热毒侵心证、阳虚气脱证；恢复期或慢性期的辨证论治有肺气不足证、痰湿内阻证、气滞血瘀证、阴虚火旺证、心脾两虚证、阴阳两虚证。

1.热毒侵心证

发热身痛，鼻塞流涕，咽痒喉痛，咳嗽咯痰或腹痛泄泻，肌痛肢楚，继之心悸惕动，胸闷气短，舌质红，苔薄黄或腻，脉细数或结代。

(1)治法：清心解毒。

(2)代表方剂：加减银翘散。金银花 10 g，连翘 10 g，大青叶 10 g，太子参 10 g，麦冬 10 g，地黄 10 g，炙甘草合剂 10 g。

(3)加减：热甚，加石膏先煎 30 g，知母 10 g，黄芩 6 g 以清热除烦；脾虚湿热，加黄连6 g，白芍 10 g，茯苓 10 g，木香 10 g 以健脾利湿；胸闷痛，加丹参 15 g，桃仁 12 g，降香 10 g 以活血止痛；心悸怔忡，加炒酸枣仁 15 g，柏子仁 10 g 以宁心定悸。

2.阳虚气脱证

起病急骤，喘息心悸，倚息不得卧，口唇青紫，烦躁不安，自汗不止，四肢厥冷，舌质淡白，脉微欲绝。

(1)治法:回阳救逆,益气固脱。

(2)代表方剂:参附龙牡汤加减。生晒参单煎 10 g,附子先煎 10 g,炙甘草合剂 10 g,牡蛎先煎 10 g,丹参 30 g,茯苓 10 g。

(3)加减:阳虚较甚,加桂枝 10 g,仙茅 15 g,淫羊藿 15 g 以温通心肾;阳虚水泛,加桂枝 10 g,益母草 15 g,猪苓 15 g 以温阳利水。

3.肺气不足证

气短乏力,胸闷隐痛,自汗恶风,咳嗽,反复感冒,舌淡红,苔薄白,脉细无力。

(1)治法:益气清肺,固护卫气。

(2)代表方剂:参苏饮加减。太子参 10 g,紫苏叶 10 g,法半夏 10 g,葛根 10 g,木香 10 g,陈皮 10 g,茯苓 10 g,枳壳 10 g,前胡 10 g,桔梗 10 g,甘草 10 g。

(3)加减:气虚甚,加黄芪 15 g,白术 15 g 以益气;兼阴虚,加麦冬 15 g,五味子 15 g,地黄 15 g以养阴。

4.痰湿内阻证

胸闷憋气,头重目眩,脘痞纳呆,口黏恶心,咳吐痰涎,苔白腻或白滑,脉滑。

(1)治法:祛湿化痰,温通心阳。

(2)代表方剂:瓜蒌薤白半夏汤加减。瓜蒌 10 g,法半夏 10 g,陈皮 10 g,枳壳 10 g,茯苓 10 g,薤白 10 g,甘草 10 g,桂枝 10 g,胆南星 6 g,石菖蒲 10 g。

(3)加减:兼热,加黄连 5 g,滑石 10 g 以清热;痰浊重,加薏苡仁 15 g,泽泻 15 g 以利湿;兼脾胃气虚,加白术 15 g,党参 15 g 以健脾。

5.气滞血瘀证

心区刺痛,痛有定处,胸闷胁胀,心烦易怒,唇色紫暗,舌质暗红或有瘀斑、瘀点,脉弦涩。

(1)治法:疏肝理气,活血化瘀。

(2)代表方剂:柴胡疏肝散合血府逐瘀汤加减。柴胡 10 g,枳壳 10 g,茯苓 10 g,陈皮 10 g,红花 10 g,当归 10 g,地黄 10 g,川芎 10 g,赤芍 10 g,川楝子 10 g,延胡索 10 g。

(3)加减:气滞重,加香附 10 g,郁金 10 g 以理气;气郁化火,加黄芩 10 g,栀子 10 g 以清热;血瘀重,加丹参 15 g,三七粉冲服 3 g 以化瘀。

6.阴虚火旺证

心悸不宁,五心烦热,潮热盗汗,失眠多梦,颧红口干,舌红,少苔,脉细数。

(1)治法:滋阴降火,养心安神。

(2)代表方剂:天王补心丹加减。地黄 10 g,丹参 10 g,玄参 10 g,炒酸枣仁 10 g,柏子仁 10 g,麦冬 10 g,北沙参 10 g,茯苓 10 g,五味子 10 g,远志 10 g。

(3)加减:肾阴虚甚,加女贞子 15 g,墨旱莲 15 g 以滋养肾阴;失眠多梦,加龙骨先煎 30 g,珍珠母先煎 30 g 以重镇安神。

7.心脾两虚证

心悸怔忡,肢体倦怠,自汗短气,面色无华,舌淡,苔薄,脉细数。

(1)治法:健脾益气,养心安神。

(2)代表方剂:归脾汤加减。党参 10 g,白术 10 g,黄芪 10 g,龙眼肉 10 g,茯苓 10 g,酸枣仁 10 g,远志 10 g,木香 10 g,甘草 10 g。

(3)加减:偏于心气虚,加西洋参单煎 10 g,麦冬 15 g,五味子 15 g 以益气养阴;偏于脾气虚,加法半夏 9 g,陈皮 15 g,白扁豆 15 g 以健脾利湿。

8.阴阳两虚证

心悸怔忡,面色白,四肢厥冷,大便溏薄,腰酸乏力,舌质淡胖,脉沉细无力或结代。

(1)治法:温阳益气,滋阴通脉。

(2)代表方剂:参附养荣汤加减。生晒参单煎 10 g,附子先煎 10 g,桂枝 10 g,干姜 10 g,五味子 10 g,地黄 10 g,当归 10 g,白芍 10 g,麦冬 10 g,北沙参 10 g,黄芪 10 g。

(3)加减:兼胸闷憋气,心下痞满,加瓜蒌 15 g,薤白 15 g,法半夏 9 g 以化痰通痹;水肿,尿少,加车前草 15 g,薏苡仁 15 g,茯苓 15 g,大腹皮 10 g 以利水。

(三)外治法

1.针刺

(1)体针:①邪毒犯心高热者:取穴曲池;咽痛者,取穴少商、合谷,以上采用泻法。②心悸脉促者:取穴内关、郄门、厥阴俞、心俞、三阴交。③期前收缩者:取穴阴郄;心动过缓者,取穴通里、素髎、列缺。④心动过速者:取穴手三里、下侠白。⑤心绞痛者:取穴神门、内关、膻中。⑥高血压者:取穴曲池、风池、太溪。⑦慢性心力衰竭水肿者:取穴肾俞、三焦俞、阳陵泉透阴陵泉、三阴交、复溜,针用补法。

(2)耳针:取穴心、皮质下、交感、小肠,毫针轻刺激,每天 1 次。

2.推拿

先按揉内关、神门、心俞、膈俞、脾俞、胃俞,反复数次,再推拿内关、神门穴,对心悸、怔忡有效。

(董占领)

第十一章
常见心血管疾病的中西医结合治疗

第一节 心律失常

一、概述

心律失常是由于窦房结激动异常或激动产生于窦房结以外，激动的传导缓慢、阻滞或经异常通道传导，即心脏活动的起源和(或)传导障碍导致心脏搏动的频率和(或)节律异常。其预后与心律失常的病因、诱因、演变趋势、是否导致严重血流动力障碍有关，可突然发作而致猝死，亦可持续累及心脏而致其衰竭。心律失常的分类具体如下。

(1)根据心律失常时心搏频率将其分为快速型与缓慢型心律失常。①快速型心律失常:期前收缩，如房性、交界区性、室性；心动过速，如窦性、室上性、室性；颤动，如心房颤动、心室颤动；扑动，如心房扑动、心室扑动。②缓慢型心律失常:窦房结功能低下、房室传导阻滞。

(2)根据发生机制可将其分为冲动形成异常及传导异常。①窦性冲动起源障碍:窦性心动过速、窦性心动过缓、窦性心律失常、窦性静止、窦性期前收缩、窦房结内游走心律。②异位冲动的形成:被动性异位冲动形成、主动性异位冲动形成。③生理性传导障碍:干扰和脱节。④病理性传导障碍:按部位分为窦房、房内、房室和室内传导阻滞。⑤解剖异常所致的传导障碍:预激综合征。⑥冲动起源并发传导障碍及分类困难者:并行心律、房室分离、异位冲动传出阻滞、反复心律及反复心律性心动过速、意外传导、心房分离、电交替。⑦人工心脏起搏器引起的心律失常。

二、病因与病机

(一)病因

张景岳在《类经》中言:“情志之所舍，虽五脏各有所属，然求见其由，则无不从心而发。”心为君主之官，主藏神，主司精神意识思维等活动，心为五脏六腑之大主，情志致病损及脏腑，最终累及于心。《黄帝内经》中明确指出惊、怒、悲、愁和恐等情志皆可影响到心神，从而导致心悸的发生。

1.惊恐致悸

《素问·举痛论》说："惊则心无所倚，神无所归，虑无所定，故气乱矣。"心主血，主神明，若心虚胆怯或突遇惊吓，大惊则心气紊乱，心神不能自主可致心悸，临床常见善惊易恐、坐卧不安、多梦易醒、恶闻声响、食少纳呆等症状表现。严用和在《济生方·惊悸》中曰："夫惊悸者，心虚胆怯之所致也……或因事有所大惊，或闻虚响，或见异相，登高涉险，惊忤心神，气与涎郁，遂使惊悸，惊悸不已，变生诸证。"即是指如平素心虚胆怯，如遇惊恐逆乱，易心神动摇，不能自主而心悸。恐乃肾所主，心为肾之所不胜，肾过强，乘心，则心失所养，发为心悸。

2.思虑致悸

《济生方·惊悸怔忡健忘门》载："夫怔忡者……多因汲汲富贵，戚戚贫贱，又思所爱，触事不意，真血虚耗，心帝失辅，渐成怔忡。"《类证治裁·怔忡惊恐论治》中指出："如思虑郁损心营，而为怔忡惊悸者，逍遥散或益营煎。"《素问·阴阳应象大论》谓："脾在志为思。"脾胃为气血生化之源。长期忧思不解，一者思虑伤脾，则气血衰少或阴血暗耗，而心神失养；二者脾属土，心属火，思虑伤脾，则子病及母，心血亏虚，心失所养，或心气郁结，郁而化火生痰，痰火扰心，心神不宁而致心悸。

3.过怒致悸

《素问·金匮真言论》中言："东方色青，入通于肝，其病发惊骇。"大怒伤肝，肝阳上亢，气机逆乱，上冲扰心或脏腑气机失调，气血逆乱，横逆于上，逆乱冲心，变生郁火、痰浊、瘀血等病理产物，诸邪皆可扰乱心神而发为心悸。

4.恐惧致悸

刘完素在《素问玄机原病式·惊》中云："所谓恐则喜惊者，恐则伤肾而水衰，心火自甚，故喜惊也。"大恐伤肾，肾阴亏虚于下，水不制火，火逆于上，亦可动摇心神而发惊悸。

(二)病机

心悸的病机主要是心失所养、心脉不畅，其中又有虚、实两方面因素。虚者以气虚、血虚、阴虚、阳虚为主，其中阴虚是主导因素；实者主要是血瘀、痰火，其中痰火是主要病理环节。缓慢性心律失常和快速性心律失常的病因病机亦各有不同。一般认为，缓慢性心律失常多责之于心阳不足，鼓动无力；快速性心律失常则多由气阴两虚，心脉失养所致。

1.心气虚

成无已在《伤寒明理论·悸》中记载："气虚者，由阳气内虚，心下空虚，正气内动而悸也……有汗吐下后，正气内虚而悸者，有邪气交击而悸者。"说明心气虚，心脉失养，"心下空虚"，气虚不能固摄，所以"正气内动"而导致心悸。林珮琴在《类证治裁·怔忡惊恐论治》中指出："心脾气血本虚，而致怔忡惊恐"，也将心悸原因责之于气血亏虚。

2.心血虚

《金匮要略·血痹虚劳病脉证并治》提出："男子面色薄者，主渴及亡血，猝喘悸，其脉浮者，里虚也。"指出精血亏虚，心失所养而心悸。临床所见血虚而致心悸多是由于心血不足，不能充养血脉，心失所养。手术后、产后等急性失血情况导致心悸更多见。

3.心阴虚

《景岳全书·怔忡惊恐》曰："此证惟阴虚劳损之人乃有之，盖阴虚于下，则宗气无根，而气不归源，所以在上则浮撼于胸臆，在下则振动于脐旁。虚微者动亦微，虚甚者动亦甚。"历代医家均认为心悸之证中，阴虚在发病机制中占很重要的地位。心悸患者伴有心烦失眠、夜寐不安、口干喜饮等证候，均为心阴不足、阴虚火旺之证。

4.心阳虚

《伤寒论》描述的“发汗过多，其人叉手自冒心，心下悸，欲得按者，桂枝甘草汤主之”是经典的心阳不足致悸。原文可解为太阳病发汗过多，内伤心阳，心脏失去阳气的庇护则空虚无主，所以心中悸动不安。随着疾病谱的变化，现在阳虚致悸者较少，即使有阳虚证，也是阴阳两虚，单纯阳虚证较少。

5.心血瘀阻

《素问·痹论》云：“心痹者，脉不通，烦则心下鼓。”认为心下鼓与心脉痹阻不通有关。这是较早有关血瘀致悸的描述。唐容川在《血证论·怔忡》指出：“凡思虑过度，及失血家去血过多，乃有此虚证，否则多挟痰瘀，宜细辨之。”指心阳不振，心气不足，运血无力，致血行不畅，瘀血内阻，可形成心悸怔忡。

6.痰火扰心

朱丹溪在《丹溪心法·惊悸怔忡》中云：“惊悸者血虚……痰因火动。”指出痰火为心悸的重要病因。李梴在《医学入门·内伤痰类·惊悸怔忡健忘》中也指出：“思虑过度，及因大惊、大恐，以致心虚停痰，或耳闻大声，目见异物，临危触事，便觉惊悸，甚则心跳欲厥……怔忡因惊悸久而成，痰在下、火在上故也。”痰火内扰心神，常见神思涣散，多动多语。痰火内阻，气机不利，可见胸中烦闷。舌红、苔黄腻、脉滑数等皆为痰火内扰之象。

三、发病机制

（一）致病因素

1.生理性因素

生理性因素包括运动、情绪激动、进食、体位变化、睡眠、吸烟、饮酒或咖啡、冷热刺激等。

2.病理性因素

（1）心血管疾病：各种功能性或器质性心血管疾病。

（2）内分泌疾病：甲状腺功能亢进症或减退症、垂体功能减退症、嗜铬细胞瘤等。

（3）代谢异常：发热、低血糖、恶病质等。

（4）药物影响：洋地黄类、拟交感或副交感神经药物、交感或副交感神经阻滞剂、抗心律失常药物、扩张血管药物、抗精神病药物等。

（5）毒物或药物中毒：重金属中毒、食物中毒、多柔比星中毒等。

（6）电解质紊乱：低钾血症、高钾血症、低镁血症等。

（7）物理因素：电击、淹溺、冷冻、中暑等。

（二）机制分析

通过对心律失常的致病因素和病理生理基础的分析，心律失常的发病机制可归纳为自律性增高、异常自律性与触发活动致冲动形成的异常，折返激动、传导障碍致冲动传导异常2个方面。

1.自律性增高、异常自律性与触发活动致冲动形成的异常

具有自律性的心肌细胞由于自主神经系统兴奋改变或其内在的病变使其自律性增高，导致不适当的冲动发放。此外，心肌缺血、药物、电解质紊乱、儿茶酚胺增多等因素，均可导致原来无自律性的心肌细胞如心房、心室肌细胞形成异常自律性。触发激动是由一次正常的动作电位所

触发的后除极并触发一次新的动作电位，从而产生持续性快速性心律失常。

2.折返激动、传导障碍致冲动传导异常

当激动从某处一条径路传出后，又从另外一条径路返回原处，使该处再次发生激动的现象称为折返激动，是所有快速性心律失常最常见的发生机制。冲动在折返环节内反复循环，产生持续而快速的心律失常。冲动传导至某处心肌，如适逢生理性不应期，也可形成生理性阻滞或干扰现象。传导障碍并非由于生理性不应期所致者称为病理性传导阻滞。

四、诊断

(一)体格检查

心律失常发作时的体格检查应着重于判断心律失常的性质及心律失常对血流动力状态的影响。听诊心音了解心室搏动率的快、慢和规则与否，结合颈静脉搏动所反映的心房活动情况，有助于做出心律失常的初步鉴别诊断。

心率缓慢(<60 次/分)而规则，以窦性心动过缓、2∶1 或 3∶1 或完全性房室传导阻滞、窦房传导阻滞、房室交接处心律为多见。

心率快速(>100 次/分)而规则，则常为窦性心动过速、室上性心动过速、心房扑动或房性心动过速伴 2∶1 房室传导，或室性心动过速。窦性心动过速较少超过 160 次/分，心房扑动伴2∶1 房室传导时心室率常固定在 150 次/分左右。

不规则的心律中以期前收缩动为最常见，快而不规则者以心房颤动或扑动、房性心动过速伴不规则房室传导阻滞为多；慢而不规则者以心房颤动、窦性心动过缓伴窦性心律不齐、窦性心律合并不规则窦房或房室传导阻滞为多见。

心律规则而第一心音强弱不等，尤其是伴颈静脉搏动间断不规则增强的，提示房室分离，多见于完全性房室传导阻滞或室性心动过速。

(二)颈动脉窦按摩

颈动脉窦按摩对快速性心律失常的影响有助于鉴别诊断心律失常的性质。为避免发生低血压、心脏停搏等意外，应使患者处于平卧位，且在心电图监测下进行，注意老年人慎用，有脑血管病变者禁用。每次按摩一侧颈动脉窦，按摩持续时间不超过 5 秒，可使心房扑动的室率成倍下降，还可使室上性心动过速立即转为窦性心律。

(三)及时记录心电图

心律失常发作时的心电图记录是确诊心律失常的重要依据。应包括较长的Ⅱ导联或 V1 导联记录。注意 P 波和 QRS 波形态、P-QRS 关系、PP 间期、PR 间期与 RR 间期，判断基本心律是窦性还是异位。房室独立活动时，找出 P 波与 QRS 波群的起源(选择Ⅱ、aVF、aVR、V_1、V_5、V_6 导联)。P 波不明显时，可尝试加大电压或加快纸速，作 P 波较明显的导联的长记录。必要时还可以用食管导联或右心房内电图显示 P 波。经上述方法有意识地在 QRS、ST 和 T 波中寻找但仍未见 P 波时，考虑有心房颤动、心房扑动、房室交接处心律或心房停顿等可能。通过逐个分析提早或延迟心搏的性质和来源，最后判断心律失常的性质。

(四)间歇期物理学检查

在心律失常发作间歇期进行的物理学检查，应着重于明确有无高血压、冠心病、瓣膜病、心肌病、心肌炎等器质性心脏病的证据。常规心电图、超声心动图、心电图运动负荷试验、放射性核素显影、心血管造影等无创性和有创性检查有助于确诊或排除器质性心脏病。

五、治疗

(一)辨证论治

1.气血亏虚,心脉失养

(1)症状:患者表现为心悸气短,神疲自汗,头晕目眩,失眠多梦,面色苍白或萎黄,舌质淡,脉细弱等。

(2)治法:治宜益气补血,养心安神。

(3)方药:归脾汤加减。常用药物包括人参或党参、黄芪、白术、当归、龙眼肉、酸枣仁、远志、茯神、木香、炙甘草、大枣。每天 1 剂,水煎服。

2.心阴亏虚,心失所养

(1)症状:患者表现为心悸不宁,心中烦热,失眠梦多,头晕耳鸣,面赤咽干,腰酸盗汗,小便短黄,舌质红,苔薄黄,脉细数等。

(2)治法:治宜滋阴降火,养心安神。

(3)方药:天王补心丸加减。常用药物包括生地黄、玄参、天冬、麦冬、当归、丹参、人参、茯苓、酸枣仁、柏子仁、五味子、远志、人参。每天 1 剂,水煎服。

3.心阳亏虚,心失所养

(1)症状:患者表现为心悸气短,面色苍白,少气无力,怔忡,声低息弱,劳累后尤甚,胸中痞闷,入夜为甚,畏寒喜温,甚则肢厥,小便清长,舌质淡,苔白,脉沉缓等。

(2)治法:治宜温补心阳,安神定悸。

(3)方药:四逆汤或参附汤合生脉饮加减。常用药物包括制附子(先煎)、人参、麦冬、五味子、黄芪、炙甘草、干姜。每天 1～2 剂,水煎服。

4.心脉痹阻,心失所养

(1)症状:患者表现为心悸胸闷,时有胸痛,痛如针刺,或向后背、上肢放射痛,唇甲发绀,舌质有瘀点或瘀斑,脉涩或有结代等。

(2)治法:治宜活血化瘀,养心安神。

(3)方药:血府逐瘀汤加减。常用药物包括当归尾、生地黄、红花、桃仁、牛膝、枳壳、赤芍、川芎、柴胡、甘草、桔梗。每天 1 剂,水煎服。

5.心虚胆怯,扰乱心神

(1)症状:患者表现为心悸气短,多梦易醒,善惊易恐,坐立不安,畏风自汗,情绪不宁,恶闻喧哗吵闹,舌淡,脉细弱等。

(2)治法:治宜益气养心,镇惊安神。

(3)方药:安神定志丸加减。常用药物包括人参或党参、茯苓或茯神、远志、柏子仁、酸枣仁、石菖蒲、当归、琥珀(研细末,冲服)。每天 1 剂,水煎服。

6.血瘀痰阻,热扰心神

(1)症状:患者表现为胸闷胸痛,心悸,头晕,乏力,恶心,心烦失眠,腹胀,大便干结,舌质暗红或有瘀斑、瘀点,舌苔黄腻,脉弦数或数而时止等。

(2)治法:治宜清心安神。

(3)方药：定心方加减。常用药物包括苦参、黄连、酸枣仁、茯苓、党参、灵芝、丹参、赤芍、瓜蒌、三七。每天1剂，水煎服。

(二)针灸治疗

1.耳针

(1)取穴：①主穴：内分泌、心、交感、神门。②配穴：皮质下、小肠、肾。心动过速加耳中；心房颤动加心脏点。

(2)治法：一般心律失常均取主穴3～4个，酌加1～2个配穴。中强度刺激，留针1小时。如为阵发性心动过速，取耳中为主穴，配主穴2～3个，留针0.5～1.0小时；心房颤动取心脏点为主穴，加2～3个配穴，留针30分钟，手法应轻，以防晕针。留针期间，均宜行针2～3次。每天治疗1次，重者可每天治疗2次。

2.耳穴压丸

(1)取穴：心、小肠、口、神门、三焦。

(2)治法：每次取3～4穴，先用耳部信息探测仪，在所选耳穴区探及阳性反应点，然后在7 mm×7 mm之伤湿止痛膏中央放1粒王不留行药籽，贴于耳穴上，按压5分钟，使耳部发热。每天按压3～4次，3～4天换贴1次。

3.体针方法一

(1)取穴：①主穴。分为2组，一组取心俞、内关，另一组取厥阴俞、神门。②配穴：期前收缩加三阴交，心动过速加足三里，心动过缓加素髎，心房颤动加膻中、曲池。

(2)治法：主穴每次1组，据证加取配穴。患者取卧位，背俞穴应在穴之外方2分处呈45°进针，斜刺向脊柱，深1.0～1.5寸，得气后，提插捻转，使针感向前胸放射，以补法或平补平泻法刺激3～5分钟起针；四肢及胸部穴位，深刺，予以中强度刺激，平补平泻，留针20分钟，隔5分钟运针1次。如为心动过缓，留针5～10分钟。每天1～2次。

4.体针方法二

(1)取穴：取穴分为3组，即鱼腰、内关、迎香。

(2)治法：患者静卧，接心电监护仪。上述3组穴位任选1组，均取双侧。迎香穴用2寸针向外下沿鼻唇沟斜刺1.5寸，提插捻转数次，以后每隔2分钟提插捻转数次。内关穴快速进针，给予中强度刺激。上述2组留针20分钟。鱼腰穴用1.5寸针平刺入皮下0.5寸，得气后留针3分钟，中间行针1次，予中度刺激。如无效则改用药物治疗。

5.电针

(1)取穴：①主穴。内关、间使、郄门、三阴交。②配穴：足三里、心俞、膻中、肾俞。

(2)治法：主穴交替选用，每次取2个穴位，效果不显著者加取配穴。进针得气后，接通电针仪，连续波，频率为每分钟120次，强度以患者能耐受为度，通电15～30分钟。每天1～2次。

(三)药物治疗

1.Ⅰ类药物

(1)Ⅰa类药物。①硫酸奎尼丁：用于治疗合并Brugada综合征、早复极综合征和短QT综合征的心律失常或特发性心室颤动。由于致心律失常等不良反应，已不用于心房颤动和心房扑动。用法：试服0.1 g，观察2小时，如QTc间期延长不显著，每次给予0.1～0.2 g，每8小时1次；起效时间约30分钟，达峰时间2小时。注意事项：评估疗效与QTc间期和QRS间期，奎尼丁晕厥多出现在服药后72小时内，应住院给药。不良反应：可出现在低剂量时，轻度包括金鸡纳反应，中度有呕吐、低血压、QRS间期延长，重度有QTc间期延长及尖端扭转型室性心动过速、QRS间期延长＞50%、高度房室传导阻滞或心脏骤停。②普鲁卡因胺：用于预激综合征并心房颤动的药物转复。用法：负荷量静脉推注15 mg/kg，静脉点滴维持量2～4 mg/min，起效时间10～30分钟。注意事项：可导致低血压、传导阻滞以及心脏停搏，禁用于红斑狼疮患者。③丙吡胺：用于迷走神经张力增高相关的心房颤动，并可用于梗阻性肥厚型心肌病，治疗心律失常的同时不会加重流出道梗阻。用法：每次口服100～150 mg，每6小时1次，起效时间0.5～3.0小时，达峰时间2小时。注意事项：可致QTc间期延长和尖端扭转型室性心动过速，禁用于心力衰竭患者。

(2) Ⅰb类药物。①利多卡因：用于治疗急性心肌梗死、洋地黄中毒、心脏外科手术及心导管术合并的室性期前收缩和室性心动过速。室性心动过速和心室颤动需反复电复律时，可提高复律成功率。用法：负荷量50～100 mg，不经稀释，3～5分钟内静脉推注；静脉滴注维持量1～3 mg/min；间隔5～10分钟可重复负荷量，1小时内总量不超过300 mg。连续应用24～48小时后半衰期延长，应减少维持量。半衰期1.5～2.0小时。注意事项：经肝代谢，年龄≥70岁或肝功能异常时维持量减半，禁用于中、重度心力衰竭。不良反应：感觉异常、语言不清、意识改变、肌肉搐动、眩晕、心动过缓等，剂量过大可引起心脏停搏。②美西律：用于室性期前收缩、室性心动过速的治疗和预防复发，利多卡因有效者美西律也多有效。对长QT间期综合征患者，可缩短QTc间期、抑制心律失常。用法：口服起始量100～150 mg，每8小时1次，根据需要2～3天后每次可增减50 mg；儿童6～15 mg/(kg·d)，分3次给药；起效时间30～120分钟，达峰时间2～3小时，半衰期10～12小时，重度肝肾功能不全时半衰期延长。注意事项：美西律抑制传导及心肌收缩力，慎用或禁用于器质性心脏病，特别是心力衰竭、二度或以上房室传导阻滞以及室内传导阻滞。

(3) Ⅰc类药物。①普罗帕酮：终止或预防无器质性心脏病的心房扑动、心房颤动、阵发性室性心动过速、症状性房性期前收缩和室性期前收缩，以及转复阵发性室上性心动过速。对心房颤动抑制作用强，起效快。其抑制心肌收缩力和传导的作用较明显，可增加器质性心脏病患者心力衰竭、传导阻滞、心脏骤停和死亡风险。其阻滞肌浆网Ca^{2+}释放作用可用于治疗儿茶酚胺敏感型室性心动过速。用法：口服起始量每次50～150 mg，每8小时1次，必要时3～4天后加量至每次200 mg；儿童体重＜15 kg者10～20 mg/(kg·d)，超过15 kg者7～15 mg/(kg·d)，分3次给药。对QRS间期波增宽者，每次剂量不得超过150 mg。静脉推注剂量70～150 mg，稀释后10 mg/min缓慢静脉推注，单次最大剂量不超过150 mg。口服达峰时间3.5小时，半衰期2～10小时。经过临床安全性评估的患者，一次性口服450～600 mg用于转复新近发作的心房颤动；在转复心房颤动时，部分可转为心房扑动使心室率变快，必要时联用β受体阻滞剂。注意事项：可诱发心动过缓、房室以及室内传导阻滞，还可加重原有心力衰竭，导致心排血量降低，室性心动过速恶化甚至死亡；禁用于支气管哮喘、心室肥厚≥14 mm、中重度器质性心脏病、缺血性心脏病和心功能不全者。②氟卡尼：用于无器质性心脏病的室性心动过速或室上性心动过速、心房颤动转复和窦性心律维持。能够阻滞肌浆网Ca^{2+}释放，可用于儿茶酚胺敏感型室性心动过速。用法为成人每次50～100 mg，每12小时1次，最大剂量300 mg/d；儿童用量为2～7 mg/(kg·d)，分2次给药。③莫雷西嗪：治疗无器质性心脏病患者的房性期前收缩和室性期前收缩。用法：每次口服

150 mg,每 8 小时 1 次;必要时 2～3 天后每次可增加 50 mg,最大剂量每次 250 mg;达峰时间 0.5～2.0 小时,半衰期 1.5～3.5 小时。不良反应:相对小。注意事项:禁用于心肌梗死、心功能不全、二度以上房室及室内传导阻滞患者。

(4)Ⅰd 类药物:Ⅰd 类药物如雷诺嗪,用于治疗慢性心肌缺血。可减少冠心病特别是非 ST 段抬高型心肌梗死合并的室性期前收缩、短阵室性心动过速和心房颤动。静脉制剂用于危重患者,可联合其他药物治疗顽固性电风暴。用法:起始量每次 500 mg,每 12 小时 1 次,最大剂量每次 1 000 mg;达峰时间 2～5 小时,半衰期 7 小时。注意事项:主要经肝代谢,中、重度肾功能不全患者禁用,可引起 QT 间期轻度延长。

2.Ⅱ类药物

(1)普萘洛尔:普萘洛尔主要用于长 QT 间期综合征和儿茶酚胺敏感型室性心动过速。①用法:口服起始量每次 10 mg,每 8 小时 1 次;儿童 0.5～1.0 mg/(kg·d),分 3 次给药;根据反应性增减剂量至最大可耐受剂量;起效时间 1～2 小时,达峰时间 1～4 小时,半衰期 3～6 小时。②不良反应:中枢神经系统反应和胃肠道反应。③注意事项:主要经肝代谢,存在首过效应,长期大剂量服用后停药应缓慢减量。禁用于支气管痉挛、病态窦房结综合征、房室传导阻滞、低血压或休克患者。

(2)美托洛尔:美托洛尔用于治疗室上性快速心律失常,包括窦性心动过速、心房扑动和心房颤动的心室率控制;缺血性心脏病合并快速心律失常;减少室上性或室性心律失常相关症状;改善射血分数降低的心力衰竭患者的预后。①用法:酒石酸美托洛尔,每次口服 25～100 mg,每 12 小时 1 次;儿童0.5～2.0 mg/(kg·d),分 2 次给药。琥珀酸美托洛尔缓释片,每次 47.5～190.0 mg,1 次/天。较小剂量起始,逐步加量。起效时间 1 小时,达峰时间 1～2 小时,半衰期 3～4 小时。酒石酸美托洛尔注射液,每次 5 mg,稀释后静脉推注,每 5 分钟可重复 1 次,最大剂量 15 mg。②注意事项:可引起或加重窦房结功能不全和房室传导阻滞。长期和大量用药后如需停药,应在 1～2 周内逐渐减量再停药;禁忌证与其他 β 阻滞剂类似。

(3)比索洛尔:比索洛尔用于室上性和室性快速心律失常,特别是合并心肌缺血和射血分数降低的心力衰竭时。①用法:每次 2.5～10.0 mg,1 次/天;小剂量起始,逐步增加至可耐受的较大剂量;起效时间 1～2 小时,达峰时 2～4 小时,半衰期 9～12 小时。②注意事项:禁用于心源性休克、急性失代偿性心力衰竭、二度以上房室传导阻滞和窦房结功能不全,慎用于肝肾功能不全及与非二氢吡啶类钙通道阻滞剂合用,可引起低血压或加重周围动脉疾病,诱发支气管痉挛或哮喘少见。

(4)艾司洛尔:艾司洛尔为超短效 β1 受体阻滞剂,主要用于心房颤动、心房扑动时的心率控制,窦性心动过速、围手术期心动过速、心律失常电风暴的治疗。①用法:负荷量为 0.5 mg/kg,1 分钟内静脉推注,静脉滴注维持量 0.05～0.20 mg/(kg·min),维持 5 分钟,如效果不佳,重复负荷量后将维持量增高至0.1 mg/(kg·min),每 4～5 分钟可增加 0.05 mg;最大量不超过 0.2 mg/(kg·min),连续静脉滴注时间一般≤48 小时。起效时间 2～10 分钟,半衰期 9 分钟。停药 10 分钟后药物作用几乎消失。②注意事项:出现低血压和严重心动过缓应减量或停药,可加重心力衰竭和休克,慎用于支气管哮喘患者,漏出静脉外或高浓度给药可造成组织坏死或静脉炎症。

(5)纳多洛尔:纳多洛尔用于治疗长 QT 间期综合征和儿茶酚胺敏感型室性心动过速。①用法：每次口服 10～240 mg，1 次/天，低剂量起始，逐渐加量；达峰时间 3～4 小时；半衰期 20～24 小时。②注意事项：与普萘洛尔类似。

(6)卡维地洛：卡维地洛用于治疗窦性心动过速，特别是扩张型心肌病合并窦性心动过速。①用法：口服剂量每次 3.125～25.000 mg，每 12 小时 1 次，逐渐增至可耐受的较大剂量；起效时间≤1 小时，达峰时间 5 小时，半衰期 7～10 小时。②注意事项：禁用于哮喘、二度以上房室传导阻滞、严重心动过缓和病态窦房结综合征、失代偿性心力衰竭、肝功能不全和低血压患者。

(7)阿替洛尔：阿替洛尔用于治疗窦性心动过速和期前收缩，控制心房扑动、心房颤动的心室率，水溶性高。①用法：口服起始量每次 12.5～25.0 mg，2 次/天；起效时间≤1 小时，达峰时间 2～4 小时，半衰期 6～7 小时。②注意事项：加重外周循环障碍，与利血平和钙通道阻滞剂合用有叠加效应，禁忌证类似其他 β 受体阻滞剂。

3.Ⅲ类药物

(1)胺碘酮：胺碘酮用于室上性和室性快速心律失常，血流动力学稳定且无 QTc 间期延长的单形或多形性室性心动过速，心房颤动的药物复律、维持窦性心律和快速心室率的控制，加强电复律和除颤的疗效。口服也用于预防危及生命的室性心动过速、心室颤动发作，可减少植入型心律转复除颤器的放电次数。①用法。静脉：用于终止心动过速，负荷量每次 150～300 mg，葡萄糖液稀释后缓慢静脉推注，终止室性心动过速时静脉推注 10 分钟，必要时 10～15 分钟后可重复 75～150 mg；静脉滴注维持量 1～2 mg/min，静脉滴注 6 小时后可减量为 0.5 mg/min，持续 2～4 天；可同时口服胺碘酮过渡。口服：成人每次 200 mg，3 次/天，使用 7～10 天后减为 2 次/天，再用 7～10 天后给予较小有效剂量长期维持，一般为 200～400 mg/d 或更小有效剂量。终止心房颤动时，负荷量同前，静脉滴注 30～60 分钟，长期口服维持量可逐渐减至 200 mg/d 或更低。对部分快速心律失常可直接给予口服负荷量，初始量 600～1 200 mg/d，分次给药，总剂量达到 10 g 或口服 7～10 天后，减为每次 200 mg，2～3 次/天，口服 7～10 天后再减为每次 200 mg，1～2 次/天，或以能控制心律失常的较小剂量长期维持。静脉用药总量 24 小时一般不超过 1.2 g，每天最大剂量不超过 2.2 g。治疗期间如果心律失常复发，可重复给予负荷量。儿童：静脉注射负荷量 5 mg/kg，用 5%葡萄糖稀释，时间＞30 分钟，静脉滴注维持量 10～15 mg/(kg·d)；口服负荷量10 mg/(kg·d)，分 2 次给药，每 5～7 天减量，维持量 3 mg/(kg·d)。静脉给药起效迅速，达峰时间 3～7 小时；血浆蛋白结合率＞96%，半衰期 9～36 天，甚至长达 55 天。②注意事项：静脉用药需葡萄糖液而非生理盐水稀释；可引起心动过缓、房室或室内传导阻滞、心脏 QTc 间期延长，但尖端扭转型室性心动过速发生率低；可引起甲状腺功能减退或亢进，长期大剂量用药发生率 10%～20%，需每 3～6 个月检测甲状腺功能；可引起间质性肺泡炎和肺间质纤维化，发生率为每年 1%～4%，呈不可逆性，一旦发生需立即停药，胸部 X 线或 CT 检查在用药第 1 年可每 6 个月1 次，以后每年 1～2 次，有发热、咳嗽、气短等症状时要及时检查；小剂量或短时间使用不良反应发生率大幅降低；可引起转氨酶增加 2～3 倍或药物相关肝功能异常，发生率 15%，需减小剂量或停药；可增高华法林及非维生素 K 依赖性口服抗凝药的血药浓度，应加强监测凝血指标。

(2)决奈达隆：决奈达隆用于阵发性或持续性心房颤动转复后维持窦性心律，减少因心房颤动住院的风险，减少心房颤动合并心血管高危因素的心血管住院率和死亡率；有 β 受体阻滞作用，可用于稳定性冠心病合并心房颤动。该药起效较快，是无器质性心脏病、瓣膜型心脏病或射血分数保留型心力衰竭合并心房颤动时维持窦性心律的推荐用药。①用法：每次口服 400 mg，2 次/天，固定剂量；达峰时间 3～6 小时，半衰期 13～19 小时。②注意事项：经肝代谢，需定期检测肝功能。QTc 间期延长发生率为10.9%，尖端扭转型室性心动过速发生率低；禁用于 QTc 间期延长或使用延长 QT 间期药物的患者，也禁用于射血分数降低的心力衰竭或永久性心房颤动，可能增加病死率；与洋地黄、β 受体阻滞剂、华法林合用时，需要减少这些药物的剂量；增高口服抗凝药血药浓度，需慎重合用或调整抗凝药的种类和剂量。

(3)索他洛尔：索他洛尔用于心房颤动复律前后以及室性心律失常的治疗，有 β 受体阻滞作用，可用于冠心病患者，可能增加其他器质心脏病和心力衰竭患者的病死率。①用法：每次口服 40～80 mg，2 次/天。如 QTc 间期<500 毫秒，可每 3 天增加剂量，每次增加 40～80 mg；儿童 2～8 mg/(kg·d)，分 2 次给药。如 QTc 间期≥500 毫秒或较用药前增加 60 毫秒，需减量或停药；血浆半衰期 12 小时。②注意事项：以原型从肾脏排泄。可引起 QTc 间期延长。尖端扭转型室性心动过速发生率 1%～3%，当剂量>320 mg/d，发生率明显增高。起始时可住院给药，改变剂量时检测 QTc 间期。可引起心动过缓或传导阻滞。禁用于心功能不全、明显左心室肥厚、低钾、支气管哮喘及肌酐清除率<50 mL/min 的患者，需定期监测血钾和肌酐清除率。

(4)伊布利特：伊布利特用于近期发作的心房颤动、心房扑动的急性转复，起效快，转复率高，常用于导管消融术中心房颤动的转复。①用法：静脉推注，成人体重超过 60 kg 时，每次 1 mg；低于 60 kg 者每次 0.01 mg/kg，缓慢静脉推注 10 分钟。必要时用药 10 分钟后，可重复前述剂量 1 次；半衰期 6 小时。②注意事项：可引起 QTc 间期延长，尖端扭转型室性心动过速发生率 2.0%～5.1%，给药时及给药后，连续心电监护至少 6 小时，监测 QTc 间期，一旦发生室性心律失常，立即静脉注射硫酸镁 1～2 g，必要时电复律。

(5)多非利特：多非利特用于心房颤动、心房扑动复律和维持窦性心律；可用于合并心力衰竭患者。①用法：口服，每次 0.125～0.500 mg，2 次/天。首次给药 2～3 小时后，若 QTc 间期≥500 毫秒或较基线延长≥15%以上，剂量减半或停药；达峰时间 2～3 小时，半衰期 10 小时。②注意事项：可导致 QTc 间期延长，尖端扭转型室性心动过速发生率0.8%～1.2%；需评估传导功能及肌酐清除率。

(6)尼非卡兰：尼非卡兰用于危及生命的室性心动过速和心室颤动。可减慢房室旁路传导，有终止心房颤动的作用。该药起效快，不影响心肌收缩力，可用于器质性心脏病或心力衰竭患者。①用法：静脉注射，成人每次 0.3 mg/kg，5 分钟内静脉推注完毕，重复静脉推注间隔 2 小时以上；静脉滴注维持量为成人 0.4 mg/(kg·h)，最大用量不超过 0.8 mg/(kg·h)；浓度 1 mg/mL，最高浓度<2 mg/mL。即刻起效，达峰时间2.5 分钟，半衰期 1.15～1.53 小时。②注意事项：可引起 QTc 间期延长，尖端扭转型室性心动过速发生率为1.4%～2.4%，静脉注射硫酸镁有效，需连续心电监测 3 小时以上或至 QTc 间期恢复正常。慎用或禁用于窦性心动过缓、房室传导阻滞和室内传导阻滞患者。

(7)维纳卡兰：维纳卡兰用于转复近期发生的心房颤动，适用于持续时间≤7 天的非术后心房颤动或发作≤3 天的心脏术后心房颤动，可用于轻度心力衰竭。具有一定的心房选择性，对心室肌影响小，安全性高，转复快速。①用法：静脉推注，3 mg/kg，时间 10 分钟。如 15 分钟后未转复，可以稍低的剂量再次给药，半衰期为 3 小时。②注意事项：以体重计算剂量，禁用于收缩压

<13.3 kPa(100 mmHg)、失代偿期心力衰竭、主动脉瓣重度狭窄、二度以上房室传导阻滞及1月内有急性冠状动脉综合征的患者。

4.Ⅳ类药物

(1)维拉帕米:维拉帕米用于心房颤动或心房扑动的心室率控制,不适当窦性心动过速,终止和预防阵发性室上性心动过速,也可用于终止左后分支起源的特发性室性心动过速和短联律间期室性期前收缩诱发的室性心动过速。①用法。口服:初始剂量每次 40～120 mg,每 8 小时 1 次;儿童 4～8 mg/(kg·d),分 3 次给药。可逐渐增加剂量;长期服用可使用缓释剂型,每次 240 mg,1 次/天。静脉推注:终止室上性心动过速和特发性室性心动过速,每次 2.5～5.0mg 或 0.075～0.150 mg/kg,注射时间 2～5 分钟,间隔 15～30 分钟可重复 1 次,最大剂量 20 mg;静脉推注 1～5 分钟起效,达峰时间 5 分钟;静脉滴注维持量 0.005 mg/(kg·min)。血浆蛋白结合率 90%,半衰期 2.5 小时。②注意事项:禁用于心功能不全和心房颤动合并预激,可引起心动过缓、传导阻滞、便秘等,不建议与 β 受体阻滞剂合用,禁用于 1 岁以下婴儿。

(2)地尔硫䓬:地尔硫䓬用于心房颤动和心房扑动时快速心室率的控制,终止阵发性室上性心动过速。①用法。口服:初始剂量每次 30～90 mg,普通片 3～4 次/天,缓释片1 次/天,根据疗效调整剂量,最大剂量 360～540 mg/d。静脉推注:负荷量15～25 mg,注射时间 2 分钟,15 分钟后可重复给药 0.35 mg/kg,静脉滴注维持剂量 10 mg/小时,最大维持剂量 15 mg/h,一般维持时间<24 小时。即刻起效,达峰时间 2～3 小时,半衰期 4～6 小时。②注意事项:禁用于预激综合征合并心房颤动、心功能不全、病态窦房结综合征或房室传导阻滞、主动脉瓣狭窄、急性心肌梗死和心源性休克患者,与 β 受体阻滞剂合用时不良作用增加。

5.其他

(1)起搏电流 I_f 抑制剂:起搏电流 I_f 抑制剂如伊伐布雷定,治疗不适当窦性心动过速或心脏慢性收缩功能不全,在服用 β 受体阻滞剂后,窦性心律仍≥75 次/分的患者。①用法:成人每次口服 2.5～7.5 mg,2 次/天;6～12 月龄儿童的用量为0.02 mg/(kg·d),渐增至 0.2～0.3 mg/(kg·d),分 2 次给药。可与 β 受体阻滞剂合用,静息心率目标值 50～60 次/分。起效快,达峰时间 1 小时,半衰期2 小时。②注意事项:禁用于低血压、急性心功能不全、严重肝损害患者;可引起心动过缓,避免与地尔硫䓬或维拉帕米合用。

(2)β 受体激动剂。①异丙肾上腺素:用于高度或三度房室传导阻滞,尤其伴阿-斯综合征发作时;用于长 QT 间期综合征可提高心率并缩短 QTc 间期、抑制尖端扭转型室性心动过速;抑制 Brugada 综合征和早复极综合征等合并心室颤动/室性心动过速风暴。用法:静脉推注负荷量每次 20～60 μg,重复剂量每次 10～20 μg。静脉滴注维持 0.5～1.0 mg 溶于 5%葡萄糖溶液200～300 mL 缓慢静脉滴注;起始输注速度 1～3 μg/min,儿童剂量 0.01～0.50 μg/(kg·min),可逐渐增加,根据心率调整剂量。即刻起效,半衰期 2.5～5.0 分钟。注意事项:禁用于交感兴奋相关的室性心律失常;慎用于冠心病、甲亢患者。②肾上腺素:用于心脏骤停的心肺复苏。用法:成人每次 1 mg,儿童0.01～0.03 mg/kg;静脉推注间隔 3～5 分钟重复 1 次,直到自体循环恢复;持续静脉滴注维持量 2～10 μg/min 或 0.1～0.5 μg/(kg·min);立即起效,静脉推注半衰期<5 分钟。注意事项:可诱发或加重心肌缺血和快速心律失常,使用前需纠正低血容量,避免外渗。

(3)毒蕈碱 M_2 受体阻滞剂:毒蕈碱 M_2 受体阻滞剂用于迷走神经兴奋性增高导致的窦性心

动过缓和窦房传导阻滞、房室传导阻滞等，也可用于窦房结功能不全合并的缓慢交界区心律。①用法：成人 0.5～1.0 mg，儿童 0.01～0.05 mg/kg；静脉推注、肌内注射或皮下注射，每 3～5 分钟重复 1 次，最大剂量 3 mg。静脉注射即刻起效，肌内注射 15～30 分钟起效。静脉推注达峰时间为 0.7～4.0 分钟，肌内注射达峰时间为45～60 分钟。半衰期 3～10 小时。②注意事项：慎用于希氏束以下及浦肯野纤维病变的房室传导阻滞、心肌缺血、心力衰竭、心动过速以及前列腺肥大患者。

(4)间接 M_2受体兴奋剂。①地高辛：用于减慢心房颤动或心房扑动的快速心室率及终止室上性心动过速，尤其合并心功能不全时。用法：口服维持量 0.125～0.250 mg，1 次/天；静脉 0.25～0.50 mg，5％葡萄糖液稀释后静脉推注，之后可每 4～6 小时给予0.25 mg，每天总量<1 mg。口服起效时间 0.5～2.0 小时，静脉起效时间 5～30 分钟，口服半衰期 35 小时；约 5 个半衰期达稳态血药浓度，目标血药浓度0.5～0.9 ng/mL。注意事项：主要经肾排泄，慎用于肾功能不全、心肌炎、低氧血症、低钾、低镁和心肌淀粉样变患者；禁用于预激综合征合并心房颤动/心房扑动、房室传导阻滞、窦房结功能不全、肥厚性梗阻型心肌病、室性心动过速或心室颤动、心肌梗死急性期、缩窄性心包炎或二尖瓣狭窄伴窦性心律患者。中毒浓度>2 ng/mL，可出现各种心律失常，立即停药，严重时使用地高辛特异性抗体纠正。②去乙酰毛花苷：用于病情紧急时减慢房室结传导，如合并严重左心衰竭的阵发性室上性心动过速、心房扑动和心房颤动。用法：0.2～0.4 mg，稀释后缓慢静脉推注，必要时每 2～4 小时给予 0.2～0.4 mg，总量<1.2 mg/d；起效时间 10～30 分钟，达峰时间 1～3 小时，半衰期 36 小时。注意事项：需在体内代谢为地高辛后发挥药理作用，中毒、不良反应和禁忌证同地高辛，可监测地高辛血药浓度，中毒浓度同地高辛。过量或中毒反应一般在停药后 1～2 天可消失。

(5)腺苷 A_1受体激动剂：腺苷 A_1受体激动剂如腺苷，用于终止房室与房室结折返性心动过速，部分房性心动过速和右心室流出道特发性室性心动过速。①用法：每次 6 mg，尽可能接近心脏部位于 1～2 秒内快速静脉推注，使用生理盐水快速冲洗注射管道；1～2 分钟内无效可再静脉推注 12 mg，最大剂量 18 mg。即刻起效，半衰期 10～30 秒，迅速被红细胞等摄取并降解。②不良反应：较常见，如呼吸困难、胸闷等，持续时间仅数秒。也可引起一过性窦性心动过缓、窦性停搏以及传导阻滞，诱发心房颤动较罕见。③注意事项：禁用于窦房结功能不全、房室传导阻滞和高反应性气道疾病，出现心动过缓和心脏停搏可予心脏按压。

(四)非药物治疗

目前心律失常的非药物治疗仍在不断发展中，随着循证医学的发展，这些方法将为临床心律失常的治疗提供更多的选择。心律失常的非药物治疗主要包括体外电复律和电除颤、导管消融治疗、器械植入治疗，以及直接对心律失常的外科手术治疗。

1.体外电复律和电除颤

电除颤和电复律的机制为将一定强度的电流通过心脏，使心脏全部或绝大部分心肌纤维在瞬间去极化，造成心脏短暂停搏，然后由窦房结或心脏其他自律性高的起搏点重新主导心脏节律。电复律与电除颤不同，前者放电需要和 R 波同步，如电复律在心室的易损期放电可能导致心室颤动。

适应证主要包括心房颤动、心房扑动、室上性心动过速、室性心动过速以及心室颤动/心室扑动。按需复律的紧急程度对适应证进行分类。①择期复律：主要是心房颤动。②急诊复律：室上性心动过速伴心绞痛或血流动力学异常、心房颤动伴预激前传、药物无效的室性心动过速。③即刻复律：任何引起意识丧失或重度低血压的快速性心律失常。禁忌证为确认或可疑的洋地黄中毒、低钾血症、多源性房速、已知伴有窦房结功能不良的室上性心动过速。

2.导管消融治疗

导管消融治疗快速性心律失常的机制：①阻断引起心动过速的折返环路，如房室旁路、房室结的慢径、峡部依赖性心房扑动的峡部及心肌梗死后室性心动过速的缓慢传导区等。②消除异位兴奋灶，如自律性增高的房速和起源于右心室流出道的室性期前收缩或室性心动过速等。目前临床使用的大多为射频消融，少数为冷冻消融。

(1)房室旁路的导管消融：导管射频消融是治疗房室旁路引起的心动过速的首选，包括房室折返性心动过速、心房颤动或其他快速房速经旁路前传导致的快速心室率。总成功率 95%，复发率为 1%～3%。左侧房室旁路消融成功率高于右侧，可达 97%甚或 100%。其基本原理是通过心内电生理检查和心内膜标测确定房室旁路部位，选择可能的有效靶点经导管输入一定能量的射频电流，使房室旁路及其邻近的心肌组织发生凝固性坏死，从而完全阻断房室旁路传导，以彻底消除房室旁路参与的心动过速。

(2)房室结折返性心动过速的导管消融：临床上常见的为慢快型(常见型)，占 95%；少见为快慢型(非常见型)，约占 5%；极少数可为慢慢型。消融部位多在慢径，只有在慢径消融失败时才考虑消融快径。少数患者可在左侧房室连接部进行消融。靶点的确定常采用解剖定位和心内电位定位相结合的方法，消融的总成功率为 96%～100%。房室结折返性心动过速消融的主要并发症为三度房室传导阻滞。多数文献报道，消融快径导致三度房室传导阻滞的发生率为2%～21%，消融慢径导致的三度房室传导阻滞的发生率低于 3%，并发症的发生率与操作者的技术和经验有很大关系。

(3)房速的导管消融：房速起源于房室结以上的心房组织。根据发生机制分为：①自律性房速，由自律性增高引起，几乎都有器质性心脏病，大多呈持续发作。②折返性房速，由房内折返引起，折返环形成与房内存在慢传导区有关，多呈阵发性，可有或无器质性心脏病基础。③由触发活动引起的房速。现有的抗心律失常药物对房速的疗效均不理想，射频消融具有高达 80%～100%的成功率，具有较低的复发率和并发症发生率。尤其是随着三维标测系统的应用，更明显提高了房速消融的成功率。

(4)心房扑动的导管消融：一般认为心房扑动为心房内的大折返激动所致，根据发生机制和部位分为典型心房扑动和非典型心房扑动。①典型心房扑动：指右心房内大折返性心动过速，左心房被动激动折返环依赖于下腔静脉和三尖瓣环之间峡部的缓慢传导，体表心电图表现为较明显的锯齿波。对于典型心房扑动，射频消融的成功率较高，可达 95%，术后心房扑动的复发率一般低于 10%。②不典型心房扑动：指不依赖于下腔静脉和三尖瓣环之间峡部的缓慢传导的大折返环。应用常规电生理标测方法对不典型心房扑动患者进行射频消融，即使在有经验的中心成功率也相对较低，约 70%。而三维标测系统的应用可明显提高不典型心房扑动的导管射频消融成功率，有研究显示可达 90%以上。

(5)心房颤动的导管消融：研究表明，导管消融可治愈心房颤动、改善患者的症状、生活质量和心功能，也能提高患者的生存率。随着对心房颤动发生发展机制的不断深入了解，导管消融治疗心房颤动的临床疗效正在稳步提高，其方法学也在逐步演变。近年来，主流的消融方法包括肺静脉环状电极指导下的肺静脉节段性消融、三维标测系统指导下的环肺静脉线性消融、心腔内超声指导下的肺静脉前庭电隔离、三维标测系统联合双肺静脉环状电极导管指导下的环肺静脉电隔离、碎裂心房电位消融和心房迷走神经结消融。随着消融方法的不断改进和对复发患者的再次消融，目前在有经验的电生理中心导管消融治疗心房颤动的成功率可达90%左右。

根据目前我国的心房颤动治疗建议，对于年龄低于75岁、无或轻度器质性心脏疾病、左心房直径<50 mm的反复发作的阵发性心房颤动患者，在有经验的电生理中心，可以考虑作为推荐治疗手段。目前已开始对左心房明显增大、有器质性心脏病或心力衰竭的心房颤动患者进行导管消融的临床研究，心房颤动的类型也由阵发性扩展到持续性和永久性心房颤动。左心房大小、持续或永久性心房颤动的持续时间、有无二尖瓣反流及程度、年龄等可能是影响消融术疗效的重要因素，对于左心房内径超过55 mm、心房颤动的持续时间超过10年和伴有明确的器质性心脏病而没有或不能完全纠正的患者，在接受导管消融术后有较高的心房颤动复发率。也有研究提示，心房肌有瘢痕的患者术后心房颤动复发和左心房扑动的发生率高。

(6)室性心动过速的导管消融：导管消融主要适于特发性室性心动过速、束支折返性室性心动过速、器质性心脏病室性心动过速，对致心律失常性右心室心肌病和扩张型心肌病室性心动过速的消融效果差。①特发性室性心动过速：约占全部室性心动过速的10%，一般预后良好，但频繁发作可使生活质量明显下降，一些心室率较快的室性心动过速还可出现血流动力学障碍。射频消融对这种类型的室性心动过速具有很高的成功率，可达90%～95%，是临床首选的根治性治疗方法。明确的适应证是有症状的持续性或非持续单形性室性心动过速，药物治疗无效或不能耐受，或不愿接受长期药物治疗的患者。②器质性室性心动过速：指发生在器质性心脏病患者中的室性心动过速，占所有室性心动过速的80%～90%。常见发生器质性室性心动过速的疾病包括冠心病陈旧性心肌梗死后、致心律失常性右心室心肌病/发育不良、扩张型心肌病、法洛四联症外科矫正术后等。射频消融治疗器质性室性心动过速的疗效目前仍不理想，仅作为植入型心律转复除颤器的有效补充。③束支折返性室性心动过速：多见于扩张型心肌病，由于折返环路明确，具有较高的射频消融成功率，可作为此类患者的首选。

3.器械植入治疗

器械植入治疗主要包括心脏起搏治疗和植入型心律转复除颤器治疗，通过发放电脉冲或电击心脏达到治疗目的。

(1)心脏起搏治疗：缓慢性心律失常的永久起搏治疗早已成为常规方法，这种植入性装置挽救了许多窦房结和房室结病变所致的缓慢心律失常患者的生命，其疗效经过数十年的长期临床随访观察，证明是安全可靠的。植入性心脏起搏器治疗的适应证主要是“症状性心动过缓”。症状性心动过缓是指直接由于心率过于缓慢，导致心排血量下降，重要脏器及组织尤其大脑供血不足而产生的一系列症状，如一过性晕厥、近似晕厥、头晕、黑矇等；长期的心动过缓也可引起全身性症状，如疲乏、运动耐量下降及充血性心力衰竭等。

(2)植入型心律转复除颤器治疗：目前植入型心律转复除颤器治疗是预防心脏性猝死的唯一有效方法，作为对危及生命的室性快速心律失常的一线治疗。主要适应证包括非可逆性原因引起的心室颤动或血流动力学不稳定的持续室性心动过速导致的心脏骤停；器质性心脏病的自发持续性室性心动过速，无论血流动力学是否稳定；原因不明的晕厥，在心电生理检查时能诱发有显著血流动力学改变的持续室性心动过速或心室颤动；心肌梗死所致左室射血分数<35%，且心

肌梗死后40天以上，纽约心脏病协会心功能Ⅱ或Ⅲ级；纽约心脏病协会心功能Ⅱ或Ⅲ级，左室射血分数≤35%的非缺血性心肌病患者；心肌梗死所致左室射血分数<30%，且心肌梗死40天以上，纽约心脏病协会心功能Ⅰ级；心肌梗死后非持续室性心动过速，左室射血分数<40%，且心电生理检查能诱发出心室颤动或持续室性心动过速。

4.快速性心律失常的外科手术治疗

外科手术治疗快速性心律失常是另一重要的治疗措施，通过切除异位兴奋灶或心动过速生成、维持与传播的组织，从而根治某些心律失常。它不仅与射频导管消融等治疗措施相互补充，对一些难治性心律失常如心房颤动、心肌梗死后室壁瘤室性心动过速等有效。其中以心房迷宫术对心房颤动的疗效较好，较长的随访期内仍保持窦性心律的百分率较高，发生心动过缓而需心脏起搏器植入者很少。

（李　媛）

第二节　冠　心　病

一、概述

冠心病是由于冠状动脉循环功能性或器质性改变引起冠状动脉血流和心肌需求之间的不平衡而导致的心肌缺血性损害的一种心脏病，绝大部分为冠状动脉粥样硬化性病变致使管腔狭窄，小部分为冠状动脉痉挛所致，冠状动脉痉挛可发生在冠状动脉粥样硬化基础上，亦可发生在正常冠状动脉。

根据临床心电图、血清酶变化，以及冠状动脉病变的部位、范围，血管阻塞和心肌供血不足的发展速度、范围和程度的不同，冠心病可分为以下五类。

（一）隐匿型或无症状型冠心病

隐匿型冠心病或无症状型冠心病患者无症状，但静息时或负荷试验后有ST段压低，T波减低、变平或倒置等心肌缺血的心电图改变，或放射性核素心肌显像缺血改变。病理学检查示心肌无明显组织形态改变。

（二）心绞痛型冠心病

临床上有一过性心肌缺血引起的发作性胸骨后疼痛，病理学检查示心肌无组织形态改变或有纤维化改变。心绞痛通常分为劳力性心绞痛与自发性心绞痛两大类。劳力性心绞痛与运动密切相关，考虑胸疼与心肌耗氧量的增加有关。根据心绞痛发作的时间关系，劳力性心绞痛又可分为稳定劳力性心绞痛、初发劳力性心绞痛、恶化劳力性心绞痛以及卧位性心绞痛。自发性心绞痛乃指心绞痛发作与心肌耗氧量增加无固定关系，轻症自发性心绞痛在发作时心电图表现为ST段下降。此外，还有变异型心绞痛。

（三）心肌梗死型冠心病

临床症状严重，是冠心病的严重临床类型，是因在冠状动脉粥样硬化病变基础上发生斑块破裂和出血、血管痉挛、血小板黏附和聚集，导致血栓形成和血管腔阻塞，引起心肌急性缺血性坏死。

(四)缺血性心肌病

又称心力衰竭和心律失常型冠心病,由心肌长期供血不足,促进纤维组织增生所致,其临床特点是心脏逐渐增大,并发生心力衰竭和心律失常。

(五)猝死型冠心病

又称原发性心脏骤停心脏病,多为心脏局部发生电生理紊乱引起严重心律失常所致。患者生前多无症状,可在多种场合突然发病,心脏骤停而迅速死亡。

二、病因与病机

《黄帝内经》中提出胸痹可由外感、内伤、继发病因如痰饮、瘀血等引起。《举痛论》言:"寒气入经而稽迟,血凝泣而不行,客于脉外,血少,客于脉中,气不通,故卒然而痛。"《金匮要略》中首创胸痹的辨证论治,提出温补阳气、温阳兼利小便、化痰祛浊等基本祛邪方法。对于胸痹的病机,记载道:"夫脉当取太过不及,阳微阴弦,即胸痹而痛,所以然者,责其极虚也。今阳虚,知上焦,所以胸痹心痛者,以其阴弦故也。"即上焦阳气不足,胸阳不振,阴寒太盛,水饮内停。

《诸病源候论》认为胸痹的形成原因有二:一者,"风冷邪气乘于心也";二者,认为本病的发病与肾不能运化水液,"停饮乘心之络"有关。孙思邈《备急千金要方》对胸痹的病因可归为寒、气、痰、瘀、热,特别重视寒邪致病,采用乌头赤石脂丸治疗。张元素在《医学启源》中,从本病、标病、虚实寒热等角度描述了心经的经脉证法。易水学派对胸痹有 2 种认识,即不通则痛和不荣则痛。不通则痛,为实痛证证治之纲领,李东垣《医学发明》中论述:"通则不痛,痛则不通,痛随利减,当通其经络,则疼痛去矣。"《证治准绳 · 杂病》中谓:"臂痛有六道经络,究其痛在何经络之间,以行本经药行其气血,血气通则愈矣。"奠定了冠心病调气活血通络的治法。明清时期,胸痹进入以瘀血学说为主导的阶段。《医林改错》和《血证论》对后世治疗胸痹心痛颇有启发,并创制了以血府逐瘀汤为主的多个方剂,用于胸痹治疗,对后世影响颇大。

胸痹一病,基本病机在于宗气不升、气虚血瘀、脉络失养,治疗时宜升补宗气、补气活血、养心通脉。

(一)宗气不升

"宗气"又称为"胸气""大气""胸中大气",首见于《黄帝内经》。《素问 · 平人气象论》中谓:"胃之大络,名曰虚里,贯膈络肺,出于左乳下,其动应衣,脉宗气也。"此为文献中关于宗气的最早记载。《黄帝内经》中认为宗气是由水谷精微化生,积聚于胸中,与肺吸入的自然界清气相合发挥作用的气。张锡纯则强调宗气是胸中之主,即"大气者,原以元气为根本,水谷之气为养料,以胸中之地为宅窟者也"。宗气位于上焦心肺所居,与心肺二脏关系密切。《灵枢 · 邪客》中指出:"宗气积于胸中,出于喉咙,以贯心脉,而行呼吸焉。"即宗气的功能主要是贯心脉行气血,走息道而行呼吸。宗者,尊也。人体五脏六腑、经络循行皆赖于宗气的运行。宗气不仅为全身诸气之纲领,亦为全身血脉之纲领。

喻昌在《医门法律》中说:"五脏六腑,大经小络,昼夜循环不息,必赖胸中大气斡旋其间。大气一衰,则出入废,升降息,神机化灭,气立孤危矣。"宗气虚,则不能贯心脉、行气血,走息道、行呼吸,宗气的盛衰可对人的心肺功能与气血循行产生至关重要的影响,因此宗气不足成为心系疾病的重要病机。中医认为,宗气与营卫之气密切相关。《景岳全书》中记载:"营气卫气,无非资借宗气，故宗气盛则营卫和，宗气衰则营卫弱矣。”宗气的来源主要有两端，一者为水谷之精微，一者为自然之清气，因此当这两个来源失司时宗气的生成就会产生障碍。年老体弱、久病失养、劳倦内伤等因素，易导致人体宗气化生无源，宗气不足，甚则下陷。宗气虚弱，推动鼓动无力，心血行而不畅，导致心系疾病发生。如大气下陷，则“气短不足以息，或努力呼吸，有似乎喘；或气息将停，危在顷刻”。宗气不足，对于心主血脉的功能正常发挥不利，气血痹阻，脉络不通，可发为心系疾病。

宗气不足主要分为两类，宗气亏虚和宗气下陷。张仲景在《金匮要略·胸痹心痛短气病脉证治》描述宗气亏虚的表现为“胸痹之病……胸背痛，短气”“胸痹，胸中气塞，短气”。从张仲景的论述中可见，宗气亏虚的表现与冠心病临床表现相似。张锡纯在《医学衷中参西录》中也说：“此气一虚，呼吸即觉不利，而且肢体酸懒，精神昏愦，脑力心思为之顿减。”若宗气亏虚继续加重，则会演变成宗气下陷。《灵枢·五色》言：“大气入于脏腑者，不病而卒死”，即为大气下陷的描述。中医认为，大气下陷与五脏密切相关，导致大气下陷的成因主要有以下几个方面：一者与肾有关，禀赋不足，年老体衰，肾气不足或房劳伤肾、肾不纳气；二者与脾胃有关，胃病日久或饮食伤胃，脾虚不运，脾清不升，水谷之气化源不足；三者与肝有关，暴怒或抑郁，肝气上逆，壅塞胸膈，导致宗气不升。此外，大气下陷还与失血耗精、正气不足，久病久咳、肺气耗伤，清气不入、宗气不足等有关。大气下陷所表现出的临床症状较多，张锡纯在《医学衷中参西录》中首次系统阐述了宗气下陷的症状表现，“气短不足以息，或努力呼吸，有似乎喘；或气息将停，危在顷刻。”并对大气下陷的脉象进行了详细描述，“其脉象沉迟微弱，关前尤甚。其剧者，或六脉不全，或参伍不调。”现代临床认为，宗气虚的临床表现主要有胸闷、胸痛、气短、心悸、神疲、乏力、少气懒言、头晕、目眩、不寐、面色晦黯等，或兼见咳嗽、声低气怯、语言难出、鼻塞失音、舌干口渴、口淡乏味、多汗、纳呆腹胀、便溏、畏寒、浮肿、小便不利或不禁、胁肋疼痛、心下痞满、女子经水不行、经水淋沥、带下等表现。

（二）气虚血瘀

《素问·调经论》曰：“血气不和，百病乃变化而生。”说明气血的变化是疾病发生的基础。《素问·调经论》曰：“血之与气并走于上，则为大厥。”气虚清阳不升，气虚血行不畅，气血瘀滞，脑失濡养，导致神明失用。劳倦内伤、忧思恼怒、嗜食厚味以及烟酒等诱因，引起脏腑阴阳失调、气血逆乱而致血行不畅，血留成瘀。

古人认为“血，其性属阴而主静；气，其性属阳而主动。血不能自行，必须靠气的推动”。《血证论·阴阳水火气血论》谓：“运血者，即是气。”气的充盛和气机的调畅是血液正常运行的基础，气行则血行；若气虚不能推动血行，血停为瘀，而血瘀亦能阻滞气机，进一步加重气虚血瘀。

中医认为，气和血是维持人体生命活动的基本物质，二者在生理上相互依存、相互转化，病理上亦相互牵连、相互影响。生理上，气与血之间的关系经常用“气为血之帅，血为气之母”来概括。一般来讲，气主要有以下三方面的生理功能：①气能生血，气化是血液生化的源头，水谷精微摄入之后，必须经过气的推动作用，才能转化为营养物质。②气能行血，气行血是指气的推动作用，是血液循行的动力。③气能摄血，即气对血液的运行起统摄作用，使得血液运行遵循常道，而不溢出于脉外。病理上，气血失和最为常见的表现是气虚血瘀，正如张景岳所说：“凡人之气血犹如源泉也，盛则流畅，少则壅滞，故气血不虚不滞，虚则无有不滞者”。

心气的盛衰，与心跳的强弱、节律以及气血运行等密切相关。心气足，血脉充盛，才能保持正常的心力、心率和心律，心脏才能进行正常的生理活动；若心气虚弱不足，行血无力，则可致血液流行缓慢，血液运行不畅乃致血停成瘀。

三、发病机制

（一）脂肪浸润学说

该学说最早被提出，经过不断的验证，得到了比较广泛的支持。该理论的精髓是血液中增多的脂质以低密度脂蛋白胆固醇、极低密度脂蛋白或其残粒的方式侵入动脉壁，而引起平滑肌细胞增生。脂蛋白降解释放出胆固醇、胆固醇酯、甘油三酯和其他脂质，低密度脂蛋白胆固醇还与动脉壁的多糖结合产生沉淀，刺激纤维组织增生，所有这些合在一起就形成了粥样斑块。

（二）血栓形成与血小板聚集学说

血栓形成学说认为因为局部凝血机制亢进，形成血栓，血栓凝集在动脉管壁上，增生的血管细胞将其覆盖，成为动脉壁的一部分，然后血栓崩解释放出脂质和其他物质，这样日久形成了粥样斑块。血小板在受损血管内膜下的黏附和聚集是血栓形成的重要启动因素之一，冠状动脉血栓大多在动脉粥样硬化斑块破裂或损伤的基础上发生。在血小板聚集的过程中还会释放一些激素、前列腺环过氧化物、多肽、血栓素等物质，而后在平滑肌细胞内、外有脂质沉积而最终形成粥样硬化病变。

（三）内皮损伤反应学说

冠心病的最基本病理改变是动脉粥样硬化。形成动脉粥样硬化的因素有很多，血管内皮损伤只是主要因素之一，被认为是动脉粥样硬化最重要的始动环节。内皮功能不全可能通过下列方式在冠心病形成和发展阶段的疾病生理机制中起关键作用。①引起冠状动脉血管张力调节功能失调；②加速冠状动脉管壁重塑的过程；③促使血小板的活化和聚集；④促进单核和中性粒细胞活化和黏附。

（四）平滑肌克隆学说

平滑肌克隆学说认为每个斑块都由一个突变的平滑肌细胞衍化而来，一个斑块相当于被病毒或化学因素转化的平滑肌细胞增生而成的良性平滑肌瘤。研究表明，动脉粥样硬化的病理发展过程中，血管平滑肌的增生和迁移至血管内膜下是重要环节，同时也是血管介入治疗以后再次狭窄的原因之一。

（五）炎症学说

炎症伴随着动脉粥样硬化的整个发生、发展过程，血管炎症被认为是动脉粥样硬化最重要的发病机制之一，其研究始终围绕炎症反应的具体机制、分子通路、炎症因子等方面展开。其中，具有代表性的炎症因子主要包括肿瘤坏死因子、单核细胞趋化蛋白以及基质金属蛋白酶等。

1.肿瘤坏死因子

肿瘤坏死因子作为一类具有多种生物学活性的细胞因子，包括 3 种，其中肿瘤坏死因子-α主要由单核巨噬细胞产生。在发生动脉粥样硬化时，血液中肿瘤坏死因子-α 的合成明显增多。肿瘤坏死因子-α 通过诱导细胞坏死、新生血管形成以及血栓形成促进动脉粥样硬化易损斑块的发生，被认为是病理变化过程中发生内膜增生以及内皮功能紊乱的重要炎症因子。在动脉粥样硬化发生、发展的整个过程中肿瘤坏死因子-α 均发挥着重要作用。发生病变时，对于巨噬细胞，肿瘤坏死因子-α 作为前炎症因子，通过诱导急性炎症因子 C 反应蛋白产生黏附分子，其中细胞间黏附分子-1 促进巨噬细胞的产生，加重动脉粥样硬化的发生。对于主动脉血管平滑肌细胞，肿瘤坏死因子-α 可以通过抑制其胶原基因的表达，导致其破裂、凋亡、斑块不稳定，进一步激活炎症细胞，诱导基质金属蛋白酶的合成，基质降解，加重斑块的易损性。

2.单核细胞趋化蛋白

单核细胞趋化蛋白-1 作为趋化因子家族中的一员，可趋化单核细胞向血管内膜迁移，活化为巨噬细胞，诱导早期动脉粥样硬化的发生。机体内的多种细胞可以分泌单核细胞趋化蛋白-1，直接或间接参与动脉粥样硬化的整个免疫炎症过程。研究发现，血浆单核细胞趋化蛋白-1 水平的升高会增加发生冠状动脉粥样硬化的风险。内皮细胞作为预防动脉粥样硬化的初始因素，大量的脂质因素聚集此部位导致其发生损伤，单核细胞趋化蛋白-1 促使单核巨噬细胞、淋巴细胞等免疫细胞聚集于动脉壁，引起炎症反应，导致动脉粥样硬化易损斑块的形成。血管平滑肌细胞的增生和向血管内膜的迁移是动脉粥样硬化晚期病变的代表因素，单核细胞趋化蛋白-1 对其具有趋化增殖的作用，同时通过诱导组织因子的表达，促进血栓形成。

3.基质金属蛋白酶

动脉粥样硬化的形成过程与细胞外基质的降解-合成的动态失衡有着重要的联系，基质金属蛋白酶是调节细胞外基质最重要的酶类，多种前炎症因子可以诱导单核巨噬细胞、内皮细胞等产生基质金属蛋白酶，加重动脉粥样硬化的病理变化。基质金属蛋白酶是一类酶活性依赖锌离子的蛋白酶超家族，其活性主要受到酶原激活、转录水平以及抑制物的调控。基质金属蛋白酶过度表达可引起动脉粥样硬化、脑血栓等相关疾病。白细胞介素-1β 和肿瘤坏死因子-α 可以通过刺激血管平滑肌细胞，导致基质金属蛋白酶的分泌，诱发细胞外基质的降解-合成发生失衡。在动脉粥样硬化病变部位的巨噬细胞、平滑肌细胞、内皮细胞中检测到了基质金属蛋白酶的存在，表明基质金属蛋白酶参与了动脉粥样硬化的发生、发展过程。血管平滑肌细胞增殖及其向血管内膜的迁移是动脉粥样硬化斑形成的关键因素之一，其发生除受到细胞自身的基因表达调控外，还与细胞外基质的代谢密切相关，基质金属蛋白酶在此过程中发挥了重要作用。基质金属蛋白酶家族包括多种细胞因子，如“经典型”的基质金属蛋白酶-2 和基质金属蛋白酶-9，新型的基质金属蛋白酶-14 等。血小板源性生长因子诱导血管平滑肌细胞的增殖过程与基质金属蛋白酶-2 的活性密切相关，碱性成纤维生长因子诱导的血管平滑肌细胞增殖则与基质金属蛋白酶-2 和基质金属蛋白酶-9 均具有相关性。对这些细胞因子的深入研究可为动脉粥样硬化的防治提供新的思路。

四、诊断

（一）稳定型心绞痛

1.临床表现

（1）症状：稳定型心绞痛以发作性胸痛为主要临床表现，疼痛的特点具体如下。①部位：主要在胸骨体上段或中段之后，可波及心前区，有手掌大小范围，甚至横贯前胸，界限不清，常放射至左肩、左臂内侧达无名指和小指，还可至颈、咽、下颌部。②性质：胸痛常为压迫、发闷或紧缩性，也可有灼烧感，但不像针刺或刀扎样锐性痛，偶伴濒死的恐惧感觉，部分患者仅有胸闷不适而非胸痛。发作时,患者被迫停止正在进行的活动,直至症状缓解。③诱因:疾病发作常由体力劳动或情绪激动所诱发,饱食、寒冷、吸烟、心动过速、休克等亦可诱发。疼痛多发生于劳力或激动的当时,而不是在劳累之后。典型的心绞痛常在相似的条件下重复发生,但有时同样的劳力只在早晨引起心绞痛,而不在下午,提示与晨间交感神经兴奋性增高等昼夜节律变化有关。④持续时间:疼痛出现后常逐步加重达到一定程度后持续一段时间,然后逐渐消失,心绞痛一般持续数分钟,多为3～5分钟,很少超过半小时。⑤缓解方式:一般在停止原来诱发症状的活动后即可缓解,舌下含服硝酸甘油等硝酸酯类药物也能在几分钟内缓解。

(2)体征:心绞痛患者一般无异常体征,发作时常见心率增快、血压升高、表情焦虑、皮肤冷或出汗,有时出现第四或第三心音奔马律。可有暂时性心尖部收缩期杂音,是乳头肌缺血以致功能失调引起二尖瓣关闭不全所致。

2.辅助检查

心绞痛发作时心电图检查可见ST-T改变,症状消失后心电图ST-T改变亦逐渐恢复,支持心绞痛诊断,未捕捉到发作时心电图者可做负荷试验。冠状动脉的增强CT检查有助于无创性评价冠状动脉管腔狭窄程度及管壁病变性质和分布,冠状动脉造影可以明确冠状动脉病变的严重程度,有助于诊断和决定下一步治疗。

(二)缺血性心肌病

1.临床表现

根据缺血性心肌病的临床表现不同,将其分为限制型缺血性心肌病和扩张型缺血性心肌病。

(1)限制型缺血性心肌病:限制型缺血性心肌病属于早期阶段,患者心肌虽有广泛纤维化,但心肌收缩功能尚好,心脏扩大尚不明显,临床上心绞痛已近消失,常以急性左心衰竭发作为突出表现。扩张型缺血性心肌病为病程的晚期阶段,患者心脏已明显增大,临床上以慢性充血性心力衰竭为主要表现。一般认为,扩张型缺血性心肌病是由限制型缺血性心肌病逐渐发展而来。

(2)扩张型缺血性心肌病:扩张型缺血性心肌病的主要特点概括如下。①老年男性多见。②冠状动脉多支病变、高度狭窄或完全闭塞是其主要特点。③心力衰竭是其主要临床表现。④多型性、难治性心律失常也是其特点之一,而心律失常又可诱发或加重心力衰竭。⑤心脏扩大是该病的重要体征,初期以左心室扩大为主,后期则全心扩大。⑥预后不良,存活率低。

2.辅助检查

(1)心电图:心电图主要表现为左心室肥大、ST段压低、T波改变、异常Q波及各种心律失常,如窦性心动过速、房性期前收缩、室性期前收缩、室性心动过速、心房颤动及心脏传导阻滞等,且出现ST-T改变的导联常按病变冠状动脉支配区域分布,具有定位诊断价值。

(2)胸部X线检查:胸部X线检查主要表现为心影增大,且多数呈主动脉型心脏(以左心室增大为主、右心室多数正常),少数心影呈普大型。并可见升主动脉增宽及主动脉结钙化等。多数患者有不同程度的肺淤血表现,但肺动脉段改变不明显。

(3)心脏超声检查:心脏超声检查可见心腔内径扩大,并以左心房及左心室扩大为主;室壁呈节段性运动减弱或消失,左室射血分数明显降低;多数患者伴有二尖瓣口反流,并可见主动脉瓣增厚及钙化。

(4)冠状动脉造影:冠状动脉造影可见多支冠状动脉弥漫性严重狭窄或闭塞。

（三）隐匿型冠心病

隐匿型冠心病患者的临床表现主要包括以下类型。

（1）患者没有任何冠心病相关症状，但是心电图或相关检查发现心肌缺血或冠状动脉狭窄。

（2）有心绞痛症状的患者在心绞痛未发作时出现心肌缺血的心电图。

（3）患者无冠心病或心肌梗死症状，但是心电图或有关检查发现陈旧型心肌梗死。

患者休息时有明显的心肌缺血表现或心电图负荷试验阳性，合并高血压、糖尿病、高胆固醇血症等，且无有关临床症状，即可诊断为隐匿型冠心病。

（四）不稳定型心绞痛

1.临床表现

（1）症状：不稳定型心绞痛患者胸部不适的性质与典型的稳定型心绞痛相似，通常程度更重，持续时间数十分钟，胸痛在休息时也可发生。以下临床表现有助于诊断不稳定型心绞痛：诱发心绞痛的体力活动阈值突然或持久降低；心绞痛发生频率、严重程度和持续时间增加；出现静息或夜间心绞痛；胸痛放射至附近的或新的部位；发作时伴有新的相关症状，如出汗、恶心、呕吐、心悸或呼吸困难。常规休息或舌下含服硝酸甘油只能暂时，但不能完全缓解症状。症状不典型者也较多见，尤其在老年女性和糖尿病患者中多见。

（2）体征：体检可发现一过性第三心音或第四心音，以及由于二尖瓣反流引起的一过性收缩期杂音，这些非特异性体征也可出现于稳定型心绞痛和心肌梗死患者，但详细的体格检查可发现潜在的加重心肌缺血的因素，并成为判断预后非常重要的依据。

2.辅助检查

不稳定型心绞痛发作时心电图有一过性 ST 段偏移和（或）T 波的倒置，如果心电图变化持续 12 小时以上，则提示发生非 ST 段抬高型心肌梗死。组织坏死的非特异性指标不同于心肌梗死患者，如无血白细胞计数的升高和发热症状、心肌酶水平可无异常增高。心肌肌钙蛋白 T 或 C 反应蛋白水平升高是协助诊断和提示预后较差的指标。

（五）非 ST 段抬高型心肌梗死

从病理上来看，如果血栓未完全阻塞血管，心电图多表现为非 ST 段抬高。如果合并心肌标志物水平的升高，则诊断为非 ST 段抬高型心肌梗死；如果不合并有心肌标志物水平的升高，则诊断为不稳定型心绞痛。

怀疑非 ST 段抬高型心肌梗死的患者，在症状发生 3～6 小时内需要进行心肌肌钙蛋白检查，心肌肌钙蛋白水平的升高及升高程度对急性冠状动脉综合征患者的预后有预测价值。肌钙蛋白 I 可持续监测 3～4 天以评估心肌坏死范围，并且一些新的心肌标志物如脑钠肽，对于评估非 ST 段抬高型心肌梗死预后也有一定价值。

（六）ST 段抬高型心肌梗死

1.临床表现

（1）症状：ST 段抬高型心肌梗死的临床表现多样，随梗死面积的大小、部位、发展速度和基础心脏功能情况等有不同的表现，最常见的症状是疼痛。典型的疼痛症状为胸骨后或心前区剧烈的压榨性疼痛，并且向左上臂、颈或下颌部放射，持续时间常超过 10～20 分钟，休息或服用硝酸甘油难以缓解，常伴有烦躁不安，出汗，恐惧，甚至有濒死感。部分患者疼痛部位不典型，个别患者无胸痛症状，还有一些患者以呼吸困难、心律失常、休克或急性心力衰竭为原发临床表现。

(2)体征:检查患者的生命体征,观察有无皮肤湿冷、面色苍白、烦躁不安等早期血流动力学障碍表现。应该重视心肺听诊,肺部听诊注意有无湿啰音,心脏可有轻度到中度增大;心率增快或减慢;心尖区第一心音减弱,可出现第三或第四心音奔马律。

2.辅助检查

(1)心电图:典型的ST段抬高型心肌梗死超急性期心电图可表现为异常高大且2支不对称的T波。早期心电图表现为ST段弓背向上抬高,伴或不伴病理性Q波、R波减低。根据心电图上不同导联的病理性Q波、ST段抬高以及T波高尖的情况,可对心肌梗死进行定位。非ST段抬高型心肌梗死心电图无ST段抬高,而多见持续的ST段下移和(或)对称性T波倒置。

(2)心肌标志物:①心肌肌钙蛋白:用于急性心肌梗死诊断的特异度高、敏感度好的生物学标志物,高敏感方法检测的肌钙蛋白I/肌钙蛋白T称为高敏肌钙蛋白。推荐首选高敏肌钙蛋白检测,如果结果未见增高,应间隔1～2小时再次采血检测,并与首次结果比较,若结果增高超过30%,应考虑急性心肌损伤的诊断。若初始2次检测结果仍不能明确诊断而临床提示急性冠状动脉综合征可能,则在3～6小时后重复检查。②肌红蛋白:多在急性心肌梗死发病后0.5～2.0小时内水平升高,12小时内达到峰值,24～48小时内恢复正常,因其出现时间较心肌肌钙蛋白及其他心肌损伤标志物更早,故更有助于急性心肌梗死的早期识别。

(3)超声心动图:超声心动图可发现室壁节段运动异常,可对心肌缺血区域做出判断。其在评价有胸痛症状而无特征心电图改变时,对排除主动脉夹层有帮助。

(4)冠状动脉造影:冠状动脉造影可明确急性心肌梗死的诊断,并在此基础上进行经皮冠状动脉介入治疗,开通梗死相关冠状动脉。

五、治疗

(一)辨证论治

1.心绞痛

针对本病本虚标实,虚实夹杂,发作期以标实为主,缓解期以本虚为主的病机特点,治疗应补其不足,泻其有余,先治其标,后治其本,先从祛邪入手,然后再予扶正,必要时可根据虚实标本的主次,兼顾同治。本虚宜补,权衡心之气血阴阳之不足,有无兼见肝、脾、肾脏之亏虚,调阴阳补气血,调整脏腑之偏衰,尤应重视补心气、温心阳;标实当泻,针对气滞、血瘀、寒凝、痰浊而理气、活血、温通、化痰,尤重活血通络、理气化痰。补虚与祛邪的目的都在于使心脉气血流通,通则不痛,故活血通络法在不同的证型中可视病情,随证配合。

(1)心血瘀阻证。①症状:心胸疼痛,如刺如绞,痛有定处,入夜为甚,甚则心痛彻背,背痛彻心,或痛引肩背,伴有胸闷,日久不愈,可因暴怒、劳累而加重,舌质紫暗,有瘀斑,苔薄,脉弦涩。血行瘀滞,胸阳痹阻,心脉不畅。②治法:活血化瘀,通脉止痛。③方药:血府逐瘀汤加减。常用药物包括川芎、桃仁、红花、赤芍活血化瘀,和营通脉;柴胡、桔梗、枳壳、牛膝调畅气机,行气活血;当归、生地黄补养阴血;降香、郁金理气止痛。本方祛瘀通脉,行气止痛,用于胸中瘀阻,血行不畅,心胸疼痛,痛有定处,伴胸闷心悸之胸痹。瘀血痹阻重证,胸痛剧烈者,可加乳香、没药、丹参等;血瘀气滞并重,胸闷痛甚者,可加沉香、檀香、荜茇等;寒凝血瘀或阳虚血瘀者,可加桂枝、细辛、高良姜、薤白或人参、附子等益气温阳之品;气虚血瘀者,用人参养荣汤合桃红四物汤加减,重用人参、黄芪等;猝然心痛发作者,可含化复方丹参滴丸、速效救心丸等活血化瘀、芳香止痛之品。

(2)气滞血瘀证。①症状：心胸满闷，隐痛阵发，时欲太息，遇情志不遂时容易诱发或加重，或兼有脘部胀闷，得嗳气或矢气则舒，苔薄或薄腻，脉细弦。肝失疏泄，气机郁滞，心脉不和。②治法：疏肝理气，活血通络。③方药：柴胡疏肝散加减。常用药物包括柴胡、枳壳疏肝理气；香附、陈皮理气解郁；川芎、赤芍活血通脉。本方疏肝理气，适用于肝气抑郁，气滞上焦，胸阳失展，血脉失和之胸胁疼痛等。胸闷心痛明显者，为气滞血瘀之象，可合用失笑散，加薤白、苏木；气郁日久化热，心烦易怒，口干便秘，舌红苔黄，脉弦数者，用丹栀逍遥散；便秘严重者，加当归龙荟丸。

(3)痰阻心脉证。①症状：胸闷重而心痛微，痰多气短，肢体沉重，形体肥胖，遇阴雨天易发作或加重，伴有倦怠乏力，纳呆便溏，咳吐痰涎，舌体胖大且边有齿痕，苔浊腻或白滑，脉滑。痰浊盘踞，胸阳失展，气机痹阻，脉经阻滞。②治法：通阳泄浊，豁痰宣痹。③方药：瓜蒌薤白半夏汤合涤痰汤加减。常用药物包括瓜蒌、薤白化痰通阳，行气止痛；半夏、胆南星燥湿化痰；竹茹清化痰热；人参、茯苓、甘草健脾益气；石菖蒲、陈皮、枳实理气宽胸。两方均能温通豁痰，前方偏于通阳行气，用于痰阻气滞，胸阳痹阻者；后方偏于健脾益气，豁痰开窍，用于脾虚失运，痰阻心窍者。痰浊郁而化热者，用黄连温胆汤加郁金；痰热者，加海浮石、海蛤壳、黑栀子、天竺黄、竹沥；大便干结者，加桃仁、番泻叶、大黄。痰浊与瘀血常同时并见，因此通阳豁痰、活血化瘀、宽胸理气、温通散寒经常并用，但必须根据病理因素偏重而有所侧重。

(4)阴寒凝滞证。①症状：猝然心痛如绞，心痛彻背，喘不得卧，多因气候骤冷或骤感风寒而发病或加重，伴形寒，甚则手足不温，冷汗自出，胸闷气短，心悸，面色苍白，苔薄白，脉沉紧或沉细。素体阳虚，阴寒凝滞，气血痹阻，心阳不振。②治法：辛温散寒，宣通心阳。③方药：枳实薤白桂枝汤合当归四逆汤加减。常用药物包括桂枝、细辛温散寒邪，通阳止痛；薤白、瓜蒌化痰通阳，行气止痛；当归、白芍养血活血；枳实、厚朴理气通脉，大枣养脾和营。两方皆能辛温散寒，助阳通脉；前方重在通阳理气，用于胸痹阴寒证，见心中痞满，胸闷气短者；后方以温经散寒为主，用于血虚寒厥证，见胸痛如绞，手足不温，冷汗自出，脉沉细者。阴寒极盛之胸痹重症者，表现为胸痛剧烈，痛无休止，伴身寒肢冷，气短喘息，脉沉紧或沉微，予乌头赤石脂丸加荜茇、高良姜、细辛等；痛剧而四肢不温，冷汗自出者，即刻舌下含化苏合香丸或麝香保心丸，以芳香化浊，理气温通开窍。

(5)气虚血瘀证。①症状：心悸胸闷，气短乏力，自汗，舌淡苔白，脉细弱无力或脉结代。气虚血瘀，心脉痹阻。②治法：益气活血，温阳通脉。③方药：补阳还五汤加减。常用药物包括黄芪补元气，使气旺血行，瘀去络通；川芎、赤芍活血通脉；薤白、瓜蒌化痰通阳，行气止痛；当归、白芍养血活血；大枣养血和营。本方为理血剂，具有补气、活血、通络之功效。

(6)气阴两虚证。①症状：心胸隐痛，时作时休，心悸气短，动则益甚，伴倦怠乏力，声息低微，心烦口干，大便微结，面色㿠白，易汗出，舌质淡红，舌体胖且边有齿痕，苔薄白，脉虚细缓或结代。心气不足，阴血亏耗，血行瘀滞。②治法：益气养阴，活血通脉。③方药：生脉散合人参养荣汤加减。常用药物包括人参、黄芪、炙甘草大补元气，通经利脉；肉桂温通心阳；麦冬、玉竹滋养心阴；五味子收敛心气；丹参、当归养血活血。两者皆能补益心气，前方长于益心气、敛心阴，适用于心气足，心阴亏耗者；后方补气养血，安神宁心，适用于胸闷气短，头昏神疲等症。气滞血瘀者，可加川芎、郁金；痰浊之象者，加茯苓、白术、白蔻仁以健脾化痰；纳呆、失眠等心脾两虚者，加茯苓、茯神、远志、半夏曲、柏子仁、酸枣仁。

(7)心肾阴虚证。①症状：心痛憋闷，心悸盗汗，虚烦不寐，腰酸膝软，头晕耳鸣，口干便秘，舌红少津，苔薄或剥，脉细数或促代。水不济火，虚热内灼，心失所养，血脉不畅。②治法：滋阴清火,养心和络。③方药:天王补心丹合炙甘草汤加减。常用药物包括生地黄、玄参、天冬、麦冬滋水养阴,以降虚火;人参、炙甘草、茯苓益助心气;柏子仁、酸枣仁、五味子、远志交通心肾,养心安神;丹参、当归身、白芍、阿胶滋养心血而通心脉。两方均为滋阴养心之剂,天王补心丹以养心安神为主,治疗心肾两虚,阴虚血少者;炙甘草汤以养阴复脉见长,主要用于气阴两虚,心动悸,脉结代之症。阴不敛阳,虚火内扰心神,虚烦不寐,舌尖红少津者,可用酸枣仁汤;兼风阳上扰者,加用珍珠母、灵磁石、石决明、琥珀等;若不效,再用黄连阿胶汤;心肾阴虚,兼见头晕目眩,腰酸膝软,遗精盗汗,心悸不宁,口燥咽干者,用左归饮。

(8)阳气虚衰证。①症状:心悸而痛,胸闷气短,动则更甚,自汗,面色㿠白,神倦怯寒,四肢欠温或肿胀,舌质淡胖,边有齿痕,苔白或腻,脉沉细迟。阳气虚衰,胸阳不振,气机痹阻,血行瘀滞。②治法:温补阳气,振奋心阳。③方药:参附汤合右归饮加减。常用药物包括人参大补元气;附子温补真阳;肉桂振奋心阳;炙甘草益气复脉;熟地黄、山茱萸、补骨脂温养肾气。两方均能补益阳气,前方大补元气,温补心阳;后方温肾助阳,补益精气。伴寒凝血瘀标实症状者,适当兼顾;肾阳虚衰,不能制水,水饮上凌心肺,症见水肿、喘促、心悸者,用真武汤加黄芪、汉防己、猪苓、车前子;阳虚欲脱厥逆者,用四逆加人参汤,可增强疗效。

2.心肌梗死

(1)气虚血瘀证。①治法:益气活血,祛瘀止痛。②方药:保元汤合血府逐瘀汤。常用药物包括桃仁、人参、黄芪、红花、当归、生地黄、牛膝、赤芍、枳壳、桔梗、川芎、柴胡、炙甘草、生姜、肉桂。合并阴虚者,可合用生脉散或人参养荣汤。

(2)痰瘀互结证。①治法:活血化痰,理气止痛。②方药:瓜蒌薤白半夏汤合桃红四物汤。常用药物包括瓜蒌、熟地黄、薤白、半夏、当归、白芍、桃仁、川芎、红花、白酒。痰浊郁而化热者,可予黄连温胆汤加减;痰热兼有郁火者,可加海浮石、海蛤壳、黑栀子、天竺黄、竹沥;大便干者,可加大黄;伴有热毒者,可合黄连解毒汤。

(3)气滞血瘀证。①治法:疏肝理气,活血通络。②方药:柴胡疏肝散合失笑散。常用药物包括川芎、香附、赤芍、枳壳、柴胡、陈皮、五灵脂、蒲黄、甘草。气郁日久化热者,可改柴胡疏肝散为丹栀逍遥散。

(4)寒凝心脉证。①治法:散寒宣痹,芳香温通。②方药:当归四逆汤。常用药物包括当归、桂枝、白芍、通草、炙甘草、细辛、大枣。胸阳痹阻者,可合枳实薤白桂枝汤;胸痛明显者,可予乌头赤石脂丸加减;偏阳虚者,可合四逆汤。

(5)气阴两虚证。①治法:益气养阴。②方药:生脉散合人参养荣汤。常用药物包括白芍、人参、黄芪、当归、熟地黄、麦冬、陈皮、白术、远志、五味子、茯苓、肉桂、甘草。胸阳痹阻者,可合枳实薤白桂枝汤;胸痛明显者,可予乌头赤石脂丸加减;偏阳虚者,可合四逆汤。

(6)正虚阳脱证。①治法:回阳救逆,益气固脱。②方药:四逆加人参汤。常用药物包括生附子、干姜、人参、炙甘草。咳唾喘逆、水气凌心射肺者,可予真武汤合葶苈大枣泻肺汤;伴有口干、舌质嫩红、阴竭阳脱者,可合用生脉散。

(二)稳定型心绞痛

1.调节生活方式

调节生活方式是慢性稳定型心绞痛治疗的重要手段,可以改善症状和预后,应该鼓励每个患者持之以恒。

(1)戒烟：吸烟是导致冠心病的主要危险因素，研究表明，戒烟可使冠心病病死率下降36%，其作用甚至超过单独应用他汀类药物、阿司匹林的作用。因此，应积极劝诫吸烟患者进行戒烟治疗。

(2)饮食干预：建议患者以蔬菜、水果、鱼和家禽作为主食，饮食干预是调脂治疗的有效补充手段，单独低脂饮食就可使血清中的胆固醇成分平均降低5%。改变饮食习惯能增加其预防心绞痛的作用。

(3)控制体重：肥胖与心血管事件密切相关，但体重的减轻可以减少心绞痛发作频率，且可能改善预后。现今随着肥胖程度的增加，可出现以肥胖、胰岛素抵抗、脂质代谢紊乱、高血压为特征的代谢综合征，后者可导致心血管事件的增加。

(4)糖尿病：对所有糖尿病患者必须严格控制血糖，因其可减少长期并发症。一级预防试验及心肌梗死后的二级预防试验表明，强化降糖治疗可减少致残率和死亡率，且心肌梗死时血糖控制不佳提示预后不佳。

(5)适度运动：鼓励患者进行可以耐受的体力活动，因为运动可以增加运动耐量，减少症状的发生，运动还可以减轻体重，提高高密度脂蛋白浓度，降低血压、血脂，还有助于促进冠状动脉侧支循环的形成，可以改善冠心病患者的预后。

2.药物治疗

(1)抗血小板治疗。①阿司匹林：可以抑制血小板在动脉粥样硬化斑块上的聚集，防止血栓形成，同时通过抑制血栓素A2的形成，抑制血栓素A2所致的血管痉挛。因此阿司匹林虽不能直接改善心肌氧的供需关系，但能预防冠状动脉内微血栓或血栓形成，有助于预防心脏事件的发生。稳定型心绞痛患者可采用小剂量75～150 mg/d。不良反应主要有胃肠道反应等，颅内出血少见。在长期应用阿司匹林过程中，应该选择最小的有效剂量，达到治疗目的和胃肠道不良反应方面的平衡。②二磷酸腺苷受体拮抗药：噻氯匹定250 mg，1～2次/天，或氯吡格雷首次剂量300 mg，然后75 mg/d，通过二磷酸腺苷受体抑制血小板内钙离子活性，并抑制血小板之间纤维蛋白原的形成。本类药物与阿司匹林作用机制不同，二者合用时可明显增强疗效，但合用不作为常规治疗；更趋向于短期使用，如预防支架后急性或亚急性血栓形成；或用于有高凝倾向，近期有频繁休息时心绞痛或反复出现心内膜下梗死者。氯吡格雷是一种可供选择的对胃黏膜没有直接作用的抗血小板药物，可用于不能耐受阿司匹林或对阿司匹林过敏的患者。③肝素或低分子肝素：抗凝治疗主要为抗凝血酶治疗，肝素为最有效的药物之一。低分子肝素对降低心绞痛，尤其是不稳定型心绞痛患者的急性心肌梗死发生率优于静脉普通肝素，是不稳定型心绞痛的常规用药。

(2)抗心绞痛药物：具体有以下几种。

β受体阻滞剂：通过阻断拟交感胺类的作用，一方面减弱心肌收缩力和降低血压而起到明显降低心肌耗氧量的作用；另一方面减慢心率，增加心脏舒张期时间，增加心肌供血时间，并且能防止心脏猝死。因此，β受体阻滞剂是稳定型心绞痛的首选药物。β受体阻滞剂应该从小剂量开始应用，逐渐增加剂量，使安静时心率维持在55～60次/分，严重心绞痛可降至50次/分。普萘洛尔是最早用于临床的β受体阻滞剂，用法为3～4次/天，每次10 mg，疗效显著。但由于普萘洛尔是非选择性β受体阻滞剂，在治疗心绞痛等方面现已逐步被β受体选择性阻滞剂所取代。目前临床上的常用制剂有美托洛尔12.5～50.0 mg，2次/天；阿替洛尔12.5～25.0 mg，2次/天；比索洛尔 2.5～10.0 mg,1 次/天。禁忌证:心率<50 次/分、动脉收缩压<12.0 kPa(90 mmHg)、中重度心力衰竭、二度到三度房室传导阻滞、严重慢性阻塞性肺疾病或哮喘、末梢循环灌注不良、严重抑郁者等。该药可与硝酸酯类药物合用,但需注意:①与硝酸酯类制剂有协同作用,因而起始剂量要偏小,以免引起直立性低血压等不良反应。②停药时应逐渐减量,如突然停药有诱发心肌梗死的危险。③剂量应逐渐增加到发挥最大疗效,但应注意个体差异。

硝酸酯类制剂:能扩张冠状动脉,增加冠状动脉循环的血流量,还通过对周围血管的扩张作用,减轻心脏前后负荷和心肌的需氧,从而缓解心绞痛。常见的不良反应是头晕、头痛、脸面潮红、心率加快、血压下降,患者一般可以耐受,尤其是多次给药后。第 1 次用药时,患者宜平卧片刻,必要时吸氧。轻度的反应可作为药物起效的指标,不影响继续用药。若出现心动过速或血压降低过多,则不利于心肌灌注,甚至使病情恶化,应减量或停药。静脉滴注长时间用药可能产生耐受性,需增加剂量或间隔使用,一般在停用 10 小时以上即可复效。其他途径给药如含服等则不会产生耐受性。①硝酸甘油:最常用的药物,一般以舌下含服给药。心绞痛发作时,立即舌下含化 0.3～0.6 mg,1～2 分钟见效,持续 15～30 分钟。对约 92%的患者有效,其中 76%的患者在 3 分钟内见效。诊断为稳定型心绞痛者,如果服用的硝酸甘油在 10 分钟以上才起作用,这种心绞痛的缓解可能不是硝酸甘油的作用或者是硝酸甘油失效。②硝酸异山梨酯:长效制剂,3 次/天,每次 5～20 mg,服药后 30 分钟起作用,持续 3～5 小时;缓释制剂药效可维持 12 小时,可用 20 mg,2 次/天。单硝酸异山梨酯多为长效制剂,20～50 mg,每天 1～2 次。患青光眼、颅内压增高、低血压者不宜使用本类药物。③长效硝酸甘油制剂:服用长效片剂,硝酸甘油持续而缓慢释放,口服 30 分钟后起作用,持续 8～12 小时,可每 8 小时服 1 次,每次 2.5 mg。用 2%硝酸甘油油膏或皮肤贴片涂或贴在胸前或上臂皮肤而缓慢吸收,适用于预防夜间心绞痛发作。

钙通道阻滞剂:通过抑制钙离子进入细胞内,以及抑制心肌细胞兴奋-收缩耦联中钙离子的作用,抑制心肌收缩,减少心肌氧耗;扩张冠状动脉,解除冠状动脉痉挛,改善心肌供血;扩张周围血管,降低动脉压,减轻心脏负荷;还降低血液黏滞度,抗血小板聚集,改善心肌微循环。钙通道阻滞剂与其他血管扩张药物相似,有服药后颜面潮红、头痛、头胀等不良反应。一般 1 周左右即可适应,不影响治疗。少数患者发生轻度踝关节水肿或皮疹。部分患者可加重心力衰竭或引起传导阻滞,临床上应予以注意。维拉帕米和地尔硫䓬与 β 受体阻滞剂合用时有过度抑制心脏的危险。因此,临床上不主张非二氢吡啶类钙通道阻滞与 β 受体阻滞剂联用。停用本类药物时也应逐渐减量停服,以免发生冠状动脉痉挛。①硝苯地平:有较强的血管扩张作用,使外周阻力下降,心排血量增加,反射性引起交感神经兴奋,心率加快,而对心脏传导系统无明显影响,故也无抗心律失常作用。一般用法:10～20 mg,3 次/天。舌下含服 3～5 分钟后发挥作用,每次持续 4～8 小时,故为短效制剂。短效二氢吡啶类钙通道阻滞剂对冠心病的远期预后有不利的影响,故在防治心绞痛的药物治疗中需避免应用。②其他药物:尼群地平,每次口服 10 mg,1～3 次/天;尼卡地平,每次口服 10～30 mg,3～4 次/天,属短效制剂;缓释片,每次口服 30 mg,2 次/天;氨氯地平,每次口服 5 mg,每天1 次,治疗 2 周疗效不理想可增至每天 10 mg。③地尔硫䓬:对冠状动脉和周围血管有扩张作用,抑制冠状动脉痉挛,增加缺血心肌的血流量,有改善心肌缺血和降低血压的作用。用法为口服,每次 30～60 mg,3 次/天;缓释胶囊,每粒90 mg,每天 1 次,尤其适用于变异型心绞痛。④维拉帕米:有扩张外周血管及冠状动脉的作用,此外还有抑制窦房结和房室结兴奋性及传导功能,减慢心率,降低血压,从而降低心肌耗氧的作用。每次口服 40 mg,3 次/天;缓释片,每次240 mg,每天 1 次。

钾通道激活剂:主要通过作用于血管平滑肌细胞和心肌细胞的钾通道,发挥血管扩张、改善心肌供血和增强缺血预适应、保护心肌的作用。尼可地尔是目前临床上唯一使用的此类药物,具有硝酸酯类和钾通道开放的双重作用。主要用于顽固性心绞痛的综合治疗手段之一。用法:每次口服 5～10 mg,3 次/天。

改善心肌能量代谢:在心肌缺血缺氧状态下,应用曲美他嗪抑制心肌内脂肪酸氧化途径,促使有限的氧供更多地通过葡萄糖氧化产生更多的能量,能够更早地阻止或减少缺血、缺氧的病理生理改变,从而缓解临床症状,改善预后。

(3)他汀类药物:他汀类药物能够抑制胆固醇合成,增加肝脏低密度脂蛋白胆固醇受体的表达,导致循环低密度脂蛋白胆固醇清除增加。他汀类药物可降低低密度脂蛋白胆固醇水平 20%～60%。应用他汀类药物后,冠状动脉造影变化所显示的管腔狭窄程度和动脉粥样硬化斑块消退程度相对较少,而患者的临床冠心病事件的危险性降低却十分显著。他汀类药物除了降低低密度脂蛋白胆固醇、胆固醇、甘油三酯水平和提高高密度脂蛋白胆固醇水平外,还可能有其他的有益作用,包括稳定甚至缩小粥样斑块、抗血小板、调整内皮功能、改善冠状动脉内膜反应、抑制粥样硬化处炎症、抗血栓和降低血黏稠度等非调脂效应。

对已确诊为冠心病的患者,经积极调脂后,可明显减慢疾病进展并减少以后心血管事件发生。慢性冠心病中许多是稳定型心绞痛患者,他汀类药物对减少心血管事件发生超过对冠状动脉造影显示的冠状动脉病变的改善。慢性稳定型心绞痛患者低密度脂蛋白胆固醇水平应控制在 2.6 mmol/L 以下。

3.血运重建术

目前有 2 种疗效肯定的血运重建术用于治疗由冠状动脉粥样硬化所致的慢性稳定型心绞痛:经皮冠状动脉介入治疗和外科冠状动脉旁路移植术。对于稳定型心绞痛患者,冠状动脉病变越严重,越宜尽早进行介入治疗或外科治疗,能最大程度恢复改善心肌血供和改善预后而优于药物治疗。

严重左主干或等同病变、3 支主要血管近端严重狭窄、包括左前降支近端高度狭窄的 1～2 支血管病变,且伴有可逆性心肌缺血及左心室功能受损而伴有存活心肌的严重冠心病患者,行血运重建术可改善预后。糖尿病合并 3 支血管严重狭窄,无左前降支近端严重狭窄的单、双支病变心源性猝死或持续性室性心动过速复苏存活者,日常活动中频繁发作缺血事件者,血运重建术有可能改善预后。血运重建术应该用于药物治疗不能控制症状者,若其潜在获益高于手术风险,可根据病变特点选择冠状动脉旁路移植术或经皮冠状动脉介入治疗。

(三)缺血性心肌病

早期的内科防治至关重要,有助于推迟心力衰竭的发生和发展。要控制冠心病危险因素,积极治疗各种形式的心肌缺血。

1.治疗心力衰竭

治疗心力衰竭以应用利尿药和血管紧张素转化酶抑制剂或血管紧张素Ⅱ受体阻滞剂为主。β受体阻滞剂长期应用可改善心功能,降低病死率。正向肌力药可作为辅助治疗,但强心苷宜用短作用和排泄快速的制剂。应用曲美他嗪,可改善呼吸困难,解除残留的心绞痛症状并减少对其他辅助治疗的需要。

2.抗凝治疗

对既往有血栓栓塞史、心脏明显扩大、心房颤动或超声心动图证实有附壁血栓者应予抗凝治疗。

3.治疗心律失常

心律失常中的病态窦房结综合征和房室传导阻滞而有阿斯综合征发作者，宜及早安置永久性人工心脏起搏器；对室性心律失常首先要衡量药物治疗的获益/风险比值，症状显著而药物治疗利大于弊时选用β受体阻滞剂，忌用Ⅰ类抗心律失常药。

（四）隐匿型冠心病

隐匿型冠心病在治疗上应与有症状的冠心病患者相同对待，因此首先必须采用各种防治动脉粥样硬化的措施。其次，减少无症状性心肌缺血的发作，可用的药物有硝酸酯类、钙通道阻滞剂和β受体阻滞剂。硝酸酯类药物疗效确切，而β受体阻滞剂似乎优于钙通道阻滞剂，但钙通道阻滞剂可用于心率较慢的患者，因为在这种情况下冠状动脉的血管收缩可能是最主要的原因，联合用药的效果更好。需要注意的是，对于有心肌缺血发作但有时有症状，有时则无症状的患者，治疗目标是减少总的心肌缺血，而非仅仅控制心绞痛症状。药物治疗后仍持续有心肌缺血发作者，应进行冠状动脉造影以明确病变的严重程度，并考虑进行血管再通术治疗。

（五）不稳定型心绞痛

不稳定型心绞痛的治疗目标是控制心肌缺血发作和预防急性心肌梗死，治疗措施包括药物治疗、经皮冠状动脉介入治疗和冠状动脉旁路移植手术。

1.一般治疗

对于符合不稳定型心绞痛诊断的患者应及时收住院治疗，急性期卧床休息1～3天，吸氧，持续心电监测。对于低危险组患者留观期间未再发生心绞痛，心电图也无缺血改变，无左心衰竭的临床证据，留观12～24小时期间未发现有肌酸激酶同工酶水平升高，肌钙蛋白T或肌钙蛋白I水平正常者，可在留观24～48小时后出院。对于中危或高危组的患者特别是肌钙蛋白T或肌钙蛋白I水平升高者，住院时间相对延长，内科治疗亦应强化。

2.药物治疗

(1)控制心绞痛发作。①硝酸酯类：硝酸甘油主要通过扩张静脉、减轻心脏前负荷来缓解心绞痛发作。心绞痛发作时应舌下含化硝酸甘油，初次含硝酸甘油的患者以先含0.5 mg为宜。对于已有含服经验的患者，心绞痛发作时若含0.5 mg无效，可在3～5分钟后追加1次，若连续含硝酸甘油1.5～2.0 mg仍不能控制疼痛症状，需应用强镇痛药以缓解疼痛，并随即采用硝酸甘油或硝酸异山梨酯静脉滴注，硝酸甘油的剂量以5 μg/min开始，以后每5～10分钟增加5 μg/min，直至症状缓解或收缩压降低1.3 kPa(10 mmHg)，最高剂量一般不超过100 μg/min。一旦患者出现头痛或血压降低应迅速减少静脉滴注的剂量，维持静脉滴注的剂量以10～30 μg/min为宜。对于中危险组和高危险组的患者，硝酸甘油持续静脉滴注24～48小时即可，以免产生耐药性而降低疗效。②β受体阻滞剂：通过减慢心率、降低血压和抑制心肌收缩力而降低心肌耗氧量，从而缓解心绞痛症状，对改善近、远期预后有益。β受体阻滞剂对不稳定型心绞痛患者控制心绞痛症状以及改善其近、远期预后均有好处，除有禁忌证外，主张常规服用。首选具有心脏选择性的药物，如阿替洛尔、美托洛尔和比索洛尔等。除少数症状严重者可采用静脉推注β受体阻滞剂外，一般主张直接口服给药。剂量应个体化，根据症状、心率及血压情况调整剂量。阿替洛尔常用剂量为12.5～

25.0 mg，每天 2 次；美托洛尔常用剂量为 25～50 mg，每天 2～3 次；比索洛尔常用剂量为 5～10 mg，每天 1 次，不伴有劳力性心绞痛的变异型心绞痛不主张使用。③钙通道阻滞剂：通过扩张外周血管和解除冠状动脉痉挛而缓解心绞痛，也能改善心室舒张功能和心室顺应性，非二氢吡啶类还有减慢心率和减慢房室传导作用，常用药物有以下两类。二氢吡啶类钙通道阻滞剂：硝苯地平对缓解冠状动脉痉挛有独到的效果，故为变异型心绞痛的首选用药，一般剂量为 10～20 mmg，每 6 小时 1 次，若仍不能有效控制变异型心绞痛的发作还可与地尔硫䓬合用，以产生更强的解除冠状动脉痉挛的作用，当病情稳定后可改为缓释和控释制剂。对合并高血压者，应与 β 受体阻滞剂合用。非二氢吡啶类钙通道阻滞剂：地尔硫䓬有减慢心率、降低心肌收缩力的作用，故较硝苯地平更常用于控制心绞痛发作。一般使用剂量为 30～60 mg，每天3～4 次。该药可与硝酸酯类合用，亦可与 β 受体阻滞剂合用，但与后者合用时需密切注意心率和心功能变化。

如心绞痛反复发作，静脉滴注硝酸甘油不能控制时，可试用地尔硫䓬短期静脉滴注，使用方法为 5～15 μg/(kg · min)，可持续静脉滴注 24～48 小时。在静脉滴注过程中需密切观察心率、血压的变化，如静息心率低于 50 次/分，应减少剂量或停用。

(2)抗血小板治疗：阿司匹林为抗血小板治疗的首选药物。急性期剂量为 150～300 mg/d，可达到快速抑制血小板聚集的作用，3 天后可改为小剂量维持治疗，即 50～150 mg/d，对于存在阿司匹林禁忌证的患者，可采用氯吡格雷替代治疗，使用时应注意经常检查血常规，一旦出现明显白细胞或血小板计数降低应立即停药。①阿司匹林：对不稳定型心绞痛治疗目的是通过抑制血小板的环氧化酶快速阻断血小板中血栓素的形成，小剂量阿司匹林需数天才能发挥作用。注意事项：尽早使用，一般应在急诊室服用第一次；为尽快达到治疗性血药浓度，第 1 次应采用咀嚼法，促进药物在口腔颊部黏膜吸收；剂量为每次 300 mg，每天1 次，5 天后改为 100 mg，每天1 次，很可能需终身服用。②氯吡格雷：第二代抗血小板聚集的药物，通过选择性地与血小板表面腺苷酸环化酶耦联的二磷酸腺苷受体结合而不可逆地抑制血小板的聚集，且不影响阿司匹林阻滞的环氧化酶通道，与阿司匹林合用可明显增加抗凝效果，对阿司匹林过敏者可单独使用。噻氯匹定的最严重不良反应是中性粒细胞计数减少，见于连续治疗 2 周以上的患者，易出现血小板减少和出血时间延长，亦可引起血栓性血小板减少性紫癜，而氯吡格雷则不明显，目前在临床上已基本取代噻氯匹定。对于不稳定型心绞痛患者和接受介入治疗的患者多采取强化血小板治疗，即二联抗血小板治疗，在常规服用阿司匹林的基础上立即给予氯吡格雷治疗至少 1 个月，亦可延长至 9 个月。

(3)抗凝血酶治疗。①普通肝素：常用的抗凝药，通过激活抗凝血酶而发挥抗栓作用。静脉滴注肝素会迅速产生抗凝作用，但个体差异较大，故临床需化验部分凝血活酶时间，一般将活化部分凝血活酶时间延长至 60～90 秒作为治疗窗口。在 ST 段不抬高的急性冠状动脉综合征，治疗时间为 3～5 天，具体用法为 75 U/kg，静脉滴注维持，使活化部分凝血活酶时间在正常的 1.5～2.0 倍。②低分子肝素：抗凝血酶作用弱于肝素，但保持了抗凝血因子Ⅹa 的作用，因而抗凝血因子Ⅹa 和凝血酶的作用更加均衡。抗凝效果可以预测，不需要检测活化部分凝血活酶时间。与血浆和组织蛋白的亲和力弱，生物利用度高。促进更多的组织因子途径抑制物生成，更好地抑制凝血因子Ⅱ和组织因子复合物，从而增加抗凝效果。研究表明，低分子肝素在不稳定型心绞痛和非 ST 段抬高型心肌梗死的治疗中发挥的作用至少等同或优于经静脉应用普通肝素。③水蛭素：无须通过抗凝血酶Ⅲ激活凝血酶，不被血浆蛋白中和，能抑制凝血块黏附的凝血酶。

对某一剂量有相对稳定的活化部分凝血活酶时间，但主要经肾脏排泄，在肾功能不全者可导致不可预料的蓄积。能有效降低死亡与非致死性心肌梗死的发生率，但出血危险有所增加。

(4)调脂治疗：血脂水平升高的干预治疗除调整饮食、控制体重、体育锻炼、控制精神紧张、戒烟、控制糖尿病等非药物方法外，调脂药物治疗是最重要的环节。羟基甲基戊二酰辅酶A还原酶抑制剂除具有降低总胆固醇、低密度脂蛋白胆固醇、甘油三酯水平和升高高密度脂蛋白胆固醇水平的作用外，还有缩小斑块内脂质核、加固斑块纤维帽、改善内皮细胞功能、减少斑块炎性细胞数目、防止斑块破裂等功能，并且可以通过改善内皮功能减弱凝血倾向，防止血栓形成，防止脂蛋白氧化，起到了抗动脉粥样硬化和抗血栓作用。他汀类药物强化降脂治疗和经皮冠状动脉腔内成形术加常规治疗可同样安全有效地减少缺血事件，所有他汀类药物均有相同的不良反应，即胃肠道功能紊乱、肌痛以及肝损害，儿童、孕妇以及哺乳期女性不宜应用。

(六)非ST段抬高型心肌梗死

1.危险分层及早期介入治疗的选择

早期危险分层包括Grace评分及TIMI评分。Grace评分包括Killip分级、动脉收缩压、心率、年龄、肌酐水平、心脏骤停、ST-T段改变以及心肌酶水平升高；TIMI评分包括7个变量，分别为年龄＞65岁、3个以上冠心病的危险因素、既往冠状动脉狭窄＞50%、心电图ST段下移、24小时前有2次心绞痛、7天前应用阿司匹林、心肌标志物升高，每个变量1分。

对于极高危的患者，要在2小时内进行介入治疗。极高危患者主要包括反复心绞痛，出现心力衰竭或二尖瓣反流加重，血流动力学不稳定，休息及轻度体力活动时即出现心绞痛且药物治疗无效，持续性室性心动过速或心室颤动。对于高危的患者如Grace评分＞140分，心肌肌钙蛋白动态性变化，新出现的ST段压低则需要早期进行介入治疗，如无上述症状但合并糖尿病或肾功能不全，射血分数值下降＜40%，心肌梗死后早期心绞痛，6月内经皮冠状动脉介入治疗，既往冠状动脉搭桥病史且Grace评分为90～140分，TIMI评分≥2分的患者，可推迟介入治疗。而对于低危(TIMI评分为0～1分，Grace评分＜90分)且无肌钙蛋白I变化的患者则考虑首选保守治疗。

2.药物治疗

(1)硝酸甘油：舌下含服硝酸甘油5 mg，每隔5分钟服用1次，如持续疼痛或合并高血压可以应用静脉注射硝酸甘油。

(2)止痛药：治疗后缺血症状仍不缓解，可应用吗啡静脉注射。不能用或停用非甾体抗炎药物，因为后者可增高心血管不良事件的发生概率。

(3)β受体阻滞剂：对于无心力衰竭、低心排血量、心源性休克风险以及其他β受体阻滞剂应用禁忌证的患者，要在24小时内应用β受体阻滞剂。对于稳定心力衰竭，射血分数降低的患者可选用卡维地洛、比索洛尔等。静脉β受体阻滞剂对于有心源性休克风险的患者有害。

(4)钙通道阻滞剂：对于无钙通道阻滞剂应用禁忌者，如左室射血分数下降，心源性休克风险增加，PR＞0.24秒，二度或三度房室传导阻滞的患者，如持续心肌缺血症状，尤其是对β受体阻滞剂疗效仍不佳的患者，可以考虑应用钙通道阻滞剂。不建议应用短效制剂，如硝苯地平。

(5)对于口服抗血小板药物的建议。①阿司匹林：已长期服用肠溶阿司匹林的患者要在经皮冠状动脉介入治疗前服用阿司匹林81～325 mg，如患者未服用阿司匹林则需要口服负荷量阿司匹林325 mg。经皮冠状动脉介入治疗后建议阿司匹林81～325 mg，长期服用。100 mg的术后维持剂量优于300 mg。②P2Y12受体拮抗剂及GPⅡb/Ⅲa受体拮抗剂：经皮冠状动脉介入治疗前需给予负荷量的 P2Y12 受体拮抗剂，包括氯吡格雷 600 mg、普拉格雷 60 mg、替格瑞洛 180 mg。对于高危的非 ST 段抬高型心肌梗死患者，如术前未给予足量的氯吡格雷或替格瑞洛负荷，可在经皮冠状动脉介入治疗开始时给予GPⅡb/Ⅲa受体拮抗剂。如非 ST 段抬高型心肌梗死患者植入支架，P2Y12 受体拮抗剂应服用至少 12 月，氯吡格雷 75 mg/d，普拉格雷 10 mg/d，替格瑞洛90 mg，2 次/天。对于新型抗血小板药物的选择，早期进行介入治疗的非 ST 段抬高型心肌梗死的患者，可考虑优先选择替格瑞洛，如无高出血风险的患者也可优先考虑应用普拉格雷。对于非 ST 段抬高型心肌梗死高危患者的患者可加用 GPⅡb/Ⅲa 受体拮抗剂。对于出血性风险性高于血栓风险性的患者，也可以考虑在经皮冠状动脉介入治疗后 12 月前停用 P2Y12 受体拮抗剂。既往有脑卒中或短暂性脑缺血发作病史的患者禁用普拉格雷。③紧急冠状动脉搭桥术治疗时对抗血小板药物治疗应用的建议：冠状动脉搭桥术前建议继续应用阿司匹林 80～321 mg；如择期进行经皮冠状动脉介入治疗，替格瑞洛及氯吡格雷建议需停用 5 天以上，术前普拉格雷要停用 7 天以上。如需要紧急冠状动脉搭桥术，则氯吡格雷和替格瑞洛需停用 24 小时以上，以降低出血风险。短效的 GPⅡb/Ⅲa 受体拮抗剂需停用 2～4 小时，长效的 GPⅡb/Ⅲa受体拮抗剂需停用至少 12 小时。

(6)对于抗凝药物的建议：进行经皮冠状动脉介入治疗的非 ST 段抬高型心肌梗死患者需给予抗凝药物，包括普通肝素、比伐芦定及低分子肝素。不宜使用磺达肝葵钠，因为后者可增加接触性血栓的发生。如患者术前接受低于 2 个治疗剂量的依诺肝素治疗，且最后剂量在经皮冠状动脉介入治疗前 8～12 小时，需在经皮冠状动脉介入治疗前给予静脉注射依诺肝素 0.3 mg/kg。如患者术前应用磺达肝葵钠，则经皮冠状动脉介入治疗前还需给予静脉肝素 85 U/kg，以防导管内血栓。非 ST 段抬高型心肌梗死患者经皮冠状动脉介入治疗后除特殊原因外，均建议停用抗凝药物。对于出血风险性较高的患者建议首选比伐芦定。

(7)抗血小板药物、抗凝药物的三联治疗：对于非 ST 段抬高型心肌梗死如合并有心房颤动，在经皮冠状动脉介入治疗后需要三联抗血小板药物、抗凝药物，尽可能地缩短三联药物的时间，并建议合用质子泵抑制剂受体拮抗剂。抗凝指标国际标准化比值调整为2.0～2.5。

3.特殊人群的注意事项

对于 75 岁的老年患者，治疗应遵循个体化原则，要根据体重、肌酐清除率、药物的动力学及药代学、容积分布、药物相互作用以及个体的敏感性来调整药物用量，考虑到出血的风险性，抗凝药物建议应用比伐芦定。对于合并有糖尿病或多支病变的患者可以优选冠状动脉搭桥术治疗，以改善生存率及降低脑血管疾病事件。

(1)心力衰竭及心源性休克患者：心力衰竭合并非 ST 段抬高型心肌梗死的患者与无心力衰竭患者在危险分层及早期介入治疗方面的建议相同。制定血运重建策略时还需要参考冠心病范围、相关心脏疾病、左心室功能以及既往血运重建情况。对于心源性休克的患者，如缺血为主要的原因，建议早期介入治疗。

(2)女性患者：女性患者与男性患者在急性期治疗及二级预防方面相同，但需要考虑到体重的影响，并要根据肾功能制定血小板及抗凝药物剂量，以降低出血并发症。对于孕期女性，如药物疗效不佳或合并有威胁生命的并发症时也可建议血运重建治疗。对于低危的急性冠状动脉综合征女性患者不建议早期介入治疗。

(3)贫血和肾功能不全患者：对于贫血的患者可以根据重量及慢性肾脏疾病程度来制定抗凝

和抗血小板的策略，如血色素＞8 g，血流动力学稳定，可以不输血。慢性肾脏疾病患者进行冠状动脉及左心室噪声时要足量水化，对于2期及3期慢性肾脏疾病患者可早期进行介入治疗。

(4)非冠状动脉狭窄的非ST段抬高型心肌梗死患者：变异型心绞痛患者宜钙通道阻滞剂合用硝酸酯类药物以预防或减少心绞痛发生，并建议采用他汀类药物及戒烟等预防措施，建议行冠状动脉造影检查以排除阻塞性冠心病。如经过非介入检查仍不能确诊则建议应用激发试验。对于冠状动脉造影完全正常的急性冠状动脉综合征患者则建议应用冠状动脉血流分数来评价内皮功能，同时要考虑心碎综合征的可能性。后者需要左心室造影、超声心动、磁共振等进一步确诊。心碎综合征患者也需要冠心病的常规治疗，如血管转化酶抑制剂、β受体阻滞剂、阿司匹林等。

(七)ST段抬高型心肌梗死

1.一般处理

急性心肌梗死患者病情危重，应立即给予患者心电图、血压、呼吸以及血氧饱和度监测。但对急性心肌梗死患者是否需要给予常规吸氧治疗尚存争议，相关研究表明，常规吸氧对急性心肌梗死患者并无益处，反而增加了早期心肌损伤及6个月后心肌梗死的面积。对伴有气短、低血氧、生命体征不平稳的患者可予吸氧治疗。

2.抗心肌缺血药物

(1)硝酸酯类及阿片类药物：过度疼痛可刺激交感神经，增心肌耗氧及缺血，因此对没有禁忌证的急性心肌梗死患者，出现明显胸痛时可予静脉注射吗啡。硝酸酯是非内皮依赖性血管扩张剂，具有扩张外周血管和冠状动脉的效果，舌下含服或静脉使用可有助于改善胸痛症状；但目前仍缺乏随机对照试验下证实硝酸酯类可降低主要心血管事件，故症状控制后，可以停用硝酸酯类药物。

(2)β受体阻滞剂：β受体阻滞剂可竞争性抑制循环中的儿茶酚胺对心肌的作用，通过减慢心率、降低血压和减弱心肌收缩力、降低心肌耗氧量以及改善缺血区的氧供需失衡，减少心肌梗死面积，对减低急性心肌梗死患者急性期病死率及改善远期预后有良好疗效。因此，在无该药禁忌证时，应在24小时内尽早使用，并从小剂量开始应用并逐渐增加至患者最大耐受剂量。

3.再灌注治疗

再灌注治疗是对急性心肌梗死，尤其是ST段抬高型心肌梗死及高危非ST段抬高型心肌梗死患者的关键环节，早期快速开通梗死相关冠状动脉，可降低患者死亡风险，显著改善预后，应尽早给予再灌注治疗。再灌注治疗包括药物溶栓、经皮冠状动脉介入治疗、冠状动脉搭桥术3种方式。

研究表明，对发病3小时以内的急性心肌梗死患者，药物溶栓的疗效与经皮冠状动脉介入治疗基本相似。因溶栓治疗简便、快速，在不具备经皮冠状动脉介入治疗条件的医院或预计经皮冠状动脉介入治疗时间超过120分钟，无溶栓禁忌证的急性心肌梗死患者可首选溶栓策略，力争在30分钟内给予患者药物溶栓，可选择阿替普酶、兰替普酶以及尿激酶等纤溶酶原激活物进行溶栓。并尽快转运至有经皮冠状动脉介入治疗条件的医院评估再灌注疗效，若血管未能再通，应在60～90分钟行补救经皮冠状动脉介入治疗。

若患者就诊于具有经皮冠状动脉介入治疗条件的医院，优先推荐行直接经皮冠状动脉介入

治疗，门-球囊扩张时间应力争不超过90分钟。如患者就诊于无经皮冠状动脉介入治疗条件的医院时，若转运经皮冠状动脉介入治疗能在120分钟内完成，则选择转运经皮冠状动脉介入治疗；若无法在120分钟内完成，则在当地行溶栓治疗，且溶栓治疗应在30分钟内开始；对于低危、中危的非ST段抬高型心肌梗死患者，可于发病72小时内择期行经皮冠状动脉介入治疗。

若冠状动脉造影发现冠状动脉严重病变、冠状动脉解剖结构或出现乳头肌断裂、严重瓣膜关闭不全及室间隔穿孔等机械并发症需要外科手术治疗时，可选择同时行冠状动脉搭桥术治疗。

4.其他药物治疗

(1)抗血小板治疗：急性心肌梗死发病的主要原因是冠状动脉内斑块破裂引发的血栓性堵塞。因血小板活化在急性血栓形成中起着十分重要的作用，故抗血小板治疗已成为急性心肌梗死药物治疗中的基石，具体应用有阿司匹林＋P2Y12受体抑制剂的双联抗血小板治疗。一旦明确诊断为急性心肌梗死，而无禁忌证者应尽快给予双联抗血小板治疗。

对无禁忌证或高出血风险的急性心肌梗死患者，均应口服阿司匹林，首次剂量为150～300 mg，并以75～100 mg/d的剂量长期维持。P2Y12受体抑制剂可通过二磷酸腺苷途径抑制血小板活化，从而发挥抗血小板作用，常用的P2Y12受体抑制剂主要包括替格瑞洛及氯吡格雷。研究表明，替格瑞洛能有效降低急性心肌梗死患者主要心血管不良事件风险。基于东亚急性冠状动脉综合征/急性心肌梗死人群的研究表明，阿司匹林基础上加用氯吡格雷在减少心血管不良事件发生的同时，不增加出血风险，有较好的安全性，是双联抗血小板治疗合理的方案。对于血栓负荷高的患者，可在经皮冠状动脉介入治疗中选择使用血小板糖蛋白Ⅱb/Ⅲa受体阻滞剂。

(2)抗凝治疗：纤维蛋白原转变为纤维蛋白后最终形成血栓，凝血酶的活化是血栓形成过程中另一关键环节，抑制凝血酶至关重要。低分子肝素具有应用方便、不需监测凝血时间、肝素诱导的血小板减少症发生率低等优点，建议可用低分子肝素代替普通肝素。

(3)调脂治疗：他汀类药物除具备调脂作用外，还具有抗炎、改善冠状动脉血管内皮功能、抑制血小板聚集的多效性。研究表明，急性心肌梗死后尽早开始使用他汀类药物治疗可以显著改善临床预后，降低围手术期心肌梗死的发生率，故所有无禁忌证的急性心肌梗死患者入院后24小时内应尽早启动并长期维持他汀类药物治疗。

(4)血管紧张素转换酶抑制剂和血管紧张素Ⅱ受体阻滞剂治疗：血管紧张素转换酶抑制剂通过抑制心肌重构、减轻心室过度扩张，从而降低急性心肌梗死患者病死率。对于所有左室射血分数≤40%的急性心肌梗死患者，以及合并高血压、糖尿病或稳定的慢性肾脏病患者，如无禁忌证，应尽早使用并长期持续血管紧张素转换酶抑制剂治疗。如果患者不能耐受血管紧张素转换酶抑制剂，可使用血管紧张素Ⅱ受体阻滞剂替代，两者生存率获益相似；因可能增加不良事件的发生，不推荐联合使用血管紧张素转换酶抑制剂和血管紧张素Ⅱ受体阻滞剂。

（李　媛）

第三节 心力衰竭

一、概述

心力衰竭是指由于心脏的收缩功能和(或)舒张功能发生障碍,不能将静脉回心血量充分排出心脏,导致静脉系统血液瘀积,动脉系统血液灌注不足,从而引起心脏循环障碍综合征,此种障碍综合征集中表现为肺淤血、腔静脉淤血。心力衰竭并不是一个独立的疾病,而是心脏疾病发展的终末阶段。

(一)分类

根据发病缓急程度,可分为慢性心力衰竭与急性心力衰竭;根据受累不同心腔,可分为左心衰竭、右心衰竭、全心衰竭;根据心排血量的绝对降低或相对不足,可分为低排血量型心力衰竭和高排血量型心力衰竭;根据左室射血分数,可分为射血分数保留的心力衰竭、射血分数下降的心力衰竭和中等射血分数的心力衰竭。

(二)心功能分级

纽约心脏病协会心功能分级是临床常用的心功能评估方法(表 11-1),常用于评价患者的症状随病程或治疗而发生的变化。

表 11-1　纽约心脏病协会心功能分级

分级	症状
Ⅰ	活动不受限。日常体力活动不引起明显的气促、疲乏或心悸
Ⅱ	活动轻度受限。休息时无症状,日常活动可引起明显的气促、疲乏或心悸
Ⅲ	活动明显受限。休息时可无症状,轻于日常活动即引起显著的气促、疲乏、心悸
Ⅳ	休息时也有症状,任何体力活动均会引起不适。无须静脉给药,可在室内或床边活动者为Ⅳa 级;不能下床并需静脉给药支持者为Ⅳb 级

二、病因与病机

心力衰竭的中医病因以内因为主,外因为辅。内因主要有年老体衰、久病失养、心脉痹阻、肺气亏虚、脾失健运、肾不行水等,外因主要是感受六淫之邪。心力衰竭的发病多数是外因引动内因或以内因为主导,外内合邪为病,导致心的气血阴阳亏虚,进而形成痰饮、气滞、血瘀等病理产物。

《黄帝内经》记载"心者,五脏六腑之大主也,精神之所舍也""心主身之血脉""诸血者,皆属于心""主不明,则十二官危,使道闭塞而不通,形乃大伤"。心力衰竭的病变基础为气和血,病理本质属本虚标实,虚实夹杂。本虚有三个方面,即心气虚、心阳虚、宗气虚;标实也有三个因素,即血瘀、水停、痰湿。在诸多因素中心气不足,心阳不振,血留成瘀,肺失通调,水泛于外是最重要的病机。

（一）心气亏虚

心气亏虚是心力衰竭发生的重要因素。《金匮要略》言："心气不足，吐血衄血""凡食少饮多，水停心下，甚者则悸微者短气"。《圣济总录》中也说："虚劳惊悸者，心气不足，心下有停水也。"皆言心力衰竭系由心气不足引起。

心气虚证是临床常见心系疾病证候，多因禀赋不足、心气素虚、年迈体衰、脏气渐弱；劳倦思虑过度、耗伤心气，或由久病气血双亏、心气乏源；或因误汗、过汗、汗出过多，心气随之而泄，导致心气不足。其证属虚，病位主要在心，日久可累及肺、脾、肾，致三脏功能失调，极易酿生瘀血、痰浊、水饮等病理产物。

气虚是心力衰竭的根本原因。《素问·五脏生成》曰："诸血者，皆属于心。"《素问·痿论》言："心主身之血脉。"心脏和全身的血液循环关系最为密切，心是血、脉的主导和动力，心气充沛则血行有力，血循常道。气为血之帅，血为气之母，气行则血行，气滞则血瘀。如心气虚衰，则率血无力，血行不畅，瘀阻经络，导致血瘀的发生。日久瘀血常常引起水停心下，累及多个脏腑，进而出现喘咳、水肿、心悸等一系列的心力衰竭症状。因此，气虚是慢性心力衰竭发生的根本原因。

气虚的病理反应可涉及全身各个方面，如气虚则卫外无力，肌表不密，腠理不固，而易汗出；气虚则四肢肌肉失养，周身倦怠乏力，肢体萎弱不用；气虚则清阳不升、清窍失养而精神萎顿、头昏耳鸣；气虚则无力以率血行，则脉象虚弱无力或微细；气虚则水液代谢失调，气滞津停，水液不化，输布障碍，可凝痰成饮，甚则水邪泛溢肌肤而成尿少水肿；气虚还可导致脏腑功能减退、肢体失于温煦，从而表现出一系列脏腑虚弱、温煦不足的征象。

（二）瘀血内阻

七情内伤，肝失疏泄，或气行不畅，气滞致瘀，或郁而化火，火热煎熬血津黏稠致瘀；嗜食肥甘，饮食失宜，或脾失健运，脾虚生痰，痰阻气滞致瘀，或脾不统血，血出致瘀；久病年高，劳倦内伤，气虚血运无力，阳虚脉道失温而滞涩，阴虚脉道失润而僵化。寒邪外感或阳虚寒凝，血得寒则凝，致血寒致瘀。血滞为瘀，瘀血阻于脉络，心脉失养，发为诸证。心脉的正常运行与心气充沛、血液充盈、脉道通利三者有关。若因久病体虚，思虑劳心过度，或痰湿内阻，或失血过多等，使脉不充盈，心之阳气不足以推动血液运行，则容易导致瘀血内阻、气机阻滞，而使心脉受阻出现心血瘀阻证。该证常因劳累、感受寒邪，或情志变化而诱发、加重。

瘀血是心力衰竭的重要环节，《医林改错》曰："元气既虚，必不能达于血管，血管无气，必停留而瘀。"说明在心力衰竭过程中，瘀血是气虚的病理产物，而瘀血一旦形成，又可加重气机阻滞，酿生水湿、痰浊、瘀热、瘀毒等病理产物，进一步损害机体，诱发他病。

瘀血在心血管疾病的形成和发展中具有十分重要的作用，是以瘀阻心脉、心脉痹阻为主导心系疾病发生、演变的中心环节，亦是心血管疾病的基本病机。瘀阻于内，留于体内不散，不仅使血液失去应有的濡养作用，而且可以作为新的致病因素诱导新的病理因素产生。

瘀血的致病特点主要表现在以下几个方面：①瘀血易阻滞气机，"气为血之帅，血为气之母"，血能载气，为气行之所附。瘀血的形成，必然影响和加重气机的郁滞，即所谓的瘀血必见气滞。②瘀血形成之后，无论是瘀阻于脉内，还是留滞于脉外，均可影响心肝肺等脏腑功能，导致局部或全身的血液代谢失常，进一步加重血瘀的程度。如果瘀血阻滞于心脉，心脉痹阻则可发为胸痹心痛；瘀血阻于肝脏，肝络闭阻，气血运行不畅；瘀血阻于脉道，损伤脉络，血溢脉外而致出血，见硬节肿块、皮肤瘀斑等。瘀血阻于经络，形体官窍瘀阻，组织失于荣养，可见口唇爪甲发绀、皮肤瘀斑瘀点、脉涩不畅。③瘀血既成，阻于机体，脏腑失于濡养，影响其功能正常发挥，瘀血不去新血不生，从而影响新血的生成。④瘀血一旦停滞于某脏腑组织，难于及时消散，致病部位固定，多见局部刺痛，固定不移或癥积肿块日久不消。同时由于瘀阻部位不同，兼夹邪气不同，病证也各异。瘀阻于心，致胸痹心痛；瘀阻于肺，致胸痛、咯血；瘀阻于肝，致胁痛、癥积；瘀阻于胞宫，致痛经；瘀阻于肌肤，致皮肤局部肿痛；瘀阻于脑，致猝然昏倒、不省人事、半身不遂。然而，心主血脉，生血行血，心又为五脏六腑之大主，血瘀不离乎心，脏腑形体官窍经络的瘀阻均可影响到心血的运行，以象测藏，局部的瘀血体征又可反映出心脉血行的状态。

(三)水饮内停

肺、脾、胃、三焦在水液代谢过程中发挥着关键性的作用，如发生功能障碍，可致水液停聚于体内而发生本证。由于所停部位不同，引起的临床症状也有区别，若在上焦胸中，则有肺失宣降之咳喘、咳痰之症；妨碍心主血脉功能，则有胸闷、心悸的表现；若滞留于肠胃，使其气机失于和降，故有呕恶、食欲缺乏等症。此外，若水饮凌心易于蒙蔽心神，出现头晕目眩、精神萎靡等症；若痰浊上犯与风火相合，则可见神昏谵语、癫狂痫等症。

水饮内停是心力衰竭的必然结果。水液代谢受肺、脾、肾三脏调控。肺为水之上源，通调水道，下输膀胱；脾主运化水液；肾主水，司开阖，为水之下源，司水之气化。在病理条件下，不论任何原因，影响到肺的通调水道，脾的运化水湿，肾的气化制水作用，都可以使水湿停聚而形成水肿。心力衰竭者心气势微，无力率血，血行不畅，影响肺、脾、肾的功能，造成水饮内停，也可加重水湿之患。二者之间互为因果，恶性循环，易于反复，经久难愈。

三、发病机制

(一)收缩功能障碍

1.心肌细胞和收缩蛋白的丧失

当心肌出现病变使心肌局部或弥漫性发生坏死、纤维化，心肌的收缩功能发生障碍，导致心力衰竭甚至心源性休克。一般而言，心肌丧失量超过左心室的8%时，左心室的顺应性下降；超过10%时，射血分数下降；超过20%时，可出现心力衰竭；超过40%时，发生心源性休克。当心肌梗死区伸展可使梗死区室壁变薄，导致心脏破裂或室壁瘤形成，亦严重影响心功能。若心肌的丧失量不超过心脏代偿的极限范围时，非梗死区心肌可进行代偿，保证心排血量正常，但心的储备能力则大大下降甚至丧失，当心脏受到超负荷的刺激时，也容易发生心力衰竭。

2.心肌的能量代谢障碍

心肌的收缩过程中，必须有充分的能量供应和利用。当原发性心肌病变、心肌缺血或梗死及心脏负荷过度等病变时，可发生心肌能量代谢障碍。心肌能量代谢的每个阶段，尤其产能和用能阶段发生障碍时，都可引起心肌收缩减弱。

3.心脏β肾上腺素能受体、α肾上腺素能受体及其信息传递调控障碍

(1)心肌内源性去甲肾上腺素不足：心力衰竭时，心肌中去甲肾上腺素含量明显降低，主要由去甲肾上腺素合成障碍、贮存释放障碍及心肌肥大时，单位心肌中所含交感神经末梢密度减少，使去甲肾上腺素浓度降低等多方面原因所造成。去甲肾上腺素的浓度不足，则不能发挥正性肌力的刺激效应。

(2)膜β受体密度下调：人体心肌中同时存在着β_1、β_2和α_1受体，β_1受体占受体的70%～80%，β_2和α_1受体共占总受体的20%～30%。心力衰竭时，β受体出现下调，其数目减少，从原来的70%～80%降至50%以下，而β_2和α_1受体则由原来的20%～30%升至50%以上。β_2受体活性相对增加，但敏感性降低，与正常心脏相比，仅能产生65%～70%的反应，可能与效应酶不相偶联有关。α_1受体亦有正性肌力作用，但其是低密度、低亲和力的受体。

(3)跨膜信号传递者——G蛋白的变化：G蛋白将受体与效应酶偶联起来，G蛋白可刺激或抑制腺苷酸环化酶的合成，前者称激动性G蛋白，后者称抑制性G蛋白。充血性心力衰竭时，激动性G蛋白水平降低，抑制性G蛋白水平升高，激动性G蛋白/抑制性G蛋白之比降低，使受体与腺苷酸环化酶脱偶联。心力衰竭时，无论发生激素水平的不足和β_1受体数目的减少或发生受体与腺苷酸环化酶的脱偶联的病理机制，都可导致心肌收缩减弱，导致或加重心力衰竭。

4.心肌兴奋-收缩偶联障碍

心力衰竭时可通过以下几个过程影响兴奋-收缩偶联。

(1)肌浆网对Ca^{2+}的摄取、释放障碍：心肌兴奋去极化时，胞质中Ca^{2+}的浓度升高主要来自肌浆网，心力衰竭时，心肌肌浆网对Ca^{2+}的摄取、储存障碍。因此，当心肌兴奋时细胞质释放的Ca^{2+}减少，结果因胞质中Ca^{2+}浓度不能迅速达到激发心肌收缩的阈值，导致兴奋-收缩偶联障碍。

(2)Ca^{2+}的内流受阻：心力衰竭时各种原因妨碍Ca^{2+}的内流，使胞质Ca^{2+}浓度下降而影响心肌兴奋-偶联过程。

(3)肌钙蛋白结合Ca^{2+}障碍：心力衰竭时即使胞质Ca^{2+}的浓度达到激发心肌"收缩阈"时，由于不能与钙蛋白充分结合，心肌仍难完成兴奋-收缩偶联过程。

(二)心室舒张顺应性异常

1.心室舒张功能障碍

(1)β、α肾上腺素能受体及其传递调控障碍：该调控系统不但可通过促进肌浆网对Ca^{2+}的释放和内流，以增强心肌的收缩性，还能促进肌浆网对钙的摄取和复位而加速心肌的弛缓。因此，该调控系统发生障碍时，不但可使心肌收缩减弱，还可导致心肌舒张障碍。

(2)复极-舒张偶联障碍：当心肌收缩后复极化时，肌浆中的Ca^{2+}迅速被肌浆网摄取或移至细胞外，肌浆中的Ca^{2+}浓度迅速下降至舒张阈时，Ca^{2+}与钙蛋白解离，然后肌球蛋白与肌动蛋白分开，肌动蛋白复位，心肌舒张。心力衰竭时出现Ca^{2+}复位延缓或不全，肌球-肌动蛋白复合体解离障碍，使本偶联过程发生障碍。

2.心室顺应性异常

影响心室顺应性的因素较多，其中最主要是心肌肥大、室壁增厚和室壁心肌组成成分的改变。心肌炎性细胞浸润、水肿、淀粉样变、胶原含量增多以及纤维化等，都可引起心室顺应性的降低。

(三)舒缩活动的失调

引起心脏各部舒缩活动失调的主要原因有病理性心肌肥大、心肌收缩成分的丧失以及心肌细胞间的联接结构异常等改变。引起收缩的不协调性的形式大致有收缩减弱、无收缩、收缩性膨出以及心脏各部分收缩的不同时性等。心脏舒张也可出现类似收缩那样的不协调性，从而影响心脏的舒张充盈量和充盈速度。

(四)心脏的代偿功能

心力衰竭时每搏输出量和心排血量不足以维持机体组织所需要的能量,这时就要动用心脏储备以弥补每搏输出量的减少。心脏的代偿功能按其奏效的快慢可分为急性、亚急性和慢性3种,主要代偿机制列举如下。

1.增加前负荷以提高每搏输出量

按照 Frank-Starling 定律,心室肌纤维伸展越长,心肌收缩时的缩短也增量,每搏输出量亦增加。心肌肌节的最佳长度为2.2 μm,在这个长度以内,心腔内体积和压力的增加都不致使粗细肌纤维细丝的脱节。这种代偿也可称为心脏舒张期的储备。

2.心脏的收缩期储备

肾上腺素能心脏神经和肾上腺髓质增加儿茶酚胺的释放以增强心肌收缩力,增快心率,也能使静脉收缩以增加心排血量。这种代偿主要是利用心脏的收缩期储备。

3.激活肾素-血管紧张素系统

增加水钠潴留,以增加血容量和前负荷。肾素-血管紧张素系统主要包括血管紧张素原、肾素与血管紧张素转换酶三部分。血管紧张素原通过肾素的作用成为血管紧张素Ⅰ,再通过血管紧张素Ⅰ转换酶的作用生成血管紧张素Ⅱ,后者通过氨基肽酶的作用变成血管紧张素Ⅲ,血管紧张素Ⅱ和血管紧张素Ⅲ都有缩血管、升压和促进醛固酮分泌的作用,从而产生水钠潴留和扩容的生理效应。

心力衰竭时由于肾灌流量和灌注压降低、交感神经兴奋和血液中儿茶酚胺增多等原因,引起肾小球旁器细胞分泌和释放肾素增多,肾素-血管紧张素系统激活,致使血管收缩、水钠潴留和血容量增大,这对维持血压和重要器官的血液供应起着重要代偿作用。心血管局部的肾素-血管紧张素系统也可通过不同的机制和途径参与心力衰竭的发生和发展。例如心脏的肾素-血管紧张素系统可引起冠状血管收缩,诱发缺血性损伤,促进心内交感神经末梢儿茶酚胺的释放,增加心肌收缩力,并且还能促进心肌的肥厚。而血管的肾素-血管紧张素系统,可通过交感神经末梢释放去甲肾上腺素,引起血管平滑肌的收缩,并能促使血管平滑肌细胞的生长和增殖。

4.心肌肥厚

出现心肌肥厚以减少室壁张力和改善心肌收缩力。压力负荷增加的结果使心室壁张力升高,并刺激心肌蛋白和肌节的平行复制,形成向心性心肌肥厚。按照拉普拉斯定律,室壁张力和室壁厚度呈反比。心肌肥厚的出现在起初足以使室壁的张力恢复正常,心脏虽有心肌肥厚而不扩大。但若压力负荷持续升高若干年后,肥厚的心肌也不能维持室壁张力时,心功能就进一步恶化。

5.增加周围组织对氧的提取能力

增加周围组织对氧的提取能力可以提高单位心排血量的供氧能力,其结果是动静脉内氧含量差加大。

四、诊断

(一)急性心力衰竭

1.急性左心衰竭

(1)临床表现:急性左心衰竭病情进展迅速,能够在几分钟、几小时、数天,数周内恶化。临床可见呼吸困难,外周水肿,肺水肿,心源性休克相关临床表现。①基础心血管疾病的病史和表现老年人：冠心病、高血压；青年人：风湿性心瓣膜病、扩张型心肌病、急性重症心肌炎。②早期表现：原因不明的疲乏，运动耐力减低，心率增加 15～20 次/分，劳力性呼吸困难，夜间阵发性呼吸困难。左心室增大，舒张早、中期奔马律，肺动脉瓣第二心音，肺底湿啰音，哮鸣音。③急性肺水肿：起病急，迅速发展，严重呼吸困难，端坐呼吸，喘息烦躁，恐惧感，呼吸 30～50 次/分，频繁咳嗽，咳大量粉红色泡沫样痰。心率快，心尖部奔马律，两肺满布湿啰音，哮鸣音。④心源性休克：持续 30 分钟以上低血压。血流动力学障碍：肺毛细血管楔压≥2.4 kPa(18 mmHg)，有循环支持时心脏指数≤2.2 L/(min・m^2)，无循环支持时心脏指数≤1.8 L/(min・m^2)。组织低灌注状态：皮肤湿冷、苍白、发绀，尿少(＜30 mL/h)或无尿，意识障碍，代谢性酸中毒。

(2)辅助检查。①心电图：能反映心率、心脏节律、传导，以及某些病因依据，如心肌缺血性改变、ST 段抬高或非 ST 段抬高型心肌梗死以及陈旧性心肌梗死的病理性Q 波等。②胸部 X 线检查：有呼吸困难的患者均应行胸部 X 线检查，可提供心脏扩大、肺淤血、肺水肿以及肺部疾病的信息，但胸部 X 线检查正常并不能除外心力衰竭。③超声心动图：可以了解心脏的结构和功能、心瓣膜状况、是否存在心包病变、急性心肌梗死的机械并发症以及室壁运动失调；可测定左室射血分数，监测急性心力衰竭时的心脏收缩/舒张功能相关的数据。超声多普勒成像可间接测量肺动脉压、左心室与右心室充盈压等。该方法为无创性，应用方便，有助于快速诊断和评价急性心力衰竭，还可用来监测患者病情的动态变化，对于急性心力衰竭是不可或缺的监测方法。④动脉血气分析急性左心衰竭常伴低氧血症，肺淤血明显者可影响肺泡氧气交换。应监测动脉氧分压、二氧化碳分压和氧饱和度，以评价氧含量和肺通气功能，还应监测酸碱平衡状况。⑤实验室检查：血常规和血生化检查，如电解质、肝功能、血糖、清蛋白以及高敏 C 反应蛋白。⑥心肌标志物：脑钠肽和 N 末端 B 型利钠肽原可用于心力衰竭的诊断和鉴别诊断、危险分层、预后评价。⑦心肌坏死标志物：肌钙蛋白 T、肌钙蛋白 I、肌酸磷酸激酶同工酶和肌红蛋白。

2.急性右心衰竭

急性右心衰竭的临床表现以体循环静脉如肝、肾等器官和周围静脉淤血的表现为主。

(1)症状。①劳力性呼吸困难、疲乏：由于右心负荷增加，心脏储备能力降低，心排血量减少，运动耐量降低；肺静脉和毛细血管充血也可以引起呼吸困难；继发于左心功能不全的右心衰竭呼吸困难已存在，单纯性右心衰竭为分流性先天性心脏病或肺部疾病所致，也均有明显的呼吸困难。②消化道症状：胃肠道和肝脏淤血可引起上腹饱胀、食欲缺乏、恶心、呕吐及便秘等常见症状。长期肝淤血可以引起黄疸、心源性肝硬化的相应表现。③下肢水肿、胸腔积液、腹水：右心衰竭时体静脉压力升高时可出现。④夜尿增多：由于肾脏淤血引起尿量减少、夜尿增多、蛋白尿和肾功能减退。⑤心悸、心律失常：在右心衰竭的患者中，有交感神经系统过度兴奋的证据，因此，存在自主的心脏节律紊乱，表现为心率加快、出现各种心律失常。致心律失常性右心室心肌病可引起严重的室性心律失常。

(2)体征：①原有心脏病的体征。②心脏增大：出现病理性心音及心脏杂音以右心室增大为主者，可伴有心前区抬举性搏动。心率增快，部分患者可在胸骨左缘第三四肋间听到舒张早期奔马律。右心室明显扩大可形成功能性三尖瓣关闭不全，产生三尖瓣区收缩期反流性杂音，吸气时增强；肺动脉高压时可有肺动脉瓣第二音亢进，并可出现胸骨左缘第二、三肋间的舒张期杂音。③肝大：右心衰竭时肝脏因淤血而肿大，常伴有疼痛，大多发生于皮下水肿之前。剑突下较肋缘下明显，质地较软，具有充实饱满感，边缘有时扪不清，叩诊剑突下有浊音区，且有压痛。重度三尖瓣关闭不全时，可发生肝脏收缩期扩张性搏动。持续慢性右心衰竭可致心源性肝硬化，此时肝脏扪诊质地较硬，压痛可不明显，晚期可出现黄疸。④颈静脉征：颈静脉压升高，反映右心房压力升高。颈静脉充盈、怒张，可出现搏动是右心衰竭时的主要体征，肝颈静脉反流征阳性则更具特征性。⑤胸腔积液和腹水：胸膜静脉回流至上腔静脉、支气管静脉和肺静脉。可有双侧或单侧胸腔积液，双侧胸腔积液时右侧量常较多，单侧胸腔积液也以右侧为多见，可能与右膈下肝淤血有关。毛细血管通透性增加，可能也是心源性胸腔积液形成的原因之一。大量腹水多见于三尖瓣狭窄、三尖瓣下移和缩窄性心包炎，亦可见于晚期心力衰竭和右心房球形血栓堵塞下腔静脉入口时。⑥心包积液：少量心包积液在右心衰竭或全心衰竭时不少见，常于超声心动图时发现，并不引起心脏压迫症状。⑦发绀：长期右心衰竭患者大多有发绀，可表现为面部毛细血管扩张、发绀和色素沉着。发绀是血液供应不足时，组织摄取血氧相对增多，静脉血氧低下所致。

(二)慢性心力衰竭

1.慢性左心衰竭

(1)临床表现：呼吸困难是左心衰竭最主要的症状。①症状。劳力性呼吸困难：左心衰竭最早出现的症状。开始仅在剧烈活动或体力劳动后出现呼吸急促，如登楼、上坡或平底快走等。随着肺淤血程度加重，逐渐发展到较轻体力活动甚至休息时，也可发生呼吸困难。端坐呼吸：肺淤血达到一定程度时，患者不能平卧，因平卧时回心血量增多且横膈上抬，呼吸更为困难。高枕卧位、半卧位甚至坐位方可解除或减轻呼吸困难。阵发性夜间呼吸困难：左心室衰竭早期的典型表现，指患者已入睡后突然因憋气而惊醒，被迫采取坐位，呼吸深快，重者可有哮鸣音，又称“心源性哮喘”。大多数端坐休息后可自行缓解。②体征。肺部湿啰音：随着病情的由轻到重，肺部湿啰音可从局限于肺底部直至全肺。患者如取侧卧位则下垂的一侧啰音较多。阵发性呼吸困难或急性肺水肿时可有粗大湿啰音，遍布两肺，并可伴有哮鸣音。心脏体征：除原有心脏病体征外，慢性左心衰竭的患者一般具有心脏扩大、肺动脉瓣第二心音亢进及舒张期奔马律。胸腔积液：左心衰竭患者中约有25%存在胸腔积液，胸腔积液可局限于肺叶间，也可呈单侧或双侧胸腔积液，胸腔积液蛋白含量可高，心力衰竭好转后消退。交替脉：可存在于部分患者，即脉搏强弱交替。轻度交替脉仅能在测血压时发现。

(2)辅助检查。①实验室检查：血常规、血钠、血钾、血糖、尿素氮、肌酐或估算的肾小球滤过率、血清铁、铁蛋白、血脂、糖化血红蛋白、促甲状腺激素、利钠肽为心力衰竭患者的初始常规检查内容。②心电图：心力衰竭患者本身无特异性心电图变化，但是有助于心脏基本病变的诊断，如提示心脏房室的肥大、心肌缺血、心肌梗死、心律失常等。心力衰竭患者以及怀疑心力衰竭患者均应行心电图检查，明确心率、心律、QRS形态、QRS宽度等。③胸部X线检查：对疑似、急性、新发的心力衰竭患者应行胸片检查，以识别或排除肺部疾病或其他引起呼吸困难的疾病，提供肺淤血/水肿、心脏增大、有无胸腔积液、是否合并感染等信息。④经胸超声心动图：评估心脏结构和功能的首选方法，可提供房室容量、心室收缩和舒张功能、室壁厚度、瓣膜功能和肺动脉高压的信息。⑤心脏磁共振：测量心室容量、心肌质量、室壁运动和射血分数的“金标准”，并对检出炎症性和浸润性病变和预测有这类病患的预后具有一定的价值。⑥核素心室造影及核素心肌灌注和(或)代谢显像：当超声心动图未能做出诊断时，可使用核素心室造影评估左心室容量和左室射血分数。⑦心肺运动试验：可以量化运动能力，可用于心脏移植和(或)机械循环支持的临床评估、指导运动处方的优化以及原因不明呼吸困难的鉴别诊断。心肺运动试验适用于临床症状稳定2周以上的慢性心力衰竭患者。⑧6分钟步行试验：用于评估患者的运动耐力。⑨心导管和心肌活体组织检查：应用漂浮导管测量肺毛细血管楔嵌压，能较好反映左心室功能状态，0.8～1.6 kPa(6～12 mmHg)为正常值，增高提示肺淤血，超过4.0 kPa(30 mmHg)提示肺水肿。心肌活体组织检查仅推荐用于经规范治疗病情仍快速进展，临床怀疑心力衰竭是由可治疗的特殊病因所致且只能通过心肌活体组织检查明确诊断的患者。

2.慢性右心衰竭

(1)临床表现。①症状：呼吸困难是右心衰竭的常见症状，继发于左心功能不全的右心衰竭患者，因肺淤血减轻，呼吸困难反而减轻。心悸表现为心率加快和各种心律失常，消化道症状因胃肠道和肝脏淤血可引起上腹饱胀、食欲缺乏、恶心、呕吐、黄疸、便秘等症状，乏力因心排血量降低导致的组织器官灌注不足，尿量减少因中心静脉压升高和肾静脉压升高使肾功能恶化。②体征。水肿：慢性右心衰竭患者的典型特征，最早出现在身体最低垂部位，病情严重者可发展到全身，常为对称性凹陷性水肿。心脏体征：心前区抬举性搏动，心浊音界向左扩大，心动过速、舒张期奔马律，瓣膜杂音，三尖瓣区收缩期反流性杂音，吸气时增强，肺动脉高压时，第二心音强度比主动脉瓣听诊区第二心音强度强，并可出现胸骨左缘第二、第三肋间的舒张期杂音。其他：颈静脉充盈、怒张，下肺部叩诊呈浊音，肝脏压痛、质硬，肝颈静脉反流征阳性，移动性浊音阳性，发绀，脉压减低，奇脉也是常见体征，晚期患者可有营养不良、消瘦甚至恶病质表现。

(2)辅助检查。①实验室检查：脑钠肽、N末端B型利钠肽原可用于右心衰竭的患者，但特异性较差。可溶性生长刺激表达基因2蛋白联合脑钠肽、N末端B型利钠肽原可提高心力衰竭诊断和预后的准确性。血常规、尿常规、肝肾功、电解质、甲状腺功能、风湿免疫以及酸碱平衡等检测可以判断病因、鉴别疾病以及评价右心衰竭患者的病情程度和预后。②心电图：电轴右偏，右心房、右心室扩大表现为P波振幅在Ⅱ、Ⅲ和aVF导联≥2.5 mm或在V_1导联≥1.5 mm，V_1导联R/S≥1，$R_{V1}+S_{V5}>1.05$ mV，$R_{aVR}>0.5$ mV，房性心律失常特别是心房扑动是很常见的。室性心动过速和心脏传导阻滞也较常见，而且是心脏性猝死的常见原因。③胸部X线检查：表现为心脏增大，主要以右心房、右心室为主。还可见腔静脉和奇静脉扩张、肺动脉段突出、胸腔积液。④超声心动图：可进行以下评估，包括右心结构、右心室、右心房压、右心室收缩功能、右心室舒张功能、肺动脉压测量等。⑤心脏磁共振成像：无创性评估心脏结构和功能的金标准，可直接评估右心室大小、质量、形态和功能，能显示心室扩张、心室肥厚、心脏畸形、室间隔变形、矛盾运动以及早期心肌损伤等。⑥多层螺旋CT肺血管成像：有助于诊断肺栓塞，动静脉血管分流，先天性房、室间隔缺损，能够对右心功能做出评估。以下征象可参考提示患者存在右心功能不全，右心室短轴/左心室短轴>1，室间隔平直或突向左心室，肺动脉增宽，上腔静脉或奇静脉增宽，对比剂反流至下腔静脉，胸腔积液、心包积液等。⑦放射性核素显像：有首次通过法核素心室造影和平衡法核素心室造影2种方法，用于评估右心室大小和功能。⑧右心导管检查：确诊肺动脉高压的标准，还能得到反映右心功能的参数。⑨6分钟步行距离试验：量化评价肺动脉高压、慢性心力衰竭患者运动能力、生活质量最重要的检查方法之一，心功能分级参照慢性左心衰竭心功能评定。⑩心肺运动试验：可鉴别呼吸困难和运动受限的原因，可诊断右心衰竭的病因。峰值摄氧量、CO_2通气当量和无氧阈值用于判断慢性心力衰竭患者的预后。

五、治疗

(一)辨证论治

1.心肺气虚证

(1)症状:神疲乏力,心悸气短,动则尤甚,胸闷,自汗,纳呆,咳嗽,舌胖嫩,边有齿印,苔薄白,脉弱无力,或结代。气虚或兼阴虚多见于左心衰竭患者。

(2)治法:益气养心,佐以活血祛瘀;气阴两虚多见于左心衰竭轻症患者,宜益气养阴。

(3)方药:方用保元汤加味。常用药物包括人参、黄芪、葶苈子、桑白皮、丹参、赤芍、车前子、玉竹、麦冬、五味子、甘草、茯苓等。气虚甚者,重用人参、黄芪;心悸者,加酸枣仁、远志、珍珠母;胸闷痛甚者,加丹参、赤芍、郁金、降香;兼口干咽燥,面颧暗红,心烦不寐,脉细数,舌红苔少,属气阴两虚者,用生脉散加味;肺虚咳喘者,加紫菀、桑白皮、五味子。

2.阳虚水泛证

(1)症状:心悸怔忡,气喘咳嗽,形寒肢冷,面色苍白,神疲纳呆,脘腹胀满,尿少肢肿,舌淡胖,苔白,脉细沉,或结代。多见于右心衰竭或全心衰竭患者。

(2)治法:治宜温阳利水,活血化瘀。

(3)方药:方用真武汤加味。常用药物包括熟附子、生姜、白芍、茯苓、白术、人参、黄芪、肉桂、猪苓、泽泻、葶苈子、车前子、丹参、三七等。气虚喘悸者,加人参、黄芪;阴寒过盛者,加肉桂、巴戟;水肿甚者,加猪苓、泽泻、车前子;咳血痰者,加茜根、仙鹤草;血脉瘀阻、面色发绀者,加丹参、三七、赤芍。

3.气虚血瘀证

(1)症状:心悸怔忡,胸闷胸痛,咳嗽气促,两颧暗红,口唇发绀,浮肿尿少,舌紫暗或有瘀斑,脉涩或结代。多见于右心衰竭或全心衰竭患者。

(2)治法:治宜益气活血。

(3)方药:方用血府逐瘀汤加减。常用药物包括赤芍、桃仁、红花、当归尾、生地黄、甘草、枳壳、柴胡、桔梗、牛膝、人参、黄芪、葶苈子、川芎等。气虚甚者,加人参、黄芪;胸痛甚者,加延胡索、郁金、三七;咳喘甚者,加益母草、葶苈子。

4.痰饮阻肺证

(1)症状:心悸气短,咳嗽喘促,不能平卧,纳呆腹胀,咳泡沫样痰,尿少肢肿,舌胖暗,苔白腻,脉弦滑。多见于左心衰竭或全心衰竭患者。

(2)治法:治宜益气温阳,泻肺逐饮。

(3)方药:方用保元汤合葶苈大枣泻肺汤。常用药物包括葶苈子、大枣、桑白皮、甘草、熟附子、丹参、茜草根、芦根、黄芩等。阳虚饮盛者,加附子;喘咳浮肿甚者,加茯苓、猪苓、泽泻;咯血、咳粉红色泡沫痰者,加丹参、茜草根、三七等;伴发热口干、痰多黏稠、舌苔黄腻者,为痰热壅肺,用麻杏石甘汤合苇茎汤加减。

5.阳气虚脱证

(1)症状:心悸喘促甚,不能平卧,面色晦暗,大汗淋漓,烦躁不安,四肢厥冷,尿少肢肿,舌质紫暗,苔少,脉微欲绝。多见于全心衰竭甚至心源性休克患者。

(2)治法:治宜回阳救逆。

(3)方药：方用参附龙牡汤加减。常用药物包括熟附子、人参、龙骨、牡蛎、蛤蚧、肉桂、沉香、磁石、茯苓、白术等。喘甚者，加五味子、山茱萸、蛤蚧以纳气定喘；阴竭者，加麦冬、五味子以敛阴固脱。

(二)调节生活方式

1.合理休息

合理休息是减轻心脏负荷和能量消耗的重要措施，包括体力和精神脑力方面的休息。心功能Ⅰ～Ⅱ级者可做些轻微活动，心功能Ⅲ～Ⅳ级者要卧床。心功能改善后则恰当地活动，要动静结合，防止由于过度长期休息所致的肢体萎缩、食欲减退、静脉血栓等。烦躁不安、失眠者可适当使用镇静剂。

2.合理限制水钠

适当限制重度心力衰竭明显水肿者水钠的摄入，对轻度心力衰竭水肿者可不限制水钠的摄入。因过分地控制钠盐会使患者食欲下降，营养得不到改变，对全身不利。

(三)药物治疗

1.利尿剂

使用利尿剂可减轻心脏的前后负荷，增加心排血量，改善心功能，常用的利尿剂有以下几类。

(1)噻嗪类利尿剂：噻嗪类利尿剂，如氢氯噻嗪 25 mg，每天 2～3 次；苄氟噻嗪 5 mg，每天 2～3 次；氯噻酮 50～100 mg，每天 1 次。噻嗪类属于中效利尿剂，一般适用于轻、中度充血性心力衰竭的治疗，对重度心力衰竭或顽固性心力衰竭则需与其他利尿剂同用或改用强效利尿剂。长期服用时宜隔天或连服 3～5 天，停服 2～3 天，可减少水电解质紊乱。服用期间一般补充钾或与潴钾利尿剂合用。由于本类药可与尿酸竞争同一载体，干扰尿酸分泌，致血液中尿酸浓度增高，也可抑制胰岛素的释放及葡萄糖的利用致血糖水平升高，故糖尿病或痛风患者慎用。

(2)髓袢利尿剂：髓袢利尿剂主要用于急性心力衰竭和重度充血性心力衰竭。①呋塞米：20～40 mg，每天 1～3 次，口服；20～40 mg，每天 1～2 次，肌内注射或静脉注射。明显水肿者，冲击剂量，每天可用 400～600 mg 分次静脉注射或静脉滴注，病情控制后逐渐减量。其不良反应是水电解质紊乱，尤其会有低钾血症、低血氯性碱中毒，长期应用也可使听力下降，出现高尿酸血症和胃肠道症状，故应从小剂量开始或间歇用药。②依他尼酸：25～50 mg，每天 1～2 次，可用 25～50 mg 静脉注射。此药作用机制与呋塞米类似，但不良反应较大。③布美他尼：1～2 mg，每天 1～2 次，口服；0.5～2.0 mg，每天 1 次，静脉注射。其利尿作用强度为呋塞米的 20～25 倍，不良反应较少，可引起水电解质紊乱，偶尔可导致血糖、血液尿酸水平升高。

(3)潴钾利尿剂。①螺内脂：属于醛固酮拮抗剂，尤其适用于继发性醛固酮增多性顽固水肿。每次 20～40 mg，每天 3～4 次。其不良反应较少，偶有头痛嗜睡现象，伴肾功能不全及高钾血症者禁用。②氨苯蝶啶：每次 50～100 mg，每天 3 次。其不良反应较少，偶有嗜睡与胃肠道症状。③阿米洛利：每次 5～10 mg，每天 1～2 次。

2.血管扩张剂

血管扩张剂可以降低心脏前后负荷以及心肌耗氧量，可应用于急性心力衰竭早期阶段。收缩压超过 14.7 kPa(110 mmHg)的急性心力衰竭患者通常可以安全使用，收缩压在 12.0～14.7 kPa(90～110 mmHg)的患者应谨慎使用，收缩压低于 12.0 kPa(90 mmHg)的患者则禁用。

(1)硝酸甘油：硝酸甘油扩张小静脉，降低回心血量，尤其适用于急性心肌梗死合并高血压者。可立即舌下含服 0.4～0.6 mg,5～10 分钟后可以重复。用药 15 分钟后呼吸困难症状减轻,肺部啰音减少。效果不明显,则改为静脉滴注。患者对本药耐受量的个体差异很大,可先从 10 μg/min开始,然后每 10 分钟调整 1 次,每次增加 5～10 μg,以收缩压达到 12.0～13.3 kPa(90～100 mmHg)为度。

(2)硝普钠:硝普钠为动脉、静脉血管扩张剂,可以降低心脏收缩期室壁张力和肺毛细血管楔压对急性心源性肺水肿特别有效。静脉注射后 2～5 分钟起效,起始剂量为0.3 μg/(kg·min)。根据血压逐步增加剂量,最大量可至 5 μg/(kg·min),维持量为 50～100 μg/min。如有低血压,宜与多巴酚丁胺合用。

(3)重组人脑钠肽:重组人脑钠肽具有扩张血管、利尿、抑制肾素-血管紧张素-醛固酮系统和交感活性的作用,用于治疗急性心力衰竭。采用按负荷剂量静脉推注本品,随后按维持剂量进行静脉滴注。首先以 1.5 μg/kg 静脉冲击后,以 0.007 5 μg/(kg·min)的速度连续静脉滴注,给药期间应密切监视血压变化。如果在给药期间发生低血压,则应降低给药剂量或停止给药,并开始其他恢复血压的措施。由于重组人脑钠肽引起的低血压作用的持续时间可能较长,所以在重新给药开始前,必须设置观察期。

3.加强心肌收缩药

(1)洋地黄类正性肌力药物:洋地黄类正性肌力药物包括洋地黄毒苷、地高辛、毛花苷 C、毒毛花苷 K,主要通过抑制心肌细胞膜上的 Na^+-K^+-ATP 酶,使细胞内 Na^+ 浓度升高,K^+ 浓度降低,Na^+ 与 Ca^{2+} 进行交换,使细胞内 Ca^{2+} 浓度升高而使心肌收缩力增强。在一般治疗剂量下,可抑制心脏传导系统,还有对迷走神经系统直接的兴奋作用。

对于急性心力衰竭患者,强心苷使心排血量少量增加并降低充盈压;对于严重心力衰竭急性失代偿发作的患者,强心苷可有效地防止急性失代偿复发;对于急性心肌梗死患者,在急性期 24 小时内使用洋地黄可产生致死性心律失常,故不宜用洋地黄类药物;二尖瓣狭窄所致肺水肿,洋地黄类药物无效,但后二者如伴心房颤动、快速心室率,则可应用洋地黄类减慢心室率,有利于缓解水肿。强心苷最适合用于有心房颤动伴有快速心室率,并已知有心室扩大伴左心室收缩功能不全者。

对于急性心力衰竭,通常选用速效制剂,毛花苷 C 为静脉注射用制剂,注射后 10 分钟起效,1～2 小时达高峰,每次 0.2～0.4 mg,稀释后静脉注射。24 小时总量为 0.8～1.2 mg,适用于急性心力衰竭或慢性心力衰竭加重时,特别适用于心力衰竭伴快速心房颤动者。地高辛是治疗充血性心力衰竭的洋地黄制剂中唯一的药物,多采用自开始即用固定的维持量给药方法,称为维持量疗法。地高辛每天用量为 0.125～0.250 mg,对于 70 岁以上或肾功能受损者,地高辛宜用小剂量。

强心苷使用的禁忌证:心动过缓,二度和三度房室传导阻滞,病态窦房结综合征,颈动脉窦综合征,预激综合征,肥厚梗阻型心肌病,低钾血症和高钙血症。主要中毒症状包括胃肠道反应、中枢神经系统反应以及各种心律失常,最常见的为室性期前收缩,多表现为二联律、非阵发性交界区心动过速、房性期前收缩、心房颤动及房室传导阻滞。快速房性心律失常伴有传导阻滞是洋地黄中毒的特征性表现。此外,还可有胃肠道反应,如恶心、呕吐,以及中枢神经的症状。发生洋地黄中毒后应立即停药,单发性室性期前收缩、一度房室传导阻滞等停药后可自行消失;对快速性心律失常者,如血钾浓度低则可静脉补钾,如血钾浓度不低则可用利多卡因或苯妥英钠,禁用电复律。有传导阻滞及缓慢性心律失常者可用阿托品 0.5～1.0 mg 皮下或静脉注射，一般不需要安置临时心脏起搏器。

（2）非洋地黄类正性肌力药物：主要有β受体兴奋剂和钙增敏剂，具体内容如下。

β受体兴奋剂：通过兴奋心肌肾上腺素β受体，使心肌腺苷酸环化酶活性增加，腺苷酸环化酶使三磷酸腺苷转变为环磷酸腺苷，环磷酸腺苷使肌浆网释放钙离子增加，使细胞内钙离子量增加，从而发挥正性肌力作用。代表药物为多巴胺与多巴酚丁胺。①多巴胺：低浓度时仅作用于外周多巴胺受体，直接和间接降低外周阻力，改善肾脏血流和肾小球滤过率，增加尿量和钠排出率，并增强对利尿剂的反应。高浓度时激活β肾上腺素受体，直接和间接地增加心肌收缩力和心排血量。剂量＞5 μg/(kg・min)时，作用于α肾上腺素受体，使外周血管阻力增加，这一作用对低血压患者可能有益，但对有急性心力衰竭的患者可能有害，因为有可能增加左心室后负荷、肺动脉压和肺循环阻力。多巴胺小剂量静脉输注用于有低血压和低尿排出量的失代偿性心力衰竭，可改善肾血流和尿量。因患者对多巴胺的反应个体差异大，使用应由小剂量开始逐渐增量，以不引起心率加快和血压升高为度。②多巴酚丁胺：通过兴奋 β_1 受体和 β_2 受体产生剂量依赖性的正性肌力和变时作用，并反射性地降低交感紧张从而降低血管阻力。小剂量时引起缓和的血管扩张，导致后负荷下降而使每搏输出量增加，大剂量可导致血管收缩。心力衰竭患者中，多巴酚丁胺增加心排血量从而使肾血流量增多，可以观察到利尿作用的改善。多巴酚丁胺用于增加心排血量，通常从 2～3 μg/(kg・min)开始输注，无须给予负荷量，然后根据症状、利尿反应或血流动力学逐步调整输注速度。其血流动力学效应与剂量相关，可增加到20 μg/(kg・min)。多巴酚丁胺滴注时间延长可引起耐药性，并使血流动力学效应部分丢失。使用多巴酚丁胺可增加房性或室性心律失常的发生，该作用具有剂量相关性。因此，应用多巴酚丁胺时间不宜过长，剂量不宜过大。③磷酸二酯酶抑制剂：作用机制是降低磷酸二酯酶活性使细胞内环磷酸腺苷降解受阻，环磷酸腺苷浓度升高，进一步使细胞膜上的蛋白激酶活性增高，促进 Ca^{2+} 通道膜蛋白磷酸化，Ca^{2+} 通道激活使 Ca^{2+} 内流增加，心肌收缩力增强。临床应用的代表药物有氨力农和米力农。氨力农用量为负荷量 0.75 mg/kg，稀释后静脉注入，再以5～10 g/(kg・min)静脉滴注，每天用量 100 mg。米力农首次剂量为 25 μg/kg，10～20 分钟内注射完，再以 0.375～0.750 μg/(kg・min)的剂量维持滴注。不良反应为外周静脉过度扩张导致低血压，主要见于低充盈压的患者。

钙增敏剂：包括匹莫苯、左西孟旦等。匹莫苯是临床上研究较多的钙增敏剂，除增强肌钙蛋白C对 Ca^{2+} 的亲和性外，尚有抑制磷酸二酯酶Ⅲ型的作用。左西孟旦是新一代的钙增敏剂，主要为增加心肌收缩蛋白对 Ca^{2+} 的敏感性，促进心肌收缩；扩张血管，减轻心脏的前后负荷，增加冠状动脉血流。其半衰期约为 80 小时，因此 24 小时输注可延长其血流动力学效应。用于有低心排血量心力衰竭症状伴无严重低血压的心肌收缩功能障碍的患者。左西孟旦通常给药剂量为首次剂量 12～24 μg/kg，静脉推注，随后给予持续静脉滴注，剂量为 0.05～0.10 μg/(kg・min)。血流动力学作用具有剂量依赖性，可逐渐滴定至最大剂量 0.4～0.6 μg/(kg・min)。左西孟旦输注用于左心室功能障碍所致的严重失代偿性心力衰竭时，伴随剂量依赖性的心排血量和每搏输出量增加，肺动脉楔压、体循环血管阻力和肺血管阻力下降，心率轻微增快和血压下降。

4.血管紧张素转换酶抑制剂及血管紧张素Ⅱ受体阻滞剂

血管紧张素转换酶抑制剂类药已成为防治充血性心力衰竭的基石，除有禁忌外，几乎所有心力衰竭患者均应使用血管紧张素转换酶抑制剂，其禁忌证为低血压、明显肾功能不全和双侧肾动脉狭窄。常用制剂：卡托普利 6.25～12.50 mg，每 8 小时 1 次，必要时可增至每天 150 mg；依那普利 2.5～5.0 mg，每天 1～2 次；培哚普利 2～4 mg，每天 1 次；贝那普利 10～20 mg，每天 1 次。血管紧张素转换酶抑制剂不良反应主要是刺激性干咳、血管性水肿、皮疹、高钾血症等，因血管紧张素转换酶抑制剂引起干咳不能耐受可改用血管紧张素Ⅱ受体阻滞剂。

与血管紧张素转换酶抑制剂不同，血管紧张素Ⅱ受体阻滞剂治疗不增高缓激肽浓度，从而减少了咳嗽和血管性水肿的发生率，但也因此而缺乏缓激肽浓度增高所带来的效益。血管紧张素Ⅱ受体阻滞剂的常见不良反应为低血压、高钾血症和肾功能恶化。血管紧张素Ⅱ受体阻滞剂的主要适应证为不能耐受血管紧张素转换酶抑制剂治疗的有症状的充血性心力衰竭患者，建议使用血管紧张素Ⅱ受体阻滞剂来替代。

5.醛固酮拮抗剂

醛同酮受体拮抗剂对心脏结构和功能有独立并且相加于血管紧张素Ⅱ的不良作用，如引起内皮功能异常、血管炎症和心肌纤维化等。心力衰竭患者长期使用血管紧张素转换酶抑制剂时，一度降低的血浆醛固酮水平常会重新升高，出现“醛固酮逃逸现象”。此外，其他途径如低钠或促肾上腺激素等也能增高醛固酮水平。因此，在血管紧张素转换酶抑制剂基础上加用醛固酮受体拮抗剂，有助于进一步抑制醛固酮的有害作用。

已经使用血管紧张素转换酶抑制剂、β受体阻滞剂和利尿剂的严重心力衰竭患者中，加用醛固酮受体拮抗剂能提高生存率和降低病残率。已经使用血管紧张素转换酶抑制剂和β受体阻滞剂的心肌梗死后心力衰竭患者，加用醛固酮受体拮抗剂能提高生存率和降低病残率。

6.β受体阻滞剂

β受体阻滞剂的作用机制是β受体阻滞剂可使β受体密度上调，恢复心脏对β受体激动剂的敏感性；对儿茶酚胺的心脏毒性有保护作用，减慢心率，减低心脏耗氧，改善心脏舒张功能，使心脏射血分数增加，受损心肌得到恢复。

(1)适应证：所有慢性收缩性心力衰竭，纽约心脏病协会心功能Ⅱ级、Ⅲ级患者，左室射血分数＜35%，病情稳定者均必须应用β受体阻滞剂，除非有禁忌证或不能耐受。纽约心脏病协会心功能Ⅳ级的充血性心力衰竭患者，需待病情稳定后，在严密监护下由专科医师指导应用。β受体阻滞剂不能应用于“抢救”急性心力衰竭患者，包括难治性心力衰竭需静脉给药者。β受体阻滞剂应在血管紧张素转换酶抑制剂和利尿剂的基础上加用，地高辛亦可联用。

(2)禁忌证：支气管痉挛性疾病、心动过缓、二度及以上房室传导阻滞、明显体液潴留、需大量利尿者不能应用。

(3)用法用量：必须从低剂量开始，如美托洛尔 12.5 mg，每天 1 次；比索洛尔 12.5 mg，每天 1 次；卡维地洛 12.5 mg，每天 2 次。如患者能耐受前一剂量，可每隔 2～4 周将剂量加倍；如前一较低剂量出现不良反应，可延迟加量计划直至不良反应消失。

7.钙通道阻滞剂

钙通道阻滞剂可减轻心脏后负荷和改善心肌缺血，但有不同程度的负性肌力作用，对收缩功能不全性心力衰竭未能证实有效，长期应用，尤其短效制剂甚至可加重心力衰竭。对于舒张不全性心力衰竭和心室顺应性降低所致心力衰竭可能有效。常用药物：硝苯地平，开始剂量为 5～10 mg每天 3 次；尼卡地平10 mg，每天 2～3 次；氨氯地平 5～10 mg，每天 1 次。不良反应包括头晕、头痛、低血压,因有负性肌力作用,宜与强心剂联用。

(四)血液超滤治疗

血液超滤治疗是指用机械装置从外周或中心静脉把血液抽出,通过第 2 个泵产生的静水压对血浆进行过滤,过滤后再输送回患者静脉的过程。其治疗心力衰竭机制是调节体液、调节溶质、稳定内环境。心力衰竭患者的治疗目标是纠正失代偿心力衰竭患者的容量过度负荷,消除血管内容量不足或电解质浓度异常,恢复血管内和血管间隙的容量正常化,且不会导致电解质异常或神经激素激活。

1.适应证

(1)心力衰竭伴利尿剂抵抗或利尿剂效果不佳者。

(2)心力衰竭且伴有明显液体潴留的患者。

(3)因近期液体负荷明显增加,导致心力衰竭症状加重的患者。

早期超滤治疗患者可从中获益,晚期作为补救性治疗效果欠佳,因此不必等到利尿剂治疗无效后再开始超滤治疗。超滤治疗虽不能纠正心力衰竭患者的低钠血症,但其在降低容量负荷的同时,可根据临床需要经肠道或静脉补充氯化钠,但需在补钠期间检测血钠浓度,避免发生高钠血症。对于低蛋白血症的心力衰竭患者,在接受超滤治疗过程中,给予补充清蛋白有助于预防低血压的发生。对于慢性心力衰竭伴低血压的患者,如收缩压≤12.0 kPa(90 mmHg),且末梢循环良好,对血管活性药物反应敏感者,应在密切观察血压和心率下进行超滤治疗,超滤速度控制在 200 mL/h 以内。超滤治疗期间不提倡同时使用髓袢利尿剂,结束后可根据临床情况选择利尿剂的种类和剂量。对于存在利尿剂抵抗或利尿效果差的患者,超滤或会恢复其对利尿剂的反应性,若给以大剂量利尿剂会导致尿量骤增,液体出量难测,增加低血容量和低钾血症的风险。若超滤期间血压进行性下降,收缩压≤12.0 kPa(90 mmHg),伴心率加快,提示低血容量,应降低超滤速度,必要时暂停或中止治疗。如血细胞比容升高超过基线的 10%则提示血液浓缩,应停止超滤治疗。

2.禁忌证

(1)收缩压≤12.0 kPa(90 mmHg),且末梢循环不良者。

(2)属于肝素抗凝禁忌证者。

(3)严重二尖瓣或主动脉瓣狭窄患者。

(4)急性右心室心肌梗死患者。

(5)需要透析或血液滤过治疗者。

(6)全身性感染者,有发热、全身中毒症状、白细胞计数升高等。

慢性心力衰竭超滤治疗应采取连续缓慢超滤方案,且速度不应超过血浆再充盈率,血泵流量不宜超过 50 mL/min。此外,伴有肾功能异常者,激进超滤方案或会恶化肾功能。

(五)心脏再同步化治疗

心力衰竭患者,尤其是扩张型心肌病或缺血性心肌病患者,常合并传导异常,导致房室、室间和(或)心室内运动不同步,心电图表现为房室传导阻滞、心室内阻滞或束支阻滞,尤其是完全性左束支阻滞。而心脏再同步化治疗通过在传统右心房、右心室双心腔起搏基础上增加左心室起搏,遵照一定的房室间期和心室间间期顺序发放刺激,能够实现正常的心房、心室电激动传导,以改善心脏运动不协调,恢复房室、左心室与右心室间和左心室内运动的同步性,同时还可以改善二尖瓣血液反流,从而增加射血分数、改善心功能、改善症状和生活质量。

心脏再同步化治疗适应证：窦性心律，经标准和优化的药物治疗 3～6 个月仍持续有症状、左室射血分数降低，根据临床状况评估预期生存超过 1 年，且状态良好，并符合以下条件的患者。

1.纽约心脏病协会心功能Ⅰ级患者

左室射血分数≤30％，伴左束支阻滞，QRS≥150 毫秒，缺血性心肌病，推荐植入心脏再同步化治疗或心脏再同步治疗除颤器。

2.纽约心脏病协会心功能Ⅱ级患者

(1)左室射血分数≤30％，伴左束支阻滞及 QRS ≥150 毫秒，推荐植入心脏再同步化治疗，最好是心脏再同步治疗除颤器。

(2)左室射血分数≤30％，伴左束支阻滞，130 毫秒≤QRS＜150 毫秒，可植入心脏再同步化治疗或心脏再同步治疗除颤器。

(3)左室射血分数≤30％，非左束支阻滞，QRS≥150 毫秒，可植入心脏再同步化治疗或心脏再同步治疗除颤器；非左束支阻滞但 QRS＜150 毫秒者，不推荐。

3.纽约心脏病协会心功能Ⅲ级或Ⅳa 级患者

(1)左室射血分数≤35％，且伴左束支阻滞及 QRS≥150 毫秒，推荐植入心脏再同步化治疗或心脏再同步治疗除颤器。

(2)左室射血分数≤35％，并伴左束支阻滞，QRS≥120 毫秒，可植入心脏再同步化治疗或心脏再同步治疗除颤器。

(3)左室射血分数≤35％，并伴非左束支阻滞，QRS≥150 毫秒，可植入心脏再同步化治疗或心脏再同步治疗除颤器。

(4)有常规起搏治疗但无心脏再同步化治疗适应证的患者，如左室射血分数≤35％，预计心室起搏比例 40％，无论 QRS 时限，可植入心脏再同步化治疗。

(六)体外循环支持装置

体外循环支持装置可用于严重心脏事件后患者或准备进行心脏移植的患者。左心室辅助设备提供了血流动力学支持，可以植入体内，使患者可以走动并出院。国内使用最多的非搏动型心室辅助装置是体外膜肺氧合，需要严格抗凝和持续监测操作，需要专业训练人员。左心室辅助装置的应用指征包括康复的过渡治疗、终末心力衰竭患者的决策过渡治疗、移植过渡治疗，以及永久治疗。除了心室辅助装置，特定的急性心力衰竭患者可以短期应用主动脉内气囊反搏、体外膜肺氧合以及其他经皮植入的心脏辅助装置。

(安　兴)

第四节　高脂血症

一、概述

血脂是血浆中的中性脂肪和类脂的总称。血脂异常是血浆中脂质量和质的异常，通常指血浆中胆固醇和(或)甘油三酯升高，即高脂血症，同时也包括高密度脂蛋白胆固醇降低。

血脂是血清中的胆固醇、甘油三酯和类脂等的总称，与临床密切相关的血脂主要是胆固醇和甘油三酯。在人体内胆固醇主要以游离胆固醇和胆固醇酯的形式存在，甘油三酯是甘油分子中的 3 个羟基被脂肪酸酯化而形成。血脂不溶于水，必须与特殊的蛋白质即载脂蛋白结合形成脂蛋白才能溶于血液，被运输至组织进行代谢。

脂蛋白分为乳糜微粒、极低密度脂蛋白、中间密度脂蛋白、低密度脂蛋白、高密度脂蛋白，以及脂蛋白 a。

二、病因与病机

中医认为，血脂犹如营血津液，为人体五谷所化生的精微物质，一旦脏腑功能失调，气不行水，津液停滞，凝聚成痰，或过食肥甘厚味，郁而化热，灼津成痰，就会出现血脂水平升高。其发病与肝、脾、肾功能失调密切相关。

中医典籍中无“高脂血症”的对应病名，仅有与现代医学脂质代谢相关的“膏”“脂”等论述。因其临床表现不同，现一般将其归属中医“膏浊”“眩晕”“血浊”“血瘀”等范畴。《灵枢・五癃津液别》曰：“五谷津液，和合而为膏者，内渗于骨空，补益脑髓，而下流于阴股。”中医学认为“膏”“脂”与血脂同类，均来源于饮食水谷，化生于脾胃。正如《素问・经脉别论》所云：“饮入于胃，游溢精气，上输于脾；脾气散精，上归于肺。”“食气入胃，散精于肝，淫气于筋。食气入胃，浊气归心，淫精于脉。”可见血脂的生成、转化与分布，皆有赖于脾的运化功能。若脾气虚弱，运化失权，则饮食水谷不能化生气血，营养周身，以致水化成饮，湿聚成痰，而发痰浊之邪，血脂异常顿生，故“脾失健运”为本病之基本病机。

（一）肾虚

肾的主要功能是藏精、主水等。

1.肾藏精

精化为气，通过三焦，布散到全身。肾气的主要功能是促进机体的生长发育和生殖，以及调节人体的代谢和生理功能活动。肾气调节机体代谢的功能是通过肾中精气所含的 2 种成分，即肾阳和肾阴来实现的。正常情况下，肾阳和肾阴是相互平衡的，共同调节着人体的代谢，任何一方偏盛或偏衰，都会导致疾病。肾阳不振，不能助脾运化，水湿停蓄，凝聚不散，或肾阴亏虚，虚火煎灼津液，均可成痰浊，痰浊日久不去，而引发血脂异常。

2.肾主水

肾主水指肾有主持和调节人体津液的作用，如《素问・逆调论》曰：“肾者水脏，主津液。”胃的“游溢精气”、脾的“散精”、肺的“通调水道”以及小肠的“泌别清浊”，都依赖肾的蒸腾气化，通过升清降浊，使津液正常输布和排泄。肾虚气化失常，聚水生湿，湿浊阻滞，痰瘀而成，浊脂乃生。

（二）脾虚失运

脾主运化、升清和统摄血液，脾的运化功能主要包括运化水谷和运化水液2 个方面。脾的运化功能正常，才能为化生精气血津液提供足够的养料，使机体各组织得到充分的营养及水液的充分滋养，若脾失健运，则水谷不归正化，津凝成痰，水液不能布散而停滞体内，产生痰浊。

（三）肝失疏泄

肝的主要功能是主疏泄，与足少阳胆经相互络属。肝的疏泄功能是调畅全身气机，推动血和津液运行的一个重要环节。肝失疏泄，气血津液运行不利，水湿津液聚而成痰；或肝郁克脾，木不疏土，水谷不化，痰浊内生；或肝气逆乱，肝阳妄动，气血壅滞，脉道不利，痰瘀乃生。胆汁来源于肝，为肝之余气所化，胆汁的分泌与排泄，取决于肝的疏泄功能，若肝失疏泄，则胆汁排泄不利，肥腻之品难消，而成痰浊。

（四）痰浊瘀毒、瘀血阻滞

痰为有形之物，最易堵塞脉道，造成血流不畅，瘀血内停。因此，引发高脂血症的原因及机制可以不同，但最终病理产物则都归结于痰浊瘀毒。《景岳全书》云："痰即人之津液，无非水谷所化，但化得其正，则形体强，营卫充，若化失其正，则脏腑病，津液败，而气血即成痰浊。"《景岳全书·痰饮》谓："痰涎本皆气血，若化失其正，则脏腑病，而血气即成痰涎。""津液者血之系，行乎脉外，流通一身，如天之清露。若血浊气滞则凝聚而为痰。"这正是对"痰浊"作为高脂血症病理产物的概括。总之，脏腑功能失调、痰浊血瘀是血脂异常发生的根本机制，而血脂异常又反过来加重人体的脏腑功能失调，二者互为因果，形成恶性循环。

三、发病机制

（一）高胆固醇血症

1.临界高胆固醇血症

(1)饮食胆固醇高：一般西方国家人群的摄入胆固醇量为 400 mg/d，而低胆固醇人群的摄入量为 200 mg/d。胆固醇摄入量从 200 mg/d 增加为 400 mg/d 可升高血胆固醇0.13 mmol/L，其机制可能与肝脏胆固醇含量增加、低密度脂蛋白受体合成减少有关。

(2)饮食饱和脂肪酸高：临界胆固醇升高的一个主要原因是较高的饱和脂肪酸饮食摄入。一般认为饱和脂肪酸摄入量占总热量的 14%，可致血胆固醇水平约升高 0.52 mmol/L，其中多数为低密度脂蛋白胆固醇，并且饱和脂肪酸抑制低密度脂蛋白受体活性。

(3)体重增加：血浆胆固醇水平升高可由体重增加所致，体重增加可使人体血胆固醇水平升高约 0.65 mmol/L。至少有 2 种代谢机制可解释这种胆固醇升高：一是肥胖促进肝脏输出含载脂蛋白 B 的脂蛋白，继而使低密度脂蛋白生成增加；二是肥胖使全身的胆固醇合成增加，引起肝内胆固醇池扩大，因而抑制低密度脂蛋白受体的合成。

(4)年龄效应：随着年龄的增加，人的体重也会增加。但依年龄增加而伴随的胆固醇水平升高并非全是体重增加所致。老年人的低密度脂蛋白受体活性减退，低密度脂蛋白分解代谢率降低，也是年龄效应的原因。老年人低密度脂蛋白受体活性减退可能是由于随着年龄的增加，胆汁酸合成减少，使肝内胆固醇含量增加，进一步抑制低密度脂蛋白受体的活性造成。除体重因素外，年龄本身可使血浆胆固醇浓度增加 0.78 mmol/L 左右。

(5)绝经后女性：在 45 岁前，女性的血胆固醇水平低于男性，之后则会高于男性，这种绝经后胆固醇水平升高很可能是由于体内雌激素减少所致。

2.轻度高胆固醇血症

(1)低密度脂蛋白清除率低下：某些原发性轻度高胆固醇血症的患者与临界性高胆固醇血症相比较，其低密度脂蛋白清除异常性低下。家族性载脂蛋白 B100 缺陷是目前已知引起低密度脂蛋白在体内分解代谢缓慢的原因之一，而在家族性载脂蛋白 B100 缺陷中，现已鉴定的异常有载脂蛋白 B3500，是该载脂蛋白的第 3 500 位上的谷胺酰氨被精氨酸所替代，引起所谓的"B3500 缺陷"。

（2）低密度脂蛋白输出增加：轻度高胆固醇血症的另一个原因是低密度脂蛋白产生过多，即极低密度脂蛋白转变成低密度脂蛋白增加。有3种可能的机制与其有关：①低密度脂蛋白受体活性下降，当低密度脂蛋白受体活性下降时，极低密度脂蛋白颗粒经低密度脂蛋白受体分解代谢减少，因而过多的极低密度脂蛋白转化为低密度脂蛋白。②肝脏产生过多含载脂蛋白B的脂蛋白，在这种情况下，低密度脂蛋白的分解代谢率并无显著下降，属基本正常或轻度下降。③极低密度脂蛋白颗粒自身的缺陷，这可使极低密度脂蛋白颗粒经肝脏直接清除而减少。

（3）低密度脂蛋白富含胆固醇酯：低密度脂蛋白胆固醇水平从临界状态上升为轻度升高的最后一个原因是低密度脂蛋白颗粒富含胆固醇酯，这种情况则会伴有低密度脂蛋白胆固醇与载脂蛋白B比例增加。多数轻度高胆固醇血症者，其低密度脂蛋白胆固醇/载脂蛋白B比例均高于临界高胆固醇血症者。

3.重度高胆固醇血症

重度高胆固醇血症是指血浆胆固醇浓度超过7.51 mmol/L或低密度脂蛋白胆固醇超过5.44 mmol/L，如杂合子型家族性高胆固醇血症。在一般人群中，杂合子型家族性高胆固醇血症的发病率为1/500，而重度高胆固醇血症在成人中则为5/100。显然，许多重度高胆固醇血症是由于其他基因异常所致。在绝大多数情况下，重度高胆固醇血症是下列多种因素共同所致：低密度脂蛋白分解代谢降低，低密度脂蛋白产生增加，低密度脂蛋白-载脂蛋白B代谢缺陷，低密度脂蛋白颗粒富含胆固醇酯。由此可见，大多数重度高胆固醇血症很可能是多基因缺陷与环境因素的相互作用所致。

（二）高甘油三酯血症

1.环境因素

（1）营养因素：许多营养因素均可引起血浆甘油三酯水平升高。大量摄入单糖可引起血浆甘油三酯水平升高，这可能与伴发的胰岛素抵抗有关，也可能是由于单糖可改变极低密度脂蛋白的结构，而影响其清除速度。

饮食的结构也对血浆甘油三酯水平升高有影响。我国人群的膳食是以高糖低脂为特点，糖占总热量的76%～79%，脂肪仅占8.4%～10.6%，而高脂血症的发生率达11%，以内源性高甘油三酯血症最为多见。进食糖量的比例过高，引起血糖水平升高，并刺激胰岛素分泌增加，从而出现高胰岛素血症。高胰岛素血症可促进肝脏合成甘油三酯和极低密度脂蛋白增加，因而引起血浆甘油三酯浓度升高。此外，高糖膳食还可诱发载脂蛋白CⅢ基因表达增加，使血浆载脂蛋白CⅢ浓度增高。已知载脂蛋白CⅢ是脂蛋白脂酶的抑制因子，血浆中载脂蛋白CⅢ水平升高可造成脂蛋白脂酶的活性降低，继而影响乳糜微粒和极低密度脂蛋白中甘油三酯的水解，引起高甘油三酯血症。饮酒对血浆甘油三酯水平也有明显影响，在敏感的个体，即使中等量饮酒亦可引起高甘油三酯血症。

（2）生活方式：习惯静坐的人，其血浆甘油三酯浓度比坚持体育锻炼者要高，无论是长期或短期体育锻炼均可降低血浆甘油三酯水平。锻炼可增高脂蛋白脂酶的活性，升高高密度脂蛋白水平，并降低肝脂酶活性，长期坚持锻炼还可增强机体对外源性甘油三酯的清除。吸烟也可升高血浆甘油三酯水平，与正常人平均值相比较，吸烟可使血浆甘油三酯水平升高9.1%。然而戒烟后多数人有暂时性体重增加，这可能与脂肪组织中脂蛋白脂酶活性短暂上升有关，此时应注意控制体重，以防体重增加而造成甘油三酯浓度升高。

2.基因异常

(1)脂蛋白脂酶和载脂蛋白CⅡ基因异常:血浆乳糜微粒和极低密度脂蛋白中的甘油三酯有效地水解需要脂蛋白脂酶和它的复合因子载脂蛋白CⅡ参与。脂蛋白脂酶和载脂蛋白CⅡ的基因缺陷将导致甘油三酯水解障碍,因而引起严重的高甘油三酯血症。部分载脂蛋白CⅡ缺陷的患者可通过分析肝素化后脂蛋白脂酶的活性来证实。

(2)载脂蛋白E基因异常:载脂蛋白E基因变异可使含有载脂蛋白E的脂蛋白代谢障碍,这主要是指乳糜微粒和极低密度脂蛋白。乳糜微粒的残粒是通过载脂蛋白E与低密度脂蛋白受体相关蛋白结合而进行分解代谢,而极低密度脂蛋白则是通过载脂蛋白E与低密度脂蛋白受体结合而进行代谢。载脂蛋白E基因有3个常见的等位基因,即E_2、E_3和E_4。其中,载脂蛋白E_2是一种少见的变异,由于E_2与上述2种受体的结合力都差,因而可造成乳糜微粒和极低密度脂蛋白残粒的分解代谢障碍。所以载脂蛋白E_2等位基因携带者血浆中乳糜微粒和极低密度脂蛋白残粒浓度增加,因而常有高甘油三酯血症。

四、诊断

(一)血脂检测项目

1.总胆固醇

总胆固醇是指血液中各种脂蛋白所含胆固醇之总和,影响总胆固醇水平的主要因素列举如下。

(1)年龄与性别:总胆固醇水平常随年龄增长而上升,但70岁后不再上升,甚至有所下降,中青年女性低于男性,女性绝经后总胆固醇水平较同年龄男性高。

(2)饮食习惯:长期高胆固醇、高饱和脂肪酸摄入可使总胆固醇水平升高。

(3)遗传因素:与脂蛋白代谢相关的酶或受体基因发生突变是引起总胆固醇水平显著升高的主要原因,总胆固醇对动脉粥样硬化性疾病的危险评估和预测价值不及低密度脂蛋白胆固醇精准。利用公式计算非高密度脂蛋白胆固醇和极低密度脂蛋白胆固醇时,必须检测总胆固醇。

2.甘油三酯

甘油三酯水平受遗传因素和环境因素的双重影响,与种族、年龄、性别以及生活习惯有关。与总胆固醇不同,甘油三酯水平在个体内及个体间的变异较大,同一个体甘油三酯水平受饮食和不同时间等因素的影响,所以同一个体在进行多次测定时,甘油三酯值可能有较大差异。人群中血清甘油三酯水平呈明显正偏态分布。甘油三酯水平轻度至中度升高常反映极低密度脂蛋白及其残粒增多,这些残粒脂蛋白由于颗粒变小,可直接致动脉粥样硬化。但多数研究提示甘油三酯水平升高很可能是通过影响低密度脂蛋白或高密度脂蛋白的结构而具有致动脉粥样硬化的作用。血清甘油三酯水平轻度至中度升高者患冠心病的危险性增加;重度升高时,常可伴发急性胰腺炎。

3.低密度脂蛋白胆固醇

胆固醇约占低密度脂蛋白比重的50%,因此低密度脂蛋白胆固醇浓度基本能反映血液低密度脂蛋白总量。影响总胆固醇的因素均可同样影响低密度脂蛋白胆固醇水平。低密度脂蛋白胆固醇水平升高是动脉粥样硬化发生、发展的主要危险因素,低密度脂蛋白通过血管内皮进入血管壁内,在内皮下层滞留的低密度脂蛋白被修饰成氧化型低密度脂蛋白,巨噬细胞吞噬氧化型低密度脂蛋白后形成泡沫细胞，后者不断增多、融合，构成动脉粥样硬化斑块的脂质核心。动脉粥样硬化病理虽表现为慢性炎症性反应特征，但低密度脂蛋白很可能是这种慢性炎症始动和维持的基本要素。一般情况下，低密度脂蛋白胆固醇与总胆固醇相平行，但总胆固醇水平也受高密度脂蛋白胆固醇水平影响。因此，最好采用低密度脂蛋白胆固醇作为动脉粥样硬化性心血管疾病危险性的评估指标。

4.高密度脂蛋白胆固醇

高密度脂蛋白能将外周组织如血管壁内胆固醇转运至肝脏进行分解代谢，即胆固醇逆转运，可减少胆固醇在血管壁的沉积，起到抗动脉粥样硬化的作用。因为高密度脂蛋白中胆固醇含量比较稳定，故目前多通过检测其所含胆固醇的量，间接了解血液中高密度脂蛋白水平。高密度脂蛋白胆固醇高低也明显受遗传因素影响。

严重营养不良者，伴随血清总胆固醇水平的明显降低，高密度脂蛋白胆固醇水平也降低；肥胖者高密度脂蛋白胆固醇水平多偏低；吸烟可使高密度脂蛋白胆固醇水平下降；糖尿病、肝炎和肝硬化等疾病状态可伴有低水平的高密度脂蛋白胆固醇；高甘油三酯血症患者往往伴有高密度脂蛋白胆固醇水平降低；而运动和少量饮酒会升高高密度脂蛋白胆固醇。研究表明，血清高密度脂蛋白胆固醇水平与动脉粥样硬化性心血管疾病发病危险呈负相关。

5.载脂蛋白 A1

正常人群血清载脂蛋白 A1 水平多在 1.2～1.6 g/L，女性略高于男性。高密度脂蛋白颗粒的蛋白质成分即载脂蛋白占 50%，蛋白质中载脂蛋白 A1 占 65%～75%，而其他脂蛋白中载脂蛋白 A1 极少，所以血清载脂蛋白 A1 可以反映高密度脂蛋白水平，与高密度脂蛋白胆固醇水平呈明显正相关。

6.载脂蛋白 B

正常人群中血清载脂蛋白 B 水平多在 0.8～1.1 g/L。正常情况下，每个低密度脂蛋白、中密度脂蛋白、极低密度脂蛋白和脂蛋白 a 颗粒中均含有 1 分子载脂蛋白 B，因低密度脂蛋白颗粒占绝大多数，大约 90% 的载脂蛋白 B 分布在低密度脂蛋白中。载脂蛋白 B 包括载脂蛋白 B48 和载脂蛋白 B100，前者主要存在于乳糜微粒中，后者主要存在于低密度脂蛋白中。除特殊说明外，临床常规检测的载脂蛋白 B 通常指的是载脂蛋白 B100。血清载脂蛋白 B 主要反映低密度脂蛋白水平，与血清低密度脂蛋白胆固醇水平呈明显正相关，二者的临床意义相似。在少数情况下，可出现高载脂蛋白 B 血症而低密度脂蛋白胆固醇浓度正常的情况，提示血液中存在小而密低密度脂蛋白。高甘油三酯血症时，小而密低密度脂蛋白水平升高。与大而轻的低密度脂蛋白相比，小而密低密度脂蛋白颗粒中载脂蛋白 B 含量较多而胆固醇较少，故可出现低密度脂蛋白胆固醇水平虽然不高，但血清载脂蛋白 B 水平升高，从而引起“高载脂蛋白 B 血症”，反映 B 型低密度脂蛋白增多。所以，载脂蛋白 B 与低密度脂蛋白胆固醇同时检测有利于临床判断。

7.脂蛋白 a

血清脂蛋白 a 浓度主要与遗传因素有关，基本不受性别、年龄、体重和大多数降胆固醇药物的影响。正常人群中脂蛋白 a 水平呈明显偏态分布，虽然个别人可高达 1 000 mg/L 以上，但 80% 的正常人在 200 mg/L 以下。通常以300 mg/L为切点，高于此水平者患冠心病的危险性明显增高，提示脂蛋白 a 可能具有致动脉粥样硬化的作用。此外，脂蛋白 a 水平升高还可见于各种急性时相反应、肾病综合征、糖尿病肾病、妊娠和服用生长激素等。在排除各种应激性升高的情况下,脂蛋白 a 被认为是动脉粥样硬化性心血管疾病的独立危险因素。

(二)血脂合适水平和异常切点

高脂血症的主要危害是增加动脉粥样硬化性心血管疾病的发病危险,适用于动脉粥样硬化性心血管疾病一级预防目标人群的血脂合适水平和异常切点,见表 11-2。

表 11-2 血脂合适水平和异常分层标准

单位:mmol/L

分层	总胆固醇	低密度脂蛋白胆固醇	高密度脂蛋白胆固醇	非高密度脂蛋白胆固醇	甘油三酯
理想水平		<2.6		<3.4	
合适水平	<5.2	<3.4		<4.1	<1.7
边缘升高	≥5.2 且<6.2	≥3.4 且<4.1		≥4.1 且<4.9	≥1.7 且<2.3
升高	≥6.2	≥4.1		≥4.9	≥2.3
降低			<1.0		

五、治疗

(一)方药

1.茵陈五苓散

(1)组成:茵陈、白术、赤茯苓、猪苓、桂枝、泽泻。

(2)治法:利湿退黄。

"茵陈五苓散"可不同程度降低大鼠总胆固醇、甘油三酯、低密度脂蛋白胆固醇水平,具有良好的调脂作用。

2.大柴胡汤

(1)组成:柴胡、黄芩、白芍、半夏、枳实、生姜、大枣、大黄。

(2)治法:和解少阳,内泻热结。

大柴胡汤干预可明显降低总胆固醇、甘油三酯、低密度脂蛋白胆固醇水平,可明显升高高密度脂蛋白胆固醇水平。大柴胡汤不仅可调节血脂,并且对高脂血症也具有一定的预防作用。

3.泽泻汤

(1)组成:泽泻、白术。

(2)治法:健脾泻浊。

泽泻汤对高脂血症患者总胆固醇、甘油三酯、高密度脂蛋白胆固醇和低密度脂蛋白胆固醇有调节作用,其中泽泻、白术按照 5∶2 比例配伍,调脂效果最明显。

4.三仁汤

(1)组成:杏仁、半夏、飞滑石、生薏苡仁、通草、白蔻仁、竹叶、厚朴。

(1)治法:宣畅气机,清利湿热。

三仁汤能降低空腹血糖、甘油三酯水平,疗效优于化学药物,并且三仁汤加减方可显著降低空腹血糖、甘油三酯水平,可提高高密度脂蛋白水平。

(二)针刺治疗

根据高脂血症的病因病机,治疗上应以温补脾肾、健脾除湿、滋补肝肾为主,主要的穴位应以肝、脾、肾三脏的穴位为主,选用足三里、三阴交、丰隆等穴位。三阴交为脾经的穴位,又为肝、肾两经与脾经的交会穴,故可治疗肝、脾、肾三经的疾病;足三里为足阳明胃经的穴位,有补益功效。

(三)调节生活方式

1.控制体重

肥胖是血脂代谢异常的重要危险因素。血脂代谢紊乱的超重或肥胖者的能量摄入应低于身体能量消耗,以控制体重增长,争取逐渐减少体重至理想状态。减少每天食物总能量,改善饮食结构,增加身体活动,可使超重和肥胖者体重减少10%以上。维持健康体重,有利于血脂控制。成年人宜低热量饮食,包括水果、蔬菜,谷类,鱼类和瘦肉;进食降低密度脂蛋白胆固醇的营养素,如植物固醇/甾醇和可溶性纤维等;限制饱和脂肪酸、反式脂肪酸、胆固醇的摄入。

2.身体活动

建议每周5~7天、每次30分钟的中等强度代谢运动,并可通过全天间歇性运动方式提高人群依从性。除有氧运动外,每周进行2次肌肉力量训练。对于动脉粥样硬化性心血管疾病患者应先进行运动负荷试验,充分评估其安全性后,再进行身体活动。

3.戒烟

完全戒烟和有效避免吸入二手烟,有利于预防动脉粥样硬化性心血管疾病,并升高高密度脂蛋白胆固醇水平。可以选择戒烟门诊、戒烟热线咨询以及药物来协助戒烟。

4.限制饮酒

中等量饮酒能升高高密度脂蛋白胆固醇水平,但即使少量饮酒也可使高甘油三酯血症患者的甘油三酯水平进一步升高。

(四)药物治疗

1.降低胆固醇药物

(1)他汀类药物:他汀类药物又称3-羟基3-甲基戊二酰辅酶A还原酶抑制剂,能够抑制胆固醇合成限速酶3-羟基3-甲基戊二酰辅酶A还原酶,减少胆固醇合成,继而上调细胞表面低密度脂蛋白受体,加速血清低密度脂蛋白分解代谢。此外,还可抑制极低密度脂蛋白合成。因此,他汀类能显著降低血清总胆固醇、低密度脂蛋白胆固醇和载脂蛋白B水平,也能降低血清甘油三酯水平和轻度升高高密度脂蛋白胆固醇水平。

他汀类药物适用于高胆固醇血症、混合性高脂血症和动脉粥样硬化性心血管疾病患者,包括洛伐他汀、辛伐他汀、普伐他汀等。不同种类与剂量的他汀降胆固醇幅度有较大差别,但任何一种他汀剂量倍增时,低密度脂蛋白胆固醇进一步降低幅度仅约6%。他汀类药物可使甘油三酯水平降低7%~30%,使高密度脂蛋白胆固醇水平升高5%~15%。他汀类药物可在任何时间段每天服用1次,但在晚上服用时低密度脂蛋白胆固醇降低幅度可稍有增多。他汀类药物应用取得预期疗效后应继续长期应用,如能耐受应避免停用。停用他汀类药物有增加心血管事件发生的可能。如果应用他汀类药物后发生不良反应,可采用换用另一种他汀、减少剂量、隔天服用或换用非他汀类调脂药等方法处理。

大多数人对他汀类药物的耐受性良好,其不良反应多见于接受大剂量他汀类药物治疗者,常见表现列举如下。肝功能异常主要表现为转氨酶水平升高，发生率为0.5%～3.0%，呈剂量依赖性。血清丙氨酸氨基转移酶和(或)谷草转氨酶升高达正常值上限3倍以上及合并胆红素水平升高者，应减量或停药。对于转氨酶升高在正常值上限3倍以内者，可在原剂量或减量的基础上进行观察，部分患者经此处理后转氨酶水平可恢复正常。失代偿性肝硬化及急性肝衰竭是他汀类药物应用的禁忌证。

他汀类药物相关肌肉不良反应包括肌痛、肌炎和横纹肌溶解。患者有肌肉不适和(或)无力，且连续检测肌酸激酶水平呈进行性升高时，应减少他汀类药物的剂量或停药。

(2)胆固醇吸收抑制剂：依折麦布能有效抑制肠道内胆固醇的吸收，急性冠状动脉综合征患者在辛伐他汀基础上加用依折麦布能够进一步降低心血管事件。依折麦布和辛伐他汀联合治疗对改善慢性肾脏疾病患者的心血管疾病预后具有良好作用，推荐使用剂量为10 mg/d。依折麦布的安全性和耐受性良好，其不良反应轻微且多为一过性，主要表现为头痛和消化道症状，与他汀类药物联用也可发生转氨酶水平升高和肌痛等不良反应，禁用于妊娠期和哺乳期女性。

(3)普罗布考：普罗布考通过掺入低密度脂蛋白颗粒核心中，影响脂蛋白代谢，使低密度脂蛋白易通过非受体途径被清除。普罗布考常用剂量为每次0.5 g，2次/天。主要适用于高胆固醇血症，尤其是纯合子家族性高胆固醇血症及黄色瘤患者，有减轻皮肤黄色瘤的作用。常见不良反应为胃肠道反应，也可引起头晕、头痛、失眠、皮疹等，极为少见的严重不良反应为QT期延长。室性心律失常、QT期延长、血钾过低者禁用。

(4)胆汁酸螯合剂：胆汁酸螯合剂为碱性阴离子交换树脂，可阻断肠道内胆汁酸中胆固醇的重吸收。临床用法为考来烯胺每次5 g，3次/天；考来替泊每次5 g，3次/天；考来维仑每次1.875 g，2次/天。与他汀类药物联用，可明显提高调脂疗效。常见不良反应包括胃肠道不适、便秘以及影响药物吸收。此类药物的绝对禁忌证为异常脂蛋白血症和血清总胆固醇＞4.5 mmol/L。

2.降低甘油三酯药物

(1)贝特类药物：贝特类药物通过激活过氧化物酶体增殖物激活受体α和激活脂蛋白脂酶而降低血清甘油三酯水平和升高高密度脂蛋白胆固醇水平。常用的贝特类药物及用法：非诺贝特片每次0.1 g，3次/天；微粒化非诺贝特每次0.2 g，1次/天；苯扎贝特每次0.2 g，3次/天。常见不良反应与他汀类药物类似，包括肝脏、肌肉和肾毒性等，血清肌酸激酶和丙氨酸氨基转移酶水平升高的发生率均＜1%。贝特类药物能使高甘油三酯伴低高密度脂蛋白胆固醇人群心血管事件危险降低10%左右，以降低非致死性心肌梗死和冠状动脉血运重建术为主，对心血管死亡、致死性心肌梗死或脑卒中无明显影响。

(2)烟酸类药物：烟酸也称作维生素B_3，属于人体必需维生素。大剂量使用时具有降低总胆固醇、低密度脂蛋白胆固醇和甘油三酯水平以及升高高密度脂蛋白胆固醇水平的作用。调脂作用与抑制脂肪组织中激素敏感脂酶活性、减少游离脂肪酸进入肝脏和降低极低密度脂蛋白分泌有关。烟酸有普通和缓释2种剂型，以缓释剂型更为常用。缓释片常用量为每次1～2 g，1次/天。建议从小剂量开始，睡前服用，4周后逐渐加量至最大常用剂量。最常见的不良反应是颜面潮红，其他还包括肝脏损害、高尿酸血症、高血糖、棘皮症和消化道不适等。慢性活动性肝病、活动性消化性溃疡，以及严重痛风者禁用。烟酸无论是单用还是与其他调脂药物合用均可改善心血管预后，心血管事件减少34%，冠状动脉事件减少25%。

(3)PCSK9 抑制剂：PCSK9 抑制剂是一种针对人前蛋白转化酶枯草溶菌素 Kexin 9 型的人单克隆免疫球蛋白。其通过与血液中 PCSK9 结合，抑制 PCSK9 与低密度脂蛋白胆固醇受体结合，从而阻止了 PCSK9 介导的低密度脂蛋白胆固醇受体降解，使低密度脂蛋白胆固醇受体可重新循环至肝细胞表面。循环中低密度脂蛋白胆固醇与肝细胞表面的低密度脂蛋白胆固醇受体结合而代谢降解。这样，PCSK9 抑制剂发挥降脂效应，其降低低密度脂蛋白胆固醇幅度可达 60%，是目前降脂幅度最大的药物。

临床上部分患者即使服用了他汀类药物，血脂水平仍不能达标。还有一些患者他汀不耐受，无法使用该类药物，这时可用 PCSK9 抑制剂。目前已上市的 PCSK9 抑制剂有阿利西尤单抗、伊洛尤单抗等，都是通过 1～2 次/月的皮下注射给药。

3.调脂药物的联合应用

(1)他汀类药物与依折麦布联合应用：他汀类药物与依折麦布分别影响胆固醇的合成和吸收，可产生良好的协同作用。联合治疗可使血清低密度脂蛋白胆固醇在他汀类药物治疗的基础上再降约 18%，且不增加他汀类药物的不良反应。依折麦布与不同种类的他汀类药物联用均有良好的调脂效果，动脉粥样硬化性心血管疾病极高危患者及慢性肾脏疾病患者采用他汀类药物与依折麦布联用可降低心血管事件。对于中等强度他汀类药物治疗胆固醇水平不达标或不耐受者，可考虑中/低强度他汀类药物与依折麦布联合治疗。

(2)他汀类药物与贝特类药物联合应用：他汀类药物与贝特类药物联合应用能更有效降低低密度脂蛋白胆固醇和甘油三酯水平，并且升高高密度脂蛋白胆固醇水平，降低小而密低密度脂蛋白胆固醇水平。他汀类药物与非诺贝特联用可使高甘油三酯伴低高密度脂蛋白胆固醇水平患者的心血管获益。非诺贝特适用于严重高甘油三酯血症伴或不伴低高密度脂蛋白胆固醇水平的混合型高脂血症患者，尤其是糖尿病和代谢综合征时伴有的血脂异常，高危心血管疾病患者经他汀类药物治疗后仍存在甘油三酯或高密度脂蛋白胆固醇水平控制不佳者。

由于他汀类药物和贝特类药物代谢途径相似，均有潜在损伤肝功能的可能，并有发生肌炎和肌病的危险，合用时发生不良反应的机会增多。因此，他汀类药物和贝特类药物联合用药的安全性应高度重视。

(五)脂蛋白血浆置换

脂蛋白血浆置换是家族性高胆固醇血症患者，尤其是纯合子家族性高胆固醇血症患者重要的辅助治疗措施，可使低密度脂蛋白胆固醇水平降低 55%～70%，长期治疗可使皮肤黄色瘤消退。最佳的治疗频率是每周 1 次，但现多采用每 2 周进行 1 次，女性怀孕期间脂蛋白血浆置换可以持续进行。该治疗措施价格昂贵，耗时及存在感染风险，不良反应包括低血压、腹痛、恶心、低钙血症、缺铁性贫血以及变态反应等。

(六)肝移植手术和其他手术治疗

肝移植手术可明显改善低密度脂蛋白胆固醇水平，单纯肝移植或与心脏移植手术联合，虽然是一种成功的治疗策略，但有多种弊端，包括移植术后并发症多和死亡率高、供体缺乏、终身服用免疫抑制剂等，因此临床上极少应用。虽然部分回肠旁路手术和门腔静脉分流术并不推荐，但极严重纯合子家族性高胆固醇血症患者在缺乏更有效的治疗时，可考虑采用。

(安 兴)

第五节 高 血 压

一、概述

(一)定义

未使用降压药物的情况下,非同日3次测量诊室血压,收缩压≥18.7 kPa(140 mmHg)和(或)舒张压≥12.0 kPa(90 mmHg)。收缩压≥18.7 kPa (140 mmHg)和舒张压<12.0 kPa (90 mmHg)为单纯性收缩期高血压。患者既往有高血压史,当前正在使用降压药物,血压虽低于18.7/12.0 kPa(140/90 mmHg),仍应诊断为高血压。

(二)分类

根据血压升高水平,进一步将高血压分为1级、2级和3级。血压水平分类和定义,见表11-3。

表11-3 血压水平分类和定义

单位:kPa(mmHg)

分类	收缩压		舒张压
正常血压	<16.0(120)	和	<10.7(80)
正常高值	16.0～18.5(120～139)	和(或)	10.7～11.9(80～89)
高血压	≥18.7(140)	和(或)	≥12.0(90)
1级高血压	18.7～21.2(140～159)	和(或)	12.0～13.2(90～99)
2级高血压	21.3～23.9(160～179)	和(或)	13.3～14.5(100～109)
3级高血压	≥24.0(180)	和(或)	≥14.7(110)
单纯收缩期高血压	≥18.7(140)	和	<12.0(90)

注:当收缩压和舒张压分属不同级别时,以较高分级为准。

二、病因与病机

高血压是由于年老体虚,或七情所伤,或饮食失节,引起人体阴阳平衡失调,病损的脏器主要在肝、肾以及心。主要病机为肝肾阴虚、肝阳上亢,病理因素主要涉及风、火、痰、虚、瘀五方面。其中,火、虚、瘀是最主要的三方面。

(一)内火

内火,即人体之火,与高血压密切相关的主要是肝火、心火、胃火,三者又以肝火为最。肝失疏泄,气机失调,人体上下之气不相顺接,以致阳气郁积,肝之横逆之气上窜,血随气升,从而引发血压升高;或郁火引动肝火,肝火上炎,鼓动气血升腾,导致血压升高。火性炎上,火热上冲脑窍可见眩晕、头痛;肝火上炎多见面红目赤、口干舌燥、急躁易怒,神志不宁;胃火内炽可见口中异味,口臭气粗,消谷善饥,口渴多饮。《明医杂著》记述:"内伤发热,是阳气自伤不能升达,降下阴分而为内热,乃阳虚也,故其脉大而无力,属肺脾;阴虚发热,是阴血自伤不能制火,阳气升腾而为内热,乃阳旺也,故其脉数而无力,属心肾"。

（二）诸虚

张景岳在《景岳全书》中言："无虚不作眩。"虚证常包括肾虚、脾虚、阴虚等，而与高血压关系最为密切的是肾虚。肾为先天之本，寓元阴元阳，为一身阴阳之根本。肾虚则阴阳失调，脏腑功能失常，导致血脉失和，气血逆乱发为眩晕。肾虚包括肾气虚、肾阴虚和肾阳虚，而眩晕证属肾阴虚者为多。肾阴虚的症状为"热"，主要表现为眩晕耳鸣、形体消瘦、失眠多梦、颧红潮热、盗汗、咽干腰酸等症。脾胃为后天之本，气血生化之源。中医认为，脾主运化，有运化水谷和输布水液等作用。脾虚则运化失常，并可出现营养障碍，水液失于布散而生湿酿痰，症见腹胀纳少、食后胀甚、肢体倦怠、神疲乏力、少气懒言、形体消瘦或肥胖浮肿、舌苔淡白等。

（三）血瘀

凡离开经脉之血不能及时消散和瘀滞于某一处，或血流不畅、运行受阻、郁积于经脉，或器官之内呈凝滞状态，都叫血瘀。《仁斋直指方》中言："瘀滞不行，皆能眩晕。"《医灯续焰》中亦谓："眩晕者，有因于死血者……血死则脉凝泣，脉凝则上注之薄矣，薄则上虚而眩晕生。"唐容川明确提出眩晕之根本在于血水之瘀结，谓："血水本不想离，血瘀必然导致水结，所结之邪……上扰清窍，则头晕目眩。"因此，血瘀是高血压致病的重要因素。临床中，高血压证属血瘀者多见头痛，且疼痛性质多为刺痛，痛处固定，夜间尤甚，亦可伴见胸闷、胸痛、心悸等症。血瘀日甚，气血不畅，终成瘀血。血瘀不得畅行，或因于气，或因于邪。但血既不能畅达，则经脉失于疏通，气机因之不利，气血失于条达和畅，终则必会导致血结不行，积而成为瘀血。

三、发病机制

（一）原发性高血压

原发性高血压的病因和发病机制至今未明，参与血压调节的机制很多，有中枢神经和周围反射的整合作用，有肾脏作用，有神经活性因子的作用，还有体液和血管因素的影响。因此，血压水平维持是一个复杂过程，目前认为本病是多种因素综合作用的结果。

1.神经机制

各种原因使大脑皮质下神经中枢功能发生变化，各种神经递质浓度与活性异常，包括去甲肾上腺素、肾上腺素、多巴胺、神经肽 Y、5-羟色胺、血管升压素、脑啡肽、脑钠肽和中枢肾素-血管紧张素系统，最终使交感神经系统活性亢进，血浆中儿茶酚胺浓度升高，阻力小动脉收缩增强而导致血压增高。

2.肾脏机制

各种原因引起肾性水钠潴留，增加心排血量，通过全身血流自身调节使外周血管阻力和血压升高，启动压力-利尿钠机制再将潴留的水、钠排泄出去。也可能通过排钠激素分泌释放增加，如内源性类洋地黄物质，在排泄水、钠同时使外周血管阻力增高而使血压增高。该学说的理论意义在于将血压升高作为维持体内水、钠平衡的一种代偿方式。现代高盐饮食的生活方式加上遗传性或获得性肾脏排钠能力的下降是许多高血压患者的基本病理生理异常。

3.激素机制

肾素-血管紧张素-醛固酮系统激活，经典的肾素-血管紧张素-醛固酮系统包括肾小球入球动脉的球旁细胞分泌肾素，激活从肝脏产生的血管紧张素原，生成血管紧张素Ⅰ，然后经肺循环的转换酶生成血管紧张素Ⅱ。血管紧张素Ⅱ是肾素-血管紧张素-醛固酮系统的主要效应物质，作用于血管紧张素Ⅱ受体,使小动脉平滑肌收缩,刺激肾上腺皮质球状带分泌醛固酮,通过交感神经末梢突触前膜的正反馈使去甲肾上腺素分泌增加,这些作用均可使血压升高。

4.血管机制

大动脉和小动脉结构和功能的变化在高血压发病中发挥重要作用。覆盖在血管壁内表面的内皮细胞能生成、激活和释放各种血管活性物质,如一氧化氮、前列腺素、内皮素、内皮依赖性血管收缩因子等,调节心血管功能。年龄增长及各种心血管危险因素,如血脂异常、血糖水平升高、吸烟、高同型半胱氨酸血症等,导致血管内皮细胞功能异常,使氧自由基产生增加、一氧化氮灭活增强、血管炎症、氧化应激反应等影响动脉弹性功能和结构。

5.胰岛素抵抗

胰岛素抵抗是指必须以高于正常的血胰岛素释放水平来维持正常的糖耐量,表示机体组织对胰岛素处理葡萄糖的能力减退。约50%原发性高血压患者存在不同程度的胰岛素抵抗,在肥胖、血甘油三酯水平升高、高血压与糖耐量减退同时并存的四联症患者中最为明显。胰岛素抵抗是2型糖尿病和高血压发生的共同病理生理基础,多数学者认为是胰岛素抵抗造成继发性高胰岛素血症引起的,继发性高胰岛素血症使肾脏水、钠重吸收增强,交感神经系统活性亢进,动脉弹性减退,从而导致血压升高。在一定意义上,胰岛素抵抗所致交感活性亢进使机体产热增加,是对肥胖的一种负反馈调节,这种调节以血压升高和血脂代谢障碍为代价。

(二)继发性高血压

继发性高血压是由已知疾病所致,其病因很复杂。具体如下。

1.肾实质性高血压

常见导致肾脏实质性高血压的疾病包括各种原发性肾小球肾炎、多囊肾性疾病、肾小管-间质疾病、代谢性疾病肾损害、系统性或结缔组织疾病肾损害、单克隆免疫球蛋白相关肾脏疾病,以及遗传性肾脏疾病。

2.肾动脉狭窄

肾动脉狭窄的主要特征是肾动脉主干或分支狭窄,导致患肾缺血,肾素-血管紧张素系统活性明显增高,引起高血压及患肾功能减退。肾动脉狭窄是引起高血压和(或)肾功能不全的重要原因之一,患病率占高血压人群的1%~3%。动脉粥样硬化是引起我国肾动脉狭窄的最常见病因,其次为大动脉炎、纤维肌性发育不良等。

3.内分泌性高血压

(1)原发性醛固酮增多症:原醛症是由于肾上腺皮质球状带自主分泌过多醛固酮,导致高血压、低钾血症、肾素活性受抑为主要表现的临床综合征。常见类型有醛固酮瘤、特发性醛固酮增多症,其他少见类型有肾上腺皮质癌、家族性醛固酮增多症,如糖皮质激素可抑制性醛固酮增多症。原发性醛固酮增多症在高血压人群中占5%~10%,仅有部分存在低血钾,在难治性高血压中约占20%,其增加代谢综合征、动脉硬化和心脑血管病的风险。

(2)嗜铬细胞瘤:嗜铬细胞瘤是来源于肾上腺髓质或肾上腺外嗜铬组织的肿瘤,瘤体可分泌过多儿茶酚胺,引起持续性或阵发性高血压和多个器官功能及代谢紊乱,是临床可治愈的一种继发性高血压。

(3)皮质醇增多症:皮质醇增多症,即皮质醇增多症,可伴发多种合并症,引起以向心性肥胖、高血压、糖代谢异常、低钾血症和骨质疏松为典型表现的综合征。

4.主动脉狭窄

主动脉狭窄分为先天性主动脉缩窄和获得性主动脉狭窄。先天性主动脉缩窄表现为主动脉的局限性狭窄或闭锁，发病部位常在主动脉峡部原动脉导管开口处附近，个别可发生于主动脉的其他位置；获得性主动脉狭窄主要包括大动脉炎、动脉粥样硬化以及主动脉夹层剥离等所致的主动脉狭窄。主动脉狭窄只有位于主动脉弓、降主动脉和腹主动脉上段才会引发临床上的显性高血压，升主动脉狭窄引发的高血压临床上常规的血压测量难以发现，而肾动脉开口水平远端的腹主动脉狭窄一般不会导致高血压。

5.阻塞性睡眠呼吸暂停综合征

阻塞性睡眠呼吸暂停综合征包括睡眠期间上呼吸道肌肉塌陷，呼吸暂停或口鼻气流量大幅度减低，导致间歇性低氧、睡眠片段化、交感神经过度兴奋、神经体液调节障碍等。该类患者中高血压的发病率为 35%～80%。

6.药物性高血压

药物性高血压是常规剂量的药物本身或该药物与其他药物之间发生相互作用而引起血压升高，当血压超过 18.7/12.0 kPa(140/90 mmHg)时即考虑药物性高血压。这类高血压有时是难以避免的不良反应，有时由医师或患者用药不当所致。引起高血压的药物主要包括激素类药物、中枢神经类药物、非类固醇类抗炎药物，以及中药类等。

7.单基因遗传性高血压

单基因遗传性高血压的突变大部分与肾脏肾单位离子转运蛋白或肾素-血管紧张素系统组分发生基因突变所致功能异常相关，主要分为以下几类。

(1)基因突变直接影响肾小管离子通道转运系统相关蛋白功能：包括利德尔综合征、戈登综合征、拟盐皮质激素增多症、盐皮质激素受体突变导致妊娠加重的高血压等。

(2)基因突变导致肾上腺类固醇合成异常：包括家族性醛固酮增多症型、先天性肾上腺皮质增生症、家族性糖皮质激素抵抗等。

(3)以嗜铬细胞瘤等为代表的各种神经内分泌肿瘤、高血压伴短指畸形、多发性内分泌肿瘤和希佩尔-林道病等。

四、诊断

(一)原发性高血压

1.缓进型高血压

(1)临床表现。①症状：起病隐匿、发展缓慢，病程可达 10～20 年，呈良性经过，又称良性高血压。早期多无症状，仅在体格检查时发现，少数甚至在发生脑血管意外，急性左心衰竭时方被发现，以下几个常见症状与高血压有关。头痛：晨起明显，位于前额部、枕部、颞部，颈项部僵硬感。头晕、头胀、失眠、注意力不集中、记忆力减退、耳鸣、手足发麻等大脑皮质功能紊乱症状。鼻出血。心悸、胸部不适感等。当高血压不认真控制时，常可造成心、脑、肾及血管等靶器官的损害。当这些靶器官发生功能不全时，可引起相应的临床症状，如心力衰竭、脑血管意外、肾衰竭。②体征：高血压未影响其他器官损害时，临床上除血压升高外，可无阳性体征或仅有主动脉瓣区第 2 心音亢进、分裂。当高血压影响心脏引起心脏扩大时，可有心脏左下扩大体征与第 4 心音；严重高血压引起主动脉瓣扩张时可有主动脉瓣区舒张期杂音；当引起靶器官功能不全时可有其相应的体征，如左心衰竭、脑血管意外、肾功能不全等体征。

(2)辅助检查。①血常规、尿常规检查：尿常规检查阴性或有少量蛋白和红细胞；肾功能减退时尿比重降低，尿浓缩和稀释功能减退，肾功能不全晚期可有贫血。②胸部 X 线检查：可见主动脉迂曲、延长，升主动脉弓或降部扩张。发生高血压心脏病时左心扩大，发生左心衰竭时有肺淤血或肺水肿改变。③心电图：正常或左心室肥厚、劳损图形。④超声心动图检查：可测量心房、心室大小、左心室壁厚度，心脏舒张与收缩功能，可及时发现高血压对心脏的影响情况。⑤生化检查：肌酐、尿酸、尿素氮水平在肾功能不全时可升高。检测血糖、血脂水平可知有无存在冠心病的危险因素，为治疗高血压方案提供依据。

2.急进型高血压

(1)临床表现点。①症状：起病急，发展快，以视网膜病变和肾功能恶化迅速为特点，预后差。主要症状为头痛较著、视力障碍、失明，若伴发肾功能不全有其相应症状如少尿、食欲下降、恶心、乏力等。②体征：舒张压超过 17.3 kPa(130 mmHg)或 18.7 kPa(140 mmHg)，眼底检查示视网膜出血或渗出。伴发心、脑、肾损害时还有其相应的体征。

(2)辅助检查。①尿常规检查：尿液中有蛋白或红细胞，尿蛋白可达(++)或(+++)。②血常规：肾功能不全时有贫血。③心电图：可见左心室肥厚、劳损图形。④胸部 X 线检查：左心室扩大，心功能不全时有肺淤血。⑤生化检查：血液中肌酐、尿酸、尿素氮水平升高，肾素水平往往升高，严重者可并发酸中毒、电解质紊乱。⑥超声心动图检查：了解有无伴发左心房、左心室舒张和收缩功能受损情况。

3.高血压危象和高血压脑病

(1)临床表现：高血压危象和高血压脑病是发生在高血压过程中的一种特殊临床现象，可发生于缓进型与急进型高血压，也可发生于症状性高血压者。高血压危象是在高血压的基础上周围小动脉发生暂时性的强烈收缩而导致血压急剧地进一步升高的结果；高血压脑病是在血压显著升高的情况下，脑细小动脉发生持久而严重的痉挛后出现被动性或强制性扩张，使脑循环的自动调节功能失调，脑循环发生急剧障碍而导致脑水肿和颅压升高的结果。常有致使发生高血压危象和高血压脑病的诱发因素如精神创伤、情绪波动、过度疲劳、寒冷刺激、气候变化、内分泌失调、长期服用大量抗高血压药物骤停者、嗜铬细胞瘤突然释放大量儿茶酚胺者。主要症状为突然发生严重头痛、头晕、出汗、气短、手足发抖、视物模糊、耳鸣、恶心、呕吐等自主神经功能紊乱症状，甚至可出现神志改变，心绞痛、急性左心衰竭和(或)肾衰竭症状。高血压脑病尚伴有意识模糊、嗜睡、抽搐甚至昏迷；视力障碍、一过性偏瘫、半身感觉障碍、失语等亦可发生。体格检查见血压≥34.7/16.0 kPa(260/120 mmHg)，心率增快，不同程度的意识障碍表现。若伴发急性左心衰竭，则有急性左心衰竭的体征。

(2)辅助检查。①眼底检查：可见视网膜出血、渗出，血管痉挛，高血压脑病者可见视盘水肿。②脑脊液检查：高血压患者可见脑脊液压力升高，其蛋白含量升高。伴发肾衰竭者，血尿素氮、肌酐水平升高，电解质改变。

(二)继发性高血压

1.肾实质性高血压

肾实质性高血压的诊断依赖肾脏病史，蛋白尿、血尿，肾功能异常，估算肾小球过滤率降低，肾脏大小、形态异常，必要时可行肾脏活体组织检查。同时，需与高血压引起的肾脏损害相鉴别，前者肾脏病变的发生常先于高血压或与其同时出现，血压较高且难以控制，蛋白尿/血尿发生早、程度重、肾脏功能受损明显。

2.肾动脉狭窄性高血压

目前有许多无创诊断方法，主要包括两个方面。肾动脉狭窄的解剖诊断和功能诊断，可根据临床需要和医院的技术条件予以选择。肾动脉狭窄诊断目的包括明确病因、明确病变部位及程度、血流动力学意义，以及血管重建是否能获益。经动脉血管造影目前仍是诊断肾动脉狭窄的金标准。

3.内分泌性高血压

(1)原发性醛固酮增多症：原发性醛固酮增多症临床诊断流程包括筛查、确诊、分型 3 个步骤。筛查主要采用血醛固酮/肾素比值。筛查对象为难治性高血压、高血压合并自发性或利尿药诱发低钾血症、肾上腺意外瘤、一级亲属患原醛症、睡眠呼吸暂停综合征、早发高血压或心血管事件家族史，确诊试验主要包括高钠饮食试验、静脉生理盐水试验、氟氢可的松抑制试验以及卡托普利试验，分型诊断方法包括肾上腺影像学检查和分侧肾上腺静脉取血。有手术意愿的适应证者需行肾上腺静脉取血检查，仅对年龄低于 35 岁具有典型表现的患者可免于肾上腺静脉取血检查。

(2)嗜铬细胞瘤：嗜铬细胞瘤临床表现可为阵发性、持续性或阵发性加重的高血压，高血压发作时常伴头痛、心悸、多汗三联征，可伴有糖、脂代谢异常。儿茶酚胺及其代谢产物的测定是其定性诊断的主要方法，建议将增强 CT 检查作为胸、腹、盆腔病灶，MRI 检查作为颅底和颈部病灶的首选定位方法。

(3)皮质醇增多症：皮质醇增多症典型的临床表现为向心性肥胖、满月脸、多血质、皮肤紫纹等。皮质醇增多症的定性、定位诊断及治疗比较复杂，建议积极与高血压专科或内分泌科的医师沟通和协作。

4.主动脉狭窄

主动脉狭窄的基本病理生理改变为狭窄所致血流再分布和肾组织缺血引发的水钠潴留和肾素-血管紧张素系统激活，结果引起左心室肥厚、心力衰竭、脑出血及其他重要脏器损害。主动脉狭窄主要表现上肢高血压，而下肢脉弱或无脉，双下肢血压明显低于上肢，听诊狭窄血管周围有明显血管杂音。

5.阻塞性睡眠呼吸暂停综合征

多导睡眠呼吸监测仪是诊断阻塞性睡眠呼吸暂停综合征的金标准。呼吸暂停低通气指数是指平均每小时睡眠呼吸暂停低通气的次数，依据呼吸暂停低通气指数可分为轻、中、重三度。①轻度：呼吸暂停低通气指数为 5～15 次/小时。②中度：呼吸暂停低通气指数为 15～30 次/小时。③重度：呼吸暂停低通气指数≥30 次/小时。

6.药物性高血压

由于所应用的具体药物、剂量及疗程的不同，血压升高的程度及临床表现有很大差异。对有肾上腺皮质功能亢进类似症状者，应详细询问有无服用糖皮质激素类药物，这对本病的诊断有重要意义。部分患者服用非类固醇类抗炎药物可表现为血压升高、水肿，以及胃肠道反应，如上腹部不适、恶心、呕吐等。此外，还有原发性疾病的相应临床症状、体征和实验室检查指标的异常。

五、治疗

(一)辨证论治

1.肝火亢盛证

(1)症状:头晕头痛,目眩,口干口苦,面红目赤或目涩,心烦易怒,性情急躁,夜难寐,舌质红,苔黄或燥,脉象弦数。

(2)治法:清肝泻火,佐以柔肝。

(3)方药:龙胆泻肝汤加减。常用药物包括龙胆草、菊花、桑叶、黄芩、栀子、夏枯草、白芍、生地黄、牡丹皮、钩藤、苦丁茶、柴胡、木通。心火旺盛,见心胸烦热、口舌生疮者,加黄连、莲子心、茯苓;头目眩晕胀痛者,加珍珠母、石决明、川牛膝、玄参以镇肝潜阳;痛甚者,加全蝎或蜈蚣以加强止痛;湿热重,见舌红苔黄腻者,加清热祛湿之品,如薏苡仁、滑石;大便秘结者,加大黄、玄参以泻火通便。

2.肝阳上亢证

(1)症状:头晕头痛,耳鸣目眩,烦躁不安,颜面潮红,目涩,少寐多梦,或腰膝酸软,甚则仆倒,震颤,舌红苔黄,脉弦数。

(2)治法:平肝潜阳。

(3)方药:天麻钩藤饮加减。常用药物包括天麻、钩藤、川牛膝、桑寄、茯苓、牡蛎、生地黄、菊花、山茱萸、石决明(先煎)。肢体麻木者,加豨莶草、络石藤;头晕甚者,加女贞子、墨旱莲;双下肢酸软无力者,加杜仲、熟地黄、续断;胸闷痛者,加丹参、川芎、红花;颈项不适者,加葛根。

3.痰浊中阻证

(1)症状:头重,眩晕或昏蒙,耳鸣,胸闷恶心,纳差,食少多寐,困倦乏力,肢体困重,手足麻木,呕吐痰涎,舌淡苔腻,脉弦滑。

(2)治法:燥湿祛痰。

(3)方药:半夏白术天麻汤或温胆汤加减。常用药物包括法半夏、白术、天麻、陈皮、茯苓、枳实、竹茹、石菖蒲、蔓荆子。痰热内盛者,加浙贝母、黄连、黄芩、胆南星;心悸胸闷者,加郁金;痰阻血瘀心痛者,加丹参、红花;眩晕较甚者,加白蒺藜、钩藤。

4.瘀血内阻证

(1)症状:头痛眩晕,头痛经久不愈,固定不移,耳鸣,面唇发绀,胸痹心痛,四肢麻木,舌质紫黯,有瘀点或瘀斑,舌下脉络黯黑,脉涩。

(2)治法:行气活血,化瘀通络。

(3)方药:血府逐瘀汤加减。常用药物包括桃仁、红花、赤芍药、当归、枳壳、桔梗、生地黄、柴胡、牛膝、益母草、甘草。气虚者,加黄芪、生晒参;气滞者,加香附、白芍、郁金、青皮以疏肝理气止痛;血瘀化热者,加牡丹皮、地骨皮;瘀痛入络者,加全蝎、地龙、三棱、莪术以破血通络止痛。

5.阴阳两虚证

(1)症状:眩晕头痛,耳鸣,心悸气短,畏寒怕冷,手足心热,面容憔悴,耳轮干枯,腰膝酸软,舌淡、苔白而干,脉沉细无力或细数而弱。

(2)治法:阴阳双补。

(3)方药:金匮肾气丸合二仙汤加减。常用药物包括熟地黄、山药、山茱萸、泽泻、牡丹皮、桂枝、仙茅、淫羊藿、巴戟天、远志。腰膝酸软、畏寒怕冷，肾阳虚衰甚者，加鹿角胶、杜仲、淫羊藿；手足心热、舌红少苔，肾阴亏虚甚者，加枸杞子、女贞子、龟板；眩晕、畏寒肢冷、全身浮肿、面色㿠白、舌淡红、苔白滑、脉沉细等阳虚水泛者，用金匮肾气丸合真武汤加减。

（二）针灸治疗

针灸治疗高血压具有多途径、多靶点的特点，其与血流动力学、神经系统调节、内分泌功能等多方面的改变有关。目前临床上高血压的针灸取穴是在辨经取穴基础上多种取穴方法的综合运用，针灸治疗高血压多从足厥阴肝经、足少阳胆经、手阳明大肠经、足阳明胃经论治，比较注重远端取穴，尤其是肘膝关节以下的特定穴的使用，如五输穴、原穴，使用频次最多的穴组为太冲、足三里、合谷、曲池。

（三）调节生活方式

1.体重控制

高血压患者应控制体质指数在 24 kg/m^{2}以下。减重对健康的利益是很大的，如人群中平均体重下降 5～10 kg，收缩压可下降 0.7～2.7 kPa(5～20 mmHg)。高血压患者体重减少 10%，则可使胰岛素抵抗、糖尿病、高脂血症和左心室肥厚改善。减重的方法一方面是减少总热量的摄入，强调少脂肪并限制过多糖类的摄入；另一方面则需增加体育锻炼，如跑步、太极拳、健美操等。在减重过程中还需积极控制其他危险因素，老年高血压则需严格限盐等。减重的速度可因人而异，但首次减重最好达到减重 5 kg 以增强减重信心，减肥可提高整体健康水平，减少包括癌症在内的许多慢性病，关键是“吃饭适量，活动适度”。

2.合理膳食

(1)减少钠盐：世界卫生组织建议每人每天食盐量不超过 6 g，我国膳食中约 80%的钠来自烹调或含盐高的腌制品。因此，限盐首先要减少烹调用盐及含盐高的调料，少食各种咸菜及盐腌食品。北方居民宜减少日常用盐的 1/2，南方居民宜减少 1/3。

(2)减少脂肪摄入：补充适量优质蛋白质。改善饮食结构，减少含脂肪高的猪肉，增加含蛋白质较高而脂肪较少的禽类及鱼类。蛋白质占总热量 15%左右，动物蛋白占总蛋白质 20%。蛋白质质量依次为奶、蛋，鱼、虾，鸡、鸭，猪肉、牛肉、羊肉，植物蛋白。

(3)注意补充钾和钙。

(4)多吃蔬菜和水果：增加蔬菜或水果摄入，减少脂肪摄入可使收缩压和舒张压有所下降。素食者比肉食者有较低的血压，其血压水平可能基于水果、蔬菜、食物纤维和低脂肪的综合作用。

(5)限制饮酒：尽管研究表明非常少量的饮酒可能减少冠心病发病的危险，但饮酒和血压水平及高血压患病率之间却呈线性相关，大量饮酒可诱发心血管事件发作。因此，不提倡用少量饮酒预防冠心病，而是提倡高血压患者应戒酒，因饮酒可增加服用降压药物的抗性。如饮酒，建议每天饮酒量应为少量。男性饮酒量为葡萄酒＜100 mL，或啤酒＜250 mL，或白酒＜25 mL；女性则减半量，孕妇不应饮酒。同时，不提倡饮高度烈性酒。

3.增加体力活动

每个参加运动的人特别是中老年人和高血压患者在运动前最好了解一下自己的身体状况，以决定适合自己的运动种类、强度、频度和持续运动时间。对中老年人应包括有氧、伸展以及增强肌力练习三类，具体项目可选择步行、慢跑、太极拳、门球、气功等。运动强度必须因人而异，按科学锻炼的要求，常用运动强度指标可用运动时最大心率达到 180 减去年龄，如 50 岁的人运动心率为120～130次/分，如果求精确则采用最大心率的60%～85%作为运动适宜心率，需在医师指导下进行。运动频率一般要求每周3～5次，每次持续20～60分钟即可，可根据运动者身体状况和所选择的运动种类以及气候条件等而定。

4.减轻精神压力保持平衡心态

长期精神压力和心情抑郁是引起高血压和其他一些慢性病的重要原因之一，对于高血压患者，这种精神状态常使他们较少采用健康的生活方式，如酗酒、吸烟等，并降低对抗高血压治疗的依从性。有精神压力和心理不平衡的人群，应减轻精神压力和改变心态，要正确对待自己、他人和社会，积极参加社会和集体活动。

5.戒烟

对高血压患者来说戒烟也是十分重要的，虽然尼古丁会使血压一过性升高，但它降低服药的依从性并增加降压药物的剂量。吸烟可造成血管内皮损伤，它是导致心血管事件的最重要独立危险因素之一，因此必须提倡全民戒烟。

(四)药物治疗

1.治疗原则

高血压治疗的根本目标是控制血压，降低与高血压相关的心、脑、肾以及血管并发症的发生和死亡风险。治疗原则为根据患者血压和总体风险水平，建议改善生活方式，选择服用降压药物的种类、时机与强度，同时干预并存的其他危险因素、靶器官损害和其他疾病。

2.治疗药物

(1)卡托普利。①药品分类：血管紧张素转换酶抑制剂类抗高血压药。②用药目的：用于高血压的降压治疗。③禁忌证：对血管紧张素转换酶抑制剂过敏者禁用。④不良反应：常见皮疹、心悸、咳嗽、味觉迟钝，较少见蛋白尿、眩晕、血管性水肿、面部潮红，少见白细胞与粒细胞计数减少。⑤剂型和规格：片剂，每片12.5 mg、每片25 mg。⑥用法和用量。成人：口服，起始剂量每次12.5 mg、2～3次/天，按需要1～2周内增至每次50 mg、2～3次/天，疗效仍不满意时可联用其他降压药。近期大量服用利尿剂，处于低钠/低血容量而血压正常或偏低患者，起始剂量每次6.25 mg、3次/天，逐步增加至常用量。儿童：起始剂量为0.3 mg/kg体重，3次/天，必要时每隔8～24小时增加0.3 mg/kg，直至获得最低有效量。⑦药物代谢动力学：口服吸收迅速，约15分钟起效，1.0～1.5小时达血药峰浓度，生物利用度60%，蛋白结合率30%，半衰期4小时，作用持续6～12小时。在肝脏内代谢为二硫化物，经肾脏排泄。⑧药物相互作用：与利尿药、血管扩张药等其他降压药合用，可致低血压；与螺内酯、氨苯蝶啶、阿米洛利合用可引起血钾水平升高；与锂剂联合可使血清锂水平升高。

(2)依那普利。①药品分类：血管紧张素转换酶抑制剂类抗高血压药。②用药目的：用于高血压的降压治疗。③禁忌证：依那普利过敏或双侧肾动脉狭窄患者禁用，肾功能严重损害患者慎用。④不良反应：头昏、头痛、嗜睡、口干、疲劳、上腹不适、恶心、心悸、胸闷、咳嗽、面红、皮疹和蛋白尿等。⑤剂型和规格：片剂，每片2.5 mg、每片5 mg、每片10 mg。⑥用法和用量：口服，起始剂量每次5 mg、1次/天，随血压反应调整至10～40 mg/d，分1～2次服，如疗效仍不满意，可加用利尿药。肾功能损害患者可根据肌酐清除率调整剂量，30～80 mL/min时，起始剂量为5 mg/d；<30 mL/min时，起始剂量为2.5 mg/d。⑦药物代谢动力学：依那普利口服约1小时达血药浓度高峰，生物利用度约60%，不受胃肠道内食物影响。在肝脏内水解生成有更强抑制血

管紧张素转化酶的活性二羧酸依那普利拉。依那普利拉血浓度达峰时间为3～4小时，半衰期为11小时。口服约94%以原型或依那普利拉经尿液和粪便排出。⑧药物相互作用：其他降压药物、解热镇痛药、利尿药、麻醉药、抗抑郁药、抗癌药、免疫抑制剂、肾上腺皮质类脂醇、治疗痛风的药物和治疗糖尿病药物等可影响马来酸依那普利的效应。依那普利可增强乙醇作用，高盐食物可降低马来酸依那普利的疗效，应避免。

(3)赖诺普利。①药品分类：血管紧张素转换酶抑制剂类抗高血压药。②用药目的：用于原发性高血压及肾血管性高血压的降压治疗，可单独服用或与其他降压药合用。③禁忌证：对本药任何成分或其他血管紧张素转换酶抑制剂过敏、曾使用血管紧张素转换酶抑制剂治疗而引起血管性水肿以及遗传性或特发性血管性水肿患者禁用。④不良反应：偶见头晕、头痛、咳嗽、恶心、腹泻、心悸、胸闷、乏力、低血压或直立性低血压、皮疹、血管神经性水肿、血钾水平升高等，罕见血尿素氮或肌酐水平升高。⑤剂型和规格：片剂，每片5 mg、每片10 mg；胶囊，每粒5 mg、每粒10 mg。⑥用法和用量。原发性高血压：可单独使用或与其他抗高血压药联合使用。推荐起始剂量10 mg/d。肾素-血管紧张素-醛固酮系统高度激活患者，如肾血管性高血压、低盐或低血容量状态，心功能失代偿或严重高血压首次服药可能出现血压过度降低，推荐起始剂量为2.5～5.0 mg/d。维持剂量为每次20 mg、1次/天，如果治疗2～4周未达到预期效果，可适当增加剂量，最大剂量为80 mg/d。使用利尿剂患者：服用利尿剂患者，可能处于低血容量或低血钠状态，初次使用可出现症状性低血压。应在使用本品治疗前2～3天停用利尿剂。如不能停用，应调整起始剂量为5 mg/d。同时，注意监测肾功能和血清钾水平，根据血压变化调整剂量。⑦药物代谢动力学：口服7小时达血浆浓度峰值，但急性心肌梗死患者有轻微延迟。经肾排泄，半衰期12.6小时，肾功能受损时清除率下降，以原形经尿排出。食物不影响其吸收。⑧药物相互作用：与其他降压药有协同降压作用，但一般不与β受体阻滞剂及保钾药合用。与吲哚美辛联用，减弱降压效果。与保钾性利尿剂如螺内酯、氨苯蝶啶和氨氯吡脒，或钾增补剂或钾盐代用品联用，应监测血钾水平。与排钾性利尿剂合用，利尿剂引起的低钾血症会有所改善。

(4)缬沙坦。①药品分类：血管紧张素Ⅱ受体阻滞剂类抗高血压药。②用药目的：用于轻、中度原发性高血压的降压治疗。③禁忌证：对缬沙坦或所含任何赋形剂过敏者。④不良反应：头痛、头晕、咳嗽、腹泻、恶心、腹痛、乏力等，也可发生中性粒细胞减少症，偶有肝功能指标升高。⑤剂型和规格：胶囊，每粒80 mg。⑥用法和用量：每次80或160 mg、1次/天。可进餐时或空腹服用。建议固定服药时间，如早晨。一般用药2周达确切降压效果，4周达最大疗效。如降压效果不满意，可加用利尿剂。⑦药物代谢动力学：口服吸收迅速，2小时血药浓度达峰值，生物利用度为25%，与血浆蛋白结合率为95%，作用持续24小时以上。半衰期为5～9小时，以原形经胆道及肾脏排出。⑧药物相互作用：与保钾利尿剂、补钾药或含钾药物合用可升高血钾水平。与氢氯噻嗪合用可增加降压效果。

(5)尼群地平。①药品分类：钙通道阻滞剂类抗高血压药。②用药目的：用于高血压的降压治疗。③禁忌证：对本品过敏及严重主动脉瓣狭窄患者禁用。④不良反应：较少见头痛、面部潮红。少见头晕、恶心、低血压、足踝部水肿、心绞痛发作、一过性低血压。过敏者可出现过敏性肝炎、皮疹，甚至剥脱性皮炎等。⑤剂型和规格：片剂，每片10 mg。⑥用法和用量：口服，起始剂量为每次10 mg、1次/天，可根据降压效果调整为每次20 mg、2次/天。⑦药物代谢动力学：尼群地平口服吸收良好，食物增加其吸收。血浆蛋白结合率超过90%，分布容积为6 L/kg。口服约

1.5小时血药浓度达峰值，生物利用度约30%，半衰期为2小时。在肝内代谢，70%经肾排泄，8%随粪便排出。⑧药物相互作用：与β受体阻滞剂合用可增加尼群地平降压作用，减轻尼群地平引起的心动过速，但也可能诱发和加重体循环低血压、心力衰竭和心绞痛，应注意。与血管紧张素转换酶抑制剂合用，耐受性较好，降压作用加强。可增加地高辛血浆浓度，平均增加45%，应监测地高辛血浓度，以防地高辛过量或不足。西咪替丁抑制肝脏细胞色素P450酶，合用尼群地平时，注意调整剂量。

(6)硝苯地平。①药品分类：钙通道阻滞剂类抗高血压药。②用药目的：用于高血压的降压治疗。③禁忌证：心源性休克、妊娠与哺乳期女性，以及对硝苯地平过敏者禁用。④不良反应：可见外周水肿、头痛、头晕、乏力、面部潮红、便秘、低血压、牙龈增生，个别患者可发生心绞痛，可能与低血压有关。⑤剂型和规格：片剂，每片5 mg、每片10 mg；缓释片，每片20 mg、每片30 mg。⑥用法和用量：一般起始剂量每次10 mg、3次/天，口服；常用维持剂量为每次10～20 mg、3次/天，口服。部分明显冠状动脉痉挛患者，每次20～30 mg、3～4次/天，最大剂量不宜超过120 mg/d。如病情紧急，可每次10 mg嚼碎或舌下含服，并根据血压变化，决定是否再次给药。⑦药物代谢动力学：口服后吸收迅速完全，15分钟起效，1～2小时作用达高峰，作用持续4～8小时；舌下给药2～3分钟起效，20分钟达高峰，血浆蛋白结合率约为90%，半衰期呈双相，分布半衰期2.5～3.0小时，消除半衰期为5小时。药物在肝脏内转换为无活性的代谢产物，约80%经肾排泄，20%随粪便排出。⑧药物相互作用：与β受体阻滞剂合用，个别患者可加重低血压、心力衰竭和心绞痛；与蛋白结合率高的药物如双香豆素类、苯妥英钠、奎尼丁等联合使用，这些药的游离浓度常发生改变；与西咪替丁联合使用，硝苯地平的血浆峰浓度增加；葡萄柚汁会增加硝苯地平的血药浓度，增加降压作用。

(7)非洛地平。①药品分类：钙通道阻滞剂类抗高血压药。②用药目的：用于轻、中度原发性高血压的降压治疗。③禁忌证：失代偿性心力衰竭、急性心肌梗死、妊娠女性、不稳定型心绞痛患者，对非洛地平及该药物中任意成分过敏者禁用。④不良反应：参考硝苯地平。⑤剂型和规格：片剂，每片2.5 mg、每片5 mg；缓释片，每片2.5 mg、每片5 mg。⑥用法和用量：口服，起始剂量每次2.5 mg、2次/天，或遵医嘱。常用维持剂量5 mg/d或10 mg/d，必要时可增加剂量，或加用其他降压药。⑦药物代谢动力学：口服吸收完全并经过广泛首过代谢，生物利用度约为20%，血药浓度达峰时间出现在服药后2.5～5.0小时，终末半衰期为11～16小时，血浆蛋白结合率约99%。⑧药物相互作用：与β受体阻滞剂、西咪替丁合用可使非洛地平的药时曲线下面积和峰浓度均增加；抗癫痫药物苯妥英、卡马西平或苯巴比妥可使非洛地平在癫痫患者体内的血药峰浓度降低，曲线下面积减小。

(8)氨氯地平。①药品分类：钙通道阻滞剂类抗高血压药。②用药目的：用于高血压的降压治疗，可单独使用或与其他抗高血压药联合使用。③禁忌证：对二氢吡啶类药物过敏、严重低血压者。④不良反应：参考硝苯地平。⑤剂型和规格：片剂，每片5 mg。⑥用法和用量：起始剂量每次5 mg、1次/天，最大剂量可增至每次10 mg、1次/天。⑦药物代谢动力学：口服后6～9小时血药浓度达高峰，作用时间24小时，生物利用度为60%～63%，终末半衰期长达35～50小时，用药7～8天后达稳态血药浓度，在肝内广泛代谢，蛋白结合率约为97.5%。⑧药物相互作用：与细胞色素P4503A4酶抑制剂联合使用会增加氨氯地平血浆浓度；与辛伐他汀联合使用会增加辛伐他汀的暴露量；同时舌下含服硝酸甘油、长效硝酸酯类药可增强硝酸酯类抗心绞痛作用；与环孢素、他克莫司联合使用可使环孢素、他克莫司的系统暴露量增加。

(9)比索洛尔。①药品分类：β受体阻滞剂类抗高血压药。②用药目的：用于高血压的降压治疗，可单独使用或与其他抗高血压药联合使用。③禁忌证：急性心力衰竭或处于心力衰竭失代偿期需用静脉注射正性肌力药物治疗的患者，心源性休克，二度或三度房室传导阻滞，病窦综合征、窦房传导阻滞，引起症状的心动过缓或低血压，严重支气管哮喘，严重的外周动脉闭塞疾病和雷诺综合征，未经治疗的嗜铬细胞瘤，代谢性酸中毒，对比索洛尔过敏者，以上人群禁用比索洛尔。④不良反应及处理：可见轻度乏力、胸闷、头晕、嗜睡、心悸、头痛、下肢水肿、腹泻、便秘、恶心、腹痛、红斑、瘙痒，血压明显下降，心动过缓或房室传导阻滞，麻刺感或四肢冰凉，肌肉无力，肌肉痛性痉挛及泪少，对伴有糖尿病的年老患者，其糖耐量可能降低，并掩盖低血糖表现。⑤剂型和规格：片剂，每片 2.5 mg、每片 5 mg；胶囊，每粒 2.5 mg、每粒 5 mg。⑥用法和用量：通常起始剂量每次 5 mg、1 次/天。支气管痉挛、肝、肾功能不全患者，应降低起始剂量，为每次 2.5 mg、1 次/天。剂量可增至 10 mg/d，如必要，可增至 20 mg/d。比索洛尔不可透析置换，剂量递增须谨慎。⑦药物代谢动力学：在胃肠道几乎完全吸收，肝脏的首过效应很小，生物利用度达 90%。血浆蛋白结合率约为 30%，血浆半衰期为 10～12 小时，在血浆中可维持 24 小时。可通过肝肾双途径代谢、清除。⑧药物相互作用：Ⅰ类抗心律失常药物，可能增加比索洛尔对房室传导和心脏收缩力的抑制作用；与钙通道阻滞剂合用时增加低血压风险及房室传导阻滞；与洋地黄、可乐定联用时，需在比索洛尔停用几天后才能停用可乐定；单胺氧化酶抑制剂可增强本品的抗高血压效应，也有增加高血压危险的可能；增加降糖药物的作用，同时可能掩盖低血糖症状，应监测血糖水平。

(10)氢氯噻嗪。①药品分类：利尿剂类抗高血压药。②用药目的：用于高血压的降压治疗，可单独或与其他降压药联合用于原发性高血压。③禁忌证：对氢氯噻嗪或其制剂辅料过敏者禁用。④不良反应及处理：大多不良反应与剂量和疗程有关。可能出现低血钾，一般建议与保钾利尿剂螺内酯合用。如发生血钾浓度降低，应及时补钾。还可能发生高血糖、高尿酸血症、变态反应等，较少见，如果发生给予对症处理。比较罕见的不良反应有白细胞计数减少或白细胞缺乏症、血小板减少性紫癜，如果发生，则应停药并给予对症处理。⑤剂型和规格：片剂，每片 6.25 mg、每片 10 mg、每片 25 mg。⑥用法和用量。成人：口服，25～100 mg/d，分 1～2 次服用，并按降压效果调整剂量。儿童：口服，按体重 1～2 mg/(kg · d)或按体表面积 30～60 mg/(m^2 · d)，分 1～2 次服用，根据疗效调整剂量。⑦药物代谢动力学：口服吸收迅速但不完全，口服 2 小时起作用，达峰时间为 4 小时，作用持续时间为 6～12 小时。半衰期为 15 小时，肾功能受损者延长。主要以原型由尿排泄。⑧药物相互作用：与肾上腺皮质激素、促肾上腺皮质激素、雌激素、两性霉素、非甾体类消炎镇痛药，尤其是吲哚美辛、拟交感胺类药物、考来烯胺合用时，利尿作用减弱；与多巴胺、降压药物合用时，利尿作用加强；该药能使抗凝药、降糖药作用减弱；洋地黄类药物、胺碘酮等与本药合用时，应慎防因低钾血症引起的不良反应；与锂制剂合用，增加锂的肾毒性；与碳酸氢钠合用时，发生低氯性碱中毒机会增加。

(11)乌拉地尔。①药品分类：α受体阻滞剂类抗高血压药。②用药目的：注射用于高血压危象、重度和极重度高血压以及难治性高血压，控制围手术期高血压；口服用于原发性高血压、肾性高血压、嗜铬细胞瘤引起的高血压。③禁忌证：主动脉峡部狭窄或动静脉分流患者及哺乳期女性禁用，孕妇仅在绝对必要的情况下才可使用。④不良反应及处理：常见血压降低引起的暂时症状，如眩晕、恶心、头痛。患者在用药期间应保持卧位，并严密监测血压，必要时减慢药物输注速度；少见乏力、心悸、胃肠不适及直立型低血压。血压过度降低，可抬高下肢，补充血容量；罕见变态反应，必要时给予停药和抗过敏治疗。⑤剂型和规格：缓释片，每片 30 mg；缓释胶囊，每粒 30 mg；注射液，5 mL∶25 mg。⑥用法和用量。注射给药：10～50 mg 缓慢静脉推注，5 分钟内即显示血压降低。若效果不满意，可重复用药。持续降压，可 250 mg 稀释后静脉滴注，或 100 mg稀释到 50 mL，输液泵静脉滴注给药。但浓度不宜超过 4 mg/mL，推荐初始速度为 2 mg/min，维持速度为 9 mg/h。血压下降程度取决于前 15 分钟内输入剂量，然后低剂量维持，一般不超过 7 天。口服给药：成人每次 30 mg、2 次/天。根据病情，也可在 1～2 周内逐渐增加剂量至每次 60 mg、2 次/天。⑦药物代谢动力学：静脉注射后，在体内分布呈二室模型，分布半衰期约 35 分钟，分布容积 0.8 L/kg。血浆清除半衰期为 2.7 小时，蛋白结合率 80%。50%～70% 通过肾脏排泄，其余由胆道排出。排泄物中约 10%为药物原型，其余为代谢产物。主要代谢产物无抗高血压活性。⑧药物相互作用：饮酒或与降压药同用可增强降压作用，与西咪替丁同用可增加乌拉地尔血药浓度 15%，不推荐与血管紧张素转换酶抑制剂合用。

(12)酚妥拉明。①药品分类：α 受体阻滞剂类抗高血压药。②用药目的：用于嗜铬细胞瘤所致高血压危象。③禁忌证：严重动脉硬化及肾功能不全者，低血压、冠心病、心肌梗死、胃炎、胃溃疡患者以及对该药物过敏者禁用。④不良反应：主要为直立性低血压、心动过速、心律失常、鼻塞、恶心、呕吐，少见晕厥、乏力，罕见神志模糊、头痛、共济失调、言语含糊等。⑤剂型和规格：注射剂，1 mL∶10 mg；注射液无菌粉末，10 mg。⑥用法和用量。成人：嗜铬细胞瘤手术，术时如血压升高，可 2～5 mg 静脉注射或 0.5～1.0 mg/min 静脉滴注，以防手术时出现高血压危象。儿童：嗜铬细胞瘤手术，术中血压升高，可静脉注射 1 mg，也可按体重 0.1 mg/kg 或按体表面积 3 mg/m^2，必要时可重复或持续静脉滴注。⑦药物代谢动力学：静脉注射给药迅速起效，停止注射，效应可在数分钟内消失。静脉输注，血清蛋白结合率为 54%，代谢广泛，13%以原形从尿液中排出。⑧药物相互作用：与拟交感胺类药物合用，使后者的周围血管收缩作用抵消或减弱。与胍乙啶合用，直立性低血压或心动过速的发生率高。与二氮嗪合用，使二氮嗪抑制胰岛素释放的作用受抑制。

(13)缬沙坦氨氯地平。①药品分类：复合抗高血压药。②用药目的：用于原发性高血压的降压治疗。③禁忌证：参考缬沙坦和氨氯地平。④不良反应及处理：参考缬沙坦和氨氯地平。⑤剂型和规格：片剂，每片含缬沙坦 80 mg、氨氯地平 5 mg。⑥用法和用量。添加治疗：氨氯地平单药治疗或缬沙坦单药治疗时，未能充分控制血压的患者可以改用缬沙坦氨氯地平片进行联合治疗。氨氯地平或缬沙坦单药治疗时发生剂量限制性不良反应的患者，可以改用缬沙坦氨氯地平片，以较低剂量的单药成分联合另一成分来达到血压控制效果。替代治疗：为方便给药，接受氨氯地平和缬沙坦单药联合治疗的患者可以改用相同剂量的本品进行治疗。⑦药物代谢动力学：口服缬沙坦氨氯地平片后，缬沙坦和氨氯地平的血浆浓度分别在 3 小时和 6～8 小时达峰。吸收速度和程度与单独服用缬沙坦和氨氯地平片时的生物利用度相当。⑧药物相互作用：同缬沙坦和氨氯地平。

(14)螺内酯。①药品分类：利尿剂类抗高血压药。②用药目的：治疗高血压的辅助药物。③禁忌证：高钾血症者禁用。④不良反应及处理：常见不良反应有高钾血症、胃肠道反应如恶心、呕吐。为防治高钾血症，通常与排钾利尿剂如氢氯噻嗪联合使用。少见的不良反应有低钠血症，男性可致男性乳房发育、性功能低下，在女性可致乳房胀痛、声音变粗、毛发增多、月经失调、性功能下降、行走不协调、头痛等，一旦出现应立即停药，对症处理。罕见的不良反应有变态反应、血浆肌酐和尿素氮水平升高、轻度高氯性酸中毒。⑤剂型和规格：片剂，每片 12 mg、每片 20 mg。⑥用法和用量：口服，起始剂量 40～80 mg/d，分次服用，至少 2 周，以后酌情调整剂量。⑦药物代谢动力学：口服吸收好，生物利用度>90%。血浆蛋白结合率≥90%。药物半衰期根据服药方式不同而有所变化，每天服药 1～2 次时半衰期为 19 小时，每天服药 4 次时缩短为 12.5 小时。无活性代谢产物从肾脏和胆道排泄，约有 10%以原型从肾脏排泄。⑧药物相互作用：与肾上腺皮质激素、促肾上腺皮质激素、雌激素、两性霉素、非甾体类消炎镇痛药，尤其是吲哚美辛、拟交感胺类药物、甘珀酸钠、甘草类制剂合用时，利尿作用减弱；与多巴胺、降压药物合用时，利尿作用加强；与含钾药物、库存血、血管紧张素转换酶抑制剂、血管紧张素Ⅱ受体阻滞剂和环孢素 A 合用时，发生高血钾血症机会增加；与葡萄糖胰岛素液、碱剂、钠型降钾交换树脂合用时，发生高钾血症的机会减少；与氯化铵合用易发生代谢性酸中毒。

(15)拉贝洛尔。①药品分类：β 受体阻滞剂类抗高血压药。②用药目的：用于各种类型高血压的降压治疗。③禁忌证：对本品过敏者、支气管哮喘患者、病态窦房结综合征、心传导阻滞未安装起搏器的患者、重度或急性心力衰竭、心源性休克患者禁用。④不良反应：偶有头昏、胃肠道不适、疲乏、感觉异常、哮喘加重等症状。部分患者有直立性低血压。⑤剂型和规格：片剂，每片 50 mg、每片 100 mg。⑥用法和用量：口服，饭后服。起始剂量为每次 100 mg、2～3 次/天，2～3 天后根据需要加量；常用维持量为每次 200～400 mg、2 次/天；极量 2 400 mg/d。⑦药物代谢动力学：口服后 60%～90%可迅速从胃肠道吸收，服药后 1～2 小时血药浓度达峰值。半衰期为 6～8 小时，55%～60%的原形药物和代谢产物由尿排出。⑧药物相互作用：与三环类抗抑郁药同时应用可产生震颤。西咪替丁可增加拉贝洛尔的生物利用度；可减弱硝酸甘油的反射性心动过速，但降压作用可协同；甲氧氯普胺可增强拉贝洛尔的降压作用。

（李　晓）

第六节　感染性心内膜炎

一、概述

(一)定义

感染性心内膜炎是指由细菌、真菌和其他微生物(如病毒、立克次体、衣原体、螺旋体等)经血行途径直接感染而产生心瓣膜或心室壁内膜炎症的感染性疾病，典型的临床特征是在受损的心内膜或心瓣膜上形成赘生物，赘生物为大小不等、形状不一的血小板和纤维素团块，内含大量微生物和少量的炎症细胞。心脏瓣膜为最常受累部位，但感染也可发生在心脏间隔缺损、腱索和心壁内膜。

(二)分类

1.根据病程、有无全身中毒症状和其他临床表现分类

根据病程、有无全身中毒症状和其他临床表现可分为急性和亚急性两类。

(1)急性感染性心内膜炎:急性感染性心内膜炎起病突然,全身毒血症症状明显,伴高热、寒战,多单独侵犯主动脉瓣或侵犯二尖瓣。病原菌通常是高毒力的细菌,如金黄色葡萄球菌和化脓链球菌。通常病原菌先在机体某局部引起化脓性炎症,当机体抵抗力降低时病原菌则侵入血流,引起败血症并侵犯心内膜。急性感染性心内膜炎多发生在本来正常的心内膜上。

(2)亚急性心内膜炎:亚急性心内膜炎患者病程长达数周或数月,中毒症状较轻,病原菌多为草绿色链球菌或肠球菌,主要发生于器质性心脏病,首先是心脏瓣膜病,然后是先天性血管病。

2.根据感染的病原体分类

根据感染的病原体的不同,可分为细菌性感染性心内膜炎、真菌性感染性心内膜炎,以及立克次体感染性心内膜炎等。其中,细菌性感染性心内膜炎又可细分为金黄色葡萄球菌性感染性心内膜炎、链球菌性感染性心内膜炎等。

3.根据感染部位以及心内异物的情况分类

根据感染部位以及心内异物的情况可分为自体瓣膜心内膜炎、人工瓣膜心内膜炎、右心感染性心内膜炎,以及器械相关性心内膜炎等。

4.根据感染来源分类

根据感染来源可分为社区获得性心内膜炎、医疗相关性心内膜炎(院内感染及非院内感染),以及静脉药瘾者心内膜炎等。

5.根据致病菌种类分类

根据致病菌种类可分为链球菌感染性心内膜炎、葡萄球菌感染性心内膜炎,以及肠球菌感染性心内膜炎等。

6.根据患者年龄分类

根据患者年龄可分为成人感染性心内膜炎、儿童感染性心内膜炎。

二、病因与病机

中医学认为感染性心内膜炎多为先天禀赋不全,或六淫侵袭,病后失于调节,或劳倦思虑过度,情志不调,房劳过度,气血耗伤而致正气亏虚,温热之邪毒乘虚而入,内犯于心,阻塞经络,导致心气不足,心阳不振,气血凝滞,邪毒舍于心脉、营血,耗气伤阴而致。病邪累及于心,可见心慌气短、心力衰竭或心脏出现杂音。正气不足,卫外不固,温热毒邪乘虚而入,本病乃生。

本病的临床表现与病程演变规律,与中医学温病学说的卫气营血体系极为相似。因此,在辨证分期方面以卫气营血的辨证为纲,以发热、脉象、斑疹的辨别为目;在治疗上效法叶天士的"在卫汗之可也,到气方可清气,入营犹可透热转气,入血恐耗血动血,直须凉血散血"。在各期中注重应用"透邪""存阴""益气扶正"以及"活血化瘀"四种方法。

三、发病机制

(一)危险因素

1.内源性

(1)解剖学因素:正常瓣膜内皮细胞抵抗循环中的细菌黏附,防止感染形成。导管损伤、炎症以及瓣膜退行性变可引起瓣膜内皮损伤,内皮下基质蛋白暴露、组织因子释放、纤维蛋白以及血小板沉积,有利于细菌黏附和感染。上述因素均与炎症、微小溃疡和微血栓有关。

(2)先天性心脏病和退行性心脏病变：房室间隔缺损、动脉导管未闭、肺或主动脉狭窄、法洛四联症等先天性心脏病是染性心内膜炎的潜在病理基础，二尖瓣环钙化、肥厚型心肌病伴流出道梗阻者等器质性病变者也易患染性心内膜炎。

(3)血流动力学因素：当心脏瓣膜关闭不全时，瓣膜反流、血流虹吸会造成侧向压力降低，伴有高度湍流的病变，有利于致病菌的繁殖。

(4)免疫系统因素：免疫系统的不成熟可能使染性心内膜炎的风险增大。

(5)非细菌性血栓性心内膜炎：当内膜受损时，血小板聚集成微血栓和纤维蛋白原沉着，逐渐形成无菌性赘生物，成为致病菌定居的区域。

2.外源性

(1)一过性菌血症：口腔科、泌尿科等外科手术，造成牙龈或黏膜创伤，致病菌在被损黏膜的表面繁殖，逐渐黏附到无菌性赘生物，致病菌定植后，迅速被血小板和纤维蛋白组成的保护膜覆盖，细菌进一步增殖，最终形成由纤维蛋白、血小板、白细胞、细菌簇等组成的赘生物。不仅发生于创伤过程中，还可发生在咀嚼、刷牙、穿耳洞等情况。

(2)细菌感染无菌性赘生物。

(3)人工瓣膜手术或其他心脏病手术：人造材料的置入等手术操作有可能造成心脏血流层流变成局部涡流，损伤心内膜，有助于致病菌的沉积和黏附。

(4)院内感染：血管内导管检查、深静脉留置导管治疗等有创介入增多，使感染也相应增多，医疗相关性染性心内膜炎增加。

(二)病理机制

急性感染性心内膜炎的发病机制尚不清楚，主要累及正常心瓣膜。亚急性感染性心内膜炎的病理机制如下：某些心脏病变、血液湍流、导管损伤、炎症以及瓣膜退行性变，导致心内膜受损，形成非细菌性血栓性心内膜炎，瓣膜内皮损伤处聚集的血小板形成赘生物，病原微生物通过破损的皮肤和黏膜、吸毒者共用针头、不规范的拔牙操作、静脉置管等侵入性操作，进入血液，并随血液到达心内膜。菌血症时血液中的细菌黏附于赘生物并在其中迅速繁殖，促使血小板进一步聚集和纤维蛋白原进一步沉积，同时赘生物增大，赘生物局部破裂后，致病菌随血液循环到外周血管，或引起栓塞，或引起一过性菌血症刺激细胞和体液介导的免疫系统，或引起瓣膜穿孔等一系列临床症状。

四、诊断

(一)临床表现

感染性心内膜炎的临床表现多种多样，差异非常大，也缺乏一定的特异性，所以有时临床中早期容易漏诊。存在发热和栓塞的任何患者均应考虑感染性心内膜炎的可能。

1.常见表现

感染性心内膜炎的常见表现主要是发热、心脏杂音、动脉栓塞、脾大、贫血等。

(1)发热：发热是最常见的表现，多伴有寒战、食欲缺乏、消瘦等其他症状，以不规则热为最多，可为间歇热或弛张热，伴有畏寒和出汗，亦可仅有低热者，体温大多在 37.5～39.0 ℃，也可高达 40 ℃以上，3%～15%患者体温正常或低于正常，不明原因长期发热患者应想到心内膜炎的可能。

(2)心脏杂音:高达85%的患者可闻及心脏杂音,以主动脉瓣关闭不全多见,但如果感染位于右侧心腔或心壁时可无杂音。25%的患者合并有栓塞,老年人因抵抗力差,表现出来的症状有时非常不典型。严重者可出现皮肤、黏膜的出血及瘀斑形成。往往是由于贫血,心动过速或其他血流动力学上的改变所致,约15%患者开始时没有心脏杂音,而在治疗期间出现杂音,少数患者直至治疗后2~3个月才出现杂音,也可偶见治愈后多年一直无杂音出现者。在亚急性感染性心内膜炎中,右侧心瓣膜损害不常见,2/3的右侧心脏的心内膜炎,特别是侵犯三尖瓣者,赘生物增殖于心室壁的心内膜以及主动脉粥样硬化斑块上时,也可无杂音,但后者较罕见。

(3)动脉栓塞:赘生物引起的动脉栓塞占20~40%,可表现为脑、心脏、内脏和四肢缺血的表现。当引起肺动脉栓塞时,患者可突然出现咳嗽、呼吸困难、咯血或胸痛等症状;当引起了四肢动脉栓塞,会出现肢体明显发冷、麻木或疼痛等缺血表现;脑栓塞发生率为15%~20%。

(4)周围体征。①瘀斑瘀点:病程长者多见,以锁骨以上皮肤、口腔黏膜和睑结膜多见。②Roth斑:多见于亚急性感染性心内膜炎,为视网膜的卵圆形出血斑,中心呈白色。③Osler结节:多见于亚急性感染性心内膜炎,手指和趾垫出现豌豆大的红色或紫色痛性结节。④詹韦损害:主要见于急性感染性心内膜炎,足掌或足底部见直径1~4 mm无痛性出血红斑。⑤指和趾甲下线状出血、杵状指。

(5)脾大:急性感染性心内膜炎少见,多见于病程长于6周的患者,占10%~40%。

(6)贫血:贫血主要见于亚急性感染性心内膜炎,多为轻、中度贫血,晚期患者为重度贫血,可见面色苍白、多汗。

(7)其他非特异性的症状:其他非特异性的症状如食欲减退、体重减轻、倦怠、乏力、寒战、虚弱、恶心、呕吐和盗汗不常见,可能导致误诊为恶性肿瘤、胶原性血管疾病、结核或其他慢性消耗性疾病。

2.并发症

感染性心内膜炎的并发症较多,急性期病情凶险,需住院治疗。

(1)心力衰竭:心力衰竭是最常见的并发症,主动脉瓣受损者发生率最高,约为75%,二尖瓣受损和三尖瓣受损分别占50%和19%。

(2)瓣膜穿孔:赘生物导致瓣膜破损、穿孔或断裂,血液反流,造成心力衰竭等。

(3)形成血栓:在心脏内或瓣膜处可形成血栓,阻塞心脏血管,引起心肌梗死,出现胸痛症状等;脱落的血栓或菌栓随着血流流向身体其他部位,导致大脑血管阻塞,引起脑梗死,出现肢体麻木、瘫痪、意识改变等症状;脾脏血管阻塞,引起脾梗死,出现剧烈腹痛症状。脑卒中约占35%,包括脑梗死和脑出血。

(4)心肌脓肿和迁移性脓肿:心肌脓肿可发生在瓣周组织特别是主动脉环多见,迁移性脓肿多发生在肝、脾、骨髓和神经系统。

(5)感染性休克:感染性休克严重时可危及患者生命。

(6)肾损害:肾损害包括肾动脉栓塞、肾梗死、慢性肾小球肾炎和肾脓肿。

(7)神经系统受累:15%~30%的患者有神经系统受累表现,如脑出血、中毒性脑病、化脓性脑膜炎等。

(二)辅助检查

超声心动图检查发现心内赘生物和血培养阳性是诊断染性心内膜炎的基础,当诊断不明确甚至不支持但临床仍高度怀疑时，需重复进行血培养和超声心动图检查。

1.血培养

血培养阳性是极为重要的诊断依据，为提高诊断率，凡有器质性心脏病的患者，未查明原因而发热 1 周以上，均应做血培养。2 次血培养培养阳性：在无原发灶时，培养出典型的病原体，包括草绿色链球菌、牛链球菌、HACEK 群（嗜血杆菌属、放线杆菌属、心杆菌属、艾肯菌属、金杆菌属）、金黄色葡萄球菌、社区获得性肠球菌。贝纳特氏立克次体培养阳性或 1 相抗体免疫球蛋白 G 滴度≥1∶800。有时细菌检出率并不高，这可能与患者在入院前接受抗生素治疗，人为地造成细菌检出率降低有关，对疑似感染性心内膜炎患者应在 24～48 小时内采血 3～4 次进行培养，对急性患者应 1～2 小时内采 2～3 次血培养标本后开始治疗。

2.超声心电图检查

赘生物是感染性心内膜炎的特异性表现，超声对其检出有很高特异性。经胸超声心动图、经食管超声心动图发现赘生物、瓣周脓肿、人造瓣膜的断裂、新发瓣膜反流，可协助诊断染性心内膜炎。经胸超声心动图可检测出 50%～75%的心脏赘生物，经食管超声心动图可检测出<5 mm 的赘生物，敏感性高达 95%以上。超声心动图还应用于染性心内膜炎的随访、术中和术后，当超声心动图未检测出赘生物时，不能排除染性心内膜炎。

3.实验室检查

实验室检查常见亚急性正色素性正细胞性贫血，C 反应蛋白和红细胞沉降率增快、白细胞计数正常或升高、镜下血尿、轻度蛋白尿。80%的患者出现循环免疫复合物，病程 6 周以上的 50%亚急性患者可发现类风湿因子阳性，25%的患者可出现高丙种球蛋白血症。

4.心电图

心电图偶见急性心肌梗死或房室传导阻滞。

5.X 线检查

X 线检查可发现肺部多处小片浸润型阴影、主动脉增宽等。

五、治疗

（一）辨证论治

感染性心内膜炎的临床表现与病程演变规律，与中医学温病学说的卫气营血体系极为相似，所以在辨证分期方面以卫气营血的辨证为纲，以发热、脉象、斑疹的辨别为目。病程多为正虚与邪实并见，所以祛邪与扶正要贯穿始终。

1.热袭卫表

（1）症状：发热、微恶风寒，少汗或无汗，胸闷，心悸，咳嗽，痰黏或黄，口渴不饮，咽喉肿痛，小便短赤，头身疼痛，舌尖红，苔薄黄，脉浮数。

（2）治法：疏风泄热、辛凉解表。

（3）方药：银翘散加减。方中重用银花甘寒芳香，清热解毒，辟秽祛浊，连翘苦寒，清热解毒，轻宣透表，共为君药；薄荷辛凉，发汗解肌，除风热而清头目，荆芥、豆豉虽属辛温之品，但温而不燥，与薄荷相配，辛散表邪，共为臣药；牛蒡子、桔梗、甘草宣肺祛痰，解毒利咽，竹叶、芦根甘寒轻清，透热生津，均为佐药；甘草并能调和诸药，以为使。合而用之，共成疏散风热，清热解毒之剂。头痛者，加白芷、菊花；咳嗽痰多者，加杏仁、瓜蒌皮；口渴者，加天花粉；喉肿咽痛者，加马勃、玄参；胸膈闷者，加藿香、郁金。

2.气分热盛

(1)症状：高热，汗出不退，不恶寒，反恶热，心悸，胸闷，口渴，口苦，小便黄赤，或胸痛气急，不能平卧，或腹满胀痛，或惊厥抽搐，舌红，苔黄燥，脉滑数或洪。

(2)治法：清泄里热。

(3)方药：白虎加人参汤。生石膏辛甘大寒，功专清肺胃之热邪，既可清阳明之内热，又能滋养肺阴，与少阴肾经之知母相配，既可泻无根之肾火，宣气分之郁热，又可养阴生津；知母之辛苦寒凉，下则润肾燥以滋阴，上则清肺金而泻火；粳米生胃津益胃气；甘草和胃养阴；人参益气生津，协同白虎诸药化其燥热。胃逆作呕者，加竹叶；不欲饮食者，加山药；牙龈疼痛者，加生地。

3.邪热入营

(1)症状：发热不退，身热夜甚、心悸气短，夜寐不安，汗多尿少，斑疹隐隐，或咯血，甚则神昏谵语，如逆传心包，可见神志昏迷，舌绛红，脉细数。

(2)治法：清营透热，益气扶正。

(3)方药：清营汤合生脉散加减。水牛角苦咸、性寒，清热凉血解毒，寒而不遏，且能散瘀，生地凉血滋阴，麦冬清热养阴生津，玄参长于滋阴降火解毒，银花、连翘清热解毒，轻宣透邪，使营分之邪透出气分而解，竹叶、黄连清心泻火，丹参清心，凉血活血，助君清热凉血，且防热瘀血结。发斑、吐血者，用黄芩、墨旱莲、藕节；神昏谵语者，用安宫牛黄丸。

4.气血两燔

(1)症状：大热心烦，口渴喜冷饮，头痛如劈，吐衄发斑，心悸胸闷，四肢抽搐，神昏谵语，狂躁，吐衄发斑，舌绛起刺，脉沉细而数或浮大而数。

(2)治法：清热解毒，两清气血。

(3)方药：清瘟败毒饮加减。本方将白虎汤、犀角地黄汤、黄连解毒汤三方化裁合为一方，白虎汤清阳明经大热，犀角地黄汤清阴凉血，黄连解毒汤泻火解毒，加上竹叶清心利尿，桔梗、连翘载药上行，共奏清热解毒、气血两清之功。大便不通者，加生大黄；胸膈满闷者，加枳壳；抽搐不止者，加紫雪。

5.热入血分

(1)症状：高热烦渴，发热夜甚，躁扰昏狂，吐血、衄血，发斑，甚至溲血、便血，或欲漱水不欲咽，或少腹急结，或心悸，舌绛紫起刺，苔白干，脉沉数有力。

(2)治法：清热凉血，活血散瘀。

(3)方药：犀角地黄汤加减。水牛角苦咸寒，清心凉血解毒；生地黄苦寒而甘，滋阴凉血，清热生津，助水牛角凉血止血，赤芍、牡丹皮清热凉血，活血散瘀，诸药合用，共奏清热凉血，活血散瘀之功。口干较重者，加天花粉、知母；精神倦怠、形体消瘦者，加醋鳖甲(先煎)、北沙参；郁怒而肝火旺者，加柴胡、黄芩。

(二)常用中成药

1.维C银翘片

维C银翘片由银翘散加马来酸氯苯那敏、对乙酰氨基酚、维生素C等成分构成，具有疏风解表，清热解毒的作用，可用于感染性心内膜炎的热袭卫表阶段。口服，每次2片，3次/天。

2.血必净注射液

血必净注射液由红花、丹参、赤芍、川芎、当归5味中药组成，具有抗凝、抗血小板聚集的作用，可以扩张心脑血管，改善微循环，在不同关键环节阻断和降低脓毒症和多器官功能障碍综合征的发生。每次50～100 mL，2次/天。

3.穿心莲注射液

穿心莲注射液主要由穿心莲组成，具有抗病毒、保护心脏的作用。每次2～4 mL，3次/天。

4.柴胡注射液

柴胡注射液由柴胡组成，通过刺激肾上腺，促进肾上腺皮质合成，分泌糖皮质激素来发挥抗炎作用，同时对溶血性金黄色葡萄球菌、链球菌、霍乱弧菌、钩端螺旋和结核分枝杆菌有一定的抑制作用。每次2～4 mL，1～2次/天。

5.炎琥宁注射液

炎琥宁注射液联合头孢曲松钠治疗急性感染性心内膜炎疗效较好，具有镇静、退热功效，且可抑制毛细血管通透性、增加垂体前叶对乙酰胆碱合成能力，达到减慢心率、扩张外周血管等作用。每次40～80 mg，1～2次/天。

(三)抗生素治疗

1.应用原则

病原体隐藏于赘生物中，而赘生物内无血液循环，机体免疫和抗生素均难以发挥作用，而且病原体不同，抗生素的敏感性不同。因此，抗生素的使用应当坚持以下原则。

(1)尽早给予：使用抗生素越早越好，及时控制感染，能够显著降低病死率，改善预后。但在使用抗生素前抽取足够的血液样本，根据病情轻重推迟使用抗生素4小时或更长时间(1～2天)，并不影响其治愈率和预后。而明确病原体，更有利于使用有效的抗生素治愈染性心内膜炎。

(2)选药合理：以血培养和药敏结果选用。在未得到血培养结果或结果阴性时，如果为急性染性心内膜炎或静脉药物成瘾者，应选用对金黄色葡萄球菌、链球菌以及革兰阴性杆菌均有效的广谱抗生素治疗，通常状况下可选用青霉素、氨苄西林、头孢曲松或万古霉素，并常合用1种氨基糖苷类抗生素。青霉素类、头孢菌素等杀菌药能穿透血小板纤维素的赘生物基质，根治瓣膜感染、减少复发的危险。当青霉素类抗生素耐药或过敏时，可选用头孢菌素、万古霉素等抗生素治疗。亚急性染性心内膜炎者应选用包括链球菌在内的对大多数细菌有效的抗生素，主张使用广谱抗生素或联用抗生素。

当病原微生物明确后，应根据药敏试验结果选择最有效的抗生素。关于细菌培养阴性的晚期左心人工瓣膜心内膜炎，应选用万古霉素和庆大霉素，早期左心人工瓣膜心内膜炎应加用头孢曲松来应对HACEK菌群。左心人工瓣膜心内膜炎的赘生物较自体瓣膜心内膜炎者大，抗生素疗程应长于自体瓣膜心内膜炎。由凝固酶阴性葡萄球菌所致的左心人工瓣膜心内膜炎中，推荐使用包括利福平在内的三联疗法，万古霉素和利福平联合使用6周，并在疗程的最后2周联合使用庆大霉素。真菌感染时，选用两性霉素B或氟康唑治疗。

(3)静脉用药：常采用分次静脉用药，以保证抗生素的有效浓度，确保疗效。

(4)使用足量：有条件时可在试管内测定患者血浆中抗生素的最小杀菌浓度，一般在给药后1小时抽血，然后按照杀菌药的血浆稀释水平至少1∶8时测定的最小杀菌浓度给予抗生素。

(5)联合用药:抑菌药和杀菌药的联合应用有时可获得良好的疗效,疗效取决于致病菌对抗生素的敏感性。若血培养阳性,可根据药敏试验选择联合用药。

(6)疗程要长:研究证明,抗生素治疗 4～6 周,可使染性心内膜炎的病死率降低 30%～50%。如果血培养继续阳性或有并发症者,疗程可延长至 8 周以上,但要注意二重感染的可能。即使选择外科手术治疗,手术前后使用有效的抗生素也可以最大限度地减少感染的扩散。

2.经验性治疗

(1)自体瓣膜心内膜炎临床表现不严重:自体瓣膜心内膜炎临床表现不严重时,首选阿莫西林(每次 2 g,每 4 小时1 次,静脉滴注)和庆大霉素或其他抗生素。如果病情稳定,最好等待血培养结果。对肠球菌和 HACEK 菌属,阿莫西林的疗效好于苄星青霉素。如果青霉素过敏改用庆大霉素,庆大霉素用法为 1 mg/kg、静脉滴注。

(2)自体瓣膜心内膜炎临床表现为严重的脓毒血症:自体瓣膜心内膜炎临床表现为严重的脓毒血症(无肠球菌、铜绿假单胞菌属致病的危险因素),首选万古霉素和庆大霉素(1 mg/kg,每 12 小时1 次,静脉滴注)。在脓毒血症时,葡萄球菌(包括耐甲氧西林葡萄球菌)应当被抗生素覆盖。若万古霉素过敏,可用达托霉素(6 mg/kg,每天 1 次,静脉滴注)替代治疗。如有中毒性或急性肾损伤,用环丙沙星替代治疗。

(3)自体瓣膜心内膜炎临床表现为严重的脓毒血症和有多重耐药的肠球菌、铜绿假单胞菌致病的危险因素:自体瓣膜心内膜炎临床表现为严重的脓毒血症和有多重耐药的肠球菌、铜绿假单胞菌致病的危险因素,首选万古霉素和美罗培南(每次 2 g,每 8 小时1 次,静脉滴注)。抗生素能够覆盖葡萄球菌(包括耐甲氧西林葡萄球菌)、链球菌、肠球菌、HACEK 属、肠球菌、铜绿假单胞菌。

(4)人工瓣膜心内膜炎:人工瓣膜心内膜炎患者在等待血培养结果或血培养结果阴性时,选择万古霉素(每次 1 g,每 12 小时 1 次,静脉滴注),庆大霉素(1 mg/kg,每 12 小时 1 次,静脉滴注)和利福平(300～600 mg,每 12 小时 1 次,口服或静脉滴注)。

3.不同菌种的抗感染治疗

(1)金黄色葡萄球菌性染性心内膜炎:金黄色葡萄球菌性染性心内膜炎患者若为非耐青霉素酶的菌株,仍选用青霉素 G 1 000 万～2 000 万 U/d,并联用庆大霉素 12 万～24 万 U/d 治疗。耐青霉素霉菌株可选用第一代头孢菌素类和抗青霉素酶的青霉素如苯唑西林等。甲氧西林耐药菌株所致者应选用万古霉素、利福平以及磷霉素联合治疗,万古霉素无效时应改为替考拉宁。

(2)溶血性链球菌性染性心内膜炎:溶血性链球菌对青霉素耐药率明显升高,对青霉素敏感的溶血性链球菌可选用青霉素或头孢曲松,对青霉素敏感性差者合用氨基糖苷类抗生素,如庆大霉素 12 万～24 万 U/d,或妥布霉素 3～5 mg/(kg·d)。对青霉素过敏的患者可用红霉素、万古霉素或第一代头孢菌素。

(3)肠球菌性染性心内膜炎:肠球菌性染性心内膜炎对青霉素 G 的敏感性较差,宜首选氨苄西林 6～12 g/d或万古霉素和氨基糖苷类抗生素联用,疗程 6 周。对万古霉素耐药菌株,可选用替考拉宁。奎奴普丁、达福普丁、利奈唑胺、达托霉素对多重耐药肠球菌的疗效尚未完全明确,不作为首选。

(4)革兰阴性杆菌染性心内膜炎:革兰阴性杆菌染性心内膜炎较少见,但病死率较高,一般以

β-内酰胺类和氨基糖苷类抗生素联用。可根据药敏选用第三代头孢菌素，如头孢哌酮 4～8 g/d、头孢噻肟 6～12 g/d、头孢曲松 2～4 g/d。

(5)铜绿假单胞菌性染性心内膜炎：铜绿假单胞菌性染性心内膜炎可选用妥布霉素 8 mg/(k·d)，肌内注射或静脉注射，每天 1 次，保持峰浓度、谷浓度分别为 15～20 μg/mL 和 ≤2 μg/mL，并联用足量的广谱青霉素，如哌拉西林、替卡西林、阿洛西林、头孢他啶、头孢噻肟或亚胺培南，至少 6～8 周。

(6)沙雷菌属性染性心内膜炎：沙雷菌属性染性心内膜炎一般应用第三代头孢菌素加氨基糖苷类抗生素。厌氧菌可用 0.5%甲硝唑 1.5～2.0 g/d，分 3 次静脉滴注；或头孢西丁 4～8 g/d；也可选头孢哌酮，但其对厌氧菌中的弱拟杆菌无效。

(7)肺炎链球菌性染性心内膜炎：肺炎链球菌性染性心内膜炎青霉素最小抑菌浓度≤1.0，可使用青霉素400 万U，每 4 小时 1 次，头孢曲松 2 g/d 或头孢噻肟 2 g/d，分 2 次静脉滴注。青霉素最小抑菌浓度≥2.0，应当选用万古霉素。在确定菌株对青霉素的敏感性之前，治疗药物应包括万古霉素和头孢曲松。

(8)真菌性染性心内膜炎：真菌性染性心内膜炎病死率高达 80%～100%，药物治愈相当罕见，应在抗真菌治疗期间早期手术切除受累的瓣膜组织，尤其是真菌性的人工瓣膜心内膜炎，并且术后继续使用抗真菌药物方有治愈的机会。首选两性霉素 B，初始0.1 mg/(k·d)，逐步增加至 1 mg/(kg·d)，总剂量 1.5～3.0 g，两性霉素 B 毒性大，可引起发热、头痛、显著的胃肠反应、局部血栓性静脉炎、肾功能损害以及神经精神方面的改变。氟康唑和氟胞嘧啶毒性相对较低，单独使用仅有抑菌作用，如与两性霉素 B 合用，可增强杀菌效果，同时可减少两性霉素 B 的用量，降低不良反应的发生。氟康唑用量为 200～400 mg/d。

(9)立克次体性染性心内膜炎：立克次体性染性心内膜炎可选用四环素 2 g/d 静脉滴注，治疗 6 周。对临床高度怀疑立克次体性染性心内膜炎而反复血培养阴性者，可经验性按肠球菌和金黄色葡萄球菌抗感染治疗，选用大剂量的青霉素和氨基糖苷类抗生素治疗 2 周。同时，通过血培养和血液学检查，除外真菌、支原体感染。

(四)营养支持治疗

患者卧床休息，给予高热量易消化的饮食，维持水、电解质平衡和酸碱平衡，补充维生素，根据病情采用少量多次输血或输注新鲜血浆以增强机体抵抗力。

(五)抗凝治疗

发生肺栓塞或深静脉血栓形成时，可短期使用华法林抗凝治疗，维持国际标准化比值在 2～3。

(六)手术治疗

1.适应证

左心瓣膜染性心内膜炎累及二尖瓣者占 50%～56%，累及主动脉瓣者占 35%～49%，同时累及以上 2 个瓣膜者约占 15%，大约 1/2 的染性心内膜炎患者由于存在严重并发症需手术治疗。活跃期，即患者仍在接受抗生素治疗期间，早期手术指征是心力衰竭、感染无法控制，以及预防栓塞事件。活跃期接受手术治疗存在显著的风险，年龄本身不是禁忌证。

(1)心力衰竭：心力衰竭是多数患者的手术适应证，并且是亚急诊手术的首要适应证。严重的主动脉瓣或二尖瓣关闭不全、心内瘘管，以及赘生物造成瓣膜梗阻，严重急性主动脉瓣或二尖瓣关闭不全虽无临床心力衰竭表现，但超声心动图检查提示左心室舒张末期压力升高、左心房压力升高或中到重度肺动脉高压，均有手术适应证。

(2)感染无法控制：持续性感染(超过7天)、耐药菌住所致感染，以及局部感染失控是第二类常见的手术原因。

(3)体循环的预防：大部分栓塞发生在患者入院前，很难避免。抗生素治疗的第1周是栓塞发生风险的最高时期，行外科手术治疗来预防栓塞的发生获益最大。虽然赘生物体积与栓塞的风险直接相关，但在决定是否尽早手术时需全面考虑以下因素。是否存在陈旧栓塞、染性心内膜炎的其他并发症、赘生物大小及活动度、保守外科治疗的可能性、抗生素治疗的持续时间。应权衡外科手术治疗的获益与风险，并个体化评价患者的一般状况及并发症。

2.手术病死率、致残率及术后并发症

染性心内膜炎的手术病死率在5%～15%。抗生素治疗1周以内行手术治疗的患者，院内病死率为15%，再发感染的发生率为12%，术后瓣膜功能障碍发生率为7%。病变仅局限于瓣膜结构，术中可完整清除感染组织的患者，手术病死率与常规瓣膜手术接近。二尖瓣成形术死亡率低至2.3%，术后远期再感染率仅为1.8%，明显优于二尖瓣置换。导致死亡的原因主要是多器官功能衰竭、心力衰竭、难治性败血症、凝血障碍、脑卒中。

术后常见的急性并发症：需应用补充凝血因子治疗的凝血障碍、因出血或心脏压塞导致的二次开胸、需要血液透析的急性肾衰竭、脑卒中、低心排综合征、肺炎、因切除主动脉根部脓肿导致房室传导阻滞需行起搏器置入。术前心电图显示左束支传导阻滞的，术后常需要置入埋藏起搏器。

(李　晓)

参考文献

[1] 王玮玮,李申,崔俊朋.心血管疾病诊疗学[M].上海:上海交通大学出版社,2024.

[2] 齐超,邵锦丽,娜日松,等.心血管内科常见病的诊断与治疗[M].北京:科学技术文献出版社,2022.

[3] 安炎.心血管疾病中医诊疗与康复[M].哈尔滨:黑龙江科学技术出版社,2023.

[4] 徐迎佳.心血管内科疾病诊断与治疗[M].上海:上海科学技术文献出版社,2023.

[5] 王均强.心血管内科疾病诊疗[M].北京:中医古籍出版社,2022.

[6] 杨慧宇.新编心血管内科学[M].长春:吉林科学技术出版社,2023.

[7] 黄志文,林杰,方毅,等.心血管疾病临床诊断思维[M].开封:河南大学出版社,2022.

[8] 戎靖枫,王岩,杨茂.临床心血管内科疾病诊断与治疗[M].北京:化学工业出版社,2021.

[9] 高成志.心内科疾病诊治精要[M].长春:吉林科学技术出版社,2023.

[10] 贾如意,冯晓敬,姚建明.中西医结合心力衰竭诊疗学[M].北京:科学技术文献出版社,2022.

[11] 刘霞.心血管疾病治疗与心电图检查[M].哈尔滨:黑龙江科学技术出版社,2022.

[12] 李吉刚.简明中西医结合心血管病学[M].天津:天津科学技术出版社,2020.

[13] 刘忠诚,孟庆燕,亓英姿,等.心血管常见病诊断与治疗[M].上海:上海科学普及出版社,2022.

[14] 张力鸥,樊振波,苏珊珊.实用心血管常见病诊断与治疗[M].上海:上海科学技术文献出版社,2023.

[15] 薛一涛.疑难心血管疾病中医思考与辨治[M].北京:人民卫生出版社,2022.

[16] 吕志达.现代中西医结合心血管内科诊疗[M].北京:科学技术文献出版社,2020.

[17] 张娜.临床中医心血管病学[M].上海:上海交通大学出版社,2024.

[18] 张晓霞.心血管内科学[M].北京:中国纺织出版社,2023.

[19] 代文静.现代心血管疾病诊断与治疗[M].哈尔滨:黑龙江科学技术出版社,2023.

[20] 杨海燕,孟凯,聂妮娜.现代心血管疾病临床诊断与治疗[M].上海:上海交通大学出版社,2024.

[21] 李扬,马美红,韦伟,等.实用心血管疾病研究进展[M].上海:上海科学技术文献出版社,2023.

[22] 张娟，吴雷，盛艳华.心血管内科治疗对策[M].沈阳：辽宁科学技术出版社，2022.
[23] 孟凡刚，亓民成，李超，等.心血管疾病鉴别诊断与治疗[M].长春：吉林科学技术出版社，2023.
[24] 鹿海旭，高秀珍，周亚.心血管疾病与危重症处理[M].上海：上海交通大学出版社，2023.
[25] 王宁.现代临床中西医结合心血管病诊疗[M].汕头：汕头大学出版社，2021.
[26] 何振玉，韩晓庆，张映伟.现代心血管病与介入诊疗[M].上海：上海交通大学出版社，2023.
[27] 孔小轶，南勇.心血管疾病诊断与鉴别诊断手册[M].北京：北京大学医学出版社，2022.
[28] 杨柳，何显森，谢登海，等.临床心血管内科疾病诊疗学[M].上海：上海科学技术文献出版社，2023.
[29] 罗俊.心血管疾病诊疗[M].武汉：湖北科学技术出版社，2022.
[30] 赵洁，朱艾华，邱彩云.实用心血管疾病理论与诊疗实践[M].上海：上海交通大学出版社，2023.
[31] 冷立娟，苏保宏，刘虎.心血管内科常见疾病诊治实践[M].广州：世界图书出版广东有限公司，2023.
[32] 彭玲.临床常见心血管疾病诊疗学[M].长春：吉林科学技术出版社，2022.
[33] 于向志，张田生，赵君君，等.现代心血管常见病诊断与治疗[M].上海：上海科学技术文献出版社，2023.
[34] 赵洁.临床常见心血管疾病检查与治疗[M].上海：上海交通大学出版社，2023.
[35] 杨德业，王宏宇，曲鹏.心血管内科实践[M].北京：科学出版社，2022.
[36] 韩雪雪，夏经钢.急性心肌梗死合并糖代谢异常的诊疗现状[J].中国医师进修杂志，2024，47(3)：271-274.
[37] 唐超，赵立志，罗钢.中药调节肠道菌群对心血管疾病作用研究进展[J].中国中医药现代远程教育，2023，21(21)：201-203.
[38] 方美娇.社区老年高血压患者中医体质特点及心血管疾病发生的影响因素分析[J].中国现代药物应用，2023，17(10)：5-9.
[39] 王运华，张继红.浅谈中医干预心衰的可行性[J].当代医药论丛，2023，21(6)：17-19.
[40] 杨雅萌.他汀类降脂药物对心内科疾病治疗的影响[J].中国医药工业杂志，2023，54(9)：1398-1399.